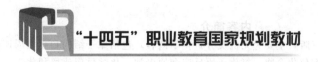

"十四五"职业教育国家规划教材

国家级职业教育药物制剂技术专业教学资源库配套教材
省级精品资源共享课程和精品在线开放课程配套教材

药用基础化学

（上册）

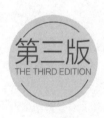

第三版
THE THIRD EDITION

陈任宏　董会钰　主编

化学工业出版社

·北京·

内容简介

《药用基础化学（上册）》（第三版）主要为无机及分析化学内容，包括原子结构和元素周期律、分子结构和共价键、元素及其化合物、配位化合物、氧化还原反应和原电池、化学反应速率和化学平衡、分散系、电解质溶液等化学基础知识及应用。同时，介绍定量分析法的步骤及误差、偏差的表示方法，滴定分析法的基本原理及计算，以及电化学分析法、光谱法和色谱法与药学及药品类专业密切相关的基础知识及应用。以化学、仪器分析法为主线，重点介绍了四大化学平衡及相应滴定分析法（酸碱滴定法、配位滴定法、氧化还原滴定法、沉淀滴定法）的基本原理及应用，内容由浅入深，循序渐进，兼顾不同层次学生的基础，精选 27 个实训项目供选用，体现理论知识以够用为度、突出实践技能培养的原则，以专业工作过程和工作任务为导向，以实训项目为载体，以实践技能训练为重点，突出高等职业教育特色。为方便教学，本书配套有动画、微课、视频、图片及电子课件等数字化资源，可以通过扫描书中二维码获取，更多的教学资源也可以通过学银在线获取。

本书是"十四五"职业教育国家规划教材，供全日制高等职业教育药学类、中药学类、药品制造类、生物制药类专业师生使用，同时，可作为医学、护理、检验、化工、生物、食品和化妆品等相关专业教学用书。

图书在版编目（CIP）数据

药用基础化学．上册／陈任宏，董会钰主编．
3 版．— 北京：化学工业出版社，2025.5.—（"十四五"职业教育国家规划教材）．— ISBN 978-7-122
-48179-5

Ⅰ. R914

中国国家版本馆 CIP 数据核字第 2025C3B662 号

责任编辑：刘心怡　旷英姿　林　媛　　　　文字编辑：燕学伟
责任校对：田睿涵　　　　　　　　　　　　装帧设计：王晓宇

出版发行：化学工业出版社（北京市东城区青年湖南街 13 号　邮政编码 100011）
印　　装：北京云浩印刷有限责任公司
787mm×1092mm　1/16　印张 24¼　彩插 1　字数 639 千字　2025 年 8 月北京第 3 版第 1 次印刷

购书咨询：010-64518888　　　　　　　　售后服务：010-64518899
网　　址：http://www.cip.com.cn

凡购买本书，如有缺损质量问题，本社销售中心负责调换。

定　　价：49.80 元

《药用基础化学（上册）》（第三版）编写人员

主　　编　陈任宏　董会钰

副 主 编　崔　英　冯　伟　陈晓靓　张　威

　　　　　孙兰凤　叶　斌　王如意

编写人员（按姓氏笔画排序）

　　　　　王如意（广东食品药品职业学院）

　　　　　叶　斌（广东食品药品职业学院）

　　　　　冯　伟（广东岭南职业技术学院）

　　　　　代甜甜（贵阳康养职业大学）

　　　　　伍伟杰（广东食品药品职业学院）

　　　　　孙兰凤（辽宁医药职业学院）

　　　　　李广霞（广东省食品药品职业技术学校）

　　　　　吴　丽（广东省食品药品职业技术学校）

　　　　　利健文（广东食品药品职业学院）

　　　　　张　威（江苏卫生健康职业学院）

　　　　　陈任宏（广东食品药品职业学院）

　　　　　陈晓靓（贵阳康养职业大学）

　　　　　唐耿秋（广东潮州卫生健康职业学院）

　　　　　黄勇红（广东食品药品职业学院）

　　　　　黄秋妹（广东食品药品职业学院）

　　　　　黄艳萍（广东食品药品职业学院）

　　　　　黄琳琳（广州白云山制药总厂）

　　　　　崔　英（广东食品药品职业学院）

　　　　　梁芳慧（长春医学高等专科学校）

　　　　　董会钰（山东药品食品职业学院）

　　　　　蔡自由（广东食品药品职业学院）

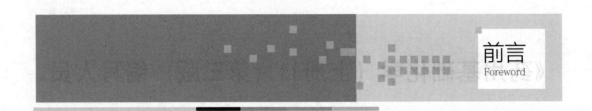

　　《药用基础化学（上册）》2013年初版，2019年再版，为国家级职业教育药物制剂技术专业教学资源库（微知库）配套教材，以及省级精品资源共享课程、精品在线开放课程配套教材，获中国石油和化学工业优秀出版物奖·教材奖一等奖，2023年被教育部评为首批"十四五"职业教育国家规划教材。本书出版十多年来，深受全国高等职业院校使用单位师生的广泛好评。为贯彻党的二十大精神，落实立德树人的根本任务，思政浸润，铸魂育人，培养学生的家国情怀，紧跟产业，丰富教材内容，示范引领，强化职业教育教材新形态、数字化教材建设，特组织本书的修订编写工作。

　　本书仍保留了第二版教材的基本框架，以高等职业教育教材"岗课赛证创"融合一体化新形态为根本要求，以打造一套具有现代职业教育特色的产教融合优质教材为建设目标。第三版教材具有以下几方面特点。

　　1. 对接专业，理念新颖　本书修订依据高等职业教育药学及药品类专业群人才培养目标，将职业岗位要求、课程内容、竞赛标准、创新创业要求融为一体，以学生为中心，以职业标准和职业能力为核心，体现工作过程导向和"学生主体"的职教理念，注重基础及应用，以实训项目为载体，以实践技能训练为重点，培养高素质技术技能人才。

　　2. "岗课赛证创"融通　本书修订对接职业岗位要求和课程标准，以"岗课赛证创"融通重组课程内容，构建"基础知识＋实践操作＋技能大赛＋创新创业"四大进阶式课程体系，"基础内容＋实践操作"为教材主要内容，"技能大赛＋创新创业"为拓展应用内容，构建与药学及药品类专业课程对接的药用基础化学教学内容，理论知识模块化，实训内容项目化。同时，新增了动画、微课、视频等与教材配套的数字化资源，教学资源丰富，极大满足了教学需要。

　　3. 模块构建，注重实践　本书内容包括化学基础知识、化学分析法基础知识、仪器分析法基础知识、实训项目四大教学模块；教材设置学习目标（知识目标和能力目标、素质目标）、案例导入（融入思政元素）、拓展阅读、课堂互动、重点小结和目标检测等栏目，增加若干客观题（单选题、多选题和判断题）和思考题，新增实训项目，夯实基础，强化应用。

　　4. 铸魂育人，素质为本　教材顶层设计突出"以生为本，服务专业"，课程思政的教育功能是对课程标准的基本遵循，强调了学生知识、能力和素质培养的有机统一。以掌握、熟悉、了解三个层次明确了学生的知识要求，以"能和会"做什么，明确了学生的能力要求，教材融入思政元素，结合化学史、名人事迹、传统文化知识等内容介绍，要求学生养成学习方法和创新思维，注重过程分析能力、情感价值观、职业操守、安全意识、学习能力和团队合作精神的培养，明确了学生的职业素质目标，由此实现化学课程思政功能和课程目标的融合，培养学生良好的职业操守和家国情怀，立德树人，引导学生树立奋发向上、刻苦学习、勇攀科学高峰的精神。

　　5. 新增实训项目，彰显职教特色　实训项目设计贯穿了健康、安全、绿色环保与可持续发展的理念，突出以实践技能训练为重点的职业教育特色，本书为学生学习药物分析、药品检验技术、药理学等专业课程奠定基础，构建了专业工作过程（药物的合成、分离提纯、物理常数测定、定量和定性分析等）所需的基础知识、实训技能，理论知识以够用为度，以突出实用与技能为原则，本书新增 6 个实训项目，同时融入技能大赛实训内容，培养学生精益求精的工匠精神、团队协作的合作精神。

6. 书网互动，丰富资源　完善数字化资源建设，创新教材的表现形式。国家职业教育药物制剂技术专业教学资源库（微知库）及省级精品资源共享课程和精品在线开放课程建设，积累了许多供教学使用的动画、微课、视频等"互联网 + 平台"数字化资源。本书编者原创的动画、微课、视频等数字化资源 112 个（含更新及增加 52 个），以二维码形式植入书中，丰富了本书配套的数字化资源；同时，化学工业出版社强大的云平台，以及教学资源库、精品在线开放课程，为本书提供了丰富的教学视频等数字化资源。这不仅创新了教材的表现形式，也强化了师生线上和线下的教学互动方式，体现了混合式教学改革的趋势。

7. 校企合作，优化团队　紧跟产业，创新教材内容，吸收行业发展的新技术、新工艺、新知识和新方法，校企合作共同编写教材。全国多所药学及药品类职业院校中具有丰富的教学经验的，主持国家、省级精品在线开放课程的骨干教师参与修订，同时，还从医院、制药企业遴选一批具有丰富实践经验的能工巧匠补充到编者队伍中来。增强教材的实用性、时效性，适应科技进步的要求。

本书可供全国职业教育药学、中药学、中药制药技术、化学制药技术、药物制剂技术、生物制药技术、药品生物技术、药品质量与安全和药品经营与管理等专业教学使用，同时，可作为基础化学精品课程的配套教材。

本书修订由陈任宏负责统稿，广东药科大学潘育方教授负责审稿。编写（按章节顺序排列）具体分工为陈任宏（第一章），伍伟杰（第二、七章，实训二～四），叶斌（第三章），吴丽（第四、五章），利健文（第六章），代甜甜（第八章），蔡自由（第九章），董会钰（第十章，实训十一、十二），孙兰凤（第十一章），陈晓靓（第十二章），冯伟（第十三、十五章，实训十三～十六），崔英（第十四章），梁芳慧（第十六章，实训十九），张威（第十七章），李广霞（实训一），黄勇红（实训五、六、八、九），唐耿秋（实训七、二十一），黄琳琳（实训十、二十五），黄艳萍（实训十七、十八），黄秋妹（实训二十、二十二），王如意（实训二十三、二十四、二十六、二十七）。

本书微课、视频等数字化资源创作除了编者外，广东食品药品职业学院的陈柳生、李永冲、石晓，贵阳康养职业大学的吴娜怡郁、张晓春等也提供了很多的帮助，在此特表感谢！

鉴于编者对高等职业教育的认识及编写水平有限，难免出现不妥和疏漏之处，敬请广大读者斧正。

编者

2025 年 1 月

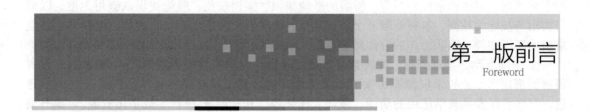

　　《药用基础化学》(上册)编写依据《国家中长期教育改革和发展规划纲要(2010—2020年)》《国家高等职业教育发展规划(2011—2015年)》文件精神，汲取了建设国家高等职业教育药物制剂技术专业教学资源库药用化学基础项目以及精品课程经验，总结兄弟院校多年化学课程内容体系改革实践与研究的成果，体现现代职业教育理念，以适应高等职业教育发展需要。本书根据高职高专药学及药品类专业人才培养目标，以行业为依托，专业为导向，职业能力为核心，按照"需用为准、够用为度、实用为先"原则编写，突破传统化学体系，重整、优化课程内容，构建与专业相对接的药用基础化学知识及能力模块。本书有以下几方面特色。

　　1. 本书供全国高职高专院校药学、药物制剂技术、药物分析技术、中药学、中药制药技术、生物制药技术、化学制药技术和药品经营与管理等专业教学使用，同时，作为基础化学精品课程的配套教材。体现"适应性、职业性、实用性"特色，教材内容包含药学及药品类专业学生必需的基础化学知识及能力，服务专业课教学，为学生更好学习药物制剂、药物化学、药物合成、天然药物化学、生物化学、药物分析等专业课奠定基础，并能贴近生产、检验、药品养护和销售流通实际。

　　2. 本书充分考虑高等职业教育特点，体现"工学结合"特色，以实践为载体，基础知识及能力应用为核心，实训项目为主线，突出以实践技能训练为重点的现代职业教育特色。根据药学及药品类专业的应用性精选实践教学内容，理论知识以够用为度，充分体现基础知识及技能应用技术的一体化。

　　3. 本书突破传统化学课程体系，重构基础化学课程内容，将无机化学、分析化学进行优化、融合，构建了与专业课内容相对接的化学基础知识模块。化学基础知识模块重点介绍化合物的结构与性质、化学反应原理；化学分析技术基础模块重点介绍四大化学平衡及其滴定法；仪器分析技术基础模块重点介绍光谱法、色谱法。这样，既能避免重复、交叉，增强教材内容的连贯、衔接，又能减少专业课对基础课课时的挤压，降低篇幅。

　　4. 本书按照需用为准、实用为先原则，减少理论分析，降低难度，每个章节内容的引入均采用相关药物或以与医学、药学相关化合物的化学现象及应用为实例。例如，化学分析技术基础和仪器分析技术基础模块的应用实例以药物为分析对象，强调基础化学在医学、药学领域及专业中的适用性、应用性。

　　5. 本书按"知识目标、能力目标(任务驱动)—知识内容(以够用、实用为原则，为实践实训项目教学奠定基础)—课堂互动(知识应用)—知识链接或阅读与提高(介绍知识、趣闻)—学习积累—目标检测—实训项目(以项目导向)"采用项目及知识模块编写，内容由浅入深，循序渐进，具有较强的可教性和可读性。

　　6. 兼顾不同层次学生基础，适当降低起点，文字叙述力求简明、具体，尽量使用图示和表格表达有关内容，避免冗长的论述，做到浅显易懂。在适当章节，简单介绍化合物的来源、发现历史、作用等趣闻逸事，开阔学生的视野，增加学生的学习兴趣。

为方便教学，本书还配有电子课件。

本书由陈任宏、董会钰、潘育方主编，陈任宏、潘育方负责全书统稿，具体编写分工如下：陈任宏编写第一章；伍伟杰编写第二、四章，实训项目四、五、六；叶斌编写第三章；孙兰凤编写第五、九章；利健文编写第六章；蔡自由编写第七章；董会钰编写第八、十章，实训项目十二、十三、十四；邹春阳编写第十一、十三章，实训项目十五、十六；崔英编写第十二章；梁芳慧编写第十四章，实训项目十九、二十；张威编写第十五章；许小青编写实训项目一；鲍真真编写实训项目二；鲁正熹编写实训项目三；黄勇红编写实训项目七、八、九、十；潘育方编写实训项目十一；黄艳萍编写实训项目十七、十八。

鉴于编者对高等职业教育的理解及学术水平有限，加之编写时间仓促，难免有不当之处，敬请广大读者批评指正。

编者

2013 年 1 月

　　《药用基础化学（上册）》修订是根据高等职业教育药学及药品类专业人才培养目标，以培养高端技能型人才为目的，从注重基础、降低教材理论难度、加强应用性和实用性出发，以实训项目为载体，突出以实践技能训练为重点的现代高等职业教育特色。本书第一版自 2013 年出版以来，得到全国若干所高等职业院校师生的普遍好评，2014 年被评为中国石油和化学工业优秀教材一等奖。为全面贯彻《国家中长期教育改革和发展规划纲要》（2010—2020 年）和"十三五"规划关于教育教学改革等指导文件精神，进一步深化教育教学改革，实施高等职业教学质量工程建设，提高教学质量，特组织本教材的修订编写工作。第二版教材修订编写仍保留第一版基本框架，具有以下几方面特色。

　　1. 职业特色　第二版教材修订编写依据专业人才培养目标和职业岗位的要求，以职业能力为核心，突破传统化学学科体系，将无机化学、分析化学优化、整合，重构基础化学课程内容。例如，第二篇 化学分析法，将酸碱质子传递平衡、配位解离平衡、氧化还原平衡和沉淀溶解平衡等化学平衡与四大滴定分析法进行有机融合、优化，避免内容重复和交叉；删减或简化理论内容，例如，将"配位化合物的组成、命名；氧化还原反应和原电池"移至第一篇 化学基础知识中介绍，分解难点，突出重点。以"必需、够用、实用"为原则，注重基础及应用，为药所用，突出职业性、应用性和实践性，力求教学内容更贴近生产、检验、储存养护、流通和销售等实际工作，更符合药学及药品类专业人才的培养目标。

　　2. 药学特色　根据药学及药品类专业特点，充分体现基础化学在专业中的应用，知识、技能与专业课程内容对接，体例与药学及药品类专业内容紧密结合。强调教学内容的实践性，加大实训内容的比例，以实践技能训练为重点，理论实践一体化，培养学生具有较强的实践能力、良好的职业素养和较强的岗位适应性。

　　3. 编写特色　根据药学及药品类专业的实用性精选实践教学内容，理论围绕实践内容展开，实现理论和实践的有机融合，充分体现基础理论与分析技术的一体化。创新编写模式，采用项目教学模块编写教材，按"学习目标（知识）、技能（能力）要求（任务驱动）、知识内容（以必需、够用、实用为原则，为实践项目教学奠定基础）、课堂互动（知识应用）、拓展阅读（结构、机理阅读拓展及应用，较深奥理论知识的介绍、应用及趣闻逸事）、重点小结、目标检测、实训项目（项目导向）"等格式模块编写。做到循序渐进，由浅入深，实现"理实一体化"。

　　4. 可教特色　本次修订教材按照传统化学课学时数删减 30% 编写，教材内容难易适中。配套多媒体 PPT 电子课件、书网互动测试，便于师生教与学。

　　5. 可读特色　设计生动活泼、栏目新颖，通过栏目增加教材的信息量。例如，"课堂互动"有利于师生教学互动；"拓展阅读"便于学生了解知识背景和应用，以及专业发展的新知识和信息；"重点小结"便于自学，复习巩固所学知识；"目标检测"在于加强训练，使教、学、做一体化。

　　本书第 9 次印刷有机融入了党的二十大精神，落实立德树人的根本任务，培养学生的家国情怀；引导学生树立奋发向上、勇攀科学高峰的精神。

本教材供全国高等职业教育药学、中药学、中药制药技术、生物制药技术、化学制药技术、药物制剂技术、药品质量与安全和药品经营与管理等专业教学使用，同时，可作为基础化学精品课程配套教材。

本教材修订由陈任宏、冯伟负责统稿，具体编写分工如下：陈任宏编写第一章；伍伟杰编写第二、七章，实训项目二~四；叶斌编写第三章；吴丽编写第四、五章；利健文编写第六章；孙兰凤编写第八、十一章；蔡自由编写第九章；董会钰编写第十、十二章，实训项目十~十二；冯伟编写第十三、十五章，实训项目十三、十四、十六、十七；崔英编写第十四章；梁芳慧编写第十六章，实训项目二十一；张威编写第十七章；李广霞编写实训项目一；黄勇红编写实训项目五~八；黄琳琳编写实训项目九、十五；黄艳萍编写实训项目十八、十九；王如意编写实训项目二十。

鉴于编者对高等职业教育的认识及编写水平有限，加之时间仓促，难免会出现不妥和疏漏之处，敬请广大读者斧正。

编者
2019 年 12 月

目录
CONTENT

模块Ⅰ 化学基础知识

模块Ⅲ　仪器分析法基础知识

模块 Ⅳ 实训项目

化学基础知识

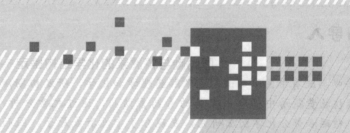

第一章 化学研究对象

电子课件

化学研究对象

学习目标

知识目标

1. 掌握化学的研究对象及基础化学学习方法。

2. 熟悉化学与药学的关系。

3. 了解化学发展历史。

能力目标

1. 能认识化学研究对象,为后续学习专业课奠定基础。

2. 理解化学是药学及药品类专业群的基础,与药学的密切关系。

素质目标

通过了解化学研究对象、学习内容、发展历史,培养对化学的兴趣和良好的学习习惯;通过了解青蒿素、铂类抗癌药物相关知识,培养求知欲望和探究精神,树立自信心,培养爱国情怀。

案例导入

屠呦呦与青蒿素的化学结构鉴定

屠呦呦既有中医学知识,也了解药理学和化学,研发初期,屠呦呦团队从天然植物黄花蒿中提取出完美的青蒿素结晶,通过元素分析、红外光谱、质谱、核磁和部分化学反应研究,发现分子中没有氮原子,因而推测青蒿素具有倍半萜结构。1974年,与中国科学院上海有机化学研究所的周维善院士团队合作,对青蒿素进行结构鉴定研究,得知青蒿素是含有过氧基团的倍半萜内酯结构。1975年,她又通过硼氢化钠还原将内酯基还原成了半缩醛,而保留过氧基团不变,得到了后来被广泛使用的"双氢青蒿"。

思政案例

2015年10月,公布诺贝尔生理学或医学奖颁发给因创制新型抗疟药青蒿素和双氢青蒿的中国科学家屠呦呦,这项荣誉是她的科研团队多年共同努力的结晶。她将传统的中医药学与现代实验医学巧妙有机地结合,锲而不舍,敢于创新,团结合作,为构建人类卫生健康共同体贡献中华民族的力量。

问题讨论:你了解鉴定青蒿素的化学结构可以采用哪一种分析方法吗?

一、化学的研究对象及内容

1. 化学的研究对象

化学是在原子、分子水平上研究物质的组成、结构、性质及其应用的基础学科,是一门历史悠久而又富有活力的学科。在化学发展过程中,按照研究手段、目的、任务和物质类别的不同，20世纪20年代以前，化学传统地分为无机化学、有机化学、分析化学和物理化学四大化学分支，30年代以来，世界经济高速发展，化学键的电子理论和量子力学诞生、电子技术和计算机技术兴起，化学理论研究和实验技术应用获得新的方法和手段，化学这门学科取得了突飞猛进的发展。化学的特征是创造分子和识别分子，化学与物理学、生物学、医学、药学和食品学等学科的相互渗透、交叉，推动了其他学科和技术的发展。例如，核酸化学的研究成果使今天的生物学从细胞水平提高到分子水平，建立了分子生物学；像复杂结构的大分子化合物如人工合成的结晶牛胰岛素，以及维生素B_{12}等，人类借助现代合成方法及分析技术如扫描隧道显微镜能观察到它们表面原子的排列状态。从20世纪70年代末到现在，计算机的应用和信息技术尤其是生命科学、材料科学和环境科学的发展，现代化学已经突破了纯化学界限，在原来传统的无机化学、有机化学、分析化学和物理化学四大化学分支的基础上又衍生出许多交叉和应用学科，如生物无机化学、配位化学、固体化学、有机金属化学、有机合成化学、有机分析化学、结构化学、计算机化学、仪器分析、生命化学、地球化学、药物化学、医用化学、食品化学、植物化学、免疫化学和放射化学等，以及其他与化学有关的边缘学科，如地球化学、海洋化学、大气化学、宇宙化学等。所以，化学研究的内容和范围已渗透到其他学科和相关专业，并已成为一门中心学科。

2. 基础化学的学习内容

基础化学是药学及药品类专业群的一门核心基础课程，本系列教材根据药学及药品类专业人才培养目标和职业岗位能力要求，以专业工作任务和工作过程为导向，将传统的无机化学、有机化学、分析化学和物理化学四大化学分支进行重整和优化，构建与专业课对接的基础化学知识和技能模块：①化学基础知识；②化学分析法基础知识；③仪器分析法基础知识；④实训项目。本教材4个模块涉及的具体内容如图1-1所示。

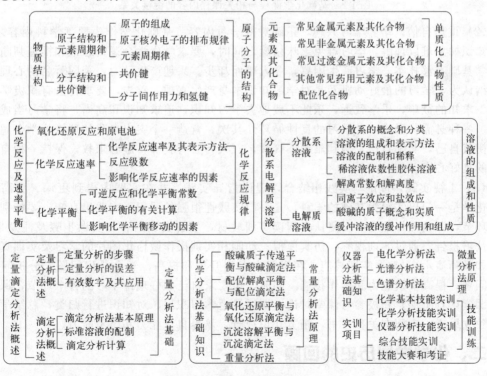

图1-1 基础化学的学习内容

本教材重点介绍了四大化学平衡及相应滴定分析方法（酸碱质子传递平衡与酸碱滴定法、配位解离平衡与配位滴定法、氧化还原平衡与氧化还原滴定法和沉淀溶解平衡与沉淀滴定法），以及重量分析法、电化学分析法、光谱分析法和色谱分析法等与药学及药品类专业密切相关的化学分析法和仪器分析法的应用知识及技术。同时，突出以实践技能训练为主线的现代职业教育特色，将化学原理与滴定分析方法结合起来讨论，便于学生理解化学基础知识，掌握化学分析法和仪器分析法的原理和操作，学以致用，也符合高职教育课程改革需要。

3. 基础化学的学习方法

（1）正确认识本课程在职业生涯中的学习阶段，转变学习思维及习惯，掌握高效科学的学习方法，适应大学基础化学的学习。化学是重要的基础课程之一，起着承前启后作用，它以中学化学、物理学、生物学、数学，以及自然地理学、天文学等课程为基础，进入大学，学好基础化学，为学习后续专业课程奠定基础。本课程与相关课程内容衔接关系如图1-2所示。

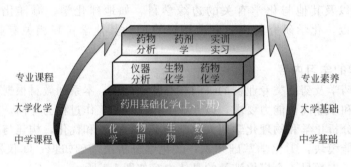

图 1-2　基础化学课程与相关课程内容的衔接关系

（2）重建自信，培养学习兴趣，正确对待学习内容。基础化学作为理工学科内容之一，理论知识抽象难以理解，学习难免乏味枯燥，同时，要求学生学会逻辑思维和推理判断。由于中学基础不够扎实，学习产生困惑，令人望而却步。兴趣产生动力，美国著名的心理学家布鲁纳认为，学习的最好动机乃是对学习知识本身产生兴趣。首先，要求自己有积极学习的态度、求知的欲望，乐学致远，乐此不疲地去学习知识，追求知识和高尚，将学习当成一种乐事、一种必需，形成一种学习的良性循环。其次，营造一个突出自我的环境，学会超越自己，挑战自己，奖励自己，遇到难题不气馁，三人行必有我师，虚心求教，保持一种自信和乐学的良好心态。

（3）重视实践，理论与实践相结合，理论指导实践，并在实践中得到更深、更高的认识。化学是一门以实验为基础的学科，是一门实践性很强的课程，实践出真知，要特别重视实训环节，课前做好预习，反复认真阅读实训教材，了解实训内容和实训步骤及注意事项，写好预习报告。通过实训视频、仿真模拟、动画和实训操作微格化图片的学习及实训真实情景（如教师演示），掌握实训技能，在实践中得到升华和提高，学会认识问题、分析问题和解决问题，提高实践能力和操作技能。同时，也要求自己做好理论学习的各个环节，课前预习，课堂认真听课，积极参与课堂讨论，课后注意学习积累，对知识进行归类，总结学习体会，独立思考。查阅有关参考书，拓宽知识视野，培养自学能力和思考能力。

二、化学发展历史的回顾

从开始用火的原始社会到使用各种人造物质的现代社会，人类都在享用化学成果。人类的生活能够不断提高和改善，化学在其中起着重要的作用。

人类开始使用火，也就开始了用化学方法认识和改造自然物质。燃烧是一种化学现象，我们的祖先用钻木取火，利用火烘烤食物，开始吃熟食；逐步学会了制陶、冶炼、酿造和染色等。这些由天然物质加工改造而成的制品，成为古代文明的标志，萌发了古代化学知识。随后根据阴阳五行学说，成就了炼丹（金）术，炼丹家在实验过程中发明了火药，发现了若干元素，制造出某些合金和许多化合物。

16 世纪开始，欧洲工业生产的兴起推动了医药化学和冶金化学的创立和发展，使炼金术转向生活和实际应用，更加注意物质化学变化的研究，建立了元素的科学概念。至 19 世纪初，建立了近代原子论，突出地强调了各种元素原子的质量为其最基本的特征，俄国化学家门捷列夫揭示了元素周期律，形成了现代原子分子学说的理论体系。20 世纪是化学蓬勃发展的世纪，现代化学理论、技术及合成方法的广泛应用，在化学合成和分离、结构表征及应用等方面取得突破性的进展，化学合成之父维勒首次用无机化合物氰酸铵合成有机化合物脲，开启了物质合成的时代。据统计，1900 年化合物为 55 种，2003 年已达 4500 多万种，之后每年数量也一直在增加。随着工业化大生产，"三废"排放及处理给环境造成了严重的污染，防止污染、净化环境成为化学化工生产的首要任务。"绿色化学"又称环境友好化学或清洁化学，绿色化学主要是用现代科学技术的原理和方法减少或消除化学产品设计、生产和使用过程中产生的对人体健康、社区安全、生态环境等有害的物质，使其研究开发的化学产品和过程对环境友好。绿色化学是一门从源头上防止污染的化学，是一种能最大限度地从资源合理利用、环境保护及生态平衡等方面满足人类可持续发展的化学。

近代化学在无机化学、有机化学、分析化学和物理化学四大分支学科的基础上产生了新的化学分支学科。现代物理理论和技术、数学方法及计算机技术在化学中的应用，对化学的发展起了很大的推动作用。

（1）人类开始掌握和使用核能。放射化学和核化学等分支学科相继产生，并迅速发展；同位素地质学、同位素宇宙化学等交叉学科接踵诞生。元素周期表扩充了，已发现 118 个元素，并且正在探索超重元素以验证元素"稳定岛假说"。

（2）新化合物、新材料的合成，极大地丰富了人类生活，提高了人类的生活质量，100 多年来，通过化学合成与提取、分离，几乎又创造了一个新的自然界；药物、抗生素的合成，将人类的平均寿命提高至 70 岁以上。

（3）电子衍射、X 射线衍射和中子衍射等物理方法，特别是 X 射线衍射法的应用，揭示了原子分子的立体结构信息。从紫外-可见光谱、红外光谱、色谱到核磁共振谱、质谱，再到气质联用等研究物质结构的谱学方法的应用（见图 1-3），与计

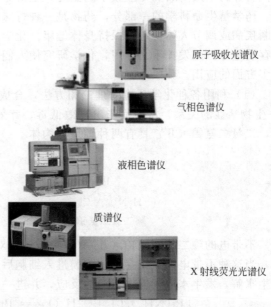

原子吸收光谱仪

气相色谱仪

液相色谱仪

质谱仪

X 射线荧光光谱仪

图 1-3　一些仪器分析技术示意图

算机联用后，积累了大量物质结构与性能相关的资料。化学正由经验向理论，由宏观向微观，由常量向微量，由合成向应用发展。电子显微镜放大倍数不断提高，人们已可直接观察原子分子的结构。

计算机技术、量子化学计算、化学统计、化学模式识别，以及现代物理技术和分析方法在化学实验研究中的应用等，各种高分子材料合成和应用，为现代工农业、交通运输、医疗卫生、军事技术，以及人们衣、食、住、行各方面，提供了多种性能优异而成本较低的重要材料，成为现代物质文明的重要标志。纵观化学史，化学的发展创造了现代物质文明。

三、化学与药学的关系

药用基础化学作为高职高专药学及药品类专业的重要基础课程，课程内容要实用、够用，满足职业教育的需要，突出职业性、实用性和应用性的特点，为"药"所用，为学习后续专业课程如实用药物化学、中药化学实用技术、生物化学和药物检验技术等奠定基础。课程要紧密围绕专业人才培养目标的要求，以基于专业工作过程、工作任务为导向，明确高职药学及药品类专业岗位群的岗位特点，所应具备的职业素养、核心能力和基础能力，设计课程内容、教学方法、教学手段，确定课程的教学目标。根据专业人才培养目标和课程的教学目标，本课程内容强调与专业知识、能力的联系，重视学生的素质教育和学习能力、分析能力、实践能力和创新能力等的培养，注重学生对实验基本操作技能的掌握。通过本课程的学习，学生应掌握与专业相关的化学基础知识、实验基本操作技能，为学生职业生涯的学习和从事药品的生产、检验和贮存等积累知识和技能经验。

药用基础化学是研究物质的组成、制备、结构、性质及其变化规律和应用的学科。它以实践教学为基础，是药学、中药学、中药制药技术、化学制药技术、药物制剂技术、生物制药技术、药品生物技术、药品质量与安全和药品经营与管理等专业的核心基础课程，与药物的合成、纯化分离，药品的检验分析和储存的知识与技能密切相关，其基本知识和实验技能不但贯穿药学及药品类专业教学的始终，也贯穿于药学及药品的研究与生产实践中。

药学是生命科学的一部分，药物是一种特殊的物质，它作用于人体，用以预防、治疗和诊断疾病或调节人体功能，保持身体健康。化学与其他学科的融合，在攻克疾病和提高人类生存质量等方面发挥重大作用，化学研究使人们从分子水平了解药物的作用机理，在药学有许多方面的应用。

（1）利用各种化学反应的理论和方法，合成有特定生物活性的化合物，研究其结构-性质-生物活性的关系，从中筛选出高效低毒、疗效优良的新型药物。例如，化学实验研究表明，二氯二氨铂（Ⅱ）具有两种顺反异构体。

顺二氯二氨铂　　　　　　　　　反二氯二氨铂

不带电的顺二氯二氨铂（Ⅱ）（简称顺铂）对人体多种肿瘤有明显的疗效。临床研究证明，当这种不带电的顺铂穿过细胞膜进入细胞后，由于细胞质中 Cl^- 浓度较低，故顺铂迅速发生水解，发生水取代配体 Cl^- 的反应，并进一步解离生成羟基配合物。

$$[Pt(NH_3)_2Cl_2] + 2H_2O \Longrightarrow [Pt(NH_3)_2(H_2O)_2]^{2+} + 2Cl^-$$

$$[Pt(NH_3)_2(H_2O)_2]^{2+} \Longrightarrow [Pt(NH_3)_2(OH)_2] + 2H^+$$

进入细胞的顺铂及其水取代配合物进攻蛋白质分子和核内的 DNA，Pt（Ⅱ）易与肿瘤细胞蛋白质分子的—SH（巯基）配位，结合在膜蛋白和骨架蛋白上，改变它们的结构与功能，在核内与 DNA 的鸟嘌呤（碱基）中的氮配位结合（见图1-4），这种结合抑制了蛋白质的复制。由于顺铂同侧的两个 Cl^- 被水分子取代后，与 DNA 双螺旋结构两条链间或一条链内的碱基结合发生交联，破坏 DNA 的功能，抑制肿瘤细胞的繁殖，所以顺式有抗肿瘤作用。而反二氯二氨铂（Ⅱ）由于两个 Cl⁻ 在异侧，距离较远，不能起上述的交联作用，故无抗癌活性。

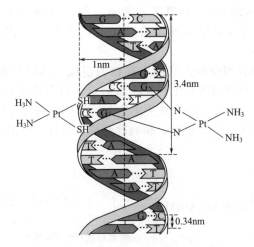

图 1-4 顺铂与 DNA 的交联示意图

拓展阅读 》》 积跬步以致千里——铂类抗癌药开拓者罗森伯格

　　顺铂是一种典型的配合物，迄今仍然是临床广泛应用的铂类抗癌药之一。它对睾丸癌的治愈率几乎是 100%，并且对肺癌、头颈癌、卵巢癌、骨癌以及其他软组织的恶性肿瘤也有显著疗效，因此也被誉为"抗癌药里的青霉素"。

　　1961 年罗森伯格和他的同事在开展电场对细菌分裂丝状物的影响研究过程中，选用不会表现出丝状分裂的大肠杆菌为研究对象，以惰性金属铂为电极开展实验，偶然发现从电极游离的铂，当与氯离子和氨联用时，大肠杆菌停止生长和分裂。随后继续进行深入研究，最终发现电极上游离的铂离子与电解液中的氯离子和氨作用，竟然能够抑制细菌的分裂，成果 1965 年发表于 Nature 杂志。经光化学实验证明，起抑菌作用的是电解时产生的配位化合物——$cis\text{-}[Pt(NH_3)_2Cl_2]$（顺铂），后来深入开展自由、自主的探索，并由原来的大肠抑菌转向肿瘤治疗研究，在美国国家癌症研究中心的协作下，罗森伯格及同事验证了顺铂在体外细胞和老鼠体内组织中具有抗肿瘤活性，研究表明，顺铂不仅能抑制实验动物的肿瘤，而且也能抑制人体肿瘤。这一具有划时代意义的发现，于 1978 年成就了第一代铂类抗癌药物，顺铂药物联合化疗法已成为现代治愈恶性肿瘤的主要手段之一。

　　（2）利用各种提取、分离方法从动植物以及人体组织、体液分离、提取出具生物活性或有疗效的成分，用分析方法确定其分子结构，有的利用化学反应作出进一步结构改造及改性，称为半合成。例如，青霉素 G（苄青霉素，盘尼西林）是从青霉菌的培养液分离得到的第一代天然青霉素，能破坏细菌的细胞壁并在细菌细胞的繁殖期起杀菌作用，是含 β-内酰胺结构的一大类广谱抗生素，对革兰阳性和阴性菌等具有广谱抗菌作用，其结构通式如下：

青霉素G

青霉素类药物分子中含—COOH，具有酸性，常制成钠盐或钾盐以增加其水溶性，可供注射用。但由于其严重的过敏反应，患者静脉滴注时需进行皮试。改变侧链结构可得到氨苄青霉素（氨苄西林）、羟氨苄青霉素（第二代青霉素）和硫霉素（第三代青霉素）等，青霉素V类（苯氧甲基青霉素）如青霉素V钾，属于氨苄西林类，可制成多种剂型，如图1-5所示。

（3）利用化学分析或仪器分析方法测定药物的组成、结构和含量或测定某些药用植物的有效成分，按药典规定对药物进行定性、定量测定，对药物进行严格的质量控制。例如，阿司匹林（乙酰水杨酸，aspirin）是一种历史悠久的解热镇痛药和抗风湿药，还用于预防和治疗缺血性心脏病、心绞痛、心肺梗死、脑血栓形成。通过水杨酸与醋酐作用，可合成乙酰水杨酸，其反应式如下：

$$\underset{\text{水杨酸}}{\text{COOH, OH}} + (CH_3CO)_2O \xrightarrow[\triangle]{H_2SO_4} \underset{\text{乙酰水杨酸(阿司匹林)}}{\text{COOH, OCOCH}_3} + CH_3COOH$$

将阿司匹林及其他水杨酸衍生物与聚乙烯醇、醋酸纤维素等含羟基聚合物进行熔融酯化，使其高分子化，所得产物的抗炎性和解热镇痛性比游离的阿司匹林更为长效，如图1-5所示。在体内的抗血栓作用主要与TXA_2生成的减少有关，它能抑制血小板的释放反应，抑制血小板的聚集。根据《中华人民共和国药典》（简称《中国药典》）（2025年版）二部，本品阿司匹林（$C_9H_8O_4$）为白色片，标示量为$95.0\%\sim105.0\%$；水杨酸（$C_7H_6O_3$），含量为标示量的$0.3\%\sim0.5\%$。（1）定性鉴别方法：取本品的细粉适量（约相当于阿司匹林0.1g），加水10mL煮沸，放冷，加三氯化铁试液1滴，即显紫红色。这是阿司匹林水解后生成的水杨酸与Fe^{3+}生成紫红色配合物的缘故。（2）含量测定：采用高效液相色谱法测定阿司匹林肠溶胶囊

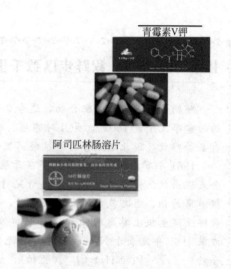

青霉素V钾

阿司匹林肠溶片

图1-5 青霉素V钾胶囊和阿司匹林肠溶片

中阿司匹林的含量。色谱条件与系统适用性试验用十八烷基硅烷键合硅胶为填充剂，以乙腈-四氢呋喃-冰醋酸-水（20∶5∶5∶70）为流动相；检测波长为276nm，理论板数按阿司匹林峰计算不低于3000，阿司匹林峰与水杨酸峰的分离度应符合要求。另取阿司匹林对照品，精密称定0.5g，加1%冰醋酸的甲醇溶液振摇使溶解并定量稀释制成每1mL中约含0.1mg本品的溶液，同法测定，按外标法以峰面积计算，即得标示量。在含量测定项下记录的色谱图中，供试品溶液主峰的保留时间应与对照品溶液主峰的保留时间一致。

🔲 重点小结

1. 化学是在原子、分子水平上研究物质的组成、结构、性质及其应用的基础学科，化学研究的内容和范围已渗透到其他学科和相关专业，并已成为一门中心学科。

2. 人类生活水平不断提高和改善，化学在其中起着重要的作用，化学的发展创造了现代物质文明。

3. 化学研究使人们从分子水平了解药物的作用机理，在药学有许多方面的应用。

4. 药用基础化学是高职高专药学及药品类专业的重要基础课程，本课程的学习为学生的专业学习以及将来从事药品的生产、检验和储存等工作奠定基础和积累实际工作经验。

目标检测

1. 查阅药物分析、仪器分析等药学及药品类专业书籍，了解化学分析和仪器分析在药品质量检验技术中的应用。

2. 查阅药物化学、药物制剂等药学及药品类相关专业书籍，了解药物的结构与性质的关系、药物在人体中的作用机理。

第二章 物质结构

电子课件
物质结构

学习目标

知识目标

1. 掌握元素原子核外电子排布的"两个原理、一个规则或特例";原子核外电子排布式、轨道表示式和价电子构型的书写及意义。

2. 熟悉原子序数、质量数、核电荷数、核外电子数的关系;周期系和元素周期律;共价键的极性与分子极性的关系。

3. 了解核外电子运动状态的四个量子数;分子间力和氢键对物质性质的影响;同位素、电子云、原子轨道、能级和电负性等基本概念。

能力目标

1. 能正确判断元素原子的核外电子排布式和轨道表示式;判断元素所在的周期、族和区。

2. 会判断分子的极性,分子间存在的各种分子间力、氢键,以及与物质性质的关系。

素质目标

通过了解化学家徐光宪、门捷列夫关于核外电子排布规律和元素周期律等知识及事迹,培养探索创新、辩证求实的精神。

自然界的物质种类繁多,不同的物质性质千差万别,其都与物质的结构和组成有关。大多数物质都由分子组成,而分子又由原子组成,因此,要了解和掌握物质的性质及其变化规律,首先就要掌握物质结构的有关知识。在药学迅猛发展的今天,学习和认识物质的原子结构和分子结构是从事现代药学研究的必要基础。

案例导入

元素周期表创始人门捷列夫发现元素周期规律

门捷列夫是俄罗斯化学家,化学元素周期表的创始人。他在中学读书时,对数学、物理学和地理产生了极大的兴趣,上大学后,又迷上了化学,同时也爱玩扑克牌。18世纪末科学家已探知自然界有金、银、铁、氧、磷、硫等30多种元素,到19世纪已发现的元素已达60多种。门捷列夫在扑克牌
思政案例
上写上这些元素的符号、名称、原子量,经过思考观察、分类整理,1871年,他编制了第一张元素周期表,发现它们从左到右,由上而下,这些元素单质的性质随着原子量的增大呈周期性变化规律,由此揭开了元素及其化合物性质周期性变化的面纱。正是他探索求实和辩证精神的指引,为后续科学研究及元素周期表的不断完善和新元素的发现奠定了基础。

问题讨论: 你能说一说,元素周期表有哪些元素吗?

动画

原子的结构

第一节 原子结构和元素周期律

原子结构是指原子核的结构以及核外电子的运动状态。要研究物质的性质与其结构的关系，首先从了解原子结构的组成开始。

一、原子的组成

1. 原子核

原子由原子核和核外电子构成。原子核位于原子的中心，原子核的体积很小，虽然只有原子体积的几千万亿分之一，却集中了几乎整个原子的质量。原子核由质子和中子构成，质子带正电荷，中子不带电荷，故原子核所带的正电荷数等于质子数，也等于核外电子所带的负电荷数。因此，原子呈电中性。

2. 元素和同位素

元素是原子核内具有相同质子数（核电荷数）的同一类原子的总称。同一元素可以质子数相同而中子数不同的多种原子存在。例如，核电荷数为 8 的氧元素就有 $^{16}_{8}O$（质子数为 8，中子数为 8）和 $^{18}_{8}O$（质子数为 8，中子数为 10）两种原子；自然界中，核电荷数为 17 的氯元素就有 $^{35}_{17}Cl$（质子数为 17，中子数为 18）和 $^{37}_{17}Cl$（质子数为 17，中子数为 20）两种原子。我们把原子核内具有相同的质子数而中子数不同的同种元素的不同原子互称为同位素。$^{16}_{8}O$ 与 $^{18}_{8}O$、$^{35}_{17}Cl$ 与 $^{37}_{17}Cl$ 就互为同位素。氢元素有三种同位素，即 $^{1}_{1}H$（氕）、$^{2}_{1}H$（氘）和 $^{3}_{1}H$（氚），分别指氢（符号为 H，核内只有一个质子，无中子）、重氢（符号为 D，核内有一个中子和一个质子）、超重氢（符号为 T，核内有一个质子和两个中子）。由于它们的质子数相同而中子数不同，因此它们具有不同的质量数。到目前为止，几乎所有的元素都有同位素，少则几种，多则几十种。同一种元素的各种同位素虽然质量数不同，但由于核电荷数相同，因而它们的化学性质基本相同。

同位素按它们的性质分为稳定同位素和放射性同位素两类，它们的化学性质相同，但放射性同位素能放射出特殊的射线，广泛应用于经济建设、科学研究和医药领域。例如，临床上，可以让患者服用放射性碘（^{131}I）来检测诊断甲状腺的病变。

自然界中的绝大多数元素里，各同位素的含量（丰度）是固定的。元素周期表中各元素的相对原子质量是指该元素的各种天然同位素相对原子质量与其相应自然界丰度的平均值，简称元素的原子量。元素的原子量可以通过下式求得：

$$元素的原子量 = \sum_{i=1}^{n} 同位素的相对原子质量 \times 丰度 \qquad (2\text{-}1)$$

例如，普通的 Cl 是由 77.53％的 $^{35}_{17}Cl$ 和 22.47％的 $^{37}_{17}Cl$ 组成的，故 Cl 的平均原子量为：

$$35 \times 77.53\% + 37 \times 22.47\% = 35.45$$

元素的原子量通常不是整数，这是因为原子量是根据元素的同位素按一定比例所表现的平均原子量。

3. 核外电子

核外电子带负电，一个电子带一个单位的负电荷。忽略电子的质量，所有原子的原子核的质量约为质子的质量和中子的质量之和，称为原子的质量数。原子的质量数接近于整数，原子的原子序数、核电荷数、核内质子数、核内中子数、核外电子数、原子的质量数间的关系如下：

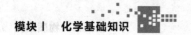
$$原子序数＝核电荷数＝核内质子数＝核外电子数 \qquad (2\text{-}2)$$
$$原子的质量数(A)＝质子数(Z)＋中子数(N) \qquad (2\text{-}3)$$

组成原子的粒子间的关系如下：

$$_{Z}^{A}X 原子 \begin{cases} 原子核 \begin{cases} 质子\ Z\ 个 \\ 中子(A-Z)个 \end{cases} \\ 核外电子\ Z\ 个 \end{cases}$$

在化学反应中，原子核是不会发生改变的，而物质的化学性质是由原子的核外电子决定的。因此，要揭开微观世界物质结构的面纱，首先就要了解原子核外电子的运动状态和排布规律。

二、原子核外电子的排布规律

1. 电子云的概念

电子是一种极微小的粒子，它就像人造卫星围绕地球运转一样围绕着原子核高速旋转。但两者不同的是，人造卫星有固定的轨道，人们可以在任何时间内同时准确测出它的位置和速度；而电子在核外的运动具有波粒二象性，根据测不准原理，无法同时准确地测出其在某一瞬间的具体位置和速度，因而其运动的轨迹无法像宏观物质那样确定，只能用统计的方法推算出电子在空间某一区域出现的概率，或它在空间某一区域单位体积内出现的概率，即概率密度。为了形象地表示电子在原子中的概率密度分布情况，常用密度不同的小黑点来表示，这种图像称为"电子云"，1s 电子云如图 2-1 所示。小黑点的疏密并不代表电子数目的多少，而是表明电子出现概率大小。图 2-1 表明，离核越近，黑点密集，单位体积空间内电子出现的概率越大；离核越远，黑点稀疏，单位体积空间内电子出现的概率越小。

把电子云概率密度相等的各点连接起来，就得到一个曲面，称为等概率密度，如图 2-2 所示。

如果将原子核外电子在空间出现的总概率的 90% 以上包括在内的地方做一等密度图，就得到电子云界面图。1s 电子云界面图如图 2-3 所示。

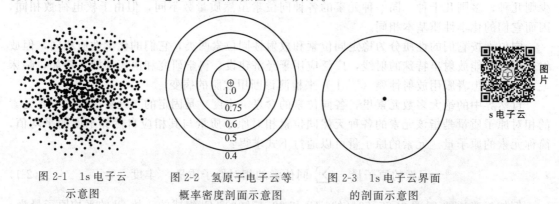

图片 s 电子云

图 2-1 1s 电子云
　　　示意图　　　　　　　概率密度剖面示意图　　　　　　的剖面示意图
图 2-2 氢原子电子云等　　　图 2-3 1s 电子云界面

因此，电子云是表示电子在核外空间出现的概率密度，它能形象化地描述核外电子运动状态。人们为了形象化描述电子在核外出现概率较大的区域，借助经典的宏观物质运动轨道的概念，习惯将电子在核外出现概率较大的区域形象地称为"原子轨道"。事实上，真正的原子轨道是不存在的，只是电子在原子核外出现概率密度的一种表示方式。

2. 原子核外电子运动状态的描述

原子核外电子的运动状态用四个参数（量子数）来描述，它们各自反映着电子的不同运动状态及能量关系。

（1）主量子数（n）　主量子数 n 表示电子所在的电子层，称为能层，

微课 核外电子运动状态

它代表电子的能量。主量子数 n 的取值为从 1 开始的正整数，即 $n=1,2,3,\cdots$，也就是电子层序数。

在多电子原子里，因核外电子间的相互影响，各电子的能量不尽相同。主量子数 n 描述电子在原子核外空间出现最大区域离核的远近，它是决定电子能量的主要因素。n 值越大，该电子层离核越远，该电子层上运动的电子具有的能量越高。在光谱学中，常用符号 K、L、M、N、⋯ 表示电子层。主量子数 n、光谱符号和能量三者的关系见表 2-1。

表 2-1　主量子数 n、光谱符号和能量三者的关系

名称	相互关系							
主量子数 n	1	2	3	4	5	6	7	⋯
光谱符号	K	L	M	N	O	P	Q	⋯
电子能量	低 ←————————————————————————→ 高							

（2）副量子数（l）　副量子数 l 又称为角量子数，表示能级，也代表电子亚层，同时反映了电子云（原子轨道）的形状。对于给定的 n 值，副量子数 l 的取值为 $0,1,2,\cdots,n-1$，它受主量子数 n 的限制，它们之间的关系为：

$$l \leqslant n-1 \tag{2-4}$$

在多电子原子中，同一电子层上电子的能量也有微小的差别。在同一电子层中按电子能量的高低，再分为一个或几个小层次，这些小层次称为电子亚层，通常用光谱符号 s、p、d、f 等来代表不同的电子亚层。主量子数 n、副量子数 l 与光谱符号三者之间的关系见表 2-2。

表 2-2　主量子数 n、副量子数 l 和光谱符号的关系

名称	相互关系			
主量子数 n	1	2	3	4	⋯
副量子数 l	0	0,1	0,1,2	0,1,2,3	⋯
光谱符号	s	s,p	s,p,d	s,p,d,f	⋯

每一电子层上的电子亚层数等于该电子层的序数，即第 1 电子层（K 层）只含有一个亚层（s 亚层），第 2 电子层（L 层）含有两个亚层（s、p 亚层），第 3 电子层（M 层）含有三个亚层（s、p、d 亚层），第 4 电子层（N 层）含有四个亚层（s、p、d、f 亚层），其余照此类推。不同的电子亚层，电子云的形状不同。如图 2-4 所示，s 亚层电子云的形状是以原子核为中心的球体，p 亚层电子云的形状呈无柄哑铃形，d 亚层电子云的形状呈花瓣形，f 亚层电子云的形状较复杂，在此不作介绍。

（3）磁量子数（m）　磁量子数 m 代表原子轨道在空间的伸展方向。m 的取值受副量子数 l 的限制，它们之间的关系为：

$$m \leqslant |l| \tag{2-5}$$

当 l 的取值确定后，m 的取值为 $0,\pm1,\pm2,\pm3,\cdots,\pm l$，共（$2l+1$）个数值。每个数值代表原子轨道在空间的一个伸展方向。一个亚层中的磁量子数 m 有几个数值，则该亚层中就有几个伸展方向不同的原子轨道。根据式（2-4）和式（2-5）可知，当 $n=1$ 时，$l=0$，m 只能取 0 一个值，表示 s 亚层只有一个轨道，用 1s 表示。当 $n=2$ 时，$l=0$、1，m 的取值为 0，表示 s 亚层有一个轨道（一个伸展方向），用 2s 表示；m 的取值为 $0,\pm1$，有 $-1,0,+1$ 三个数值，表示 p 亚层有三个轨道（三个伸展方向），分别用 $2p_x$、$2p_y$ 和 $2p_z$ 表示。由于 $2p_x$、$2p_y$ 和 $2p_z$ 轨道的 n 和 l 相同，所以它们的能量也就相同，像这样，

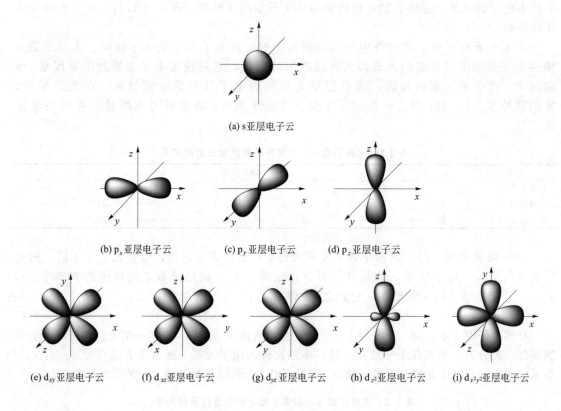

(a) s亚层电子云

(b) p_x亚层电子云　　(c) p_y亚层电子云　　(d) p_z亚层电子云

(e) d_{xy}亚层电子云　　(f) d_{xz}亚层电子云　　(g) d_{yz}亚层电子云　　(h) d_{z^2}亚层电子云　　(i) $d_{x^2y^2}$亚层电子云

图 2-4　各亚层电子云的形状

同一亚层能量相同的轨道，称为等价轨道或简并轨道。主量子数 n、副量子数 l 与磁量子数 m 三者之间的关系见表 2-3。

表 2-3　主量子数 n、副量子数 l 和磁量子数 m 的关系

名称	相互关系				
主量子数(n)	1	2	3	4	…
副量子数(l)	0	0,1	0,1,2	3	…
磁量子数	0	0;+1,0,−1	0;+1,0,−1;+2,+1,0,−1,−2	…	…

（4）自旋量子数（m_s）　自旋量子数 m_s 代表电子在空间的自旋方向。原子光谱研究表明，电子在核外空间高速绕核运动的同时，也在做自旋运动。其自旋运动的方向只可能是顺时针和逆时针两种，用 $m_s = +1/2$ 或 $m_s = -1/2$ 表示，通常用"↑"或"↓"表示。由于自旋量子数 m_s 只有两个取值，因此，每个原子轨道最多只能容纳两个电子。

综上所述，原子中的任何一个电子的运动状态，都需要用（n、l、m、m_s）来确定，缺一不可。

课堂互动

1. 下列各组量子数中，哪些不合理？为什么？

（1）$n = 3$　$l = 1$　$m = +1$　$m_s = +1/2$　　　（2）$n = 2$　$l = 2$　$m = -1$　$m_s = +1/2$

（3）$n=3$　$l=4$　$m=+1$　$m_s=-1/2$　　（4）$n=2$　$l=0$　$m=-1$　$m_s=-1/2$

2. 写出 $3d^1$ 的四个量子数。

3. 多电子原子轨道能级组和近似能级图

中国化学家徐光宪根据光谱数据总结出一条经验规律：对于原子的核外层电子来说，原子轨道的（$n+0.7l$）值越大，能级越高。徐光宪把（$n+0.7l$）值的整数部分相同的能级归为相同的能级组。例如：

对于 3d 能级，$n=3$，$l=2$。即 $n+0.7l=3+0.7\times2=4.4$，整数部分为 4，归为第 4 能级组。

对于 4s 能级，$n=4$，$l=0$。即 $n+0.7l=4+0.7\times0=4.0$，整数部分为 4，归为第 4 能级组。

对于 4p 能级，$n=4$，$l=1$。即 $n+0.7l=4+0.7\times1=4.7$，整数部分为 4，归为第 4 能级组。

这就是 3d 能级属于第 4 能级组而不是第 3 能级组的原因，各能级的（$n+0.7l$）值、能级组以及组内电子数见表 2-4。

表 2-4　（$n+0.7l$）值、能级组和组内电子数情况

原子轨道	（$n+0.7l$）值	能级组	组内电子数
1s	1.0	1	2
2s	2.0	2	8
2p	2.7		
3s	3.0	3	8
3p	3.7		
4s	4.0	4	18
3d	4.4		
4p	4.7		
5s	5.0	5	18
4d	5.4		
5p	5.7		
6s	6.0	6	32
4f	6.1		
5d	6.4		
6p	6.7		

可见，同一能级组内能级之间的能量间隔较小，而组与组之间的能量间隔较大。

1939 年，美国化学家鲍林（L. Pauling）根据大量的光谱实验结果，绘制出多电子原子轨道的近似能级图，如图 2-5 所示。

从图 2-5 可以看出：①当主量子数 n 相同时，副量子数 l 越大，能量越高。例如，$E_{4s}<E_{4p}<E_{4d}<E_{4f}$；②当副量子数 l 相同时，主量子数 n 越大，能量越高。例如，$E_{2p}<E_{3p}<E_{4p}$；③当主量子数 n 和副量子数 l 都不相同时，某些 n 值较大的轨道的能量可能低于 n 值较小的轨道。例如，$E_{4s}<E_{3d}$，$E_{6s}<E_{4f}$。这种现象称为能量交错，符合徐光宪规律。其中，第四能级和第五能级出现一种交叉（4s3d4p 或 5s4d5p）；第六能级和第七能级出现两位交叉（6s4f5d6p 或 7s5f6d7p）。

在多电子原子轨道能级中出现能量交错现象，主要有如下两个因素：

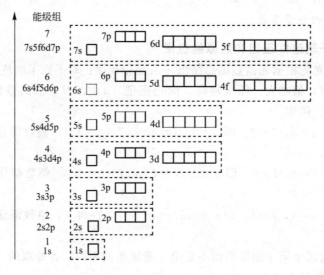

图 2-5 鲍林多电子原子轨道近似能级图

（1）屏蔽效应 以氢原子为例，它的核外只有一个电子，它只受到原子核的吸引作用，原子轨道的能量只决定于主量子数 n，即此电子的能量是由其所处的电子层决定。但对于核电荷为 Z 的多电子的原子来讲，核外有 Z 个电子，这些电子在受到原子核吸引作用的同时，受到内层和同亚层其余（$Z-1$）个电子的排斥作用，就相当于抵消一部分核电荷对该电子的吸引作用，这种效应称为屏蔽效应，而实际起到吸引作用的核电荷称为有效核电荷，常用 Z^{*} 表示。屏蔽效应的程度用屏蔽常数 σ 来衡量。核电荷数 Z、有效核电荷 Z^{*} 和屏蔽常数 σ 三者的关系如下：

$$Z^{*}=Z-\sigma \tag{2-6}$$

（2）钻穿效应 在多电子原子中，外层电子并不总是在离核远的区域内运动，也会在原子核附近有一定的出现概率。当其在原子核附近运动时，受到原子核的吸引力强一些，可更多地避免其余电子屏蔽作用。通常把外层电子穿过内层电子空间钻入原子核附近，回避或减弱了其他电子的屏蔽作用的现象称为钻穿效应。钻穿效应使轨道的能量降低，正因为钻穿效应的影响，而出现能量交错现象。

4. 原子核外电子的排布

在多电子原子中，核外电子的排布需要遵循下列"两原理""一规则或特例"。

（1）能量最低原理 原子核外电子排布时，总是优先占据能量最低的原子轨道，占满后，才依次进入能量较高的轨道。这就是能量最低原理。

根据近似能级图和能量最低原理，核外电子填入原子轨道的顺序如图 2-6 所示。

将电子亚层（用亚层符号表示）按能量由低到高依次排列（同一电子层的亚层要连在一起），在亚层符号前用阿拉伯数字注明电子层序数，在亚层符号右上角用阿拉伯数字标出该亚层的电子数，这种排

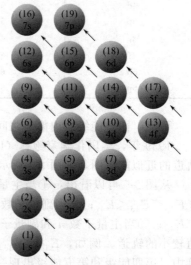

图 2-6 电子进入原子轨道的顺序

布方式称为核外电子排布式，简称为电子排布式。例如，$_4$Be 的电子排布式：

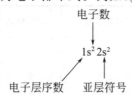

有时，为了简化电子排布式，通常把内层已达到稀有气体元素电子层结构的部分，用相应的稀有气体元素符号加方括号表示，称为原子实。例如，$_{26}$Fe 的电子排布式为 $1s^2 2s^2 2p^6 3s^2 3p^6 3d^6 4s^2$，可简写为 $[Ar]3d^6 4s^2$。

这种简化电子排布式的另一优点是突出了原子在化学反应中参与形成化学键的外围电子部分和电子排布中不发生变化的结构部分，使其一目了然。如将原子核外电子排布式中稀有气体电子层结构部分去除，只写出原子在化学反应中参与形成化学键的外围电子层结构部分的电子排布式，则此种电子排布式称为原子的价电子层构型或外围电子构型。原子的价电子层构型或外围电子构型所容纳的电子又称为价电子。例如，$_{17}$Cl、$_{19}$K、$_{26}$Fe 的价电子层构型分别为 $3s^2 3p^5$、$4s^1$ 和 $3d^6 4s^2$，价电子数分别为 7、1 和 8。

课堂互动

你能写出 $_2$He、$_8$O、$_{11}$Na 和 $_{35}$Br 的电子排布式吗？它们的价电子数分别是多少？

（2）泡利不相容原理 1925 年，奥地利物理学家泡利（W. pauli）指出，在同一个原子中不可能有四个量子数完全相同的 2 个电子同时存在。换句话说，在一个原子中，运动状态完全相同的两个电子是不相容的。这就是泡利不相容原理。根据泡利不相容原理可知，每一个原子轨道中最多只能容纳 2 个电子。在同一原子中的任何两个电子，如果四个量子数（n、l、m、m_s）中的任意三个量子数相同，则第四个量子数就一定不同。

例如，$_3$Li 原子核外共有 3 个电子（e_1、e_2、e_3），其电子排布式为：$1s^2 2s^1$。其中，e_1 和 e_2 的 n、l、m 都相同，但 m_s 不同；e_1 和 e_3 的 l、m、m_s 都相同，但 n 不同；e_2 和 e_3 的 l、m 相同，但 n 则不同，m_s 可能相同或不相同。3 个电子的量子数见表 2-5。

表 2-5　$_3$Li 原子核外 3 个电子的量子数

电子序号	e_1	e_2	e_3
量子数	$n=1, l=0, m=0, m_s=+1/2$	$n=1, l=0, m=0, m_s=-1/2$	$n=2, l=0, m=0, m_s=+1/2(-1/2)$

例如，$_5$B 的核外电子排布式为 $1s^2 2s^2 2p^1$，轨道表示式如下：

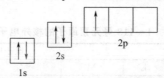

像上面这种用小方框（或圆圈）代表原子轨道，在小方框（或圆圈）的上方或下方标注原子轨道的符号，用"↑"或"↓"代表电子自旋方向和数目的电子排布方式，称为原子核外电子排布轨道表示式，简称轨道表示式。

量子数 n、l、m 可以决定一个原子轨道，而自旋量子数，只可能有两个取值，所以，每一个电子层上最多可容纳的电子数为 $2n^2$，n、l、m 与原子轨道数和最多容纳电子数的关系见表 2-6。

表 2-6　n、l、m 与原子轨道数和最多容纳电子数的关系

n	l	m	亚层(轨道)符号	空间取向数	亚层总数	轨道总数	最多容纳电子数
1(K)	0	0	1s	1	1	1	2
2(L)	0	0	2s	1	1	4	8
	1	$+1,0,-1$	2p	3	3		
3(M)	0	0	3s	1	1	9	18
	1	$+1,0,-1$	3p	3	3		
	2	$+2+1,0,-1,-2$	3d	5	5		
4(N)	0	0	4s	1	1	16	32
	1	$+1,0,-1$	4p	3	3		
	2	$+2+1,0,-1,-2$	4d	5	5		
	3	$+3,+2,+1,0,$ $-1,-2,-3$	4f	7	7		
…	…	…	…	…	…	…	…
n	…	…				n^2	$2n^2$

课堂互动

已知某元素电子排布式为 $1s^2 2s^3 2p^1$，对吗？若错，请改正过来，并写出其轨道表示式。

(3) 洪德规则或特例　1925 年，德国物理学家洪德（F. Hund）根据大量光谱实验数据总结出一条普遍规则，即电子在进入同一亚层的等价轨道时，总是尽可能分占不同的轨道，并且自旋方向相同。这就是洪德规则。例如，$_7N$ 电子排布式为 $1s^2 2s^2 2p^3$ 或 $1s^2 2s^2 2p_x^1 2p_y^1 2p_z^1$，轨道式为：

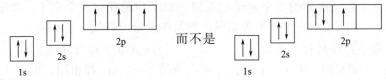

此外，当等价轨道中的电子处于全空（p^0、d^0、f^0）、半充满（p^3、d^5、f^7）或全充满（p^6、d^{10}、f^{14}）时，体系能量最低，稳定性相对较高，这就是洪德规则特例。例如，$_{24}Cr$ 的电子排布式应是 $1s^2 2s^2 2p^6 3s^2 3p^6 3d^5 4s^1$，而不是 $1s^2 2s^2 2p^6 3s^2 3p^6 3d^4 4s^2$；$_{29}Cu$ 的电子排布式应是 $1s^2 2s^2 2p^6 3s^2 3p^6 3d^{10} 4s^1$，而不是 $1s^2 2s^2 2p^6 3s^2 3p^6 3d^9 4s^2$。

根据光谱实验结果，表 2-7 列出了 1～118 号元素基态原子的电子排布情况。其中，绝大多数元素的原子核外电子排布式与"两原理""一规则或特例"是一致的，但也有个别不相符。

表 2-7　1～118 号元素原子的核外电子排布

原子序数	元素符号	元素名称	电子层结构																
			K	L		M			N				O				P			Q
			1s	2s	2p	3s	3p	3d	4s	4p	4d	4f	5s	5p	5d	5f	6s	6p	6d	7s
1	H	氢	1																	
2	He	氦	2																	
3	Li	锂	2	1																
4	Be	铍	2	2																
5	B	硼	2	2	1															

续表

原子序数	元素符号	元素名称	K	L		M			N				O				P			Q
			1s	2s	2p	3s	3p	3d	4s	4p	4d	4f	5s	5p	5d	5f	6s	6p	6d	7s
6	C	碳	2	2	2															
7	N	氮	2	2	3															
8	O	氧	2	2	4															
9	F	氟	2	2	5															
10	Ne	氖	2	2	6															
11	Na	钠	2	2	6	1														
12	Mg	镁	2	2	6	2														
13	Al	铝	2	2	6	2	1													
14	Si	硅	2	2	6	2	2													
15	P	磷	2	2	6	2	3													
16	S	硫	2	2	6	2	4													
17	Cl	氯	2	2	6	2	5													
18	Ar	氩	2	2	6	2	6													
19	K	钾	2	2	6	2	6		1											
20	Ca	钙	2	2	6	2	6		2											
21	Sc	钪	2	2	6	2	6	1	2											
22	Ti	钛	2	2	6	2	6	2	2											
23	V	钒	2	2	6	2	6	3	2											
24	Cr	铬	2	2	6	2	6	5	1											
25	Mn	锰	2	2	6	2	6	5	2											
26	Fe	铁	2	2	6	2	6	6	2											
27	Co	钴	2	2	6	2	6	7	2											
28	Ni	镍	2	2	6	2	6	8	2											
29	Cu	铜	2	2	6	2	6	10	1											
30	Zn	锌	2	2	6	2	6	10	2											
31	Ga	镓	2	2	6	2	6	10	2	1										
32	Ge	锗	2	2	6	2	6	10	2	2										
33	As	砷	2	2	6	2	6	10	2	3										
34	Se	硒	2	2	6	2	6	10	2	4										
35	Br	溴	2	2	6	2	6	10	2	5										
36	Kr	氪	2	2	6	2	6	10	2	6										
37	Rb	铷	2	2	6	2	6	10	2	6			1							
38	Sr	锶	2	2	6	2	6	10	2	6			2							
39	Y	钇	2	2	6	2	6	10	2	6	1		2							
40	Zr	锆	2	2	6	2	6	10	2	6	2		2							
41	Nb	铌	2	2	6	2	6	10	2	6	4		1							
42	Mo	钼	2	2	6	2	6	10	2	6	5		1							
43	Tc	锝	2	2	6	2	6	10	2	6	5		2							
44	Ru	钌	2	2	6	2	6	10	2	6	7		1							
45	Rh	铑	2	2	6	2	6	10	2	6	8		1							
46	Pd	钯	2	2	6	2	6	10	2	6	10									
47	Ag	银	2	2	6	2	6	10	2	6	10		1							
48	Cd	镉	2	2	6	2	6	10	2	6	10		2							
49	In	铟	2	2	6	2	6	10	2	6	10		2	1						
50	Sn	锡	2	2	6	2	6	10	2	6	10		2	2						
51	Sb	锑	2	2	6	2	6	10	2	6	10		2	3						
52	Te	碲	2	2	6	2	6	10	2	6	10		2	4						
53	I	碘	2	2	6	2	6	10	2	6	10		2	5						

原子序数	元素符号	元素名称	电子层结构																	
			K	L		M			N				O				P			Q
			1s	2s	2p	3s	3p	3d	4s	4p	4d	4f	5s	5p	5d	5f	6s	6p	6d	7s
54	Xe	氙	2	2	6	2	6	10	2	6	10		2	6						
55	Cs	铯	2	2	6	2	6	10	2	6	10		2	6			1			
56	Ba	钡	2	2	6	2	6	10	2	6	10		2	6			2			
57	La	镧	2	2	6	2	6	10	2	6	10		2	6	1		2			
58	Ce	铈	2	2	6	2	6	10	2	6	10	1	2	6	1		2			
59	Pr	镨	2	2	6	2	6	10	2	6	10	3	2	6			2			
60	Nd	钕	2	2	6	2	6	10	2	6	10	4	2	6			2			
61	Pm	钷	2	2	6	2	6	10	2	6	10	5	2	6			2			
62	Sm	钐	2	2	6	2	6	10	2	6	10	6	2	6			2			
63	Eu	铕	2	2	6	2	6	10	2	6	10	7	2	6			2			
64	Gd	钆	2	2	6	2	6	10	2	6	10	7	2	6	1		2			
65	Tb	铽	2	2	6	2	6	10	2	6	10	9	2	6			2			
66	Dy	镝	2	2	6	2	6	10	2	6	10	10	2	6			2			
67	Ho	钬	2	2	6	2	6	10	2	6	10	11	2	6			2			
68	Er	铒	2	2	6	2	6	10	2	6	10	12	2	6			2			
69	Tm	铥	2	2	6	2	6	10	2	6	10	13	2	6			2			
70	Yb	镱	2	2	6	2	6	10	2	6	10	14	2	6			2			
71	Lu	镥	2	2	6	2	6	10	2	6	10	14	2	6	1		2			
72	Hf	铪	2	2	6	2	6	10	2	6	10	14	2	6	2		2			
73	Ta	钽	2	2	6	2	6	10	2	6	10	14	2	6	3		2			
74	W	钨	2	2	6	2	6	10	2	6	10	14	2	6	4		2			
75	Re	铼	2	2	6	2	6	10	2	6	10	14	2	6	5		2			
76	Os	锇	2	2	6	2	6	10	2	6	10	14	2	6	6		2			
77	Ir	铱	2	2	6	2	6	10	2	6	10	14	2	6	7		2			
78	Pt	铂	2	2	6	2	6	10	2	6	10	14	2	6	9		1			
79	Au	金	2	2	6	2	6	10	2	6	10	14	2	6	10		1			
80	Hg	汞	2	2	6	2	6	10	2	6	10	14	2	6	10		2			
81	Tl	铊	2	2	6	2	6	10	2	6	10	14	2	6	10		2	1		
82	Pb	铅	2	2	6	2	6	10	2	6	10	14	2	6	10		2	2		
83	Bi	铋	2	2	6	2	6	10	2	6	10	14	2	6	10		2	3		
84	Po	钋	2	2	6	2	6	10	2	6	10	14	2	6	10		2	4		
85	At	砹	2	2	6	2	6	10	2	6	10	14	2	6	10		2	5		
86	Rn	氡	2	2	6	2	6	10	2	6	10	14	2	6	10		2	6		
87	Fr	钫	2	2	6	2	6	10	2	6	10	14	2	6	10		2	6		1
88	Ra	镭	2	2	6	2	6	10	2	6	10	14	2	6	10		2	6		2
89	Ac	锕	2	2	6	2	6	10	2	6	10	14	2	6	10		2	6	1	2
90	Th	钍	2	2	6	2	6	10	2	6	10	14	2	6	10		2	6	2	2
91	Pa	镤	2	2	6	2	6	10	2	6	10	14	2	6	10	2	2	6	1	2
92	U	铀	2	2	6	2	6	10	2	6	10	14	2	6	10	3	2	6	1	2
93	Np	镎	2	2	6	2	6	10	2	6	10	14	2	6	10	4	2	6	1	2
94	Pu	钚	2	2	6	2	6	10	2	6	10	14	2	6	10	6	2	6		2
95	Am	镅	2	2	6	2	6	10	2	6	10	14	2	6	10	7	2	6		2
96	Cm	锔	2	2	6	2	6	10	2	6	10	14	2	6	10	7	2	6	1	2
97	Bk	锫	2	2	6	2	6	10	2	6	10	14	2	6	10	9	2	6		2
98	Cf	锎	2	2	6	2	6	10	2	6	10	14	2	6	10	10	2	6		2
99	Es	锿	2	2	6	2	6	10	2	6	10	14	2	6	10	11	2	6		2
100	Fm	镄	2	2	6	2	6	10	2	6	10	14	2	6	10	12	2	6		2
101	Md	钔	2	2	6	2	6	10	2	6	10	14	2	6	10	13	2	6		2
102	No	锘	2	2	6	2	6	10	2	6	10	14	2	6	10	14	2	6		2

原子序数	元素符号	元素名称	电子层结构																
			K	L		M			N				O				P			Q
			1s	2s	2p	3s	3p	3d	4s	4p	4d	4f	5s	5p	5d	5f	6s	6p	6d	7s
103	Lr	铹	2	2	6	2	6	10	2	6	10	14	2	6	10	14	2	6	1	2
104	Rf	𬬻	2	2	6	2	6	10	2	6	10	14	2	6	10	14	2	6	2	2
105	Db	𬭊	2	2	6	2	6	10	2	6	10	14	2	6	10	14	2	6	3	2
106	Sg	𬭳	2	2	6	2	6	10	2	6	10	14	2	6	10	14	2	6	4	2
107	Bh	𬭛	2	2	6	2	6	10	2	6	10	14	2	6	10	14	2	6	5	2
108	Hs	𬭶	2	2	6	2	6	10	2	6	10	14	2	6	10	14	2	6	6	2
109	Mt	鿏	2	2	6	2	6	10	2	6	10	14	2	6	10	14	2	6	7	2
110	Ds	𫟼	2	2	6	2	6	10	2	6	10	14	2	6	10	14	2	6	8	2
111	Rg	𬬭	2	2	6	2	6	10	2	6	10	14	2	6	10	14	2	6	10	1
112	Cn	鿔	2	2	6	2	6	10	2	6	10	14	2	6	10	14	2	6	10	2
113	Nh	鉨	2	2	6	2	6	10	2	6	10	14	2	6	10	14	2	6	10	3
114	Fl	𫓧	2	2	6	2	6	10	2	6	10	14	2	6	10	14	2	6	10	4
115	Mc	镆	2	2	6	2	6	10	2	6	10	14	2	6	10	14	2	6	10	5
116	Lv	𫟷	2	2	6	2	6	10	2	6	10	14	2	6	10	14	2	6	10	6
117	Ts	鿬	2	2	6	2	6	10	2	6	10	14	2	6	10	14	2	6	10	7
118	Og	鿫	2	2	6	2	6	10	2	6	10	14	2	6	10	14	2	6	10	8

三、元素周期系

到目前为止，已经发现了118种元素，并已得到命名。大量实验证明，元素单质及其形成的化合物的性质，随原子序数（核电荷数）的递增而呈周期性的变化，这一规律称为元素周期律。元素周期表则是元素周期律的具体表现形式。原子结构的研究还证明，原子的电子层结构，特别是外围电子层构型随着原子序数的递增而呈周期性排列，因此，原子核外电子排布的周期性变化就是元素周期律的本质所在。

拓展阅读 》》 **元素周期表又添新丁**

随着科学家的不断探索和科技进步，元素周期表又添新丁，113号、115号、117号和118号新元素相继发现，它们的元素符号分别为Nh、Mc、Ts和Og，2015年12月经国际纯粹与应用化学联合会（IUPAC）得到认定，2017年1月正式命名为钦、镆、础和鿫，至此元素周期表有118种元素，第七周期被全部填满。

来自日本理化学研究所和中俄美研究团队（兰州重力加速器国家实验室、俄罗斯杜布纳和美国劳伦斯利弗莫尔国家实验室等）利用回旋粒子线型加速器，他们将含有30个质子的锌原子加速，轰击83个质子的铋原子标靶，从而合成得到113号超重金属元素钦（Nh），它极不稳定，半衰期仅有344μs，即释放α粒子，衰变为111号元素铑的同位素。镆（Mc）是另一种人工合成的超重金属元素，使用20号元素钙离子撞击95号元素镅原子，产生了4个镆原子，通过发射α粒子，它的半衰期仅有100ms，稍纵即逝衰变为113号元素钦，这两种新元素原子放射性极强，稳定存在的时间均不到0.1s，此后便很快衰变为更轻的原子。它们距离制得可以稳定存在几十年以上的超重元素又更近了一步，构建了元素周期表中的"稳定岛"。

1. 电子层结构与元素周期律的关系

（1）周期与能级 元素周期表中，除了第一周期外，元素的价电子层构型每重复一次（从 ns^1 到 ns^2np^6），称为一个周期。同一周期元素的特点是：电子层数相同，从左到右，最外层电子的填充都是从 ns^1 开始，到 np^6 结束。即从碱金属开始，到稀有气体结束。周期表中每一新周期的出现，相当于原子中一个新的能级组的建立。

在周期表中共有七个周期，各周期所含元素的数目分别是：第一周期 2 种元素，第二、三周期各有 8 种元素，这三个周期含有的元素数目较少，也称为短周期；第四、五周期各有 18 种元素，第六周期 32 种元素，这三个周期含有的元素数目较多，也称为长周期；第七周期以前被称为不完全周期，目前也填满 32 种元素。故每周期元素的最外层的电子数最多不超过 8 个，次外层的电子数最多不超过 18 个，这是多电子原子中轨道能量交错的结果。周期序数与能级组序数之间存在如下关系：

$$周期序数＝能级组序数＝主量子数(n) \tag{2-7}$$

原子结构中能级组有 7 个，周期表相应有七个周期。元素周期的划分，实质上是按原子结构中能级组能量高低顺序划分的结果。元素所在的周期序数等于该元素原子最外层电子所处的最高能级序数，也等于该元素原子最外电子层的主量子数（n）。例如，$_{17}Cl$ 电子排布式为 $1s^2 2s^2 2p^6 3s^2 3p^5$。可知，氯的最外电子层的主量子数 $n＝3$，最外层电子所处的最高能级序数也就是 3，则该元素位于第三周期。

每一周期元素的数目＝相应能级中所有轨道所能容纳的电子数。例如，第 3 能级组内包含 3s（1 个）、3p（3 个）共 4 个轨道，共可容纳 8 个电子（每个轨道最多能容纳 2 个电子），故第 3 周期共有 8 种元素，第 5 能级组内有 4d、5s、5p 共 9 个轨道，可容纳 18 个电子，故第 5 周期共有 18 种元素。

需要注意的是，第 3 电子层包含 3s（1 个）、3p（3 个）、3d（5 个）共 9 个轨道，但 3d 的 5 个轨道属于第四能级组而不是第三能级组，所以第 3 能级组内只包含 3s（1 个）、3p（3 个）共 4 个轨道。可见，电子层与能级是两个不同的概念。

（2）族 将元素原子的价电子层相同或相似的元素排成一纵列，称为族，族序数用罗马数字标记。在周期表中，有 18 个纵列分为 16 个族：8 个主族和 8 个副族。主族和副族分别用符号 A 和 B 代表。8 个主族是指ⅠA～ⅧA（ⅧA 也称 0 族或零族）；8 个副族是指ⅠB～ⅧB（ⅧB 也称Ⅷ族），其中ⅧB 占有三个纵列，其余副族每一个纵列为一个族，副族元素又称过渡元素。ⅢB 第 57 号元素 La（镧）的位置实际上代表着 57～71 号的 15 种元素，称为镧系元素；第 89 号元素 Ac（锕）的位置亦代表 89～103 号的 15 种元素，称为锕系元素。镧系和锕系元素均属于ⅢB 族，镧系和锕系称为内过渡元素。主族元素的族序数与最高能级组电子总数之间存在如下关系：

$$主族元素的族序数＝最高能级组电子总数 \tag{2-8}$$

主族和副族元素的族序数与价电子层结构的关系见表 2-8。

表 2-8 主族和副族元素的族序数与价电子层结构的关系

族	价电子构型	族序数	说明
主族	$ns^x np^y$	等于价电子数（$x＋y$）	$x＝1～2；y＝0～6$
副族	$(n-1)d^x ns^y$	等于价电子数（$x＋y$）。如果总电子数为 8～10 个，均为ⅧB；超过 10 个者，则个位数目为副族数	$x＝1～10；y＝1～2$

例如，$_{17}Cl$ 的电子排布式为 $1s^2 2s^2 p^6 3s^2 3p^5$，价电子构型为 $3s^2 3p^5$，最外层有 7 个电子，故其族序数为ⅦA 族；$_{24}Cr$ 的电子排布式为 $1s^2 2s^2 p^6 3s^2 3p^6 3d^5 4s^1$，价电子构型为 $3d^5 4s^1$，价电子总数 6 个，故其族序数为ⅥB 族；$_{29}Cu$ 的电子排布式为 $1s^2 2s^2 p^6 3s^2 3p^6 3d^{10} 4s^1$，价电子构

型为 $3d^{10}4s^1$，价电子总数 11 个，个位数为 1，故其族序数为 ⅠB 族。

（3）区　根据元素原子的价电子构型，元素周期表划分为五个区：

① s 区　s 区元素原子的价电子构型为 $ns^{1\sim2}$，最后一个电子填充于 s 轨道。s 区包括 ⅠA 和 ⅡA，该区元素的原子容易失去最外层的电子而形成 +1 或 +2 价的离子，其单质是活泼金属（氢元素除外）。

② p 区　p 区元素原子的价电子构型为 $ns^2np^{1\sim6}$，最后一个电子填充于 np 轨道上。p 区包括 ⅢA～ⅧA 族，该区元素大部分为非金属元素，大多数元素有多种化合价。

③ d 区和 ds 区　d 区元素原子的价电子构型为 $(n-1)d^{1\sim9}ns^{1\sim2}$，最后 1 个电子基本都是填充在次外层 $(n-1)$ 层 d 轨道上。d 区包括 ⅢB～ⅧB 族。ds 区元素原子的价电子构型为 $(n-1)d^{10}ns^{1\sim2}$，即次外层 d 轨道是充满的，包括 ⅠB～ⅡB。d 区和 ds 区的元素又称为过渡元素，都是金属元素，每种元素也有多种化合价。

④ f 区　镧系和锕系元素原子的价电子构型为 $(n-2)f^{1\sim14}(n-1)d^{0\sim2}ns^2$，包括镧系和锕系元素，又称为内过渡元素，都是金属元素。该区元素的结构特点是，最外层电子数目相同，次外层电子数目也大部分相同，只有第三层的电子数目不同。所以每个系内各元素的化学性质极为相似。

可见，元素原子的电子层构型与其在元素周期表中的位置密切相关，元素周期表实际上是各元素原子电子层构型周期性变化的反映。掌握了这种关系，就可以根据元素的原子序数写出它的原子核外电子排布式，或根据元素原子的价电子层构型推知元素在周期表中的位置（周期、族和区），从而了解元素的性质。

【例 2-1】 写出 $_{33}As$ 的电子排布式，并指出它在元素周期表的位置（周期、族、区）。

解　该元素的原子序数为 33，可知原子核外有 33 个电子，它的电子排布式应为 $1s^2 2s^2 2p^6 3s^2 3p^6 3d^{10} 4s^2 4p^3$。因为价电子构型为 $4s^2 4p^3$，属于 $ns^x np^y$，故为主族元素；其最外层电子层序数 $n=4$，所以它位于第 4 周期；价电子总数 $(x+y)=2+3=5$，所以它位于 ⅤA 族；最后一个电子填充于 np 轨道上，应属于 p 区元素。

课堂互动

已知某元素原子的价电子构型为 $3d^5 4s^2$，请问该元素位于哪个周期？哪个族？属于什么区？

2. 元素性质的周期性

我们已经知道，元素的性质随着原子核电荷的递增而呈周期性的变化。下面通过元素的一些主要性质的周期性变化规律来揭示这种内在的联系。

（1）原子半径　原子半径是指分子或晶体中，相邻同种原子的核间距离的一半。根据原子间成键的类型不同，通常将原子半径分为共价半径、金属半径和范德瓦耳斯半径三种。

① 共价半径　同种元素的两个原子以共价单键结合时，两原子核间距离的一半称为共价半径。

② 金属半径　金属晶体中相邻的两个原子核间距离的一半称为金属半径。

③ 范德华半径　在分子晶体中，分子间以范德瓦耳斯力结合，这时相邻分子间，两个非键合的同种原子核间距离的一半称为范德华半径。

原子半径的大小主要取决于核外电子层数和有效核电荷。同一种元素的三种原子半径的数值不同，一般来说，共价半径最小，金属半径较大，范德瓦耳斯半径最大。在进行原子半径比较时，原子半径取值应采用相同形式的原子半径，才能进行比较。在讨论原子半径的变化规律时，通常采用原子的共价半径。稀有气体通常为单原子分子，只能采用范德瓦耳斯半径。周期表中各元素的原子半径见表 2-9。

表 2-9　周期表中各元素的原子半径　　　　　　单位：pm

H																	He
32																	93
Li	Be											B	C	N	O	F	Ne
123	89											82	77	70	66	64	112
Na	Mg											Al	Si	P	S	Cl	Ar
154	136											118	117	110	104	99	154
K	Ca	Sc	Ti	V	Cr	Mn	Fe	Co	Ni	Cu	Zn	Ga	Ge	As	Se	Br	Kr
203	174	144	132	122	118	117	117	116	115	117	125	126	122	121	117	114	169
Rb	Sr	Y	Zr	Nb	Mo	Te	Ru	Rh	Pd	Ag	Cd	In	Sn	Sb	Te	I	Xe
216	191	162	145	134	130	127	125	125	123	148	114	140	141	137	133	190
Cs	Ba	镧系	Hf	Ta	W	Re	Os	Ir	Pt	Au	Hg	Tl	Pb	Bi	Po	At	Rn
235	198	—	144	134	130	128	126	127	130	134	144	148	147	146	146	145	220

镧系元素

La	Ce	Pr	Nd	Pm	Sm	Eu	Gd	Tb	Dy	Ho	Er	Tm	Yb	Lu
169	165	164	164	163	162	185	162	161	160	158	158	158	170	158

从表 2-9 可以看出，原子半径的变化有如下规律：

① 同一周期的主族元素，从左到右，原子半径由大逐渐变小。这时因为同一周期的主族元素具有相同电子层数，元素原子核电荷数的增加远大于同层电子间的屏蔽效应，造成有效核电荷净增加，原子核对外层电子的束缚能力增强，造成外层电子运动区域相应收缩。

② 同一周期的副族元素，从左到右，原子半径略有减小。这时因为从左到右随着核电荷数的增加，增加的电子排布在 $(n-1)d$ 轨道上，增加的核电荷几乎被新增加的 $(n-1)d$ 电子抵消，使核对最外层电子的吸引力增加很小。同一周期的 f 区元素，新增电子填充在 $(n-2)f$ 轨道上，原子半径减小得更少。这个变化称为镧系收缩。

③ 同一主族的元素，从上到下，原子半径增大。这时因为从上到下，电子层数增多，外围电子受到内层电子的屏蔽作用越大，有效核电荷数减小，原子核束缚能力越小，造成外层电子运动的区域相应增大。

④ 同一副族的元素（钪分族除外），原子半径的变化趋势与主族元素的变化趋势相同。但由于新增加的电子排布在内层 $(n-1)d$ 或 $(n-2)f$ 轨道上，原子半径增大的幅度减小。特别是第五周期和第六周期的同一副族之间，原子半径非常接近。

原子半径这种变化趋势在每间隔相应数目的元素后，会重复出现，称为原子半径变化的周期性，但也有少部分元素的原子半径并不顺应这种变化的趋势，其中原因比较复杂，这里不加以讨论。

（2）解离能（I）　解离能是指气态的基态原子或阳离子失去一个电子成为气态一价阳离子或更高价态阳离子时所需要的能量。常用符号"I"表示，单位常用 $kJ \cdot mol^{-1}$。对于多个电子原子来说，基态的气态原子失去一个电子形成一价气态阳离子所需的能量称为第一解离能，标记为 I_1；一价气态阳离子再失去一个电子形成二价气态阳离子所需要的能量称为第二解离能，标记为 I_2；其余的依此类推。同一种元素原子第一、二、三解离能依次增大，即 $I_1 < I_2 < I_3 < \cdots$。例如，Mg 的第一解离能、第二解离能、第三解离能分别为 737.7kJ $\cdot$ mol^{-1}、1450.7kJ $\cdot$ mol^{-1}、7732.8kJ $\cdot$ mol^{-1}。这是因为随着阳离子的电荷数越

多，有效核电荷明显增大，离子半径越小，核对外层电子的吸引能力越强，失去电子所需的能量也就依次增大，因此，外层电子更难失去。

可见，元素原子的解离能越小，原子越容易失去电子。根据解离能的大小可以判断原子失去电子的难易程度。通常只用第一解离能来判断原子失去电子的难易程度。各元素原子的第一解离能见表 2-10。

表 2-10　各元素原子的第一解离能　　　　　单位：kJ·mol⁻¹

H 1312																	He 2372
Li 520	Be 900											B 801	C 1086	N 1402	O 1314	F 1681	Ne 2081
Na 496	Mg 738											Al 578	Si 787	P 1012	S 1000	Cl 1251	Ar 1521
K 419	Ca 590	Sc 631	Ti 658	V 650	Cr 653	Mn 717	Fe 759	Co 758	Ni 737	Cu 745	Zn 906	Ga 579	Ge 762	As 944	Se 941	Br 1140	Kr 1351
Rb 403	Sr 550	Y 616	Zr 660	Nb 664	Mo 685	Te 702	Ru 711	Rh 720	Pd 805	Ag 731	Cd 868	In 588	Sn 709	b 832	Te 869	I 1008	Xe 1170
Cs 376	Ba 503	镧系 —	Hf 654	Ta 761	W 770	Re 760	Os 840	Ir 880	Pt 870	Au 890	Hg 1007	Tl 589	Pb 716	Bi 703	Po 812	At 912	Rn 1037

镧系元素

La	Ce	Pr	Nd	Pm	Eu	Gd	Tb	Dy	Ho	Er	Tm	Yb	Lu
538	528	523	530	536	547	592	564	572	581	589	597	603	524

从表 2-10 可知，元素原子解离能的变化有如下规律：

① 同一周期，从左到右，元素原子的第一解离能逐渐增加，其中稍有起伏，例如，第三周期的 Mg 和 P，比左右的元素高，这是由于原子轨道全充满和半充满的缘故。

② 同一主族，从上到下，元素原子的第一解离能逐渐减小，这是因为随着电子层的增加，核对外层电子的吸引力逐渐减弱。副族元素的解离能变化幅度较小，且不太规则。

（3）电子亲和能（E）　与解离能相反，电子亲和能是指气态的基态原子或阴离子获得电子而成为气态一价阴离子或更低价态阴离子所释放（或吸收）的能量。常用符号"E"表示，单位 kJ·mol⁻¹。对于多个电子原子来说，气态原子获得一个电子成为气态一价阴离子所释放的能量称为第一电子亲和能，标记为 E_1；一价气态阴离子再获得一个电子形成二价气态阴离子所吸收的能量称为第二电子亲和能，标记为 E_2；其余的依此类推。

通常所说的电子亲和能是指第一电子亲和能。各元素原子的 E_1 一般为负值，这是由于基态原子获得第一个电子时系统能量降低，要释放出能量。而 E_2、E_3、…一般为正值，这是由于已带负电的阴离子要再结合一个电子，则需要克服阴离子电荷的排斥力，必须吸收能量。需要注意的是，这里使用的电子亲和能的数据采用热力学表示方法，即吸热为正，放热为负；而手册上的电子亲和能的数据符号相反，即吸热为负，放热为正。因此，在使用电子亲和能的数据时，要弄清楚所使用的表示方法。

电子亲和能的大小反映了原子获得电子的难易，电子亲和能越负，原子获得电子的能量就越强，变成阴离子的可能性也就越大。电子亲和能难以测定，因而数据较少，尤其是副族元素尚无完整数据，准确性也较差，有些数据还只是计算值。部分元素原子的电子亲和能见表 2-11。

表 2-11　部分元素原子的电子亲和能[①]　　　　　　　　　单位：$kJ \cdot mol^{-1}$

H						He
−72.0						(+20)
Li	B	C	N	O	F	Ne
−59.8	−23	−122	0	−141	−322	(+29)
Na	Al	Si	P	S	Cl	Ar
−52.9	−44	−120	−74	−200	−348	(+35)
K	Ga	Ge	As	Se	Br	Kr
−48.4	−36	−116	−77	−195	−324	(+39)
Rb	In	Sn	Sb	Te	I	Xe
−46.9	−34	−121	−101	−183	−295	(+40)
Cs	Tl	Pb	Bi	Po	At	Rn
−45.5	−48	−100	−100	(−174)	(−270)	(+20)

① 括号中的数字是计算值。

元素原子的电子亲和能的变化规律为：

① 同一周期，从左到右，电子亲和能具有相应减小的趋势。这是因为同一周期，核外电子层数相同，随着原子序数的递增，有效核电荷数逐渐增加，原子半径逐渐变小，原子核对核外电子的吸引力逐渐增大，失去电子的倾向逐渐减弱而获得电子的倾向逐渐增强。

② 同一主族，从上到下，电子亲和能有相应增大的趋势。这是因为随着原子核外电子层数的增加，原子半径增大，原子核对核外电子的吸引力减弱，失去电子的倾向逐渐增大而获得电子的倾向逐渐减小。当原子半径很小，外层电子数目较多时，元素的电子亲和能会出现反常（例如氧元素和氟元素）。这是因为原子半径很小，核外电子的密度很大，电子之间的斥力很强，当再结合一个电子时排斥力较大而使放出的能量减小。

总之，随着原子序数的递增，每间隔相应数目的元素后，元素的电子亲和能就周期性出现上述变化的趋势。

（4）电负性（χ_P）　解离能和电子亲和能适用于孤立的原子，分别从不同的侧面反映原子失去或得到电子的能力。但有些元素的原子结合成化合物时，其结合的成键方式和解离能、电子亲和能都有关系。为了反映元素原子在分子中对成键电子的吸引能力，1932 年，鲍林（Pauling）提出了电负性的概念：元素的电负性是指在分子中原子吸引成键电子的能力。并人为指定最活泼的非金属元素氟（F）的电负性为 4.0，然后通过计算得出其他元素电负性的相对值。元素的电负性越大，表示该元素原子在分子中吸引成键电子的能力越强；反之，则越弱。部分元素的电负性见表 2-12。

由表 2-12 可见，元素电负性的变化规律如下：

① 同周期元素，从左到右，电负性逐渐增大。这是由于原子的有效核电荷数逐渐增多，原子半径逐渐减小，原子在分子中吸引成键电子的能力逐渐增强。

② 同族元素，从上到下，电负性逐渐减小。这是由于原子半径逐渐增大，原子在分子中吸引成键电子的能力逐渐减弱。过渡元素的电负性没有明显的变化规律。

元素的金属性是指原子失去电子成为阳离子的能力，通常可用解离能来衡量；元素的非金属性是指原子得到电子成为阴离子的能力，通常可用电子亲和能来衡量；而元素的电负性综合反映了原子得失电子的能力，故作为金属性和非金属性强弱的统一衡量依据。

表 2-12　部分元素的电负性

H 2.2																	
Li 0.98	Be 1.57											B 2.04	C 2.55	N 3.04	O 3.44	F 3.98	
Na 0.93	Mg 1.31											Al 1.61	Si 1.90	P 2.19	S 2.58	Cl 3.16	
K 0.82	Ca 1.00	Sc 1.3	Ti 1.54	V 1.63	Cr 1.66	Mu 1.55	Fe 1.83	Co 1.88	Ni 1.91	Cu 1.90	Zn 1.65	Ga 1.81	Ge 2.01	As 2.18	Se 2.55	Br 2.96
Rb 0.82	Sr 0.95	Y 1.2	Zr 1.33	Nb 1.6	Mo 2.16	Te 1.90	Ru 2.2	Rh 2.28	Rd 2.20	Ag 1.93	Cd 1.69	In 1.78	Sn 1.80	Sb 2.05	Te 2.1	I 2.66
Cs 0.79	Ba 0.89	La 1.1	Hf 1.3	Ta 1.5	W 2.36	Re 1.9	Os 2.2	Ir 2.20	Pt 2.28	Au 2.54	Hg 2.00	Tl 1.62	Pb 1.87	Bi 2.02	Po 2.0	At 2.2

元素的电负性越大，该元素的原子越易得到电子，越难失去电子，元素的非金属性越强，金属性则越弱；反之，电负性越小，该元素的原子越易失去电子，越难得到电子，元素的金属性越强，非金属性则越弱。一般地说，金属元素的电负性在 2.0 以下，非金属元素的电负性在 2.0 以上，但这不是一个严格的界限。要强调的是，某元素的电负性不是一个固定不变的值，它与元素的氧化态有关。例如，Fe^{2+} 的电负性是 1.8，而 Fe^{3+} 的电负性是 1.9。

第二节　分子结构和共价键

分子是保持物质化学性质的最小微粒，是参加化学反应的基本单元。而分子的性质取决于分子的结构，即组成分子的原子种类、数目，原子间的相互作用和原子的空间排列方式。

动画
共价键与离子键

人们把分子或晶体中相邻原子（或离子）之间强烈的相互吸引作用称为化学键。根据强烈的相互吸引作用的方式不同，通常将化学键分为金属键、离子键和共价键三种类型。在这三种类型化学键中，共价键具有特殊地位，在已知的全部化合物中，以共价键结合的化合物约占 90%。

要了解物质的性质以及化学反应的规律就必须研究分子的结构。本节主要讨论共价键的形成、分子的结构以及分子间的相互作用。

微课
共价键

一、共价键

共价键是原子间通过共用电子对（原子轨道重叠）而形成的化学键。

1. 共价键的形成

（1）共价键的形成和本质　以氢分子的形成为例，说明共价键的形成和本质。德国化学家海特勒（Heitler）和伦敦（London）用量子力学方法处理两个氢原子所组成的氢分子结构，发现如果两个氢原子的未成对电子的自旋方向相反，当它们相互接近时，两个氢原子的原子轨道发生重叠，两核间的电子云密度增大，使两原子核间的正电排斥力降低，并使两核对负电荷区的吸引力增强，导致系统的能量降低，并低于两个氢原子单独存在时的能量之和，因而两个氢原子形成稳定的共价键；如果两个氢原子的未成对电子的自旋方向相同，当它们相互接近时，两个氢原子间的作用是相互排斥的，两核间的电子云密度几乎为零，系统的能量高于两个氢原子单独存在时的能量之和，故不能形成共价键。

通过对共价键的形成和本质的讨论，我们得出以下结论：

① 具有自旋方向相反的未成对电子的原子互相接近时，才可以配对形成稳定的共价键。这就是电子配对原理。

② 一个原子含有几个未成对电子，就能与其他原子的相同数目的自旋方向相反的未成对电子形成几个共价键。可见共价键具有饱和性。

③ 成键时，成键原子轨道重叠得越多，所形成的共价键越牢固。这就是最大重叠原理。例如，在形成 HCl 时，只有氢原子的 1s 轨道沿着氯原子的 3p 轨道对称轴的方向靠近、重叠，才能达到最大重叠而形成稳定的共价键，如图 2-7 所示。可见，共价键具有方向性。

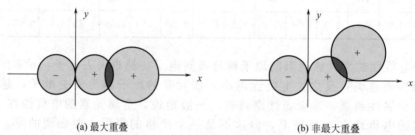

(a) 最大重叠　　　　　　　　　(b) 非最大重叠

图 2-7　s 轨道和 p 轨道的重叠

（2）共价键的类型　根据形成共价键时原子轨道重叠方式的不同，通常把共价键分为 σ 键和 π 键两种类型。

① σ 键　两个原子轨道沿键轴（两个原子核间连线）方向以"头碰头"的方式重叠而形成的共价键称为 σ 键。形成 σ 键的电子称为 σ 电子。根据组成 σ 键的轨道类型的不同，σ 键又分为 s-sσ 键、s-pσ 键和 p-pσ 键三种。如图 2-8 所示。

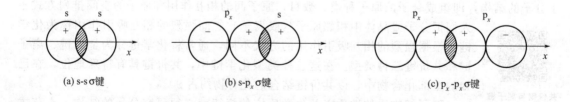

(a) s-sσ键　　　　　　(b) s-p_xσ键　　　　　　(c) p_x-p_xσ键

图 2-8　σ 键重叠方式示意图

② π 键　两个原子轨道沿键轴方向以"肩并肩"的方式重叠而形成的共价键称为 π 键。形成 π 键的电子称为 π 电子。如图 2-9 所示，如果以 x 轴为键轴，则 p_y 与 p_y 原子轨道、p_z 与 p_z 原子轨道重叠可形成 π 键。

③ 配位键　共价键的共用电子对通常是由成键的双方原子各自提供一个电子参与成键的。但是还有一类共价键，共用电子对是由成键的一方原子单独提供的。这种由一方原子单独提供共用电子对所形成的共价键称为共价配位键，简称配位键。配位键通常用

"→"表示共用电子对的提供体和接受体。形成配位键的条件是，成键的两个原子中，其中一个原子的最外电子层要有未用的电子对；另一原子的最外电子层要有空轨道。

（3）共价键参数　凡能表征共价键性质的物理量统称为共价键参数，主要有键长、键能、键角等。利用键参数可以判断分子空间构型、分子的极性、热稳定性和成键的类型等。

① 键长（l）　分子中两成键原子核间的平衡距离称为键长，单位为皮米（pm）。一般情况下，键长越短，键能越大，键越牢固。

② 键能（E）　键能是表征化学键强弱的物理量，用来说明拆开或形成一个化学键的难易程度。共价键的键能定义为：在101kPa、298K下，气态物质断开1mol共价键生成气态原子所需要的能量称为键能，单位为$kJ \cdot mol^{-1}$。

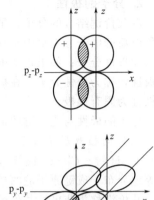

图2-9　π键重叠方式示意图

对于双原子分子来说，键能在数值上与键的解离能相等，多原子分子，取多个键的解离能的平均值作为键能，通常共价键的键能一般指的就是平均键能。一般来说，键能越大，键越牢固，由该键构成的分子就越稳定。一些共价键的键长和键能见表2-13。

③ 键角（α）　分子中键与键之间的夹角称为键角。键角是表征分子空间构型的参数。

对于双原子分子，其空间构型总是直线形的。对于多原子分子，原子在空间的排列方式不同，各键之间的夹角便不同，分子的空间构型也不同。一些分子的键长、键角和空间构型见表2-14。

表2-13　一些共价键的键长和键能

共价键	键长/pm	键能/($kJ \cdot mol^{-1}$)	共价键	键长/pm	键能/($kJ \cdot mol^{-1}$)
H—H	74.2	436.00	F—F	141.8	154.8
H—F	91.8	569	Cl—Cl	198.8	239.7
H—Cl	127.4	431.20	Br—Br	228.4	190.16
H—Br	140.8	362.3	I—I	266.6	148.95
H—I	160.8	294.6	C—C	154	345.6
O—H	96	458.8	C=C	134	623
S—H	134	368	C≡C	120	835.1
N—H	101	376	O=O	120.7	493.59
C—H	109	418	N≡N	109.8	941.69

表2-14　一些分子的键长、键角和空间构型

分子	键长/pm	键角 α	空间构型	分子	键长/pm	键角 α	空间构型
$HgCl_2$	234	180°	直线形	SO_3	143	120°	三角形
CO_2	116.3	180°	直线形	BF_3	131	120°	三角形
H_2O	96	104.5°	V形	NH_3	101.5	107.3°	三角锥形
SO_2	143	119.5°	V形	CH_4	109	109.5°	正四面体形

2. 分子的极性

以共价键结合的分子，虽然整个分子是电中性的，但可以设想其中带正电荷的原子核和带负电荷的电子分别集中于一点，称为正电荷中心和负电荷中心。正负电荷中心重合的分子称为非极性分子；如果正负电荷中心不重合而存在一定的距离，即形成偶极，这样的分子就有极性，称为极性分子。在极性分子中存在一个正极和负极，通常把极性分子存在的正极和负极称为固有偶极。

分子的极性与化学键的极性和分子的空间构型有关。

（1）同核双原子或多原子分子　同一元素（同核）双原子或多原子之间形成共价键时（如 H—H 键、Cl—Cl 键等），由于同核原子对电子云的吸引能力相等，共用电子对可看作均等地分布于成键原子的两核之间，不偏向任何一个原子，成键的原子都不显电性，这样形成的共价键称为非极性共价键（简称非极性键）。由非极性键结合的分子，其极性与化学键的极性一致，即键是非极性，分子也是非极性。例如 H_2、Cl_2、P_4、S_8 等都是由非极性共价键结合的，它们都是非极性分子。

（2）异核双原子分子　不同元素（异核）的原子之间形成共价键时（如 H—Cl 键、H—O 键等），由于成键原子双方对电子云的吸引能力不同，共用电子对偏向吸引电子能力较强的一方，使该原子部分地带有负电荷，而吸引电子能力较弱的原子则部分地带有正电荷，这样便形成极性共价键（简称极性键）。由极性键结合的双原子分子，其极性与化学键的极性也是一致的，即键是极性，分子也是极性。例如 HCl、HI 等。键的极性以及分子极性的强弱与成键两原子元素的电负性差值的大小有关，两原子元素的电负性差值越大，键的极性越强，分子的极性也越强。

（3）异核多原子分子　对于异核多原子分子，键是极性的，而分子是否一定是极性的，两者之间没有必然的关系，除了与键的极性有关外，还取决于分子的空间构型。例如，CO_2 和 CH_4 分子，分子中的化学键分别为 C—O 键和 C—H 键，都是极性键，由于它们的分子空间构型分别是直线形和正四面体形的对称结构，分子中正、负电荷中心重合，所以都是非极性分子。而 H_2O 和 NH_3 分子中的化学键分别为 O—H 键和 N—H 键，都是极性键，由于 H_2O 的空间构型是 V 形，NH_3 的空间构型是三角锥形，两分子的正、负电荷中心都不重合，所以都是极性分子。如图 2-10 所示。

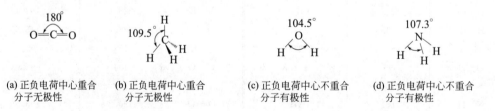

(a) 正负电荷中心重合　(b) 正负电荷中心重合　(c) 正负电荷中心不重合　(d) 正负电荷中心不重合
分子无极性　　　　　分子无极性　　　　　分子有极性　　　　　分子有极性

图 2-10　多原子分子中键的极性与分子极性关系

分子的极性大小通常用偶极矩（μ）来衡量。偶极矩的定义为：分子中正、负电荷中心所带的电量 q 乘以正、负电荷中心的距离 d 所得的积。即

$$\mu = qd \tag{2-9}$$

偶极矩的 SI 单位是 C·m，非 SI 单位是 D（德拜）。$1D = 3.336 \times 10^{-30} C \cdot m$。

偶极矩与正、负电荷中心间的距离有关。非极性分子的偶极矩为零；极性分子的偶极矩不等于零，且偶极矩越大，分子的极性越强。一些气态分子的偶极矩和空间构型见表 2-15。

表 2-15 一些气态分子的偶极矩和空间构型

分子式	偶极矩/(C·m)	空间构型	分子式	偶极矩/(C·m)	空间构型
H_2	0	直线形	SO_2	5.33	V 形
CO_2	0	直线形	H_2O	6.20	V 形
CS_2	0	直线形	H_2S	3.67	V 形
BCl_3	0	正三角形	NH_3	4.94	三角锥形
CH_4	0	正四面体形	HF	6.37	直线形
CCl_4	0	正四面体形	HCl	3.50	直线形
CO	0.33	直线形	HBr	2.64	直线形
NO	0.53	直线形	HI	1.40	直线形

二、分子间作用力和氢键

原子与原子之间较强的作用力（化学键）是决定物质化学性质的主要因素。但对于一定聚集状态的物质来讲，分子与分子之间还存在着一种较弱的作用力，称为分子间力，分子间力又分为范德瓦耳斯力和分子间氢键。

1. 范德瓦耳斯力

范德瓦耳斯力包括取向力、诱导力和色散力。

（1）取向力 如图 2-11 所示，极性分子有正、负偶极，当两个极性分子相互靠近时，它们的固有偶极之间必然同极相斥、异极相吸，分子发生相对转动而定向吸引呈有序排列。这种由固有偶极的取向而产生的作用力称为取向力。分子的偶极矩越大，分子的极性就越强，取向力也就越大。

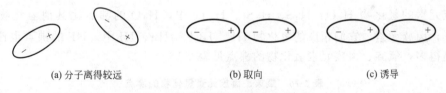

（a）分子离得较远　　　　　（b）取向　　　　　（c）诱导

图 2-11 极性分子间的相互作用

（2）诱导力 如图 2-12 所示，当极性分子与非极性分子相互靠近时，在极性分子固有偶极的诱导下，非极性分子的正、负电荷中心发生相对位移，分子发生了变形，从而产生诱导偶极。诱导偶极与极性分子固有偶极间的作用力（静电引力）称为诱导力。极性分子之间，由于固有偶极的相互诱导，也会产生诱导偶极，其结果是使极性分子的偶极矩增大，从而增强了分子间的作用力。所以极性分子之间也同样存在诱导力。

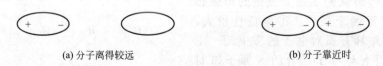

（a）分子离得较远　　　　　　　　（b）分子靠近时

图 2-12 极性分子与非极性分子间的相互作用

（3）色散力 非极性分子本身没有偶极，不存在取向力，也不能产生诱导力。但任何一个分子由于电子的运动和原子核的振动，在某一瞬间，正负电荷中心会发生相对位移，使分子产生瞬时偶极，如图 2-13 所示。瞬时偶极存在的时间极短，但它不断地重复，也会诱导邻近的分子产生瞬时偶极。这种由瞬时偶极产生的分子间力称为色散力。由于各种分子均可产生瞬时偶极，所以色散力普遍存在于极性分子之间、极性与非极性分子之间以及非极性分子之间。色散力与分子的变形性有关，变形性越大，色散力越强。

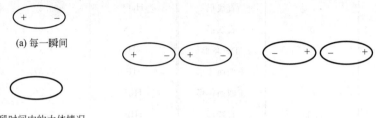

(a) 每一瞬间

(b) 一段时间内的大体情况

图 2-13　非极性分子间的相互作用

综上所述，在非极性分子之间只存在色散力；在极性分子与非极性分子之间存在色散力和诱导力；而在极性分子之间则取向力、诱导力和色散力都存在。

分子间作用力是决定物质的熔点、沸点、溶解度等物理性质的主要因素。由于分子间作用力随分子量的增大而增大，因此同类物质的熔点、沸点随分子量的增大而升高。例如，常温常压下，卤素单质中氟、氯是气态，溴是液态，碘是固态。这是因为分子间的力随卤素单质分子量的增大而增大，因而它们的熔点、沸点依次升高。分子间的色散力对物质的溶解度也有影响，极性分子间有着较强的取向力，彼此可以相互溶解，如氨气、卤化氢都易溶于水。非极性分子在水中的溶解度就小，例如，CCl_4、I_2 分子不溶于水，它们与 H_2O 分子间的作用力较小。因此，通常所谓"相似相溶"原则，即极性溶质易溶于极性溶剂，非极性溶质易溶于非极性溶剂，实际上是与分子间作用力大小有密切联系的。

2. 氢键

氧族元素的氢化物 H_2O、H_2S、H_2Se、H_2Te 中，H_2O 的沸点比其他氢化物要高得多；同样，卤族元素，它们相应的氢化物 HF、HCl、HBr、HI 中，HF 的沸点也比其他氢化物要高得多，氧族、卤族元素氢化物的沸点见表 2-16。

表 2-16　氧族、卤族元素氢化物的沸点

氧族氢化物	沸点/℃	卤族氢化物	沸点/℃
H_2O	100.0	HF	$+20$
H_2S	-60.75	HCl	-84
H_2Se	-41.5	HBr	-67
H_2Te	-1.3	HI	-35

沸点异常高主要与氢键的形成有关，下面我们讨论有关氢键的知识。

（1）氢键的形成和本质　氢键的形成必须同时具备以下两个条件：①电负性很大，原子半径小，并具有孤对电子的 Y 原子（F 或 O 或 N）；②容易与 Y 结合的 X 原子如 H 原子。当 H 与电负性很大、原子半径很小的 X 原子形成 H—X 共价键时，共用电子对强烈地偏向 X 原子一方，使 H 几乎成为"裸露"的质子。这时 H 能与另一个电负性大、原子半径小并含有孤对电子的 Y 原子产生静电作用，从而形成氢键。通常用 X—H⋯Y 表示，其

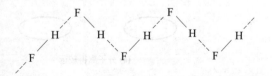

图 2-14　氟化氢分子间氢键形成示意图

中 X 和 Y 可以是同种元素的原子，也可以是不同种元素的原子，---表示氢键。例如，氟化氢分子间的氢键如图 2-14 所示。

可见，氢键的本质是静电作用，它比化学键弱，但比范德瓦耳斯力强。

（2）氢键的类型以及对物质物理性质的影响　氢键可分为分子间氢键和分子内氢键两种。两个分子之间形成的氢键，称为分子间氢键。分子间氢键可在相同分子间形成，如氟化氢分子间的氢键；也可在不同分子间形成，如氨分子与水分子间的氢键。同一分子内的原子之间形成的氢键，称为分子内氢键。分子内氢键除了要具备前面所要求的形成氢键的两个必要条件外，还要具备形成平面环的特定条件，且以五元环和六元环最为稳定，一般邻位才能形成分子内氢键，例如，邻硝基苯酚就可以形成分子内氢键，而间硝基苯酚和对硝基苯酚一般情况下则不能。

分子间氢键的形成，使物质的熔点、沸点、溶解度升高。这是由于分子间氢键的形成，增强了分子间的结合力，使分子形成缔合分子，要使固体熔化或液体汽化，不仅要克服分子间作用力，还要给予额外的能量破坏分子间的氢键，从而使物质的熔点和沸点升高。在氧族和卤族元素的氢化物中，H_2O 和 HF 的沸点之所以分别比同主族其他氢化物要高得多，正是 H_2O 和 HF 分子间能形成氢键，而其他分子则不能的缘故。

另外如果溶质与溶剂形成分子间氢键，将使溶质的溶解度增加。例如，HF、NH_3 极易溶于水，就和 HF、NH_3 都能与 H_2O 分子间形成氢键有关。分子内氢键的形成，通常使物质的熔沸点低于同类化合物的熔沸点。例如，邻硝基苯酚（分子内形成氢键）的沸点是 45℃，间硝基苯酚和对硝基苯酚（分子内没有形成氢键）的沸点分别是 96℃和 114℃。

课堂互动

下列各组分子间存在哪些分子间的力？哪些能形成氢键？
（1）CO_2 和 H_2O　　（2）CCl_4 和 I_2　　（3）HCl 和 NH_3　　（4）CO_2 和 CS_2

重点小结

1. 原子由原子核和核外电子组成，原子核由质子和中子组成。

原子序数＝核电荷数＝质子数＝核外电子数

质量数是原子相对质量的整数部分，数值上等于原子中的质子数和中子数之和。

同位素是质子数相同而质量数不同的同一种元素的不同种原子的互称。元素的平均原子量是各同位素原子量与其自然界丰度的平均值。

2. 电子云是电子在核外空间出现概率密度分布的形象化描述；电子在原子核外的运动状态由主量子数 n、副量子数 l、角量子数 m 和自旋量子数 m_s 四个方面决定；核外电子排布遵循"两原理""一规则或特例"即能量最低原理、泡利不相容原理和洪德规则或特例。

3. 元素的性质主要包括原子半径（共价半径）、解离能、电子亲和能、电负性，随着原子序数的递增，呈现出周期性变化，称为元素周期律。

4. 元素周期表中有 7 个周期：周期序数＝能级组数。第一、二和三周期为短周期（18 种元素）；第一、二和三周期为长周期（68 种元素）；第七周期以前被称为不完全周期，目前也填满 32 种元素。16 个族：主族元素的族序数＝最高能级组电子数。8 个主族（ⅠA～ⅧA），8 个副族（ⅠB～ⅧB）。5 个区：s、p、d、d_s、f。

5. 共价键通过共用电子对成键，即原子轨道的重叠而成键。共价键具有方向性和饱和性，由相同原子间形成的共价键是非极性共价键，分子为非极性；由不同原子间形成的共价键是极性共价键，对于多原子分子，分子的极性除了与键的极性有关外，还与分子的空间构型有关，键是极性的，分子结构对称则为非极性分子，分子结构不对称则为极性分子。

6. 分子间作用力包括取向力、诱导力和色散力三种。非极性分子之间只存在色散力，极性分子与非极性分子之间存在色散力和诱导力，极性分子之间则取向力、诱导力和色散力都存在；物质的熔点、沸点随分子间作用力（分子量）的增大而升高；分子间形成氢键，使物质的熔点、沸点高于同类化合物。

目标检测

一、单选题

1. 原子轨道是指（　　）。

A. 原子核外电子出现的概率密度分布　　　　B. 原子核外电子出现的概率

C. 原子核外电子运动的轨迹　　　　　　　　D. 原子核外电子的电子云

2. 在多电子原子中，决定电子能量的量子数是（　　）。

A. n　　　　　B. n 和 l　　　　　C. n、l 和 m　　　　　D. n、l、m 和 m_s

3. 下列各组量子数中，合理的是（　　）。

A. $n=2$，$l=3$，$m=1$　　　　　　　　B. $n=1$，$l=0$，$m=-1$

C. $n=3$，$l=2$，$m=0$　　　　　　　　D. $n=4$，$l=4$，$m=0$

4. $_3Li$ 电子排布式 $1s^3$ 违背了（　　）。

A. 能量最低原理　　　　　　　　　　　　B. 泡利不相容原理

C. 洪德规则　　　　　　　　　　　　　　D. 稳定规律

5. $_6C$ 电子排布式 $1s^2 2s^2 2p_x^2$ 违背了（　　）。

A. 能量最低原理　　　　　　　　　　　　B. 泡利不相容原理

C. 洪德规则　　　　　　　　　　　　　　D. 稳定规律

6. 电子排布式 $1s^2 2s^2 2p^6 3s^2 3p^6 3d^2$ 违背了（　　）。

A. 能量最低原理　　　　　　　　　　　　B. 泡利不相容原理

C. 洪德规则　　　　　　　　　　　　　　D. 稳定规律

7. 电子排布式 $_{24}Cr 1s^2 2s^2 2p^6 3s^2 3p^6 3d^4 4s^2$ 违背了（　　）。

A. 能量最低原理　　　　　　　　　　　　B. 泡利不相容原理

C. 洪德规则　　　　　　　　　　　　　　D. 洪德规则特例

8. 元素的性质随着原子序数的递增而呈周期性变化的主要原因是（　　）。

A. 元素原子的半径呈周期性变化

B. 元素的化合价呈周期性变化

C. 元素原子的核外电子排布呈周期性变化

D. 元素的原子量呈周期性变化

9. 下列分子中分子间力最大的是（　　）。

A. F_2　　　　　B. Cl_2　　　　　C. Br_2　　　　　D. I_2

10. H_2O 的沸点高于 H_2S 的主要原因是（　　）。

A. H—O 键的极性大于 H—S 键　　　　B. S 的原子半径大于 O

C. H_2O 的分子量比 H_2S 小　　　　D. H_2O 分子间氢键的形成

11. 在碘的四氯化碳溶液中，溶质和溶剂之间存在（　　）。

A. 取向力　　　B. 诱导力　　　C. 色散力　　　D. 取向力和色散力

12. 下列化学键中，极性最强的是（　　）。

A. H—O　　　　　B. O—F　　　　　C. H—F　　　　　D. C—F

二、多选题

1. 下列分子中偶极矩等于零的是（　　）。

A. CH_4　　　　　B. CO_2　　　　　C. SO_2　　　　　D. $BeCl_2$　　　　　E. NH_3

2. 下列各组分子中，取向力、诱导力和色散力都存在的是（　　）。

A. H_2O 和 NH_3 　　　　　　　　B. CH_4 和 C_2H_5OH

C. CH_4 和 CO_2 　　　　　　　　D. CS_2 和 H_2O

E. HCl 和 H_2O

3. 下列化合物中，存在氢键的是（　　）。

A. PH_3 　　　　B. NH_3 　　　　C. HF 　　　　D. H_2O 　　　　E. H_2S

4. 元素的原子核外电子表达式正确的是（　　）。

A. $1s^2 2s^2 2p_x^2$ 　　　　　　　　B. $1s^2 2s^2 2p_x^2 2p_y^1 2p_y^1$

C. ［He］$2s^2 2p^5$ 　　　　　　　　D. ［Ar］$3d^{10} 4s^1$

E. $3d^6 4s^2$

5. 下列叙述不正确的是（　　）。

A. 对硝基苯酚的沸点高于邻硝基苯酚的主要原因是前者分子间氢键的静电作用比后者分子内氢键小

B. Br_2 和 CS_2 存在诱导力、色散力

C. 锰元素的价电子构型 $3d^5 4s^2$

D. 铁的氧化物常见化合价为 $+2$、$+3$

E. 电子云是表示电子在核外空间出现的概率密度

三、判断题

1. 4s 轨道的能量比 3d 轨道要低。（　　）

2. 原子核外电子的能量只由电子所在的电子层数 n 决定。（　　）

3. 电子在进行核外电子排布时，总是先占据序数小的电子层，占满后，然后才依次进入序数大的电子层。（　　）

4. 元素所在的周期数，等于该元素原子最外层电子所处的电子层序数。（　　）

5. 核外电子排布时，最后一个电子填充在 p 轨道的元素一定属于 p 区。（　　）

6. 由非极性键结合的分子一定是非极性分子。（　　）

7. 由极性键结合的分子一定是极性分子。（　　）

8. 只要分子中有氢就可以形成氢键。（　　）

四、填空题

1. 原子核外电子数等于_____，等于_____，等于_____。

2. 核外电子的运动状态应由_____、_____、_____和_____四个方面来描述。

3. 已知某元素 M 的原子序数为 28，则 M^{2+} 的核外电子排布式为_____。

4. 对于 $3d^1$ 的一组量子数，n 为_____，l 为_____，m 为_____，m_s 为_____。

5. 填写下表

原子序数	核外电子排布式	价电子构型	周期	族	区
19					
		$3s^2 3p^2$			
			4	ⅦB	
		$3d^8 4s^2$			

6. 范德瓦耳斯力包括_____、_____和_____。

7. 氢键形成的条件是：（1）_____；（2）_____。

8. 分子间氢键使物质的熔点、沸点_____；分子内氢键使物质的熔点、沸点_____。

第三章 元素及其化合物

学习目标

知识目标
1. 掌握碱金属元素、卤素元素和过渡金属元素及其化合物的性质。
2. 熟悉碱土金属元素、氧族元素、氮族元素和碳族元素及其化合物的性质。
3. 了解其他常见药用元素及其化合物在药学中的应用。

能力目标
1. 能根据元素周期表判断元素及其化合物的性质和递变规律。
2. 能说出一些常见元素及其化合物在药学中的应用。

素质目标
通过学习元素及其化合物发现及应用，培养对科学的尊重，激发求知欲望。

案例导入

元素及其化合物在医药上的应用

元素及其化合物在医药领域中的应用十分广泛，通常它们是一类有机小分子（硝酸甘油、阿司匹林等）或大分子（如催产素、人工牛胰岛素等）化合物，以及一些无机小分子单质。例如，单质硒，被医药界和营养学界尊称为生命的火种，享有长寿元素、防癌之王、心脏守护神和天然解毒剂等美誉；或可以解离形成离子的小分子化合物，例如，浓度为 $9g \cdot L^{-1}$ 的氯化钠溶 思政案例
液，又称生理盐水，临床上出血过多时用于补充体液，或补充因腹泻引起的脱水症，还可以清洁伤口；又如，高锰酸钾（也称 PP 粉），因其氧化性极强，常被用作消毒防腐剂，不同浓度的高锰酸钾溶液可用于洗胃和冲洗创面、腔道，灌洗膀胱或尿道口等。临床上这些化合物具有显著的生理或药理活性，在治病救人方面起着十分重要的作用。

问题讨论： 你能谈一谈氯化钠、高锰酸钾由哪些元素组成吗？它们分子中元素及其化合物的主要性质有哪些呢？

元素又称化学元素，自然界的一切物质都由化学元素组成，到目前为止，人们发现自然界的元素有 118 种，由它们组成的物质达数千万种。在这里，主要讨论元素周期系中常见化学元素的单质及其化合物的组成、结构和性质，以及在药学中的应用，结构与性质间关系和化学变化规律等。

第一节 常见金属元素及其化合物

一、碱金属及碱土金属元素通性

在元素周期表中，ⅠA（氢元素除外）、ⅡA族元素的价电子构型分别是 ns^1 和 ns^2，称为 s 区元素，它们都是典型的金属元素。ⅠA 族 6 种元素包括锂（Li）、钠（Na）、钾（K）、铷（Rb）、铯（Cs）、钫（Fr），因它们的氧化物易溶于水呈碱性而称为碱金属元素。ⅡA 族 6 种元素包括铍（Be）、镁（Mg）、钙（Ca）、锶（Sr）、钡（Ba）、镭（Ra），由于钙、锶、钡氧化物兼有碱性和"土性"（通常把在水中溶解度不大而又难熔的金属化合物的性质称为"土性"），故称本族元素为碱土金属。碱金属和碱土金属都属于活泼金属元素，钠、钾、镁、钙在自然界的含量较多，应用广泛；锂、铷、铯、铍在自然界中的丰度较小，属于稀有金属；钫和镭是放射性元素。碱金属和碱土金属的性质见表 3-1、表 3-2。

碱金属和碱土金属的价电子构型分别是 ns^1 和 ns^2，位于元素周期表的ⅠA族和ⅡA族，因此，它们具有较大的原子半径，碱金属极易失去 1 个电子，形成 +1 价阳离子，而碱土金属也易失去 2 个电子，形成 +2 价阳离子。自然界中碱金属和碱土金属的化合物多为离子型。

表 3-1 碱金属元素的主要性质

性质	锂	钠	钾	铷	铯
元素符号	Li	Na	K	Rb	Cs
原子序数	3	11	19	37	55
价电子层构型	$2s^1$	$3s^1$	$4s^1$	$5s^1$	$6s^1$
主要氧化数	+1	+1	+1	+1	+1
原子量	6.94	22.99	39.10	85.47	132.91
原子半径/pm	123	154	203	216	235
电负性	0.98	0.93	0.82	0.82	0.79
标准电极电势 $\varphi^\ominus$	−3.024	−2.71	−2.931	−2.943	−3.027

表 3-2 碱土金属元素的主要性质

性质	铍	镁	钙	锶	钡
元素符号	Be	Mg	Ca	Sr	Ba
原子序数	4	12	20	38	56
价电子层构型	$2s^2$	$3s^2$	$4s^2$	$5s^2$	$6s^2$
主要氧化数	+2	+2	+2	+2	+2
原子量	9.01	24.31	40.08	87.62	137.33
原子半径/pm	89	136	174	191	198
电负性	1.57	1.31	1.00	0.95	0.89
标准电极电势 $\varphi^\ominus$	−1.85	−2.357	−2.76	−2.89	−2.90

通过比较可知，碱金属和碱土金属的原子半径在同一周期元素中最大（稀有气体除外），而核电荷数是同一周期元素中最少的，并且由于内层电子的屏蔽效应显著，有效核电荷也是同一周期元素中最少的，因此它们极易失去最外层电子，化合物以离子键为特征。其中 Li^+ 和 Be^{2+} 因离子半径较小，极化能力较强，一定程度上易形成共价键，如 $BeCl_2$ 是共价化合物。

碱金属和碱土金属是同一周期元素中金属性最强的元素，具有很小的标准电极电势，是强的还原剂，碱金属的还原性更强。在碱金属中，锂的电极电势最小，还原性最强。除锂外，其他碱金属的还原性则随着核电荷数的增加而逐渐增强。在碱土金属中，还原性从 Be→Ba 逐渐增强。

元素周期表中，锂与位于其对角线位置的镁存在一定的相似性，这里体现了元素周期表中局部存在的"对角线规则"。锂与镁的相似性表现在：它们的单质与氧气作用生成普通氧化物 Li_2O 和 MgO；与氮气直接化合（与锂同一族的其他碱金属单质无此性质）；它们的氢氧化物和碳酸盐在加热时都能分解成 Li_2O 和 MgO；它们的氯化物都能溶于有机溶剂，表现出一定程度的共价性等。

呈现对角线关系的原因是两种元素的极化力相近。在元素周期表中，对角线关系表现在下列各对元素之间：

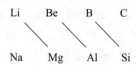

s 区元素的原子容易失去最外层电子，单质化学性质非常活泼，在自然界里碱金属没有游离态的单质存在，只能以化合态存在于一些矿物质中，碱土金属的金属性仅次于碱金属，自然界中存在的碱土金属化合物多为离子型。碱金属及碱土金属单质的主要性质见表 3-3、表 3-4。

表 3-3　碱金属单质的主要性质

性质	锂	钠	钾	铷	铯
熔点/℃	180.5	97.81	63.65	38.89	28.84
沸点/℃	1347	822.9	774	688	678.4
密度(25℃)/g·cm^{-3}	0.534	0.971	0.856	1.532	1.8785
硬度	0.6	0.4	0.5	0.4	0.2
颜色	银白色	银白色	银白色	银白色	略带黄色

表 3-4　碱土金属单质的主要性质

性质	铍	镁	钙	锶	钡
熔点/℃	1278	649	839	769	725
沸点/℃	2970	1090	1484	1384	1640
密度(25℃)/g·cm^{-3}	1.848	1.738	1.55	2.54	3.5
硬度	—	2.0	1.5	1.8	—
颜色	灰白色	银白色	银白色	银白色	银白色

在金属活动顺序表中，碱金属及碱土金属位于氢的前面，化学性质非常活泼。它们的活泼性表现在以下方面。

1. 还原性

在加热下，将其他金属氧化物或卤化物还原为单质。例如：

$$4Na + TiCl_4 \xrightarrow{\triangle} Ti + 4NaCl$$

$$2Mg + SiO_2 \xrightarrow{\triangle} Si + 2MgO$$

$$2Mg + CO_2 \xrightarrow{\triangle} C + 2MgO$$

2. 与氧气反应

碱金属单质在空气中极易与氧气反应，生成氧化物、过氧化物甚至超氧化物。例如：

$$4Li + O_2 \longrightarrow 2Li_2O$$
$$2Na + O_2 \longrightarrow Na_2O_2$$
$$K + O_2 \longrightarrow KO_2$$

碱土金属也有类似的反应，但活泼性弱于碱金属。

3. 与水反应

碱金属与碱土金属均能与水发生剧烈反应，生成相应的氢氧化物并放出氢气，同时产生大量的热。例如：

$$2Na + 2H_2O \longrightarrow 2NaOH + H_2\uparrow$$
$$Ca + 2H_2O \longrightarrow Ca(OH)_2 + H_2\uparrow$$

其中锂、铍、镁与水作用时，金属表面生成难溶的氢氧化物，因为反应较慢，需要通过加热才能继续进行反应。实验室中钠、钾必须存放在煤油（钾还需先用石蜡包裹），隔绝空气和水分，以免发生燃烧和爆炸。

4. 与非金属反应

碱金属与碱土金属还能与某些非金属如卤素、氮气和氢气等发生反应。例如：

$$6Li + N_2 \longrightarrow 2Li_3N$$
$$3Mg + N_2 \longrightarrow Mg_3N_2$$

碱金属和碱土金属在电子、飞机制造、核工业等领域有着广泛的用途。如铯对光最为敏感，能制造出准确的原子钟；锂广泛应用于高能电池和高能燃料，锂铝合金比一般铝合金强度提高 20%～24%，相对密度降低，用于飞机制造可减轻飞机重量和提高性能；钠可溶于汞形成钠汞齐，在有机合成反应中作催化剂，钠钾合金常用作核反应堆的冷却剂；铍片易被 X 射线穿透，常用作 X 射线管的透射材料和制造霓虹灯的元件，铍也是核反应堆中的反射剂和减速剂，铍铜合金因强度大、硬度高、弹性好和抗腐蚀性能力强，广泛应用于制造气阀座、手表游丝、高速轴承、耐磨齿轮及精密仪器零件等。

拓展阅读 »»»　　几种碱金属元素在人体中的存在与作用

碱金属在人体中以离子形态存在于体液中，也参与蛋白质形成。碱金属在人体中的质量分数分别是：锂（极微量）、钠（约 0.15%）、钾（约 0.35%）、铷（极微量）。人体中碱金属与地壳元素丰度呈正相关，这是生物链的传递结果。锂在人脑有特殊作用，研究表明，锂离子可以引起肾上腺素及神经末梢的胺量降低，明显影响神经传递质量，锂离子的作用机制尚不清楚，故锂中毒也没有特效解药，但碳酸锂目前被广泛用于躁狂型抑郁症的治疗，口服 600～800mg·d^{-1}。人的体液渗透压平衡主要通过钠离子和氯离子进行调节，钠离子的另一个重要作用是调节神经元轴突膜内外的电荷，钠离子与钾离子的浓度差变化是神经冲动传递的物质基础。世界卫生组织建议每人每日摄入 1～2g 钠盐，中国营养学会建议不要超过 5g。钾也参与调节渗透压与轴突膜内外的电荷，人体中心脏、肝脏、脾脏等器官中钾比较富集。铷元素的生理作用目前还在研究中，多种迹象表明铷与生命过程有关，疑似为微量元素。

二、碱金属及碱土金属重要化合物

1. 氢化物

除铍以外，碱金属与碱土金属都能与氢气直接化合成相应的氢化物。例如：

$$2M + H_2 \longrightarrow 2MH(M \text{ 代表碱金属})$$
$$M + H_2 \longrightarrow MH_2(M \text{ 代表碱土金属})$$

碱金属氢化物与碱土金属氢化物均属于离子型化合物，在进行电解时，可以在阳极得到氢气，说明这些氢化物中存在氢负离子。它们性质不稳定，在潮湿的空气中发生反应放出氢气，是良好的氢气发生剂。例如：

$$LiH + H_2O \longrightarrow LiOH + H_2 \uparrow$$
$$NaH + H_2O \longrightarrow NaOH + H_2 \uparrow$$
$$CaH_2 + 2H_2O \longrightarrow Ca(OH)_2 + 2H_2 \uparrow$$

NaH 是很强的还原剂，能从一些金属化合物中还原出金属。例如：

$$4NaH + TiCl_4 \longrightarrow Ti + 4NaCl + 2H_2 \uparrow$$

LiH 微溶于极性有机溶剂，可制得氢化锂铝，是一种使用广泛的还原剂。例如：

$$4LiH + AlCl_3 \longrightarrow LiAlH_4 + 3LiCl \downarrow$$

2. 氧化物

碱金属和碱土金属的氧化物分为三类，分别是氧化物（含 O^{2-}）、过氧化物（含 O_2^{2-}）和超氧化物（含 O_2^-）。

（1）氧化物 锂及所有碱土金属在空气中燃烧均能形成氧化物 [Li_2O 和 MO（M 代表碱土金属）]。其他碱金属的氧化物由金属与其过氧化物或硝酸盐作用制得。例如：

$$2Na + Na_2O_2 \longrightarrow 2Na_2O$$
$$10K + 2KNO_3 \longrightarrow 6K_2O + N_2 \uparrow$$

碱土金属的氧化物也可以由其碳酸盐或硝酸盐加热分解制得。例如：

$$2Sr(NO_3)_2 \longrightarrow 2SrO + 4NO_2 \uparrow + O_2 \uparrow$$

碱金属和碱土金属的氧化物都能直接与水反应生成强碱。例如：

$$M_2O + H_2O \longrightarrow 2MOH(M \text{ 代表碱金属})$$
$$MO + H_2O \longrightarrow M(OH)_2(M \text{ 代表碱土金属})$$

（2）过氧化物 除铍外，其余的碱土金属及所有的碱金属都能形成过氧化物。过氧化物中含有过氧离子 O_2^{2-}，也称过氧键 $[-O-O-]^{2-}$。碱金属过氧化物中以过氧化钠最为重要，用途广泛。

金属钠在空气中燃烧生成过氧化钠，过氧化钠具有强氧化性，与水或稀酸反应生成过氧化氢，不稳定，立即分解放出氧气。例如：

$$Na_2O_2 + 2H_2O \longrightarrow 2NaOH + H_2O_2$$
$$Na_2O_2 + H_2SO_4 \longrightarrow Na_2SO_4 + H_2O_2$$
$$2H_2O_2 \longrightarrow H_2O + O_2 \uparrow$$

因此，过氧化钠可用于消毒、漂白，还可制取氧气。过氧化钠可与二氧化碳作用放出氧气，可用作飞行员或潜水员呼吸面具中的供氧剂。例如：

$$2Na_2O_2 + 2CO_2 \longrightarrow 2Na_2CO_3 + O_2$$

（3）超氧化物 除锂、铍、镁以外，其他碱金属及碱土金属均可形成超氧化物。超氧化物中含有超氧离子（O_2^-）。超氧化物是强氧化剂，与水剧烈反应，与二氧化碳作用放出氧气，因此，超氧化物也能用于潜水、飞行、急救的供氧剂。例如：

$$2KO_2 + 2H_2O \longrightarrow 2KOH + H_2O_2 + O_2 \uparrow$$
$$4KO_2 + 2CO_2 \longrightarrow 2K_2CO_3 + 3O_2 \uparrow$$

3. 氢氧化物

除了 BeO 和 MgO 外，碱金属和碱土金属的氧化物直接与水剧烈反应生成相应的氢氧化物。碱金属的氢氧化物为无色晶体，易溶于水，在空气中容易潮解，吸收空气中的二氧化碳生成碳酸盐，需密闭保存。大多数碱金属氢氧化物具有强碱性，称为苛性碱，对皮肤和纤维有强烈的腐蚀作用，其碱性递变规律如下：

$$CsOH>RbOH>KOH>NaOH>LiOH$$

碱土金属氢氧化物的碱性和溶解度都比碱金属氢氧化物小，其中 $Be(OH)_2$ 为两性，它们的碱性递变规律如下：

$$Ba(OH)_2>Sr(OH)_2>Ca(OH)_2>Mg(OH)_2>Be(OH)_2$$

碱金属氢氧化物的水溶液或熔融时能溶解许多金属、非金属及其氧化物。例如：

$$Zn+2OH^-+2H_2O \longrightarrow [Zn(OH)_4]^{2-}+H_2\uparrow$$

$$Si+2OH^-+H_2O \longrightarrow SiO_3^{2-}+2H_2\uparrow$$

$$Al_2O_3+2NaOH \xrightarrow{熔融} 2NaAlO_2+H_2O$$

$$SiO_2+2NaOH \xrightarrow{熔融} Na_2SiO_3+H_2O$$

利用这一性质，工业上常用氢氧化钠或氢氧化钾分解矿石。氢氧化镁用作泻药，也有抑制胃酸作用。氢氧化钙俗称熟石灰，用于制漂白粉。

4. 盐类

常见的碱金属和碱土金属盐类有卤化物、硫化物、碳酸盐、硝酸盐和硫酸盐等。它们的性质分别表现在以下几个方面。

（1）溶解性　碱金属盐大多易溶于水，在水中完全解离，可形成水合离子。只有少数碱金属盐是难溶的，如 LiF、Li_2CO_3 等；另一类是碱金属离子与阴离子组成的盐，因离子间的作用力较强，溶解度下降，如 $K_2Na[Co(NO_2)_6]$、$KClO_4$ 等。碱土金属的盐微溶于或难溶于水，除卤化物和硝酸盐外，大多碱土金属盐的溶解度较低，可作为区别碱土金属盐和碱金属盐的依据之一。

（2）热稳定性　碱金属盐和碱土金属盐多数是离子型晶体，熔点比较高，有较高的热稳定性，难以分解。只有硝酸盐和部分碳酸盐加热到一定温度时才分解。例如：

$$4LiNO_3 \xrightarrow{\triangle} 2Li_2O+4NO_2\uparrow+O_2\uparrow$$

$$2NaNO_3 \xrightarrow{\triangle} 2NaNO_2+O_2\uparrow$$

$$CaCO_3 \xrightarrow{\triangle} CaO+CO_2\uparrow$$

（3）焰色反应　碱金属和碱土金属钙、锶、钡的挥发性盐在高温无色火焰中灼烧时，可使火焰呈现出特殊的颜色，这一现象称为"焰色反应"。这是由于不同的原子结构在灼烧时产生不同波长的光。用铂丝蘸取少量盐或盐溶液，在无色火焰上灼烧，根据火焰颜色用于碱金属和碱土金属离子的鉴别。碱金属和碱土金属单质的焰色见表 3-5。

表 3-5　碱金属和碱土金属单质的焰色

离子	Li^+	Na^+	K^+	Rb^+	Cs^+	Ca^{2+}	Sr^{2+}	Ba^{2+}
焰色	红	黄	紫	紫红	紫红	砖红	红	黄绿

利用焰色反应，可将上述元素的硝酸盐或氯酸盐与炭粉、镁粉、松香、火药等按比例混合，制成五彩缤纷的焰火。

课堂互动

试用化学方法鉴别下列各组化合物。

（1）纯碱、烧碱、石灰　　　（2）KNO_2、KNO_3　　　（3）$CaSO_4$、$BaSO_4$

拓展阅读 》 》　　**常见的含碱金属及碱土金属元素药物**

1. 氯化物

氯化钠（$NaCl$）俗称食盐，主要存在于海水中，每升海水中氯化钠含量达 25g，全球海洋里大约含有氯化钠 4 亿吨。

氯化钾（KCl）是一种临床的利尿药物，多用于肾脏性或心脏性水肿，还用于治疗各种原因引起的缺钾症。

氯化钙（$CaCl_2·2H_2O$）为白色粉末，无臭，味微苦；易溶于水，可溶于乙醇，可制成注射液，有助于骨质形成，可维持神经与肌肉的正常兴奋性，用于缺钙症。

2. 硫酸盐

硫酸镁（$MgSO_4·7H_2O$）晶体易溶于水，略带苦味。医药上常用作轻泻剂，与甘油调和可作外用消炎药。

硫酸钙（$CaSO_4$）又称煅石膏，内服可清热泻火，外用可治疗烫伤、湿疹、疥疮溃烂等。与水混合成糊状后会很快凝固硬化，医院外科常用它做成石膏绷带。

硫酸钡（$BaSO_4$）不溶于水，不溶于酸，具有强烈吸收 X 射线的能力，可作胃肠透视的造影剂，医疗上常用于检查诊断疾病。口服硫酸钡在胃肠道不溶解，也不被吸收，一般口服 24h 后能完全排出体外，对人体无害。

3. 其他盐类

碳酸锂（Li_2CO_3）主要治疗躁狂症，对躁狂和抑郁交替发作的精神障碍有很好的治疗和预防复发作用，对反复发作的抑郁症也有预防发作作用。

葡萄糖酸钙、磷酸氢钙、乳酸钙主要用于治疗急性血钙缺乏症、防治慢性营养性钙缺乏症，抗炎、抗过敏，也是镁中毒的拮抗剂。

第二节　常见非金属元素及其化合物

一、卤素及其化合物

（一）卤素的通性

在周期系中ⅦA族 5 种元素包括氟（F）、氯（Cl）、溴（Br）、碘（I）、砹（At），统称卤素，其中砹是放射性元素。卤素是典型的非金属元素，易与典型的金属元素（如碱金属）化合生成盐。

卤素的价电子构型为 ns^2np^5，有 7 个价电子，在同一周期元素中，其原子半径最小，核电荷数最大（稀有气体除外），它们极易获得 1 个电子成为 −1 价卤离子，与稀有气体一样具有稳定结构，因此，卤素是典型的非金属元素。

卤素在化合物中最常见的氧化数是 −1，当与电负性更大的元素化合时，可以表现出 +1、+3、+5、+7 的正氧化数，如卤素的含氧酸及其盐等。但氟的电负性最大，通常不表现正氧化数。卤素的一些基本性质见表 3-6。

表 3-6　卤素的主要性质

性质	氟	氯	溴	碘
元素符号	F	Cl	Br	I
原子序数	9	17	35	53
价电子层构型	$2s^2 2p^5$	$3s^2 3p^5$	$4s^2 4p^5$	$5s^2 5p^5$
主要氧化数	$-1,0$	$-1,0,+1,+3,+5,+7$	$-1,0,+1,+3,+5,+7$	$-1,0,+1,+3,+5,+7$
原子量	18.998	35.45	79.90	126.90
共价半径/pm	64	99	114	133
X^- 半径/pm	136	181	196	216
电负性	3.98	3.16	2.96	2.66
标准电极电势 $\varphi^{\ominus}$	2.65	1.3595	1.066	0.5355

（二）卤素单质

1. 物理性质

卤素单质易溶于极性小的有机溶剂，熔点、沸点较低。常温下氟、氯是气体，溴是液体，碘则为固体。卤素单质的一些物理性质见表 3-7。

表 3-7　卤素单质的物理性质

性质	氟	氯	溴	碘
物态	气体	气体	液体	固体
颜色	淡黄	黄绿	红棕	紫黑
熔点/℃	-219	-100.98	-7.2	113.5
沸点/℃	-118.14	-34.6	58.78	184.35
20℃时溶解度/$(mol \cdot L^{-1})$	—	0.090	0.21	1.3×10^{-3}
解离能/$(kJ \cdot mol^{-1})$	154.8	239.7	190.16	148.95

所有卤素单质都具有刺激性气味，强烈刺激眼、鼻、气管等黏膜，吸入较多时会引起严重中毒甚至死亡。液溴与皮肤接触会造成难以治愈的创伤，使用时需特别小心。

2. 化学性质

卤素原子结合电子的能力很强，单质的化学性质十分活泼，是强氧化剂，能与很多金属或非金属反应。而随着核电荷数和原子半径的增大，其活泼性和氧化性从氟到碘逐渐减小。

（1）与金属和非金属反应　卤素原子半径最小，电负性最大，其非金属性是同一周期元素中最强的，而氟是最活泼的非金属，是最强的氧化剂，能与所有金属以及几乎所有非金属（He、Ne、Ar、Kr、O_2、N_2 除外）剧烈反应。氯也能与所有金属和多数非金属直接化合，反应程度小于氟。溴和碘则在加热条件下才能反应。例如：

$$H_2 + X_2 \longrightarrow 2HX$$
$$2M + nX_2 \longrightarrow 2MX_n$$
$$H_2S + X_2 \longrightarrow S\downarrow + 2HX$$

式中，M 代表金属，X 代表卤素。

（2）与水反应　卤素与水反应有两种类型。例如：

$$2X_2 + 2H_2O \longrightarrow 4H^+ + 4X^- + O_2\uparrow$$
$$X_2 + H_2O \longrightarrow H^+ + X^- + HXO$$

F_2 与水只能发生第一种反应，其他卤素主要发生第二种的歧化反应，其中 I_2 就只能发生第二种反应。

（3）置换反应　卤素单质的氧化能力从 $F_2 \rightarrow I_2$ 依次降低，相应离子的还原能力则依次增强。位于前面的卤素单质可以置换后面的卤素离子。例如：

$$Cl_2 + 2Br^- \longrightarrow 2Cl^- + Br_2$$
$$Br_2 + 2I^- \longrightarrow 2Br^- + I_2$$

（三）卤素化合物

1. 卤化氢和氢卤酸

卤化氢（HX）是具有刺激性气味的无色气体，在空气中遇水蒸气会形成白色酸雾。卤化氢分子都是极性共价分子，熔点、沸点很低，分子间作用力从 $HCl \rightarrow HI$ 依次增大，因此其熔点、沸点也依次递增。HF 的熔点、沸点异常高，主要是因为 F 原子半径特别小，电负性很大，分子间易形成氢键，多分子缔合。

卤化氢易溶于水，其水溶液称为氢卤酸。氯化氢（HCl）溶于水成为盐酸溶液，是常见的三大强酸之一，浓盐酸易挥发，是无色或微黄色、有刺激性酸味的液体。浓盐酸相对密度为 $1.19g \cdot mL^{-1}$，质量分数 37%，约为 $12mol \cdot L^{-1}$。卤化氢和氢卤酸的化学性质如下。

（1）酸性　氢氯酸、氢溴酸、氢碘酸为强酸，其酸性依次递增。氢氟酸是弱酸，是因为分子间以氢键缔合致使键能太大，但氢氟酸可与 SiO_2 或硅酸盐作用。例如：

$$SiO_2 + 4HF \longrightarrow SiF_4 \uparrow + 2H_2O$$

利用这一特性，氢氟酸被广泛应用于测定矿物或钢样中的 SiO_2 含量，在玻璃器皿上刻蚀标记和雕刻花纹，氢氟酸一般储存在铅制容器或塑料器皿中。

（2）还原性　氢卤酸中的 X^- 为最低价态，是较强的还原剂，其还原性递变顺序为：$HI > HBr > HCl > HF$。

HI 溶液在常温下被空气中的 O_2 氧化；HBr 和 HCl 遇到强氧化剂如 $KMnO_4$ 时表现出还原性；HF 则几乎没有还原性，不能被一般氧化剂所氧化。例如：

$$4HI + O_2 \longrightarrow 2I_2 + 2H_2O$$
$$16HCl + 2KMnO_4 \longrightarrow 5Cl_2 + 2MnCl_2 + 8H_2O + 2KCl$$

（3）热稳定性　卤化氢加热到足够高的温度时，可分解为卤素单质和氢气。例如：

$$2HX \longrightarrow H_2 + X_2$$

卤化氢的热稳定性顺序为：$HF > HCl > HBr > HI$。

2. 卤化物及多卤化物

卤素与电负性较小的元素生成的化合物称为卤化物。卤化物按其成键类型和性质可分为离子型卤化物和共价型卤化物两大类。卤素与 I A、II A 族绝大多数金属生成离子型卤化物；而卤素与某些氧化数较高的金属及电负性比它们小的非金属所形成的卤化物主要是共价化合物。例如：

$$PCl_3 + 3H_2O \longrightarrow 3HCl + H_3PO_3$$

金属卤化物与卤素单质发生加合作用，生成含有多个卤原子的化合物称为多卤化物。例如：

$$KI + I_2 \longrightarrow KI_3$$
$$KI + Cl_2 \longrightarrow KICl_2$$

3. 卤素的含氧酸及其盐

除了氟以外，其他卤素均可形成含氧酸，如表 3-8 所示。

表 3-8　卤素的含氧酸

名　称	氧化数	Cl	Br	I
次卤酸	+1	HClO	HBrO	HIO
亚卤酸	+3	HClO$_2$	HBrO$_2$①	HIO$_2$②
卤酸	+5	HClO$_3$	HBrO$_3$	HIO$_3$
高卤酸	+7	HClO$_4$	HBrO$_4$	HIO$_4$ 或 H$_5$IO$_6$

① 未获纯态化合物。

② 非常不稳定，至今也没有可靠报道的化合物。

卤素的含氧酸不稳定，多数存在于水溶液中，得不到游离的纯酸，而它们相应的盐则较稳定。

（1）次卤酸及其盐　卤素与水发生歧化反应生成次卤酸（HXO）和卤化氢（HX）。例如，氯气与水的反应。

$$Cl_2 + H_2O \longrightarrow HClO + HCl$$

次卤酸都是弱酸，其酸性强弱顺序是：HClO＞HBrO＞HIO。次卤酸很不稳定，在溶液中容易分解；在光照下分解更快，生成较稳定的卤化氢 HX 和卤酸（HXO$_3$）。例如：

$$2HXO \xrightarrow{\triangle} 2HX + O_2 \uparrow$$

$$3HXO \xrightarrow{光照} 2HX + HXO_3$$

次卤酸盐比次卤酸稳定。将 X$_2$ 通入冷的碱溶液中，即可得到次卤酸盐，如将氯气通入氢氧化钠溶液中可制得次氯酸钠（NaClO）。例如：

$$Cl_2 + 2NaOH \longrightarrow NaCl + NaClO + H_2O$$

次氯酸钠是强氧化剂，具有漂白、杀菌的作用。常用作漂白和制药。次氯酸钙由氯气与消石灰[Ca(OH)$_2$]反应制得，是漂白粉的有效成分。次溴酸盐在 0℃ 以下尚可稳定存在，次碘酸盐则极不稳定。

（2）卤酸及其盐　卤酸可用卤酸钡和稀硫酸反应制得。例如：

$$BaXO_3 + H_2SO_4 \longrightarrow BaSO_4 \downarrow + 2HXO_3$$

氯酸和溴酸仅存在于稀溶液中，若将其含量提高到 40％ 即分解，提高到 50％ 就会迅速分解并发生爆炸。碘酸以白色晶体存在。卤酸是强酸和强氧化剂，溴酸的氧化性最强，可发生置换反应。例如：

$$2HClO_3 + I_2 \longrightarrow 2HIO_3 + Cl_2 \uparrow$$

$$2HBrO_3 + I_2 \longrightarrow 2HIO_3 + Br_2 \uparrow$$

$$2HBrO_3 + Cl_2 \longrightarrow 2HClO_3 + Br_2$$

卤酸盐在水溶液中氧化性不明显，在酸性溶液中能表现出较强氧化性。其中固体氯酸钾（KClO$_3$）是强氧化剂，与易燃物质如碳、磷、硫等混合后，受到撞击或摩擦就会猛烈爆炸，常用于制造火柴、炸药及烟火等，氯酸钾加热到一定温度就会分解。例如：

$$2KClO_3 \xrightarrow[200℃左右]{MnO_2} 2KCl + 3O_2 \uparrow$$

课堂互动

氯单质可从 KI 中置换出碘单质，而碘单质又能从 KClO$_3$ 中置换出氯单质，这两种现象是否矛盾？为什么？

（3）高卤酸　高氯酸的酸性极强，可利用浓硫酸和高氯酸钾（KClO$_4$）反应，再经减压蒸馏制得。例如：

$$KClO_4 + H_2SO_4 \longrightarrow KHSO_4 \downarrow + HClO_4$$

浓 $HClO_4$ 溶液不稳定，受热易分解，遇有机物后受撞击可发生爆炸，须小心使用。

高溴酸（$HBrO_4$）在溶液中比较稳定，是强氧化剂，氧化性强于 $HClO_4$ 和 HIO_4。常见的高碘酸是正高碘酸（H_5IO_6），为无色晶体，受热时转变为偏高碘酸（HIO_4）。

拓展阅读 》》　　　　　　　　　　**常见含卤素的药物**

1. 含氟、氯药物

氟是人体内重要的微量元素之一，是牙齿及骨骼不可缺少成分，少量氟可以促进牙釉质对细菌酸性腐蚀的抵抗力，防止龋齿，因此水处理厂一般都会在自来水、饮用水中添加少量的氟化物（如 NaF、Na_2SiF_6 等），但当饮水中氟含量超过 $4mg \cdot L^{-1}$ 时则会造成危害，如腰背疼痛、氟斑牙、氟骨病等。

生理盐水是浓度为 0.9% 的 $NaCl$ 溶液，其渗透压与动物或人体血浆相等，可以用于补充体液（不会降低和增加正常人体内钠离子浓度）以及清理伤口等，也常用于体外培养活组织、细胞。KCl 是一种利尿剂，也用于治疗心性或肾性水肿以及其他缺钾症。NH_4Cl 是一种祛痰剂。

2. 含溴药物

三溴合剂（含 $NaBr$、KBr、NH_4Br）对中枢神经有抑制作用，在医学上用作镇静剂，可治疗神经衰弱、癔症、神经性失眠、精神兴奋状态。

碘是人体的必需微量元素之一，有"智力元素"之称。严重缺碘的地区常出现一种先天性地区病，称为呆小病，一般多见于幼儿，主要症状是呆痴、身材矮小、聋哑及瘫痪。目前广泛通过食用加碘盐（适量碘化钾或碘酸盐加入食盐中）来预防碘缺乏。KI 常用于配制碘酒，可治疗甲状腺肿大、慢性关节炎及动脉硬化等。

二、氧族元素及其化合物

（一）氧族元素的通性

在周期系中ⅥA族5种元素包括氧（O）、硫（S）、硒（Se）、碲（Te）、钋（Po），统称氧族元素。其价电子构型为 ns^2np^4，常见氧化数为 -2、$+4$、$+6$。氧的电负性仅次于 F，在一般化合物中显 -2 价。而随着电负性的减小，硫、硒、碲的化合物多以 $+2$、$+4$、$+6$ 的氧化数出现，其正氧化态的化合物稳定性也逐渐增强。

氧族元素单质中，化学活泼性从氧到碲逐渐减弱。其中氧气和硫较为活泼，O_2 几乎能与所有元素（稀有气体除外）反应生成相应的氧化物。S 能与许多金属反应，高温下能与 H_2、C、O_2 等非金属作用。Se 和 Te 也能与大多数元素反应生成相应的硒化物或碲化物。

（二）氧的单质及其化合物

1. 氧（O_2）和臭氧（O_3）

氧是地壳中分布最广的元素，广泛分布在大气、海洋中，尤其以硅酸盐、氧化物及其含氧阴离子的形式存在于岩石和土壤中。

氧单质在自然界中存在形式有两种，即 O_2（氧）和 O_3（臭氧）。气态氧（O_2）无色、无臭，在 $-183℃$ 时凝聚为淡蓝色液体，温度降至 $-218.4℃$ 时凝结成蓝色固体。氧化性是氧主要的化学性质，氧几乎能与所有元素直接或间接化合。臭氧（O_3）是氧的同素异形体，由 3 个氧原子构成，其结构见图 3-1，中心氧原子以 sp^2 杂化态与另外两个氧原子结合，因此，臭氧是唯一的单质极性分子。臭氧在常温下是淡蓝色气体，带有特殊气味。氧分子吸收波长 $\lambda < 240nm$ 的紫外线时可形成臭氧，而臭氧放热可分解产生氧，这个可逆过程在大气层

中达到平衡时，形成了一个浓度相对稳定的臭氧层，臭氧层的存在吸收了大部分来自太阳紫外线的强辐射，保护了地球生物免受伤害。但目前工业废气的不断排放，已对臭氧层造成了破坏，形成了日益严重的生态环境问题，必须引起人类的关注与重视。

臭氧比氧活泼，其氧化性强于氧，在酸性溶液中是一种强氧化剂。臭氧还可用作漂白剂和消毒剂，用其处理污染物不但作用强、效率高，而且不会造成二次污染。

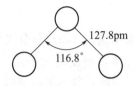

图 3-1 O_3 的结构示意图

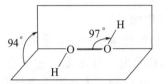

图 3-2 H_2O_2 的结构示意图

2. 过氧化氢（H_2O_2）

过氧化氢俗称双氧水。纯的过氧化氢是一种淡蓝色的黏稠液体，能与水以任意比例混合。市售双氧水为 30% 的过氧化氢溶液，一般稀释至 3%，用于消毒杀菌。过氧化氢的分子结构如图 3-2 所示，是一个非线性极性分子。它的主要化学性质如下。

（1）不稳定性 过氧化氢可发生分解反应。例如：

$$2H_2O_2 \longrightarrow 2H_2O + O_2 \uparrow$$

当遇热、光、酸、碱或某些重金属离子（如 Fe^{3+}、Mn^{2+}、Cu^{2+}、Cr^{3+} 等）可催化加速其分解。因此，过氧化氢应保存在棕色瓶中，存放于阴凉处，常常加入一些稳定剂（如微量的锡酸钠、焦磷酸钠等）。

（2）氧化性和还原性 H_2O_2 中的氧处于中间氧化态，既有氧化性，又有还原性。H_2O_2 主要用作氧化剂，优点是氧化性强，并且不会引入杂质。例如：

$$H_2O_2 + 2I^- + 2H^+ \longrightarrow I_2 + 2H_2O$$

遇强氧化剂如 $KMnO_4$、MnO_2 时，H_2O_2 用作还原剂，可被氧化成 O_2。例如：

$$2KMnO_4 + 5H_2O_2 + 3H_2SO_4 \longrightarrow 2MnSO_4 + K_2SO_4 + 8H_2O + 5O_2 \uparrow$$

（3）弱酸性 H_2O_2 是一种极弱的酸，在 25℃ 时，其 $K_{a1} = 2.2 \times 10^{-12}$。

$$H_2O_2 \rightleftharpoons H^+ + HO_2^-$$

（三）硫的单质及其化合物

1. 单质硫

单质硫有正交硫、单斜晶硫和弹性硫等同素异形体，在一定条件下可相互转化。常见的晶体硫是正交硫，为淡黄色，无臭气味，不溶于水，易溶于二硫化碳、四氯化碳等非极性有机溶剂。单质硫的化学性质非常活泼，可与绝大多数元素直接化合。

（1）氧化性 S 的氧化性与 O 相似，但弱于 O，可与氢、碳或金属化合。例如：

$$H_2 + S \xrightarrow{\triangle} H_2S$$

$$Fe + S \xrightarrow{\triangle} FeS$$

$$C + 2S \xrightarrow{\triangle} CS_2$$

（2）还原性 S 与 O_2、卤素（I_2 除外）或浓硫酸、硝酸作用，表现出还原性。例如：

$$S + O_2 \xrightarrow{\triangle} SO_2$$

$$S + Cl_2 \longrightarrow SCl_2$$

$$S + 2H_2SO_4（浓）\longrightarrow 3SO_2 \uparrow + 2H_2O$$

$$6HNO_3 + S \longrightarrow 6NO_2 \uparrow + H_2SO_4 + 2H_2O$$

（3）**歧化反应** S 在碱溶液中发生歧化反应。例如：

$$3S + 6NaOH \longrightarrow 2Na_2S + Na_2SO_3 + 3H_2O$$

硫的用途广泛，可用于制硫酸，也常用于橡胶的硫化以增强橡胶的弹性和韧性；农业上可用作杀虫剂；医药上主要用于制硫黄软膏，治疗某些皮肤病。此外，硫还可用于制造黑火药、火柴等。

2. 硫化物

与电负性比硫小的元素形成硫化物，常见的硫化物有硫化氢（H_2S）和金属硫化物。

（1）**硫化物** H_2S 是一种无色、有臭鸡蛋味的有毒气体，密度略大于空气，有剧毒，是一种大气污染物。人体吸入微量的硫化氢，会引起头痛、晕眩，吸入量较多时，可引起中毒昏迷，甚至死亡。实验室制取或使用硫化氢时，应在通风橱中进行。硫化氢中硫的氧化数为 -2，具有还原性。例如：

$$H_2S + I_2 \longrightarrow 2HI + S \downarrow$$
$$2H_2S + O_2 \longrightarrow 2H_2O + 2S \downarrow$$

（2）**金属硫化物** 硫化物中大多数是金属硫化物。金属硫化物、金属与硫化氢或硫离子生成的正盐，大多数有颜色、难溶于水，只有碱金属硫化物易溶，碱土金属硫化物如 CaS、BaS 等微溶。金属硫化物有不同的溶解度和颜色特征，如硫化锌、硫化锰、硫化铅、硫化锑分别为白色、肉红色、黑色和橘红色，前二者易溶于稀盐酸，后二者可溶于浓盐酸，常根据这些特性进行金属离子分离和鉴别。

3. 硫的含氧酸及其盐

硫的含氧酸较为稳定，它们有的以游离态存在，有的只以盐的形态存在。

（1）**亚硫酸及其盐** SO_2 溶于水可制得亚硫酸（H_2SO_3）溶液，目前尚未制得纯净的 H_2SO_3，H_2SO_3 是二元弱酸。例如：

$$H_2SO_3 \rightleftharpoons HSO_3^- + H^+ \qquad\qquad K_{a1} = 1.54 \times 10^{-2}$$
$$HSO_3^- \rightleftharpoons H^+ + SO_3^{2-} \qquad\qquad K_{a2} = 1.02 \times 10^{-7}$$

除了碱金属及铵的亚硫酸盐易溶于水外，其他亚硫酸盐均难（或微）溶于水，但都能溶于强酸。亚硫酸氢盐的溶解度比相应的正盐大。亚硫酸及其盐中的硫处于中间氧化态，因此既有氧化性又有还原性，但通常以还原性为主。例如：

$$2MnO_4^- + 5SO_3^{2-} + 6H^+ \longrightarrow 2Mn^{2+} + 5SO_4^{2-} + 3H_2O$$

遇到强还原剂如 H_2S 时，表现出氧化性。例如：

$$H_2SO_3 + 2H_2S \longrightarrow 3H_2O + 3S \downarrow$$

它们的氧化产物对人体无害，在制药过程中亚硫酸常用作抗氧化剂，可以直接加入制剂中，以保护容易氧化而变质的药物。

（2）**硫酸及其盐** 纯硫酸及市售浓硫酸（98%）是无色无臭味的油状液体，相对密度为 $1.84 g \cdot mL^{-1}$，质量分数 98%，约为 $18.4 mol \cdot L^{-1}$。硫酸易溶于水，能以任意比跟水混溶，硫酸是常见的三大强酸之一，工业上生产硫酸并不是用水吸收 SO_3，而是用浓硫酸吸收 SO_3。例如：

$$H_2SO_4 + SO_3 \longrightarrow H_2S_2O_7 （发烟硫酸）$$
$$H_2S_2O_7 + H_2O \longrightarrow 2H_2SO_4$$

硫酸及其盐的主要化学性质如下。

① **吸水性和脱水性** 浓硫酸能强烈地吸收游离的水分，表现出吸水性，可作为干燥 Cl_2、CO_2、H_2 等气体的干燥剂。浓硫酸还能从一些有机化合物中夺取氢氧元素，使其炭化

表现出脱水性。例如：

$$C_{12}H_{22}O_{11} \xrightarrow{\text{浓}H_2SO_4} 12C+11H_2O$$

因此浓硫酸能严重破坏动植物组织，如损坏衣物和烧伤皮肤等，使用时必须注意安全。

② 强酸性和强氧化性　浓硫酸具有强氧化性，加热时氧化性更为显著，它可氧化许多非金属和金属物质。例如：

$$Cu+2H_2SO_4（浓）\xrightarrow{\triangle} CuSO_4+SO_2\uparrow+2H_2O$$

$$S+2H_2SO_4（浓）\xrightarrow{\triangle} 3SO_2\uparrow+2H_2O$$

铁、铝等金属在冷浓硫酸中被钝化，因此可将浓硫酸装在钢罐中运输。稀硫酸则具有一般强酸的通性，可与较活泼的金属反应放出氢气。

③ 硫酸盐　硫酸盐可分为正盐和酸式盐。大多数正盐含有结晶水，如 $CuSO_4\cdot 5H_2O$（胆矾）、$Na_2SO_4\cdot 10H_2O$（芒硝）、$FeSO_4\cdot 7H_2O$（绿矾）等。硫酸盐易形成复盐，如 $K_2SO_4\cdot MnSO_4\cdot 6H_2O$、$K_2SO_4\cdot Al(SO_4)_3\cdot 24H_2O$（明矾）、$K_2SO_4\cdot MgSO_4\cdot 6H_2O$（镁钾矾）等。酸式硫酸盐中，只有活泼的碱金属元素能形成稳定的酸式硫酸盐，如 $NaHSO_4$、$KHSO_4$ 等，它们可溶于水，呈酸性。

（3）硫代硫酸及其盐　目前尚未制得纯净的 $H_2S_2O_3$，常见的是它的盐硫代硫酸钠（$Na_2S_2O_3\cdot 5H_2O$）。硫代硫酸钠商品名为"海波"，俗称大苏打。将硫粉溶于沸腾的亚硫酸钠碱性溶液中可制得 $Na_2S_2O_3$。例如：

$$Na_2SO_3+S \xrightarrow{\triangle} Na_2S_2O_3$$

硫代硫酸钠是无色透明晶体，易溶于水，水溶液显碱性。其主要性质有：

① 在中性、碱性溶液中很稳定，在酸性溶液中迅速分解。例如：

$$Na_2S_2O_3+2HCl \longrightarrow 2NaCl+S\downarrow+SO_2\uparrow+H_2O$$

② 中强还原性。例如：

$$S_2O_3^{2-}+4Cl_2+5H_2O \longrightarrow 2SO_4^{2-}+8Cl^-+10H^+$$

$$2S_2O_3^{2-}+I_2 \longrightarrow S_4O_6^{2-}+2I^-$$

③ 配位性。硫代硫酸根可作为单齿配体或双齿配体与金属阳离子形成配位化合物。例如：

$$2S_2O_3^{2-}+AgBr \longrightarrow [Ag(S_2O_3)_2]^{3-}+Br^-$$

硫代硫酸钠在临床上可制成注射剂，用于砷、铅、汞、碘、铋以及氰化物等中毒的解毒，也可用于治疗花斑癣等皮肤疾病。

课堂互动

为什么不能用 HNO_3 或浓 H_2SO_4 与 FeS 作用以制取 H_2S 气体？

拓展阅读 》》　常见含氧族元素的药物

1. 双氧水（H_2O_2）　含3% H_2O_2 的水溶液称为双氧水或过氧化氢，常用作消毒防腐药，可外用清洗疮口及洗涤炎症部位。

2. 芒硝（$Na_2SO_4\cdot 10H_2O$）　无水 Na_2SO_4 也叫玄明粉，具有消炎和止痛作用；4.3% Na_2SO_4 无菌溶液静脉滴注可用作利尿剂，治疗尿毒症。

3. 硫代硫酸钠（$Na_2S_2O_3$）　可解氰化物、砷、铅、汞、铋等中毒，外用可治疗花斑癣等皮肤病。

三、氮族元素及其化合物

（一）氮族元素的通性

在周期系中 V A 族 5 种元素，包括氮（N）、磷（P）、砷（As）、锑（Sb）、铋（Bi），统称为氮族元素。氮、磷是非金属；砷、锑是准金属，显示出两性；铋则为典型金属。它们的价电子构型为 ns^2np^3，与卤族及氧族元素相比，形成正氧化态化合物的趋势较为明显。正氧化数以 +3、+5 为主。除 N 外，从 P 到 Bi，+3 氧化态的物质稳定性逐渐增强，而正氧化态的物质稳定性逐渐减弱。其中 +5 氧化态的 P 最稳定，几乎不具有氧化性；而 +5 氧化态的 Bi 具有最强的氧化性，其 +3 氧化态的 Bi 几乎不显还原性。氮和磷是构成动植物组织的必需宏量元素。

（二）氮的单质及其化合物

1. 单质氮

N_2 是一种无色、无臭，微溶于水的气体。N_2 具有极高的稳定性，常温下很不活泼，不与任何元素化合，原因是一个氮分子由两个氮原子以共价三键（$:N\equiv N:$）相结合，其解离能非常高（$946kJ\cdot mol^{-1}$）。将单质氮转化为各种含氮化合物，必须破坏 $N\equiv N$ 共价三键，这就需要足够大的能量，因此，在高温高压条件下，N_2 可以与氢、氧及金属等发生化合反应，生成各种含氮化合物。

由于氮气的化学性质十分稳定，常用来填充灯泡以防止钨丝被氧化，还可以用来保存水果、粮食等农副产品。医药上，利用氮气流通入安瓿注射液中，驱赶空气后密封，可防止药物被氧化。

2. 氨和铵盐

（1）氨（NH_3）　一种有刺激性气味的无色气体。氨分子中，氮原子以不等性 sp^3 杂化态与氢原子结合成共价化合物，是极性分子。氨分子间易形成氢键，常温下冷却至 -33℃ 时液化，液态氨气化时需要吸收大量的热而使周围温度急剧下降，因此，液氨常用作制冷剂。氨极易溶于水，常温下 1 体积水约可溶解 700 体积氨。NH_3 的化学性质活泼，主要如下。

① 弱碱性　NH_3 中的 N 原子有一孤对电子对，可作为电子对给予体与水或酸中的氢离子提供的 1s 空轨道以配位键结合，形成 NH_4^+，并游离出 OH^-。例如：

$$NH_3+H_2O \Longrightarrow NH_3\cdot H_2O \Longrightarrow NH_4^+ +OH^-$$

② 配位性　NH_3 中 N 原子的孤对电子可与许多过渡金属离子共用形成氨配合离子，如 $[Ag(NH_3)_2]^+$、$[Cu(NH_3)]^{2+}$ 等。

③ 还原性　NH_3 中的 N 的氧化数为 −3，在一定条件下，氨具有还原性。如氨在空气中不能燃烧，氨在纯氧中则能燃烧生成 N_2 和 H_2O，同时发出黄色火焰。例如：

$$4NH_3+3O_2 \xrightarrow{\text{燃烧}} 2N_2+6H_2O$$

氨能与氯或溴发生强烈反应，此反应可检测氯气或溴管道是否漏气。例如：

$$2NH_3+3Cl_2 \longrightarrow N_2+6HCl$$

（2）铵盐　铵与酸作用生成相应的铵盐，因此，铵盐的共同特征是含有 NH_4^+。铵盐多为无色晶体，易溶于水。其主要化学性质如下。

① 受热分解　加热时固体铵盐极易分解，其分解产物取决于酸根的性质。如果酸有挥发性则分解生成氨和挥发性酸；难挥发性则只有氨放出；有氧化性则分解的氨被氧化成 N_2 或 N_2O。例如：

$$NH_4Cl \xrightarrow{\triangle} NH_3\uparrow +HCl\uparrow$$

$$(NH_4)_3PO_4 \xrightarrow{\triangle} 3NH_3\uparrow + H_3PO_4$$

$$NH_4NO_3 \xrightarrow{210℃} N_2O\uparrow + 2H_2O$$

$$2NH_4NO_3 \xrightarrow{300℃} 2N_2\uparrow + O_2\uparrow + 4H_2O$$

最后的一个反应生成大量的气体和热量，若反应在密闭容器中进行，则会发生爆炸，NH_4NO_3 也可用于制造炸药。

② 与碱反应　铵盐均可与碱反应放出氨气，常利用此性质检验铵根离子（NH_4^+）的存在。例如：

$$2NH_4Cl + Ca(OH)_2 \xrightarrow{\triangle} CaCl_2 + 2NH_3\uparrow + 2H_2O$$

3. 氮的含氧酸及其盐

（1）亚硝酸盐及其盐　HNO_2 是弱酸，酸性比醋酸稍强（$K_a = 4.6 \times 10^{-4}$）。亚硝酸很不稳定，微热时分解为 NO 和 NO_2，亚硝酸不稳定，但亚硝酸盐相当稳定，易溶于水。亚硝酸及其盐分子中的 N 的氧化数为 +3，故其既有氧化性又有还原性。在酸性介质中，它们主要表现为氧化性，如可将 I^- 氧化成单质碘。例如：

$$2HNO_2 + 2HI \longrightarrow 2NO\uparrow + I_2 + 2H_2O$$

此反应可用于测定亚硝酸及其盐的含量。亚硝酸及其盐遇强氧化剂才显还原性，能在酸性介质中与高锰酸钾反应。例如：

$$2MnO_4^- + 5NO_2^- + 6H^+ \longrightarrow 2Mn^{2+}\uparrow + 5NO_3^- + 3H_2O$$

NO_2^- 还能与许多金属离子形成配离子，如 $Co(NO_2)_6^{3-}$。亚硝酸盐一般都有毒性，可将亚铁血红蛋白氧化成高铁血红蛋白，使之失去携带氧的能力，从而造成机体缺氧窒息。亚硝酸盐是强致癌物质。

（2）硝酸及其盐　硝酸（HNO_3）也是常见的三大强酸之一。纯硝酸是无色、易挥发、具有刺激性气味的液体，市售浓硝酸的密度为 $1.42g \cdot mL^{-1}$，质量分数 $68\% \sim 70\%$，约为 $16mol \cdot L^{-1}$。硝酸是一种强酸，能与水以任意比混合。除了具有酸的通性外，还有以下特性。

① 不稳定性　HNO_3 比 HNO_2 稳定，但见光或受热就会分解。例如：

$$4HNO_3 \longrightarrow 4NO_2\uparrow + O_2\uparrow + 2H_2O$$

因此，浓硝酸必须储存在棕色试剂瓶中，并存放在阴暗处以防其分解。

② 强氧化性　浓硝酸能将许多非金属单质（如 C、S、P、I 等）氧化成相应的氧化物或含氧酸。例如：

$$4HNO_3 + 3C \longrightarrow 4NO\uparrow + 3CO_2\uparrow + 2H_2O$$

$$6HNO_3 + S \longrightarrow 6NO_2\uparrow + H_2SO_4\uparrow + 2H_2O$$

硝酸几乎能与所有的金属（金、铂等除外）发生反应。但 Fe、Cr、Al 等与冷浓硝酸也能发生像浓硫酸的钝化现象，Sn、As、Sb、Mo、W 等与浓硝酸反应生成含水氧化物或含氧酸；其余金属与 HNO_3 作用都生成可溶性硝酸盐，如 $Cu(NO_3)_2$。而当硝酸的浓度不同时，分别被还原成 NO_2、HNO_2、NO 或 N_2O 等。

浓硝酸与浓盐酸的混合物（体积比 1:3）叫作王水，其氧化能力比硝酸强，所以能溶解金、铂等金属。例如：

$$Au + HNO_3 + 4HCl \longrightarrow HAuCl_4 + NO\uparrow + 2H_2O$$

硝酸盐通常是无色晶体，易溶于水，固态硝酸盐不稳定，遇热易分解，放出 O_2。不同金属硝酸盐加热的分解产物也有所不同。

① 碱金属、碱土金属（活泼性比 Mg 强）硝酸盐加热分解时生成亚硝酸盐。例如：

$$2KNO_3 \xrightarrow{\triangle} 2KNO_2 + O_2 \uparrow$$

② 活泼性较小的金属（活泼性介于 Mg 与 Cu 之间）硝酸盐加热分解时生成金属氧化物、NO_2 及 O_2。例如：

$$2Cu(NO_3)_2 \xrightarrow{\triangle} 2CuO + 4NO_2 \uparrow + O_2 \uparrow$$

③ 不活泼金属（活泼性比 Cu 弱）硝酸盐加热分解成金属单质、NO_2 及 O_2。例如：

$$2AgNO_3 \xrightarrow{\triangle} 2Ag + 2NO_2 \uparrow + O_2 \uparrow$$

硝酸盐被广泛应用于化肥、炸药、烟火、电镀、玻璃、燃料和制药等工业，硝酸盐也是常用的化学试剂。

课堂互动

瓶子装的浓硝酸在日光照射下，瓶内溶液逐渐显棕色，为什么？

（三）磷的单质及其化合物

1. 单质磷

磷在自然界中主要以磷酸盐形式存在。单质磷可由磷酸钙 $[Ca_3(PO_4)_2]$、石英砂 (SiO_2) 和碳粉的混合物在电弧炉中熔烧制得。磷广泛存在于动植物组织中，约占人体重的 1%。主要集中在骨骼和牙齿中，磷也参与生命活动的代谢作用，是有机体中很重要的一种元素。

单质磷有多种同素异形体，常见有白磷、红磷和黑磷三种。白磷也称黄磷，不溶于水，可溶于 CS_2，有剧毒。白磷在暗处可见它发光，超过 50℃ 可自燃，需隔绝空气或保存于水中。红磷不溶于水和 CS_2，不发光，加热至 400℃ 才能燃烧，白磷在高温下可缓慢转化为红磷。黑磷并不常见。单质磷用途广泛，白磷可制作磷酸和农药；军事上用作燃烧弹、烟幕弹等。红磷是生产安全火柴和有机磷肥的主要原料。

2. 磷的氧化物

磷在常温下慢慢氧化，或在不充分的空气中燃烧，生成 P_4O_6（Ⅲ）或称三氧化二磷；磷在充分的氧气中燃烧，生成 P_4O_{10} 或称为五氧化二磷，其中 P 的氧化数为 +5。

P_4O_6 是滑腻感的白色吸潮性蜡状固体，熔点 3.8℃，易溶于有机溶剂，在空气中加热转化为 P_4O_{10}。P_4O_6 有很强的毒性，溶于冷水中缓慢地生成亚磷酸，它是亚磷酸的酸酐。例如：

$$P_4O_6 + 6H_2O(\text{冷}) \longrightarrow 4H_3PO_3$$

在热水中发生歧化反应生成磷酸和放出磷化氢。例如：

$$P_4O_6 + 6H_2O(\text{热}) \longrightarrow 3H_3PO_4 + PH_3 \uparrow$$

P_4O_{10} 是白色雪花状晶体，也称作磷酸酐，熔点 420℃，373℃ 时升华。它有很强的吸水性，在空气中很快就潮解，因此它是实验室最常用的干燥剂。P_4O_{10} 的强吸水性甚至能从其他物质中夺取化合态的水。例如：

$$P_4O_{10} + 6H_2SO_4 \longrightarrow 4H_3PO_4 + 6SO_3$$

3. 磷酸及其盐

磷酸又称正磷酸，常温下纯磷酸为白色固体或者无色黏稠液体，熔点 43℃，沸点

158℃，能与水以任意比混合。市售磷酸含量一般为83%，是无色透明的黏稠液体，无挥发性。磷酸是三元中强酸，无氧化性，具有酸的通性。磷酸可形成三种形式的盐，即磷酸正盐、磷酸一氢盐和磷酸二氢盐，如表3-9所示。所有磷酸二氢盐易溶于水，而磷酸一氢盐和正盐除了 K^+、Na^+ 和 NH_4^+ 盐外，一般难溶于水。

可溶性磷酸盐溶于水时发生不同程度的水解或解离，正盐水解呈碱性；磷酸一氢盐水解呈弱碱性；磷酸二氢盐水解呈弱酸性。实验室常用磷酸一氢盐和相应的磷酸二氢盐配制成缓冲溶液。

表 3-9　三种形式的磷酸盐

磷酸正盐	磷酸一氢盐	磷酸二氢盐
磷酸钠 Na_3PO_4	磷酸氢钠 Na_2HPO_4	磷酸二氢钠 NaH_2PO_4
磷酸铵 $(NH_4)_3PO_4$	磷酸氢铵 $(NH_4)_2HPO_4$	磷酸二氢铵 $(NH_4)H_2PO_4$
磷酸钙 $Ca_3(PO_4)_2$	磷酸氢钙 $CaHPO_4$	磷酸二氢钙 $Ca(H_2PO_4)_2$

4. 磷的氯化物

磷与卤素直接化合生成卤化磷（PX_3 和 PX_5）。磷在氯气中燃烧生成 PCl_3，PCl_3 是无色液体，在水中强烈水解为 H_3PO_3 和 HCl。例如：

$$PCl_3 + 3H_2O \longrightarrow H_3PO_3 + 3HCl$$

过量的 Cl_2 与 PCl_3 作用生成 PCl_5。例如：

$$PCl_3 + Cl_2 \longrightarrow PCl_5$$

五氯化磷（PCl_5）为白色固体，加热至160℃时升华，并可分解为 PCl_3 和 Cl_2。PCl_5 的水解分两步进行。例如：

$$PCl_5 + H_2O \longrightarrow POCl_3 + 2HCl$$

$$POCl_3 + 3H_2O \longrightarrow H_3PO_4 + 3HCl$$

（四）砷的重要化合物

1. 砷化氢

砷化氢（AsH_3）又叫胂，是有剧毒的无色气体。在缺氧条件下，AsH_3 受热可分解成单质。例如：

$$2AsH_3 \longrightarrow 2As + 3H_2\uparrow$$

利用此反应可检验物质中少量砷化合物的存在。方法是将砷转变成氢化物，再利用氢化物的不稳定性，在加热条件下，AsH_3 分解成砷，并在玻璃表面上析出，薄层的砷为亮黑色的镜状物，叫作砷镜。这个方法就叫作马氏试砷法。

2. 砷的氧化物及其水化物

三氧化二砷（As_2O_3）俗称砒霜，有剧毒，是白色粉末状固体，0.1g 即可致死，主要用作杀虫剂、灭鼠剂及除草剂等。As_2O_3 微溶于水，在热水中溶解度较大，溶解后生成一种弱酸亚砷酸（H_3AsO_3），$K_1 = 5.1 \times 10^{-10}$。例如：

$$As_2O_3 + 3H_2O \longrightarrow 2H_3AsO_3$$

As_2O_3 是两性偏酸性氧化物，易溶于碱生成亚砷酸盐。例如：

$$As_2O_3 + 6NaOH \longrightarrow 2Na_3AsO_3 + 3H_2O$$

五氧化二砷（As_2O_5）的酸性比三氧化二砷强，其水化物砷酸（H_3AsO_4）易溶于水，酸性比亚砷酸强得多，近似于磷酸，砷酸在酸性溶液中可表现出氧化性，可将 I^- 氧化成 I_2。例如：

$$H_3AsO_4 + 2H^+ + 2I^- \longrightarrow H_3AsO_3 + I_2 + H_2O$$

拓展阅读 》 》　　　　　**常见的含氮族元素的药物**

1. **氨水**　浓度为 $9.5\% \sim 10.5\%$（$g \cdot mL^{-1}$）的药用稀氨水，对皮肤和黏膜有刺激作用。给昏厥患者供入氨气，可引起反射性中枢兴奋。外用治疗某些昆虫叮咬伤和化学试剂（如氢氟酸）造成的皮肤沾染伤。

2. **雄黄**　主要成分为 As_2S_2，又称石黄、黄金石、鸡冠石，为矿物药。呈橘红色，微有特异的臭气，味淡，不溶于水。具有清热解毒的功效。许多具有消肿散毒作用，治疗热毒疮疖、红肿疼痛的中成药多含有雄黄成分。

3. **酒石酸锑钾**（$KSbC_4H_4O_7$）　为无色透明结晶或白色粉末，无臭，味甜，可溶于水，不溶于乙醇。用于血吸虫病。没食子酸锑钠（$NaSbC_{14}H_4O_{10}$）也有类似用途。

4. **碱式硝酸铋**（$BiONO_3$）　为白色粉末，有珠光光泽，几乎无臭。不溶于水或乙醇，易溶于盐酸、硝酸及稀硫酸。可调节胃酸过多，有收敛及保护胃肠道溃疡的作用。

四、碳族元素及其化合物

（一）碳族元素的通性

在周期系中，ⅣA 族 5 种元素包括碳（C）、硅（Si）、锗（Ge）、锡（Sn）、铅（Pb），统称碳族元素。碳和硅是非金属元素，锗、锡、铅则是金属元素。碳是构成生命有机体的主要元素之一，其化合物数量超过一百万种，硅在自然界中的含量最为丰富，仅次于氧。碳和硅是地壳中的常量元素。碳族元素的价电子构型为 ns^2np^2，氧化数为 +2 和 +4，碳、硅主要氧化数为 +4，对于锗、锡、铅而言，其稳定氧化态从上至下由 +4 变为 +2。

（二）碳的单质及其化合物

1. 单质碳

金刚石和石墨是碳的两种同素异形体。金刚石是无色、透明的原子晶体，碳原子间以共价键结合，硬度最大，单质的熔点最高，是一种非导体。金刚石常用于制造磨具、刀具和钻头等，也可加工成贵重的装饰品，即金刚钻或钻石。石墨是一种黑色不透明、非常柔软的混合型晶体，具有良好的导热和导电性能。石墨的化学性质不活泼，加热到 700℃ 才能燃烧。石墨可转变为人造金刚石，人造金刚石晶体较小，透明度差，但硬度与天然金刚石相当。

2. 碳酸及其盐

二氧化碳（CO_2）是一种无色无臭、不助燃的气体，常温下，加压至 $600kPa$ 以上即可液化。CO_2 溶于水生成碳酸。常温下，1 体积的水中约能溶解 0.9 体积的 CO_2（浓度约为 $0.04mol \cdot L^{-1}$）。碳酸是二元弱酸，很不稳定，仅存在于水溶液中，它在溶液中存在如下平衡。

$$CO_2 + H_2O \rightleftharpoons H_2CO_3 \rightleftharpoons H^+ + HCO_3^- \rightleftharpoons 2H^+ + CO_3^{2-}$$

碳酸盐有碳酸盐（正盐）和碳酸氢盐（酸式盐），它们的主要性质如下。

（1）溶解性　除碱金属（除 Li^+）、NH_4^+ 的正盐易溶于水外，其余均难溶；酸式盐的溶解度一般大于正盐，但 Na^+、K^+、NH_4^+ 的除外。

（2）**酸碱性** Na_2CO_3 俗称纯碱，在水溶液中，由于 CO_3^{2-} 水解明显，因此其水溶液显强碱性。某些金属离子如 Ca^{2+}、Sr^{2+}、Ba^{2+} 等难溶性碳酸盐，由可溶性盐溶液与 Na_2CO_3 溶液作用制得。例如：

$$Ca^{2+}+CO_3^{2-} \longrightarrow CaCO_3 \downarrow$$

碳酸盐溶液与 CO_2 反应，可转化为酸式盐；酸式盐与碱反应可转化为碳酸盐。例如：

$$CaCO_3+CO_2+H_2O \longrightarrow Ca(HCO_3)_2$$
$$Ca(HCO_3)_2+Ca(OH)_2 \longrightarrow 2CaCO_3 \downarrow +2H_2O$$

碳酸盐与碳酸氢盐都能与酸反应。例如：

$$NaHCO_3+HCl \longrightarrow NaCl+CO_2\uparrow+H_2O$$
$$Na_2CO_3+2HCl \longrightarrow 2NaCl+CO_2\uparrow+H_2O$$

碳酸氢钠（$NaHCO_3$）俗称小苏打、苏打粉。为白色粉末或细微结晶，无臭、味咸，易溶于水，微溶于乙醇，在潮湿的空气中缓慢分解，受热则加速分解，需密封保存在干燥阴凉处。口服可治疗胃酸过多和消化不良等，静脉给药可治疗酸中毒。

（3）**热稳定性** 碱金属的碳酸盐相当稳定。其他金属的碳酸盐在高温下可分解。例如：

$$CaCO_3 \xrightarrow{高温} CaO+CO_2\uparrow$$

酸式盐的热稳定性则比相应的正盐更差，一般受热时转化为正盐，并生成 CO_2 和水。钙、镁的酸式盐在水中受热可转化为正盐。例如：

$$Mg(HCO_3)_2 \xrightarrow{\triangle} MgCO_3 \downarrow +CO_2\uparrow+H_2O$$

（三）硅的重要化合物

自然界中的硅没有游离态，主要以二氧化硅及各种硅酸盐的形式存在，常见的砂子、玛瑙、水晶等的主要成分是二氧化硅。硅还是构成矿物和岩石的主要元素。

1. 二氧化硅

二氧化硅（SiO_2）又称硅石，是一种坚硬且难熔的固体，它在自然界中有晶体和无定形两种形态。比较纯净的晶体叫石英。无色透明的纯二氧化硅又叫水晶，含有微量杂质的水晶通常会表现出不同的颜色，如紫晶、粉晶、茶晶等。普通的砂子是不纯的石英细粒。硅藻土是无定形硅石，它是死去的硅藻与其他微生物的遗体经沉积而成的多孔、质轻、松软的固体物质，有较强的吸附能力，常用作吸附剂的载体。

二氧化硅不溶于水，与大多数酸不反应，但能与 HF 反应生成四氟化硅（SiF_4）。例如：

$$SiO_2+4HF \longrightarrow SiF_4\uparrow+2H_2O$$

二氧化硅为酸性氧化物，能与碱性氧化物或强碱反应生成硅酸盐。例如：

$$SiO_2+CaO \longrightarrow CaSiO_3$$
$$SiO_2+2NaOH \longrightarrow Na_2SiO_3+H_2O$$

2. 硅酸及其盐

硅酸不能用 SiO_2 与水直接作用制得，由可溶性硅酸盐与盐酸反应制得。硅酸几乎不溶于水，是一种弱酸，酸性比碳酸弱。例如：

$$Na_2SiO_3+2HCl \longrightarrow H_2SiO_3 \downarrow +2NaCl$$

生成的硅酸在水中逐渐聚合成高聚分子，形成胶体溶液，即硅酸溶胶，它经过加热脱去大部分水后变成无色稍透明、具有网状多孔的固体硅胶，是一种良好的干燥剂和吸附剂。

硅酸盐种类多样，结构复杂，多数不溶于水，是构成地壳岩石的主要成分。最常见的可溶性硅酸盐是硅酸钠（Na_2SiO_3），其水溶液俗称水玻璃。水玻璃是无色或灰色的黏稠液体，是一种矿物胶。分子筛是一种人工合成的铝硅酸盐，具有多孔结构，具有较强的机械强度和热稳定性，常用作干燥剂和催化剂。

（四）锡和铅的重要化合物

锡和铅的重要氧化物有 SnO、SnO_2、PbO、PbO_2 及 Pb_3O_4。SnO_2 是锡矿石的主要成分。PbO 俗称密陀僧，黄色粉末，具有消毒灭虫、收敛防腐的功效。PbO_2 是蓄电池的正极材料。Pb_3O_4 俗称红铅，可解毒、生肌，但容易引起铅中毒，主要用于外用药膏。

重要的盐类则有 $SnCl_2$、$Pb(NO_3)_2$、$Pb(Ac)_2$ 等，$SnCl_2$ 有还原性，与 Hg_2Cl_2 作用析出黑色的 Hg，利用此法可检验汞盐的存在；$Pb(NO_3)_2$ 受热易分解。例如：

$$Hg_2Cl_2 + SnCl_2 \longrightarrow 2Hg\downarrow + SnCl_4$$
（黑色）

$$2Pb(NO_3)_2 \longrightarrow 2PbO + 4NO_2\uparrow + O_2\uparrow$$

$Pb(Ac)_2$ 俗称铅糖，为无色晶体，有甜味，有毒，易溶于水，是弱电解质。铅丹又名黄丹、铅华等。主要成分为 Pb_3O_4，味辛，微寒，易引起慢性铅中毒，它能直接杀灭细菌、寄生虫，并有抑制黏液分泌的作用。可制成药膏外用，有解毒、止血、生肌作用。因本品有毒性，内服药已很少。

拓展阅读 》》   **硼族元素及其化合物**

1. 硼族元素的通性

周期系ⅢA族5种元素包括硼（B）、铝（Al）、镓（Ga）、铟（In）、铊（Tl），统称硼族元素。除了硼为非金属外，其余均是金属元素。铝在地壳中的含量仅次于氧和硅，占第三位。硼、镓和铊是稀有元素。硼族元素的价电子构型为 ns^2np^1，氧化数为 $+3$，化合物一般为极性共价键或配位键如 BF_3、Al_2Cl_6。硼的原子半径特别小，解离能特别高，从硼到铝表现为非金属性到金属性的突变。硼主要为 $+3$ 氧化态，随着原子序数的递增，ns^2 电子对趋于稳定，生成低氧化态的倾向也随之增大，镓、铟及铊在一定条件下为 $+1$ 氧化态，其中 Tl 常为 $+1$ 氧化态，具有较强的离子键。

2. 硼族元素的重要化合物

（1）氧化硼及硼酸   三氧化二硼（B_2O_3）又称氧化硼，是硼酸的酸酐，它是一种白色蜡状固体，有无定形和晶形两种，无定形氧化硼吸水性极强，与水作用后生成硼酸（H_3BO_3）。

硼酸为六角片状白色晶体，有滑腻手感，无臭味，微溶于水，易溶于热水。硼酸晶体为鳞片状结构，可用作润滑剂。H_3BO_3 是典型的 Lewis 酸，在水溶液中，B 原子可接受 H_2O 中 O 的孤对电子，释放出 H^+，所以 H_3BO_3 是一元弱酸。

$$H_3BO_3 + H_2O \Longrightarrow B(OH)_4^- + H^+ \qquad\qquad K_a = 7.30 \times 10^{-10}$$

硼酸酸性极弱，与多元醇如丙三醇（甘油）、甘露醇结合后可增强酸性，以酚酞为指示剂，用强碱滴定测定硼酸的含量。硼酸和一元醇反应可生成挥发的、易燃的硼酸酯，硼酸酯燃烧产生绿色火焰，用于鉴别含硼化合物。

硼酸大量用于玻璃工业，可以改善玻璃制品的耐热、透明性能，提高机械强度。另外，硼酸对人体组织黏膜有缓和的消毒杀菌作用，因此，常作为外用杀菌剂、消毒剂、收敛剂和食物防腐剂。

（2）硼砂 四硼酸钠（$Na_2B_4O_7$）是重要的硼酸盐，硼砂也叫粗硼砂，是既软又轻的无色结晶，它是含有 10 个水分子的四硼酸钠，即 $Na_2B_4O_7 \cdot 10H_2O$。硼砂在干燥的空气中容易风化失水，加热至 380～400℃ 可转化成无水 $Na_2B_4O_7$。

将硼砂与金属氧化物混合后一起灼烧，生成硼酸复盐，并呈现出各种特征颜色。例如：

$$Na_2B_4O_7 + CoO \longrightarrow 2NaBO_2 \cdot Co(BO_2)_2（蓝色）$$
$$Na_2B_4O_7 + NiO \longrightarrow 2NaBO_2 \cdot Ni(BO_2)_2（棕色）$$
$$Na_2B_4O_7 + MnO \longrightarrow 2NaBO_2 \cdot Mn(BO_2)_2（绿色）$$

这一性质常用于鉴定某些金属离子，称为硼砂珠试验。硼砂是强碱弱酸盐，在常温下溶解度不大，易溶于沸水，水溶液呈碱性。硼砂用途广泛，常用作消毒剂、保鲜防腐剂、软水剂、洗眼水、肥皂添加剂、陶瓷的釉料和玻璃原料等。在分析化学中用作基准物质标定盐酸的浓度和配制缓冲溶液。

3. 常见含硼族元素的药物

（1）硼酸（H_3BO_3） 具有一定的杀菌能力，3％～4％ 溶液用于皮肤、黏膜（腔）、膀胱、角膜伤口的冲洗清洁，口腔炎和咽喉炎时含漱，急性湿疹和急性皮炎伴大量渗液时湿敷等。含 5％ 硼酸的硼酸软膏具有杀菌、防腐、收敛功效，可用于皮肤溃疡和压疮。

（2）氢氧化铝 [$Al(OH)_3$] 常制成凝胶、干燥氢氧化铝和氢氧化铝片（胃舒平），用于治疗胃酸过多、胃溃疡和十二指肠溃疡等症。

课堂互动

为什么硼酸是一元酸，而不是三元酸？

第三节 常见过渡金属元素及其化合物

过渡金属元素（或称过渡元素）是指周期表中从ⅢB族到ⅡB族之间（f区的镧系元素和锕系元素除外）的 35 种元素，它们处于周期表 s 区元素到 p 区元素的过渡位置，也称为 d 区（ⅢB～ⅧB）及 ds 区（ⅠB～ⅡB）元素，如表 3-10 所示。

表 3-10 过渡金属元素

ⅠA												ⅢA	ⅣA	ⅤA	ⅥA	ⅦA	ⅧA
	ⅡA				d 区					ds 区							
		ⅢB	ⅣB	ⅤB	ⅥB	ⅦB		ⅧB		ⅠB	ⅡB						
		Sc	Ti	V	Cr	Mn	Fe	Co	Ni	Cu	Zn						
		Y	Zr	Nb	Mo	Tc	Ru	Rh	Pd	Ag	Cd						
		La①	Hf	Ta	W	Re	Os	Ir	Pt	Au	Hg						
		Ac①	Rf	Db	Sg	Bh	Hs	Mt									

① f 区元素。

过渡元素按周期划分为三个系列：位于周期表中第四周期的钪（Sc）到锌（Zn）称为第一过渡系元素；第五周期中的钇（Y）到镉（Cd）称为第二过渡系元素；第六周期中的镧（La）到汞（Hg）称为第三过渡系元素。第一过渡系元素又习惯称为轻过渡元素，第二、三过渡系元素则叫重过渡元素。

一、过渡元素的通性

过渡元素的价电子层构型为 $(n-1)d^{1\sim10}ns^{1\sim2}$（Pd 为 $4d^{10}5s^0$）表示。在同一周期中，过渡元素从左至右，价电子逐渐填充 $(n-1)d$ 轨道，最外层电子数几乎不变。这是过渡元素与 s 区元素及 p 区元素的主要区别，同时也决定了过渡元素具有一些共同的特性。

1. 元素的原子半径和离子半径

与同一周期的 I A、II A 族元素相比，过渡元素的原子半径较小。而且过渡元素随着原子序数的增加，原子半径依次减小。这是由于 d 轨道未充满，d 电子的屏蔽效应较小。在同一周期中，随着核电荷数增加，对外层电子的吸引力增大，原子半径依次减小，至铜族元素附近，d 轨道充满，屏蔽效应增强，原子半径开始略有增大。各族元素从上到下原子半径增大，但受到镧系收缩的影响，第五、六周期同一族元素的原子半径很接近，如 Hf 的原子半径（146pm）与 Zr（146pm）几乎相同。

拓展阅读 »» »　　　　　　　　　**镧系收缩**

镧系收缩是指镧系元素的原子（或离子）半径随原子序数增加而减小的总趋势。镧系元素的核电荷数随着原子序数的增加而增加，电子排布在 4f 轨道上，但 4f 电子云并不是全部分布在 5s、5p 层的内部，4f 电子对外层核电荷的屏蔽效应不完全，使原子核对外层电子的吸引力相应增加，电子云更靠近原子核，造成了 +3 价离子半径逐渐减小，原子半径也随着原子序数的增加而逐渐变小。

离子半径变化规律和原子半径变化相似，同一周期自左向右，氧化态相同的离子半径随核电荷数的增加逐渐变小；同一族元素的最高氧化态的离子半径从上到下，随电子层数增加而增大；镧系收缩效应同样影响着第五、六周期同一族元素的离子半径。

2. 单质的物理性质

过渡元素的单质都是金属，又称过渡金属。过渡金属一般呈银白色或灰色（锇呈灰蓝色），有光泽。过渡金属原子的原子半径较小，彼此排列紧密，不仅 s 电子参与金属键的形成，d 电子也可以参与成键，自由电子多，形成的金属键较强。因此，其单质的主要物理性质如熔点高、沸点高、硬度大（汞除外）、密度大，有良好的延展性、导电性和导热性。不同的过渡金属之间还可形成多种合金。

此外，许多过渡金属单质具有顺磁性，可作为磁性材料，这是由于它们的原子或离子中有未成对电子，在外磁场的作用下产生了磁化现象。

3. 氧化态及其稳定性

过渡元素最外层 s 电子和次外层 d 电子均可参与成键，因此通常有多种氧化态。一般可由＋2依次增加到与族数相同的氧化态（ⅧB族除 Ru、Os 外，其他元素尚无＋8氧化态），见表 3-11。

表 3-11 第一过渡系元素的氧化态

元 素	Sc	Ti	V	Cr	Mn	Fe	Co	Ni	Cu	Zn
价电子层构型	$3d^14s^2$	$3d^24s^2$	$3d^34s^2$	$3d^54s^1$	$3d^54s^2$	$3d^64s^2$	$3d^74s^2$	$3d^84s^2$	$3d^{10}4s^1$	$3d^{10}4s^2$
氧化态	＋2 ＋3	＋2 ＋3 ＋4	＋2 ＋3 ＋4 ＋5	＋2 ＋3 ＋4 ＋6	＋2 ＋3 ＋4 ＋6 ＋7	＋2 ＋3 ＋4 ＋6	＋2 ＋3 ＋4	＋2 ＋3 ＋4	＋1 ＋2	＋2

过渡元素的氧化态规律是：同一周期从左到右，氧化态首先逐渐升高，随后又逐渐降低。同一族中从上至下，高氧化态趋向于比较稳定；第一过渡系元素低氧化态化合物比较稳定，而第二、第三过渡系元素高氧化态化合物比较稳定。

4. 金属活泼性

金属的活泼性主要取决于金属原子失去电子的能力以及金属单质表面的性质，过渡金属中ⅢB族元素的化学性质最为活泼，它们在空气中能被迅速氧化，也能与水反应放出氢气。这是由于它们的次外层 d 轨道中仅有一个电子，这个电子很容易失去，使它们的性质接近于碱土金属。第一过渡系元素除 Cu 以外，是比较活泼的金属，还原性较强，能从盐酸或稀硫酸中置换出氢气。第二、三过渡系元素的活泼性则较弱，它们多数不与强酸反应。锆（Zr）、铪（Hf）仅溶于王水和氢氟酸，而像钌（Ru）、铑（Rh）、锇（Os）、铱（Ir）甚至不溶于王水。

除ⅢB族元素以外，过渡金属同一族自上而下，由于受到镧系收缩的影响，金属活泼性逐渐减弱。

5. 氧化物及其水合物的酸碱性

过渡元素的氧化物及其水合物的酸碱性变化规律与主族元素相似，大致有以下几点：

（1）同一元素低氧化态氧化物及其水化物的碱性大于其高氧化态的氧化物。

（2）同一族元素自上而下相同氧化态的氧化物及其水合物的碱性增强。

（3）同一周期ⅢB～ⅦB族元素从左到右最高氧化态的氧化物及其水合物的酸性增强。

表 3-12 列出了ⅢB～ⅦB族元素最高氧化态氧化物水合物的酸碱性。

表 3-12 ⅢB～ⅦB族元素最高氧化态氧化物水合物的酸碱性

	ⅢB	ⅣB	ⅤB	ⅥB	ⅦB	
碱性增强	$Sc(OH)_3$ 弱碱性	$Ti(OH)_4$ 两性	HVO_3 酸性	H_2CrO_4 弱酸性	$HMnO_4$ 弱酸性	酸性增强
	$Y(OH)_3$ 中强碱	$Zr(OH)_4$ 两性微碱性	$Nb(OH)_5$ 两性	H_2MoO_4 弱酸性	$HTcO_4$ 酸性	
	$La(OH)_3$ 弱碱性	$Hf(OH)_4$ 两性微碱性	$Ta(OH)_5$ 两性	H_2WO_4 弱酸性	$HReO_4$ 弱酸性	
	$Ac(OH)_3$ 弱碱性		碱性减弱　酸性增强			

6. 水合离子的特征颜色

过渡金属的水合离子常呈现出一定的颜色。这与价电子层构型中未成对 d 电子的跃迁有关。当 d 电子由基态跃迁到能量稍高的激发态能级所需的能量在可见光范围时，它就会吸收某波长的可见光，从而呈现出互补色可见光的颜色。表 3-13 为一些过渡元素水合离子的颜色。

表 3-13　一些过渡元素水合离子的颜色

水合离子	Sc^{3+}	Ti^{4+}	Ti^{3+}	V^{3+}	Cr^{3+}	Mn^{3+}	Mn^{2+}	Fe^{3+}	Fe^{2+}	Co^{2+}	Ni^{2+}	Cu^{2+}	Zn^{2+}
价电子层构型	$3d^0$	$3d^0$	$3d^1$	$3d^2$	$3d^3$	$3d^4$	$3d^5$	$3d^5$	$3d^6$	$3d^7$	$3d^8$	$3d^9$	$3d^{10}$
未成对电子数	0	0	1	2	3	4	5	5	4	4	2	1	0
颜色	无	无	紫红	绿	蓝紫	红	淡红	淡紫	淡绿	粉红	绿	蓝	无

7. 易形成配合物

过渡金属原子或离子多数具有能量相近的 $(n-1)d$、ns、np 空轨道，有利于形成各种成键能力较强的杂化轨道，以接受配体提供的孤对电子；同时又因为 d 电子的屏蔽效应较小，使离子的有效核电荷较大，半径较小，极化能力较强；结构的不饱和性（d 层未充满）又使它具有较强的变形性，使过渡元素的原子或离子具备了接受孤对电子，成为配合物中心原子和吸引配体的能力，所以它们有很强的形成配合物的倾向。

二、铬、锰及其重要化合物

铬和锰是元素周期表中的相邻元素，性质具有相似性。

（一）铬及其重要化合物

铬（Cr）是第四周期 ⅥB 族元素，价电子层构型为 $3d^5 4s^1$。可形成氧化态为 +2、+3 及 +6 的化合物，其中 +3、+6 的化合物较稳定。

铬是银白色，带光泽的金属。熔点（1857℃）高，质硬而脆，抗腐蚀性强，金属中以铬的硬度为最大。因此铬常被镀在其他金属表面以提高硬度与耐腐蚀性。如不锈钢，就是含 12% 铬的钢，它有很强的抗腐蚀性和抗氧化性。

铬在潮湿的空气中较稳定，常温下溶于稀盐酸和稀硫酸中，放出氢气。例如：

$$Cr + 2HCl \longrightarrow CrCl_2 + H_2 \uparrow$$
（蓝色）

蓝色的 Cr^{2+} 在溶液中不稳定，被空气中氧氧化成绿色的 Cr^{3+}。例如：

$$4CrCl_2 + 4HCl + O_2 \longrightarrow 4CrCl_3 + 2H_2O$$
（绿色）

铬与浓硫酸作用时生成 SO_2 及硫酸铬 $[Cr_2(SO_4)_3]$。例如：

$$2Cr + 6H_2SO_4 \longrightarrow Cr_2(SO_4)_3 + 3SO_2 \uparrow + 6H_2O$$

铬遇硝酸、发烟硝酸及王水后会发生钝化，钝化后的铬变得很稳定，不易与酸作用。

1. 铬（Ⅲ）的重要化合物

Cr（Ⅲ）的重要化合物有 Cr_2O_3、$Cr(OH)_3$、$CrCl_3$、$Cr_2(SO_4)_3$、$KCr(SO_4)_2$（铬钾矾）等。

（1）两性　Cr_2O_3 为绿色固体，微溶于水，与酸或碱溶液作用生成相应的盐，表现出两性。例如：

$$Cr_2O_3 + 3H_2SO_4 \longrightarrow Cr_2(SO_4)_3 + 3H_2O$$
$$Cr_2O_3 + 2NaOH \longrightarrow 2NaCrO_2 + H_2O$$
（亚铬酸钠，深绿色）

$Cr(OH)_3$ 为灰蓝色固体，难溶于水，也具有两性，能与酸或碱作用生成相应的盐。例如：

$$Cr(OH)_3 + 3HCl \longrightarrow CrCl_3 + 3H_2O$$

$$Cr(OH)_3 + NaOH \longrightarrow NaCrO_2 + 2H_2O$$

此外，$Cr(OH)_3$ 还能溶于过量的氨水中，形成铬氨配合物。例如：

$$Cr(OH)_3 + 6NH_3 \longrightarrow [Cr(NH_3)_6](OH)_3$$

（2）还原性　在碱性介质中，CrO_2^- 能被 H_2O_2、Cl_2、Br_2 等氧化剂氧化成 CrO_4^{2-}，表现出较强的还原性。例如：

$$2CrO_2^- + 3H_2O_2 + 2OH^- \longrightarrow 2CrO_4^{2-} + 4H_2O$$

在酸性介质中，Cr^{3+} 的还原性要弱得多，只有过硫酸铵或高锰酸钾等少数强氧化剂才能将其氧化成 $Cr_2O_7^{2-}$。例如：

$$2Cr^{3+} + 3S_2O_8^{2-} + 7H_2O \longrightarrow Cr_2O_7^{2-} + 6SO_4^{2-} + 14H^+$$

（3）配位性　Cr^{3+} 常与 NH_3、H_2O、X^-、CN^- 等配位体配位，如 $[Cr(H_2O)_6]^{3+}$。

2. 铬（Ⅵ）的重要化合物

铬（Ⅵ）的重要化合物是铬酸盐和重铬酸盐。常见的铬酸盐有铬酸钠（Na_2CrO_4）、铬酸钾（K_2CrO_4），它们都是黄色晶体；重铬酸钠（$Na_2Cr_2O_7$）又称红矾钠，重铬酸钾（$K_2Cr_2O_7$）又称红矾钾，它们都是红色晶体。在铬酸盐和重铬酸盐中存在着下列平衡。例如：

$$\underset{(\text{橙红色})}{Cr_2O_7^{2-}} + H_2O \Longleftrightarrow 2HCrO_4^- \Longleftrightarrow \underset{(\text{黄色})}{2CrO_4^{2-}} + 2H^+$$

由此可见，在酸性介质中，Cr(Ⅵ) 以 $Cr_2O_7^{2-}$ 形式存在，在碱性介质中则以 CrO_4^{2-} 形式存在，$Cr_2O_7^{2-}$ 与 CrO_4^{2-} 的相互转化取决于溶液的 pH 值。

（1）沉淀反应　在铬酸盐或重铬酸盐溶液中加入 Ba^{2+}、Pb^{2+}、Ag^+ 时，可分别生成具有一定颜色的难溶性铬酸盐。例如：

$$Ba^{2+} + CrO_4^{2-} \Longleftrightarrow BaCrO_4 \downarrow (\text{黄色}) \qquad K_{sp} = 1.6 \times 10^{-10}$$

$$Pb^{2+} + CrO_4^{2-} \Longleftrightarrow PbCrO_4 \downarrow (\text{黄色}) \qquad K_{sp} = 1.77 \times 10^{-14}$$

$$2Ag^+ + CrO_4^{2-} \Longleftrightarrow Ag_2CrO_4 \downarrow (\text{砖红色}) \qquad K_{sp} = 1.12 \times 10^{-12}$$

此性质用于检验上述阳离子及 CrO_4^{2-}。生成的难溶铬酸盐沉淀均可溶于酸。这是由于增加溶液酸度后，$Cr_2O_7^{2-}$ 与 CrO_4^{2-} 的转化平衡向生成 $Cr_2O_7^{2-}$ 方向移动，从而降低了溶液中的 CrO_4^{2-} 浓度，使沉淀溶解。

（2）强氧化性　在酸性介质中，重铬酸盐具有强氧化性，能把 H_2S、H_2SO_3、HI、Fe^{2+} 等氧化，本身被还原成 Cr^{3+}；与浓盐酸共热则放出 Cl_2。例如：

$$Cr_2O_7^{2-} + 3H_2S + 8H^+ \longrightarrow 2Cr^{3+} + 3S \downarrow + 7H_2O$$

$$Cr_2O_7^{2-} + 6Fe^{2+} + 14H^+ \longrightarrow 2Cr^{3+} + 6Fe^{3+} + 7H_2O$$

$$K_2Cr_2O_7 + 14HCl(\text{浓}) \overset{\triangle}{\longrightarrow} 2CrCl_3 + 3Cl_2 \uparrow + 2KCl + 7H_2O$$

在酸性介质中，利用 $K_2Cr_2O_7$ 的强氧化性，实验室常将 $K_2Cr_2O_7$ 饱和溶液与浓硫酸混合制得铬酸洗液，用于洗涤化学实验器皿上的油污物。当洗液的颜色由红棕色变成暗绿色时，即 $Cr_2O_7^{2-}$ 转变为 Cr^{3+}，说明洗液已经失效。由于 Cr(Ⅵ) 的毒性，已经逐渐被其他洗涤剂所代替。铬盐都有毒性，使用及保管时必须注意。

（3）制备过氧化铬的反应　在酸性介质中，重铬酸盐和铬酸盐能与 H_2O_2 作用，生成蓝色的过氧化铬（CrO_5），生成的 CrO_5 不稳定，反应须在冷水中进行，并用乙醚萃取。例如：

$$Cr_2O_7^{2-} + 4H_2O_2 + 2H^+ \xrightarrow{\text{乙醚}} 2CrO_5 + 5H_2O$$
（蓝色）

这是检验 Cr(Ⅵ) 或 H_2O_2 的一个特殊反应。

课堂互动

选择适当的试剂实现下列转化：$K_2CrO_4 \rightarrow K_2Cr_2O_7 \rightarrow CrCl_3 \rightarrow Cr(OH)_3 \rightarrow KCrO_2$。

（二）锰及其重要化合物

锰（Mn）是第四周期ⅦB族元素，价电子层构型为 $3d^5 4s^2$。氧化态为 +2、+7，其中 +2、+4、+6、+7 为常见氧化态。

锰为银白色金属，质坚而脆。锰的化学性质比较活泼，能被空气中的 O_2 氧化形成一层致密的氧化物薄膜，能从稀酸中置换出的氢气。

1. Mn(Ⅱ) 的重要化合物

Mn(Ⅱ) 化合物主要有 $MnSO_4$、$MnCl_2$ 及 $Mn(NO_3)_2$。它们在碱性介质中表现出较强的还原性，如在 Mn^{2+} 溶液中缓慢加入碱液，可生成胶状的 $Mn(OH)_2$ 白色沉淀，放置片刻能被空气中的 O_2 氧化成褐色的 $MnO(OH)_2$ 沉淀。$MnO(OH)_2$ 可看成是 $MnO_2 \cdot H_2O$ 水合物。例如：

$$Mn^{2+} + 2OH^- \longrightarrow Mn(OH)_2 \downarrow (\text{白色})$$
$$2Mn(OH)_2 + O_2 \longrightarrow 2MnO(OH)_2 \downarrow (\text{褐色})$$

在酸性介质中，Mn(Ⅱ) 化合物比较稳定，在高酸度的热溶液中，用强氧化剂如过硫酸铵、铋酸钠或二氧化铅等才能将 Mn^{2+} 氧化成 MnO_4^-。例如：

$$2Mn^{2+} + 5S_2O_8^{2-} + 8H_2O \xrightarrow{\triangle} 2MnO_4^- + 10SO_4^{2-} + 16H^+$$

Mn(Ⅱ) 化合物有一定毒性，吸入其粉尘后会引起神经系统慢性中毒。

2. Mn(Ⅳ) 的重要化合物

Mn(Ⅳ) 的化合物中以二氧化锰（MnO_2）最为重要。MnO_2 是黑色粉末，比较稳定。在酸性介质中是强氧化剂，在碱性介质中可显示出还原性。例如：

$$MnO_2 + 4HCl \xrightarrow{\triangle} MnCl_2 + Cl_2 \uparrow + 2H_2O$$
$$2MnO_2 + 4KOH + O_2 \longrightarrow 2K_2MnO_4 + 2H_2O$$

3. Mn(Ⅵ) 和 Mn(Ⅶ) 的重要化合物

Mn(Ⅵ) 的化合物如 Na_2MnO_4，K_2MnO_4 只在强碱介质中稳定存在，在中性或酸性溶液中容易发生歧化反应。例如：

$$3MnO_4^{2-} + 4H^+ \longrightarrow 2MnO_4^- + MnO_2 \downarrow + 2H_2O$$
$$3MnO_4^{2-} + 2H_2O \longrightarrow 2MnO_4^- + MnO_2 \downarrow + 4OH^-$$

Mn(Ⅶ) 的重要化合物是高锰酸钾（$KMnO_4$）。$KMnO_4$ 为紫黑色晶体，易溶于水，溶液呈紫红色。

（1）分解反应　$KMnO_4$ 晶体在常温下稳定，当加热至 200℃ 时，分解放出氧气。例如：

$$2KMnO_4 \xrightarrow{\triangle} K_2MnO_4 + MnO_2 + O_2 \uparrow$$

$KMnO_4$ 溶液也不十分稳定，常温下久置或在酸性介质中缓慢分解，放出氧气，并生成棕色的 MnO_2 沉淀。例如：

$$4MnO_4^- + 4H^+ \longrightarrow 4MnO_2 \downarrow + 3O_2 \uparrow + 2H_2O$$

在中性或弱碱性溶液中，$KMnO_4$ 分解速度较慢，有光能加快其分解，因此 $KMnO_4$ 溶液应保存在棕色瓶中。与浓碱作用时，$KMnO_4$ 分解生成 MnO_4^{2-} 和 O_2。例如：

$$4MnO_4^- + 4OH^- \longrightarrow 4MnO_4^{2-} + O_2\uparrow + 2H_2O$$

$KMnO_4$ 晶体与浓硫酸作用时，可生成棕绿色油状液体七氧化二锰（Mn_2O_7）。例如：

$$2KMnO_4 + H_2SO_4（浓）\longrightarrow K_2SO_4 + Mn_2O_7 + H_2O$$

Mn_2O_7 非常不稳定，受热易分解并会发生爆炸。

（2）强氧化性　$KMnO_4$ 中的锰处于最高价态，表现出较强的氧化性，在酸性、中性和碱性介质中，还原产物也不同，分别生成 Mn^{2+}、MnO_2 和 MnO_4^{2-}，且在酸性介质中氧化性最强。例如：

$$2MnO_4^- + 5SO_3^{2-} + 6H^+ \longrightarrow 2Mn^{2+} + 5SO_4^{2-} + 3H_2O$$
$$2MnO_4^- + 3SO_3^{2-} + H_2O \longrightarrow 2MnO_2\downarrow + 3SO_4^{2-} + 2OH^-$$
$$2MnO_4^- + SO_3^{2-} + 2OH^- \longrightarrow 2MnO_4^{2-} + SO_4^{2-} + H_2O$$

三、铁、钴、镍及其重要化合物

铁（Fe）、钴（Co）、镍（Ni）为第四周期ⅧB族元素，也称为铁族元素。它们的价电子层构型分别是 $3d^6 4s^2$（Fe）、$3d^7 4s^2$（Co）、$3d^8 4s^2$（Ni），可见，它们的价电子层构型相似，原子半径也十分接近，化学性质很相似，常见氧化态为 +2、+3。

铁、钴、镍为白色有金属光泽，铁、镍有良好的延展性，钴则坚而脆。它们为中等活泼金属，其活泼性顺序为 Fe→Co→Ni，能溶于稀酸，与浓硝酸发生钝化，不与强碱反应。Fe 以 +3 氧化态最稳定；Co、Ni 以 +2 氧化态时稳定，+3 氧化态是强氧化剂。

1. 铁系的氧化物和氢氧化物

铁、钴、镍的氧化物和氢氧化物均难溶于水，易溶于酸，氧化态为 +2 的氧化物具有碱性。铁、钴、镍的二价氢氧化物具有还原性，其中 $Fe(OH)_2$ 为白色、$Co(OH)_2$ 为粉红色、$Ni(OH)_2$ 为绿色，还原能力按 Fe→Co→Ni 顺序递减。$Fe(OH)_2$ 极易被空气中的 O_2 氧化，生成棕红色的 $Fe(OH)_3$。$Fe(OH)_3$ 略显两性，以碱性为主，$Co(OH)_3$ 为棕色、$Ni(OH)_3$ 为黑色，均显碱性，其氧化能力按 Fe→Co→Ni 顺序递增。$Co(OH)_3$、$Ni(OH)_3$ 与盐酸作用，能将 Cl^- 氧化成 Cl_2。例如：

$$2Ni(OH)_3 + 6HCl \longrightarrow 2NiCl_2 + Cl_2\uparrow + 6H_2O$$

$Fe(OH)_3$ 与酸发生中和反应。例如：

$$Fe(OH)_3 + 3HCl \longrightarrow FeCl_3 + 3H_2O$$

2. 重要的铁盐

Fe（Ⅱ）与 Fe（Ⅲ）的常见盐中，硝酸盐、硫酸盐、氯化物及高氯酸盐易溶于水，其水溶液显酸性，而碳酸盐、磷酸盐及硫化物等弱酸盐较难溶于水。

Fe（Ⅱ）盐具有还原性，在酸性或碱性介质中被空气中的 O_2 氧化成 Fe（Ⅲ）化合物，在碱性介质中更容易被氧化。如绿矾（$FeSO_4 \cdot 7H_2O$）不稳定，在水溶液中容易被空气氧化成黄褐色的高铁盐。例如：

$$4FeSO_4 + O_2 + 2H_2O \longrightarrow 4Fe(OH)SO_4（黄褐色）$$

因此，亚铁盐固体应密封保存，其溶液应新鲜配制。配制时应加入足够浓度的酸，并加入几颗铁钉防止氧化。

Fe（Ⅱ）硫酸盐与硫酸铵或碱金属硫酸盐形成复盐 $M_2SO_4 \cdot FeSO_4 \cdot 6H_2O$，其中比较重要的复盐是硫酸亚铁铵（$(NH_4)_2SO_4 \cdot FeSO_4 \cdot 6H_2O$），俗称莫尔盐，它比绿矾稳定得多，是分析化学中常用的还原剂。

Fe（Ⅲ）盐具有氧化性，在酸性溶液中表现较强的氧化性，如 $FeCl_3$ 可将 I^-、H_2S 氧化成 I_2、S。

3. 铁的配合物

Fe(Ⅱ)与Fe(Ⅲ)都能与CN^-、X^-、SCN^-等离子形成配合物，也能与CO、NO、NH_3等中性分子及许多有机试剂形成配合物。如在Fe^{2+}溶液中加入铁氰化钾$\{K_3[Fe(CN)_6]\}$试液，生成蓝色难溶化合物$Fe_3[Fe(CN)_6]_2$，称为滕氏蓝，这是鉴定Fe^{2+}的特征反应。例如：

$$3Fe^{2+}+2[Fe(CN)_6]^{3-}\longrightarrow Fe_3[Fe(CN)_6]_2\downarrow$$

在含有Fe^{3+}的溶液中，加入亚铁氰化钾$\{K_4[Fe(CN)_6]\}$试液，生成蓝色的沉淀物$Fe_4[Fe(CN)_6]_3$，俗称普鲁士蓝；或加入硫氰化钾（KSCN）试液，生成血红色的$[Fe(SCN)_6]^{3-}$溶液，作为鉴定Fe^{3+}的特征反应。例如：

$$4Fe^{3+}+3[Fe(CN)_6]^{4-}\longrightarrow Fe_4[Fe(CN)_6]_3\downarrow（蓝色）$$

$$Fe^{3+}+6SCN^-\longrightarrow[Fe(SCN)_6]^{3-}（血红色）$$

四、铜、银、锌、汞及其重要化合物

（一）铜、银及其化合物

铜（Cu）、银（Ag）位于周期系ⅠB族，价电子层构型为$(n-1)d^{10}ns^1$，最外层只有1个s电子，次外层有18个电子，其屏蔽效应小于8个电子结构，有效核电荷数高，对最外层s电子的吸引力强。因此，ⅠB族与ⅠA族元素相比，虽然最外层电子构型相同，但性质上却有很大差异。如ⅠA族元素是非常活泼的金属元素，而ⅠB族元素的金属活动顺序排在H之后，Cu的常见氧化态为+2、+1，Ag的常见氧化态为+1。

1. 氧化物和氢氧化物

氧化亚铜（Cu_2O）为棕红色固体，难溶于水。溶液中形成的Cu_2O因晶粒的大小不同颜色可由黄、橙黄到棕红。临床医学上用Cu（Ⅱ）盐溶液检查糖尿病，利用葡萄糖还原Cu（Ⅱ）盐的碱性溶液，根据生成Cu_2O沉淀判断尿中是否含葡萄糖。例如：

$$2[Cu(OH)_4]^{2-}+HOCH_2(CHOH)_4CHO\longrightarrow$$
$$Cu_2O\downarrow+HOCH_2(CHOH)_4COOH+2H_2O+4OH^-$$

Cu_2O为碱性氧化物，溶于稀酸即发生歧化反应，生成Cu^{2+}和Cu沉淀。例如：

$$Cu_2O+2H^+\longrightarrow Cu^{2+}+Cu\downarrow+H_2O$$

Cu_2O溶于氨水和氢卤酸时，分别生成无色的$[Cu(NH_3)_2]^+$和$[CuCl_3]^{2-}$等配合物。$[Cu(NH_3)_2]^+$在空气中不稳定，立即被氧化成蓝色的$[Cu(NH_3)_4]^{2+}$。

氧化铜（CuO）为黑色粉末，难溶于水的碱性氧化物，易溶于酸生成相应的盐。

氢氧化铜$[Cu(OH)_2]$为浅蓝色粉末，难溶于水，在$CuSO_4$或其他可溶性铜盐的冷溶液中加入适量的NaOH或KOH，生成浅蓝色的$Cu(OH)_2$沉淀，但$Cu(OH)_2$不稳定，受热时易脱水变成黑色的CuO。例如：

$$Cu^{2+}+2OH^-\longrightarrow Cu(OH)_2\downarrow\xrightarrow{80\sim90℃}CuO\downarrow+H_2O$$

$Cu(OH)_2$微显两性，以碱性为主，易溶于酸，可溶于过量浓碱溶液，生成蓝紫色的$[Cu(OH)_4]^{2-}$配离子。例如：

$$Cu(OH)_2+2OH^-\longrightarrow[Cu(OH)_4]^{2-}$$

$Cu(OH)_2$易溶于氨水，生成深蓝色的$[Cu(NH_3)_4]^{2+}$配离子。例如：

$$Cu(OH)_2+4NH_3\longrightarrow[Cu(NH_3)_4]^{2+}+2OH^-$$

向可溶性银盐如$AgNO_3$中加入强碱，可得到黑棕色的Ag_2O沉淀。例如：

$$2Ag^++2OH^-\longrightarrow Ag_2O\downarrow+H_2O$$

Ag_2O 微溶于水，溶液显弱碱性，加热至 $300℃$，完全分解为 Ag 和 O_2；Ag_2O 易溶于氨水，生成 $[Ag(NH_3)_2]^+$。例如：

$$2Ag_2O \xrightarrow{\triangle} 4Ag(s) + O_2 \uparrow$$

$$Ag_2O + 4NH_3 + H_2O \longrightarrow 2[Ag(NH_3)_2]^+ + 2OH^-$$

生成的 $[Ag(NH_3)_2]^+$ 溶液不宜久置，因为其分解生成黑色的 AgN_3，易爆炸；凡盛过 $[Ag(NH_3)_2]^+$ 溶液的器皿、用具，使用后必须立即清洗干净，以防隐患。

2. 重要的盐

铜盐一般有 $+1$ 和 $+2$ 两种氧化数，以 $Cu（Ⅱ）$ 较为常见，如 $CuSO_4$、$CuCl_2$ 等。亚铜 $Cu（Ⅰ）$ 化合物一般存在于固态或配合物中，在水溶液中则容易被氧化为 $Cu（Ⅱ）$。

硫酸铜（$CuSO_4 \cdot 5H_2O$）俗称胆矾，蓝色晶体，在空气中慢慢风化，形成白色粉末。将其加热，逐渐脱去全部结晶水。如无水 $CuSO_4$ 为白色粉末，易吸水变成蓝色水合物，故无水硫酸铜用于检验有机物中的微量水分，也可作干燥剂。$CuSO_4$ 有较强的杀菌能力，与石灰乳混合制得"波尔多"溶液，其有效成分为氢氧化铜和碱式硫酸铜，可作杀虫剂。在医药上，硫酸铜可作收敛剂、防腐剂和催吐剂。

氯化铜 $CuCl_2$ 可由硫酸铜与盐酸反应制得，也可由单质直接合成。无水 $CuCl_2$ 为黄棕色固体，易溶于水及乙醇、丙酮等有机溶剂。CuI_2 不存在，因为 Cu^{2+} 具氧化性，而 I^- 具还原性，I^- 会把 Cu^{2+} 还原成 Cu^+，生成难溶的 CuI。例如：

$$2Cu^{2+} + 4I^- \longrightarrow 2CuI \downarrow（白）+ I_2（棕色）$$

碱式碳酸铜 $[CuCO_3 \cdot Cu(OH)_2]$ 呈孔雀绿色，易溶于酸，常用作有机催化剂、杀虫剂、杀菌剂和饲料添加剂等。Cu^{2+} 与 CO_3^{2-} 作用可制得碱式碳酸铜。例如：

$$2Cu^{2+} + 2CO_3^{2-} + H_2O \longrightarrow Cu_2(OH)_2CO_3 \downarrow + CO_2 \uparrow$$

此外，Cu^{2+} 与 S^{2-}、$C_2O_4^{2-}$、PO_4^{3-} 等离子作用时，生成难溶性沉淀。其中，黑色 CuS 沉淀只溶于热 HNO_3 和浓 KCN 溶液中。例如：

$$3CuS + 8HNO_3 \longrightarrow 3Cu(NO_3)_2 + 2NO \uparrow + 3S \downarrow + 4H_2O$$

$$2CuS + 10KCN \longrightarrow 2K_3[Cu(CN)_4] + (CN)_2 \uparrow + 2K_2S$$

银盐的氧化数通常为 $+1$，除 $AgNO_3$、AgF、$AgClO_4$ 易溶，Ag_2SO_4 微溶外，其他银盐多数难溶于水。

硝酸银（$AgNO_3$）为可溶性银盐，可由单质与硝酸作用直接制得。例如：

$$Ag + 2HNO_3（浓）\longrightarrow AgNO_3 + NO_2 \uparrow + H_2O$$

$$3Ag + 4HNO_3（稀）\longrightarrow 3AgNO_3 + NO \uparrow + 2H_2O$$

固体 $AgNO_3$ 受热或见光会发生分解，需保存在棕色玻璃瓶中。例如：

$$2AgNO_3 \longrightarrow 2Ag + 2NO_2 \uparrow + O_2 \uparrow$$

$AgNO_3$ 具有氧化性，在水溶液中被 Zn、Cu 等金属还原成单质。$AgNO_3$ 有一定的杀菌能力，对人体有腐蚀作用，在医疗上用作消毒和腐蚀剂。

（二）锌、汞及其化合物

锌（Zn）、汞（Hg）为周期系中的 ⅡB 族元素，价电子构型为 $(n-1)d^{10}ns^2$，最外层有 2 个电子，次外层有 18 个电子。18 电子层结构屏蔽作用较小，有效核电荷数较大，因此，最外层 ns 电子受原子核的作用较强，较稳定。这种稳定性随原子序数的增大而递增，尤其是 Hg 的 $6s$ 电子对最为稳定，导致其金属键作用弱，其单质在常温下为液态，能溶解许多金属，称为汞齐。

锌的常见氧化态为 $+2$，汞为 $+1$ 和 $+2$。锌、汞都是银白色金属，其熔点和沸点不仅低于碱土金属，而且也低于铜、银等金属。

1. 锌及其重要化合物

锌是活泼金属，在空气中，表面可形成一层致密的氧化膜使其不易被腐蚀。加热时，与空气中的 O_2 化合生成白色的氧化锌（ZnO）。锌是两性金属，既能溶于非氧化性酸，又能溶于碱，并放出氢气。例如：

$$Zn + H_2SO_4 \longrightarrow ZnSO_4 + H_2 \uparrow$$
$$Zn + 2NaOH + 2H_2O \longrightarrow Na_2[Zn(OH)_4] + H_2 \uparrow$$

氧化锌（ZnO）和氢氧化锌[$Zn(OH)_2$]为两性氧化物。ZnO 是白色粉末，俗称锌白，不溶于水，有一定的杀菌能力和收敛性，医药上常制成外用软膏。

$Zn(OH)_2$ 在水中存在下列平衡。例如：

$$Zn^{2+} + 4OH^- \rightleftharpoons Zn(OH)_2 + 2OH^- \rightleftharpoons [Zn(OH)_4]^{2-}$$

加酸平衡向左移动，生成锌盐；加碱平衡向右移动，生成四羟基合锌酸盐。$Zn(OH)_2$ 可溶于氨水，生成四氨合锌（II）配离子。例如：

$$Zn(OH)_2 + 4NH_3 \cdot H_2O \longrightarrow [Zn(NH_3)_4]^{2+} + 2OH^- + 4H_2O$$

常用的锌盐为硫酸锌（$ZnSO_4$）和氯化锌（$ZnCl_2$）。它们的化学性质比较稳定，易溶于水，其溶液因 Zn^{2+} 的弱水解作用而显酸性。无水 $ZnCl_2$ 有很强的吸水性，在有机合成上用作脱水剂。

2. 汞及其重要化合物

汞（Hg）俗称水银，是唯一在常温下呈液态并易流动的金属。汞的熔点在金属中最低，只有 $-38.87℃$。汞易挥发，蒸气有剧毒，若长期大量吸入，会造成汞中毒。水银温度计在使用过程中，应注意保护水银球部，防止打烂水银洒落，万一洒落，应立即把它收集起来深埋，在其上面撒些硫黄粉末，硫和汞反应生成稳定的硫化汞，大大降低其危害。例如：

$$Hg + S \xrightarrow{\triangle} HgS$$

汞能溶解许多金属如金、银、钠、钾、锌、镉、铅等形成汞齐，汞齐无毒。钠汞齐在有机合成上用作还原剂，锌汞齐常用作制造电池，金汞齐常用作填镶牙齿，银和锡汞齐也可用作补牙剂。铁是典型不能形成汞齐的金属，常用铁制作盛汞容器。

汞在 $0 \sim 200℃$ 的热膨胀系数很均匀，且密度大，又不润湿玻璃，可用于温度计和压力计。汞的常见化合态为 $+1$ 和 $+2$。Hg（I）化合物以双聚体离子形式存在，即 Hg_2^{2+}，两个 Hg（I）共用一对电子，以共价键结合。Hg_2^{2+} 的化合物称亚汞化合物，如硝酸亚汞[$Hg_2(NO_3)_2$]和氯化亚汞（Hg_2Cl_2）。

$Hg_2(NO_3)_2$ 易溶于水，有剧毒，受热易分解并发生氧化；在 $Hg_2(NO_3)_2$ 中，加入 HCl 生成 Hg_2Cl_2 沉淀。例如：

$$Hg_2(NO_3)_2 \xrightarrow{\triangle} 2HgO + 2NO_2 \uparrow$$
$$Hg_2(NO_3)_2 + 2HCl \longrightarrow Hg_2Cl_2 \downarrow + 2HNO_3$$

Hg_2Cl_2 为白色粉末，不溶于水，无毒，味略甜，俗称甘汞。医药上用作轻泻剂，化学上用来制造甘汞电极。Hg_2Cl_2 在光照下易分解。例如：

$$Hg_2Cl_2 \xrightarrow{光照} HgCl_2 + Hg$$

Hg_2Cl_2 应保存在棕色瓶中，Hg（II）化合物如硝酸汞[$Hg(NO_3)_2$]和氯化汞（$HgCl_2$），$Hg(NO_3)_2$ 易溶于水并发生水解，有剧毒，受热易分解。例如：

$$2Hg(NO_3)_2 \longrightarrow 2HgO \downarrow + 4NO_2 \uparrow + O_2 \uparrow$$

$HgCl_2$ 是直线形共价化合物，略溶于水，熔点低，易升华，俗称升汞，有剧毒，内服 $0.2 \sim 0.4g$ 可致命，但少量使用有消毒作用，外科上用作消毒剂。

拓展阅读 》》　常见的过渡金属元素药物

1. 高锰酸钾 $KMnO_4$ 也称灰锰氧或 PP 粉，是一种常见的强氧化剂，常温下为紫黑色片状晶体，带蓝色金属光泽，无臭。高锰酸钾因其强氧化性，常被用作消毒防腐剂，如 0.1% 水溶液可外用冲洗创面，腔道等；0.01%～0.02% 水溶液可用于灌洗膀胱或尿道，口服浓度（1：4000）～（1：1000）的高锰酸钾溶液可用于有机物中毒的洗胃。若误服极高浓度的高锰酸钾溶液或结晶体时，则会造成中毒，使用时需注意安全。

2. 七水合硫酸亚铁（$FeSO_4 \cdot 7H_2O$）也称绿矾，为蓝绿色或绿色透明柱状结晶或颗粒，无臭，味酸、涩。易溶于水，不溶于乙醇。可作内服药，治疗缺铁性贫血。多服能引起呕吐、腹痛、腹泻、头晕等不良反应。

3. 五水硫酸铜（$CuSO_4 \cdot 5H_2O$）也称蓝矾或胆矾，为蓝色晶体，有金属气味。在干燥的空气中缓慢风化，易溶于水，水溶液呈碱性，难溶于乙醇。可内服用作催吐剂，外用可治疗口疮、沙眼、结膜炎及创面腐蚀。

4. 硝酸银（$AgNO_3$）为无色透明的斜方结晶或白色的结晶，有苦味，无臭。在水中极易溶解，水溶液呈中性，也可溶于乙醇。医药上制成硝酸银软膏，具有杀菌、收敛和促进创面愈合的作用，用于防治烧伤创面溃疡和感染。

5. 硫酸锌（$ZnSO_4 \cdot 7H_2O$）也称皓矾或锌矾，为无色或白色结晶、颗粒或粉末，无臭，味涩。在干燥空气中风化，极易溶于水，水溶液呈酸性，难溶于甘油，不溶于醇。内服可作为小儿补锌剂，外用配制滴眼剂，并可防止细胞液外渗，起收敛、止血及弱的抗菌作用。用于治疗慢性结膜炎、角膜炎、眼炎及沙眼等。

6. 氧化汞（HgO）也称黄降汞，为黄到橙黄色粉末，质重，无气味。几乎不溶于水和醇，可溶于稀盐酸或稀硝酸。黄降汞杀菌力很强，做成眼药膏可治疗睑缘炎、深层角膜炎和巩膜炎等。

7. 硫化汞（HgS）也称朱砂、辰砂或丹砂。硫化汞为红色，天然硫化汞矿石呈大小不一的块状、薄片状或细小颗粒状，大红色，有金刚光泽至金属光泽，质重而脆，易破碎，无臭无味。难溶于水和沸腾的盐酸或硝酸，可溶于王水。朱砂有镇静、催眠作用，可治疗心悸易惊、失眠多梦、癫痫发狂、小儿惊风等疾病，外用能抑杀细菌和寄生虫，可治疗口疮、喉痹、疮疡肿毒等。

第四节　其他常见药用元素及其化合物

一、硒元素及其化合物

硒（Se）是周期系中第四周期ⅥA族元素。硒及其化合物有剧毒，但微量硒却是人体必需的微量元素。硒的浓度为 $0.1 mg \cdot kg^{-1}$ 时有益于人体，高于 $4 mg \cdot kg^{-1}$ 则有毒，大于 $10 mg \cdot kg^{-1}$ 可致癌。硒在人体组织内含量为千万分之一，但它却决定了生命的存在，对人类健康的巨大作用是其他物质无法替代的。硒在人体内和维生素 E 协同，能够保护细胞膜，防止不饱和脂肪酸的氧化。硒缺乏可导致未老先衰，人体免疫力下降，精神萎靡不振，精子活力下降，严重者会引发心肌病及心肌衰竭等。近年来，临床医学证明威胁人类健康和生命的四十多种疾病都与人体缺硒有关，如癌症、心血管病、肝病、白内障、胰脏疾病、糖尿病、生殖系统疾病等。

亚硒酸钠 Na_2SeO_3 为白色粉末，可由亚硒酸和氢氧化钠中和制得。例如：

$$H_2SeO_3 + 2NaOH \longrightarrow Na_2SeO_3 + 2H_2O$$

Na_2SeO_3 易溶于水，不溶于乙醇。它可以作为硒补充剂，临床用于防治癌症、高血压、冠心病、心肌炎、克山病和骨病等。

二、锗元素及其化合物

锗（Ge）是周期系中第四周期ⅣA族元素。锗为银白色金属，其粉末状呈暗蓝色，结晶状，质脆，熔点937.4℃，沸点2830℃。锗是一种稀有金属，是重要的半导体材料。锗不溶于水、盐酸、稀氢氧化钠溶液，可溶于王水、浓硝酸或硫酸。

锗对人体的主要作用是可以消除疲劳，防止贫血，帮助新陈代谢等。近几年临床医学研究发现，正常人体中，不会缺乏此类微量元素，但在现代工业文明的环境下，长期受到化学污染的人体，使得锗元素离子活性有衰退的迹象，适当补充这种微量元素有助于恢复身体机能，促进身体健康。

锗化合物的存在形式，大致可分为无机锗和有机锗两类。无机锗作为半导体材料，人体肠道无法吸收利用。有机锗分为合成有机锗、天然有机锗及生物有机锗三类。研究最多的是有机锗倍半氧化物、螯锗及含硫配位的有机锗化合物等，它们具有明显的抗肿瘤与消炎活性，有助于增强机体免疫力，能刺激血中红细胞和血红蛋白数量的增加，对治疗贫血有一定的作用。

三、钼元素及其化合物

钼（Mo）是周期系中第五周期ⅥB族元素，为过渡金属元素。钼为银白色金属，具有高温强度好、硬度高、密度大、抗腐蚀能力强、热膨胀系数小、导电和导热性能良好等特性。

钼是人体及动植物的必需微量元素。它是多种酶的组成部分，钼的缺乏会导致龋齿、肾结石、克山病、骨病和食管癌等疾病。

七钼酸铵$(NH_4)_6Mo_7O_{24} \cdot 4H_2O$，又称仲钼酸铵、钼酸铵，为无色或浅黄绿色晶体，溶于水、酸和碱，不溶于乙醇。放置在空气中会风化，失去一部分氨。加热至190℃分解生成氨气、水和三氧化钼。例如：

$$(NH_4)_6Mo_7O_{24} \cdot 4H_2O \longrightarrow 6NH_3 \uparrow + 7MoO_3 + 7H_2O$$

七钼酸铵为实验室常用试剂，用于检测水中总磷含量。医药上作为钼补充剂，用于长期依赖静脉高价营养的患者。

重点小结

1. 常见碱金属元素和碱土金属元素具有还原性，与氧气反应生成氧化物、过氧化物或超氧化物，与水反应放出氢气，还能与某些非金属反应。碱金属氧化物溶于水形成的氢氧化物为强碱，碱土金属氧化物则难溶于水。盐类易溶于水，热稳定性高，常用焰色反应鉴别阳离子。

2. 卤素单质为活泼非金属，具有氧化性，与金属如 Na、Fe 反应生成卤化物，与非金属如 H_2、O_2 反应生成卤化氢和氧化物，与水发生歧化反应。卤化氢易溶于水形成氢卤酸，为强酸（除 HF 为弱酸外），含卤素的氧化物溶于水形成含氧酸，氧化数越高（如 $HClO_4$），氧化性越强。

3. 氧的单质如氧和臭氧及其重要化合物如过氧化氢（消毒液主要成分）具有氧化性，

能与高锰酸钾反应；硫的单质及其重要化合物如硫化氢、二氧化硫和三氧化硫及含氧酸如亚硫酸、硫酸及其盐。

4. 氮的单质及其重要化合物如氮的氧化物、氨和铵盐，含氧酸如亚硝酸、硝酸及其盐。磷的单质及其重要化合物如氯化物，磷的氧化物如五氧化磷、水化物如磷酸及其盐。砷的重要化合物如砷化氢，砷的氧化物和水化物。

5. 碳的单质及其重要化合物如碳酸及其盐，硅的重要化合物如二氧化硅、硅酸及其盐，锡和铅的重要化合物，硼及其重要化合物如硼酸和硼砂。

6. 铬及其重要化合物如铬（Ⅲ）、（Ⅵ）的化合物，锰及其重要化合物如 Mn（Ⅱ）、Mn（Ⅳ）、Mn（Ⅶ）化合物，铁、钴、镍及其重要化合物如铁的氧化物和氢氧化物、铁的配合物，铜、银及其重要化合物如氧化物和氢氧化物，锌、汞及其重要化合物，其他常见药用元素及其重要化合物如硒、锗、钼等。

目标检测

一、单选题

1. 碱金属元素的价电子构型为（　　）。

A. ns^1　　　　B. ns^2　　　　C. ns^2np^1　　　　D. ns^2np^2

2. 金属元素在化学反应中主要表现为（　　）。

A. 易失电子　　　B. 易得电子　　　C. 易导电　　　D. 不失不得电子

3. 碱金属元素在自然界中的主要存在形态为（　　）。

A. 单质　　　B. 盐　　　C. 氢氧化物　　　D. 氧化物

4. 下列金属元素中，还原性最强的是（　　）。

A. Na　　　B. Mg　　　C. K　　　D. Rb

5. 下列物质中，碱性最强的是（　　）。

A. NaOH　　　B. $Mg(OH)_2$　　　C. KOH　　　D. $Ba(OH)_2$

6. 盐酸具有的性质是（　　）。

A. 有酸性，无氧化性，无还原性　　　B. 有酸性，有氧化性，有还原性

C. 有酸性，无氧化性，有还原性　　　D. 有酸性，有氧化性，无还原性

7. 下列化学反应中，证明次氯酸是一种弱酸的是（　　）。

A. $Cl_2 + H_2O \xrightarrow{光照} HCl + HClO$

B. $2HClO \longrightarrow 2HCl + O_2 \uparrow$

C. $Ca(ClO)_2 + 2HCl \longrightarrow CaCl_2 + 2HClO$

D. $Ca(ClO)_2 + CO_2 + H_2O \longrightarrow CaCO_3 \downarrow + 2HClO$

8. 下列说法正确的是（　　）。

A. HF、HCl、HBr、HI 还原性依次减弱　　B. Cl^- 的半径比 Cl 的半径大

C. Cl^- 和 Cl_2 都是黄绿色气体　　　D. 氯水显黄绿色是因为氯水中有 Cl^-

9. 将 H_2O_2 加入用 H_2SO_4 酸化的高锰酸钾溶液中，H_2O_2 的作用是（　　）。

A. 氧化剂　　　B. 还原剂　　　C. 还原 H_2SO_4　　　D. 分解成氢和氧

10. 下列各组硫化物中，可溶于稀盐酸中的是（　　）。

A. MnS、FeS　　B. ZnS、CuS　　C. SnS、PbS　　D. FeS、Ag_2S

11. 硫代硫酸钠的制备方法为（　　）。

A. 将硫粉溶于沸腾的 Na_2SO_4 溶液中　　B. 将硫粉溶于沸腾的 Na_2SO_3 溶液中

C. 硫化钠与 Na_2SO_3 反应　　　D. 用硫酸酸化过的高锰酸钾去氧化 Na_2SO_3

12. 下列方程式中有错误的是（　　）。

A. $S+Na_2S \longrightarrow Na_2S_2$　　　　　　　B. $Na_2SO_3+S \longrightarrow Na_2S_2O_3$

C. $Fe+S \longrightarrow FeS$　　　　　　　　　　D. $S+2HNO_3 \longrightarrow H_2SO_4+2NO\uparrow$

13. 下列不属于大气污染物的是（　　　　）。

A. NO　　　　　　B. NO_2　　　　　　C. CO　　　　　　D. CO_2

14. 除去 CO_2 气体中混有的少量 CO 气体，下列方法合适的是（　　　　）。

A. 点燃　　　　　　　　　　　　　　B. 通入饱和 Na_2CO_3 溶液中

C. 通过灼热的 CuO　　　　　　　　　D. 通入澄清石灰水

15. 下列物质中，既能与盐酸反应，又能与氢氧化钠溶液反应的是（　　　　）。

A. 碳酸钠　　　　　B. 碳酸氢钠　　　　　C. 氯化钠　　　　　D. 硫酸铜

二、多选题

1. 浓硫酸具有的特性是（　　　　）。

A. 酸性　　　B. 氧化性　　　C. 还原性　　　D. 吸水性　　　E. 脱水性

2. 下列物质属于硫酸盐是（　　　　）。

A. 胆矾　　　B. 芒硝　　　C. 绿矾　　　D. 普鲁士蓝　　　E. 小苏打

3. 下列硝酸盐加热分解生成金属氧化物的是（　　　　）。

A. $NaNO_3$　　B. $Mg(NO_3)_2$　　C. $Cu(NO_3)_2$　　D. $AgNO_3$　　E. KNO_3

三、判断题

1. 在自然界里碱金属没有游离态的单质存在。（　　　　）

2. 碱金属元素在同一周期元素中的金属性最强。（　　　　）

3. 碱土金属盐大多易溶于水，碱金属盐大多微溶于或难溶于水。（　　　　）

4. 液态氯化氢和盐酸是同一种物质。（　　　　）

5. 为预防甲状腺炎，我国实施了在食盐中全面加碘计划。食盐中所加的碘是碘单质和碘化钾。（　　　　）

6. O_2 是氧单质在自然界中的唯一存在形式。（　　　　）

7. H_2O_2 既有氧化性，又有还原性。（　　　　）

8. 过氧化氢应保存在棕色瓶中，并存放于阴凉处。（　　　　）

9. 浓硝酸应储存在铝质或铁质容器中。（　　　　）

10. 由碳至铅，ⅣA 碳族元素最高氧化物对应水化物酸性逐渐增强。（　　　　）

11. $KMnO_4$ 在碱性介质中的氧化性最强。（　　　　）

四、填空题

1. 把 Cl_2 通入含有 I^-、Br^-、S^{2-} 的溶液中，首先析出是 _____，其次是 _____，最后是 _____。

2. 工业上生产硫酸通常是用 _____吸收 _____制得。

3. 高层大气中的臭氧层保护了人类的生存环境，其作用是 _____。

4. 王水中浓盐酸与浓硝酸的体积比为 _____。

5. 久置的浓硝酸呈黄色，是因为硝酸具有 _____。

6. 磷在空气中缓慢氧化，可生成 _____，若在充分的氧气中燃烧，则可生成 _____。

7. HF 不能储存在玻璃器皿中，是因为 _____，反应方程式为 _____。

8. 新沉淀的 $Mn(OH)_2$ 是白色的，放置片刻后慢慢变成 _____色，是因为 _____。

五、完成下列反应式

1. $Na+O_2 \longrightarrow$

2. $Na + H_2O \longrightarrow$

3. $LiH + H_2O \longrightarrow$

4. $Na_2O_2 + CO_2 \longrightarrow$

5. $H_2S + Cl_2 \longrightarrow$

6. $SiO_2 + 4HF \longrightarrow$

7. $HCl + 2KMnO_4 \longrightarrow$

8. $HClO \xrightarrow{光照}$

9. $S + NaOH \longrightarrow$

10. $Na_2SO_3 + S \longrightarrow$

11. $NH_4Cl \xrightarrow{\triangle}$

12. $HNO_3 + C \longrightarrow$

13. $Ca(HCO_3)_2 + Ca(OH)_2 \longrightarrow$

14. $Na_2SiO_3 + HCl \longrightarrow$

15. $Fe^{3+} + [Fe(CN)_6]^{4-} \longrightarrow$

16. $AgNO_3 \xrightarrow[\triangle]{光照}$

六、推测题

有一白色固体 A，放入水中不溶解，倒入少量稀盐酸，生成无色气体 B。将 B 通入澄清石灰水中又生成白色固体 A。将 A 干燥后，加强热可生成另一种白气固体 C 及无色气体 B。将气体 B 通过灼热的木炭粉，生成另外一种无色的可燃性气体 D。将 D 通过灼热的黑色固体粉末 E 生成一种红色的金属 F 和无色气体 B。请推测：（1）A、B、C、D、E、F 各是什么物质？（2）写出上述各步反应的化学方程式。

第四章 配位化合物

电子课件

配位化合物

学习目标

知识目标

1. 掌握配位化合物的组成和命名。
2. 熟悉配位化合物的分类。
3. 了解配位化合物的概念。

能力目标

1. 能正确命名一些重要的配位化合物。
2. 会判断配位化合物的类别和组成。

素质目标

通过学习我国化学家在配合物领域研究成果，培养求知欲和探究精神，树立民族自豪感和家国情怀。

案例导入

立身首要是品德，人生价值在奉献——我国配位化学的开拓者

戴安邦教授是我国配位化学的开拓者，他是国内较早从事胶体化学和配位化学研究者之一。有"合成氨催化剂活化氮中心的七铁原子簇模型""新型配合物的合成和结构""铂配合物抗癌作用及机理研究"等多项科研成果，分别获得国家科学大会奖、国家教委科技进步二等奖和国家自然科学三等奖。

思政案例

游效曾教授是我国无机化学家、中国科学院院士，致力于无机化学的基础研究，特别是配位化合物的合成、结构、成键、性质和光电功能分子材料的研究。1986年，他首次在国内提出了"光电功能配合物"这一新学科分支的研究，先后两次获得国家教委科技进步一等奖，开拓了光电功能配合物新领域，助力缩短与国际配位化学差距。

两位教授在配位化学方面取得了有重大影响力的成就，对无机化学学科发展作出了重要贡献。

问题讨论：你能举一些例子，谈一谈配合物的来源、组成和结构吗？

配位化合物是分子中含有配位键、分子结构复杂的一类化合物，它广泛地存在于自然界中，是现代无机化学的重要研究对象。由于现代理论化学、计算机化学、量子力学以及计算和信息技术的进步，配位化学的研究和应用得到了快速的发展，并成为一门独立的化学分支学科——配位化学。配位化合物的种类繁多，应用广泛，在医药、生物、环保和食品等领域都有重要应用。

一、配合物的概念

　　在对 $[Cu(NH_3)_4]SO_4$ 溶液进行研究时发现，溶液中可以检出 SO_4^{2-}，而几乎不存在游离的 Cu^{2+} 和 NH_3 分子，这说明 $[Cu(NH_3)_4]SO_4$ 的形成并不符合经典化合价理论。进一步的研究表明，$[Cu(NH_3)_4]SO_4$ 中的 Cu^{2+} 和 NH_3 分子以 $[Cu(NH_3)_4]^{2+}$ 复杂离子的形式稳定存在，其中的 Cu^{2+} 与 NH_3 分子中的 N 原子以配位键相结合。

微课

配合物的概念和组成

　　这种由一个简单阳离子或者原子与一定数目的中性分子或者阴离子通过配位键结合而成的复杂离子称为配离子。在配离子中，简单阳离子（或原子，均称为中心离子）具有接受孤对电子的成键空轨道，而围绕在中心离子（或原子）周围的中性分子或者阴离子（称为配位体）则可以给出一定数目的孤对电子，形成配位键。

　　因此，凡是由中心金属离子（或原子）与配位体以配位键结合形成的一类结构复杂而稳定的化合物称为配位化合物，简称为配合物。配合物主要由配离子组成，有些配离子本身就是配合物。

二、配合物的组成

　　配合物一般由两部分组成，即由中心离子和配位体通过配位键结合而成的稳定结构单元，它是配合物的特征部分，称为配合物的内界。在书写配合物的化学式时，通常把内界写在"[　　]"（方括号）中。配合物中除了内界以外的其他部分称为外界，在书写配合物的化学式时，通常写在方括号之外。配合物的内界与外界之间以离子键结合，在水溶液中配合物容易解离出外界离子，而内界离子则很难发生解离。例如，配合物 $[Cu(NH_3)_4]SO_4$ 中，Cu^{2+} 为中心离子，NH_3 为配位体，$[Cu(NH_3)_4]^{2+}$ 构成配合物的内界，SO_4^{2-} 则是配合物的外界。配合物的组成如图 4-1 所示。

　　有些配合物只有内界，而没有外界。例如，$[Fe(CO)_5]$。

1. 中心离子

中心离子又称为配合物的形成体，位于内界的中心，是配合物的核心部分。中心离子一

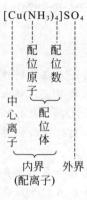

图 4-1 配合物
的组成

一般为带正电荷的过渡金属阳离子，其价电子层上具有接受孤对电子形成配位键的空轨道。如 Cu^{2+}、Zn^{2+}、Ag^+、Cd^{2+}、Hg^{2+}、Cr^{3+}、Fe^{3+} 和 Co^{2+} 等都是常见的中心离子。此外，中心离子还可以是高氧化数的非金属元素的阴离子或金属原子，如 $[SiF_6]^{2-}$ 中的 $Si(\text{Ⅳ})$ 和 $[Ni(CO)_4]$ 中的 $Ni(0)$ 原子。

2. 配位体

在中心离子（或原子）的周围并与其以配位键结合的阴离子或中性分子称为配位体，简称配体，与中心离子（或原子）处于配合物的内界。例如，F^-、SCN^-、NH_3、CO 等。

提供配位体的物质称为配位剂，例如，NaF、$KSCN$ 等。有时配位剂本身就是配位体，例如，NH_3、H_2O 等。

在配位体中，提供孤对电子与中心离子（或原子）形成配位键的原子称为配位原子，例如，NH_3 的 N 原子、H_2O 中的 O 原子。配位原子通常是位于周期表中右上方的电负性较大的非金属元素原子，例如，F、Cl、Br、I、N、O、S、C 等。

根据配位体中所含配位原子的数目不同，可将配位体分为单齿（又叫单基）配位体和多齿（又叫多基）配位体。一个配位体分子（或离子）中只含有一个配位原子的称为单齿配位体，如 H_2O、NH_3、OH^-、X^- 等（见表 4-1）。一个配位体分子（或离子）中含有两个或两个以上配位原子（同时形成两个或两个以上的配位键）的配位体称为多齿配位体。例如，乙二胺（$H_2NCH_2CH_2NH_2$，也简写为 en）分子中含有两个配位原子，为二齿配位体；乙二胺四乙酸 $[(HOOCCH_2)_2NCH_2CH_2N(CH_2COOH)_2$，简称 EDTA] 分子中含有 6 个配位原子，为六齿配位体（见表 4-2）。

表 4-1　常见的单齿配位体

中性分子 配位体	配位 原子	阴离子 配位体	配位 原子	阴离子 配位体	配位 原子
NH_3	N	F^-	F	CN^-	C
H_2O	O	Cl^-	Cl	$-NO_2$（硝基）	N
CO（羰基）	C	Br^-	Br	$-NO$（亚硝基）	O
CH_3NH_2（甲胺）	N	I^-	I	SCN^-（硫氰酸根）	S
C_5H_5N（吡啶）	N	$-OH$（羟基）	O	NCS^-（异硫氰酸根）	N

表 4-2　常见的多齿配位体

多齿配位体	配位原子	名称（缩写）	多齿配位体	配位原子	名称（缩写）
O O ‖ ‖ $^-O-C-C-O^-$	O	草酸根 （OX）	（邻菲啰啉结构式）	N	邻菲啰啉 或邻二氮菲 （o-phen）
CH_2-CH_2 | | NH_2 NH_2	N	乙二胺 （en）	$^-OOCCH_2$ H$^+$ H$^+$ CH_2COOH 　　　＼ | | ／ 　　　NCH_2-CH_2N 　　／ ＼ $HOOCCH_2$ CH_2COO^-	N O	乙二胺四乙 酸（EDTA）

有些配位体虽含有两个或两个以上配位原子，但在形成配合物时只利用其中一个配位原

子与中心离子结合，这类配位体称为两可配位体，也属于单齿配位体。例如 SCN^- 与 Hg^{2+} 形成 $[Hg(SCN)]^+$ 配离子时，S 原子为配位原子；当 SCN^- 与 Fe^{3+} 形成 $[Fe(NCS)_6]^{3-}$ 配离子时，N 原子为配位原子。

由中心离子（或原子）与多齿配位体结合而成的具有环状结构的配合物称为螯合物，其配位体又称为螯合剂，螯合物中形成的环称为螯环，其结构以五元环或六元环结构最常见。例如，$[Cu(en)_2]^{2+}$ 为五元环结构，Ca^{2+}、Mg^{2+}、Zn^{2+} 等金属离子与 EDTA 形成的配离子为六元环结构。螯合物是配合物的一种，在螯合物的结构中，一般有一个或多个多齿配体提供多对电子与中心体形成配位键。螯合物通常比一般配合物要稳定，这是由于要同时断开螯合剂配位于中心离子（或原子）上的两个键是困难的。这种由于螯环的形成而使螯合物稳定性增加的作用称为螯合效应。

3. 配位数

在配合物中，与中心离子（或原子）以配位键直接结合的配位原子的数目，称为中心离子（或原子）的配位数。

对于单齿配位体，中心离子的配位数与配位体数相等。如在 $[Cu(NH_3)_4]SO_4$ 中，NH_3 是单齿配位体，则 Cu^{2+} 的配位数为 4，配位数和配位体数相等。

对于多齿配位体，配位数与配位体数不相等，配位数等于配位体数乘以配位体的齿数。例如，$[Cu(en)_2]^{2+}$ 中，配位体数为 2，但 en 为二齿配位体，所以 Cu^{2+} 的配位数是 4。

一般情况下，中心离子的配位数为 2～9，常见的是 2、4、6。配位数的大小主要取决于中心离子和配位体的性质，包括中心离子和配位体的体积及所带电荷等。

（1）对于同一种配位体，如果中心离子的半径较大，其周围排布的配位体数目一般较多，则配位数较高。如 Al^{3+} 与 F^- 可形成配位数为 6 的 $[AlF_6]^{3-}$，主要原因是 Al^{3+} 的半径较大。

（2）对于同一中心离子，配位体的体积越大，则中心离子的配位数越小。例如，Al^{3+} 与体积较小的 F^- 形成 $[AlF_6]^{3-}$ 配合物，中心离子 Al^{3+} 的配位数为 6；而与体积较大的 Cl^-、Br^-、I^- 等则形成 $[AlCl_4]^-$，Al^{3+} 的配位数为 4。

（3）对于同一配位体，中心离子的电荷数越大，越有利于形成配位数较高的配合物。如 Pt^{4+} 与 Cl^- 形成 $[PtCl_6]^{2-}$，配位数为 6；而 Pt^{2+} 与 Cl^- 形成 $[PtCl_4]^{2-}$，配位数为 4。

除此之外，配位数的大小还与形成配合物时的外界条件有关，如浓度、温度等。一般来说，增大配位体浓度，降低反应温度，有利于形成高配位数的配合物。

4. 配离子的电荷

配离子的电荷等于中心离子和配位体所带电荷的代数和。由于配合物是电中性的，因此也可根据外界离子的电荷数来确定配离子的电荷。例如，在配合物 $[Cu(NH_3)_4]SO_4$ 中，外界离子 SO_4^{2-} 所带电荷为 2-，可以确定出配离子所带电荷为 2+。

课堂互动

1. 你能确定配合物 $[Co(C_2O_4)(en)_2]Cl$ 的中心离子所带的电荷和配位数吗？

2. 请你说出配合物 $[Cr(NH_3)(H_2O)_3Cl_2]SO_4$ 的内界、外界、中心离子、配位体、配原子和配位数。

三、配合物的命名

为了准确表达配合物的组成和结构，必须对配合物的化学式的写法和命名作出统一的规范要求。

1. 配合物的化学式

书写配离子化学式应首先写出中心离子的元素符号，再写出阴离子和中性分子配位体，并在配位体的右下角注明配位体的数目，并将配离子写在方括号之内。

值得注意是，在书写阴离子配位体时，不需表明阴离子所带的电荷数；含有两种以上配位体的配离子，配位体则是按照先阴离子、后中性分子的顺序排列。若配位体均为阴离子或者中性分子，则按照配位原子的英文字母顺序排列。

2. 配合物的命名原则

（1）配合物内界的命名　先用汉字的一、二、三……写出配位体的数目；然后写出配位体名称；再写上"合"字，表示是配合物；然后命名中心离子；最后用罗马数字在括号内标明中心离子的氧化数，氧化数为零的也可以不标出。例如，$[FeF_6]^{3-}$ 命名为六氟合铁（Ⅲ）配离子；$[Fe(CO)_5]$ 命名为五羰基合铁。

如果配离子中包含两种以上的配位体，不同配位体名称之间可以用圆点"·"分开。配位体命名的先后顺序为：先无机配位体，后有机配位体；先阴离子后中性分子；如果是相同类型的配位体，则按配位原子元素符号英文字母顺序排列。例如，$[Co(NH_3)_5H_2O]^{3+}$ 命名为五氨·一水合钴（Ⅲ）配离子。

在命名配离子时应注意以下问题：

① 某些配位体具有相同的化学式，但由于配位原子不同，应用不同的名称来表示。例如，"硫氰酸根"表示 SCN^-，硫原子是配位原子；"异硫氰酸根"表示 NCS^-，氮原子为配位原子。

② 某些配位体采用习惯命名，如"CO"通常称为羰基，"NO_2"称为硝基，而 SCN^- 和 CN^- 则简称为硫氰和氰等。

③ 在有关配合物的文献中，广泛采用缩写符号。如"en"表示乙二胺，"pn"表示丙二胺，"py"表示吡啶等。

（2）配合物的命名　配合物的命名遵循一般无机化合物的命名原则，即按照"阴离子在前，阳离子在后"的原则进行命名。

如果配合物内界为配阳离子，而外界为简单阴离子，则称为"某化某"。例如，$[Mn(H_2O)_6]Cl_2$，命名为氯化六水合锰（Ⅱ）。

如果配合物的内界为配阳离子，而外界为复杂的酸根离子，则称为"某酸某"。例如，$[Cu(NH_3)_4]SO_4$ 命名为硫酸四氨合铜（Ⅱ）。

如果配合物的内界为配阴离子，则可将其视为酸根进行命名，即在配阴离子与外界之间用"酸"字连接。若外界为氢离子，则在配阴离子之后缀以"酸"字，即称为"某酸"。例如，$H_2[PtCl_6]$ 命名为六氯合铂（Ⅳ）酸，而 $K_2[PtCl_6]$ 则可命名为六氯合铂（Ⅳ）酸钾。

一些配合物的化学式及其命名如表 4-3 所示。

表 4-3　一些配合物的化学式及其命名

类别	化学式	系统命名
配位酸	$H_2[SiF_6]$	六氟合硅（Ⅳ）酸
	$H_2[PtCl_6]$	六氯合铂（Ⅳ）酸
配位碱	$[Ag(NH_3)_2]OH$	氢氧化二氨合银（Ⅰ）
配位盐	$[Zn(NH_3)_4]SO_4$	硫酸四氨合锌（Ⅱ）

类别	化学式	系统命名
	$[Cu(NH_3)_4]SO_4$	硫酸四氨合铜（Ⅱ）
	$[CrCl_2(H_2O)_4]Cl$	一氯化二氯·四水合铬（Ⅲ）
	$[Co(NH_3)_5(H_2O)]Cl_3$	三氯化五氨·一水合钴（Ⅲ）
	$K_4[Fe(CN)_6]$	六氰合铁（Ⅱ）酸钾
	$Na_3[Ag(S_2O_3)_2]$	二（硫代硫酸根）合银（Ⅰ）酸钠
	$K[PtCl_5(NH_3)]$	五氯·一氨合铂（Ⅳ）酸钾
	$NH_4[Cr(NCS)_4(NH_3)_2]$	四（异硫氰酸根）·二氨合铬（Ⅲ）酸铵
中性分子	$[Fe(CO)_5]$	五羰基合铁
	$[PtCl_4(NH_3)_2]$	四氯·二氨合铂（Ⅳ）
	$[Co(NO_2)_3(NH_3)_3]$	三硝基·三氨合钴（Ⅲ）

课堂互动

请你用系统命名法命名下列配合物：

(1) $H_4[Fe(CN)_6]$　　(2) $[Ag(NH_3)_2]^+$　　(3) $[Zn(NH_3)_4]^{2+}$　　(4) $[NiCl(Py)(NH_3)_2]Cl$

重点小结

1. 配合物由内界和外界组成。内界是配合物的特征部分，是由中心金属离子（或原子）和配位体通过配位键结合而成的配阳离子或配阴离子。配位体有单齿配位体和多齿配位体。

2. 配合物的命名遵循一般无机化合物"阴离子在前，阳离子在后"的命名原则。内界为配阳离子称为"某化某"，例如$[Co(NH_3)_2(H_2O)_3Cl]Cl_2$命名为二氯化一氯二氨·三水合钴（Ⅲ），或"某酸某"，例如，$[Zn(NH_3)_4]SO_4$命名为硫酸四氨合锌（Ⅱ）；内界为配阴离子称为"某酸"，例如，$H_2[PtCl_6]$命名为六氯合铂（Ⅳ）酸。

目标检测

一、单选题

1. 在配位化合物中一定含有（　　）。
A. 金属键　　　　B. 离子键　　　　C. 氢键　　　　D. 配位键

2. 配合物 $K_3[Fe(CN)_6]$ 配离子的电荷数为（　　）。
A. 1−　　　　B. 2−　　　　C. 3−　　　　D. 4−

3. 配合物 $[Pt(NH_3)_2Cl_2]$ 中心离子的电荷数为（　　）。
A. 1+　　　　B. 2+　　　　C. 3+　　　　D. 4+

4. $K[PtCl_3(NH_3)]$ 的正确命名是（　　）。
A. 三氯·一氨合铂（Ⅱ）酸钾　　　　B. 一氯·三氯合铂（Ⅱ）酸钾
C. 三氯·一氨合铂（Ⅳ）酸钾　　　　D. 一氨·三氯合铂（Ⅳ）酸钾

5. 下列配位化合物的命名不正确的是（　　）。
A. $K_2[HgI_4]$　四碘合汞（Ⅱ）酸钾
B. $H_2[PtCl_6]$　六氯合铂（Ⅳ）酸
C. $[Ag(NH_3)_2]OH$　氢氧化二氨合银（Ⅰ）
D. $[Co(H_2O)(NH_3)_4Cl]Cl_2$　二氯化一氯一水·四氨合钴（Ⅲ）

6. 下列各组配位化合物中，中心离子的配位数相同的是（　　　）。

A. $[Fe(CO)_5]$和$[Cu(en)_2Cl]Cl$

B. $K_3[Fe(CN)_6]$和$[Pt(NH_3)_2Cl_2]$

C. $[Cu(NH_3)_4]SO_4$和$[Co(NH_3)_5Cl]Cl_2$

D. $[Cr(NH_3)_3Cl_3]$和$[Ag(NH_3)_2]OH$

7. 下列说法错误的是（　　　）。

A. $[AlF_6]^{3-}$中，中心离子的电荷数是$3+$

B. 有些配合物只有内界

C. 配合物中的中心离子只能是金属离子

D. 配合物的命名与无机化合物的命名相似，阴离子在前，阳离子在后

8. 下列物质不能做配位体的是（　　　）。

A. H_2O　　　　　　　B. CO_2　　　　　　　C. NH_3　　　　　　　D. Cl^-

9. 下列配合物的浓度相同时，解离出外界离子或基团浓度最大的是（　　　）。

A. $[Cu(NH_3)_4]SO_4$　　　　　　　　　　B. $[Ag(NH_3)_2]OH$

C. $K_3[Fe(CN)_6]$　　　　　　　　　　　D. $K[Co(NH_3)_2Cl_4]$

二、多选题

1. 关于$[Fe(NH_3)_2(en)_2](NO_3)_3$的描述正确的是（　　　）。

A. 中心离子电荷数为$2+$

B. 配位数为4

C. 配位体为NH_3、en

D. 命名为硝酸二氨·二（乙二胺）合铁（Ⅱ）

E. 配位原子为N

2. $[CoCl(NH_3)_5](NO_3)_2$中的配位体是（　　　）。

A. Co　　　　　　　　B. Cl^-　　　　　　　C. NH_3

D. NO_3^-　　　　　　　E. $[CoCl(NH_3)_5]^{2+}$

3. 下列关于配合物的叙述正确的是（　　　）。

A. 配位体都是阴离子

B. 中心离子的配位数与配位体一定相等

C. 配合物中只有一个配原子

D. $H_2[PtCl_6]$的外界是H^+

E. $[Fe(CO)_5]$的名称是五羰基合铁

4. 下列化合物中属于配合物的是（　　　）。

A. $CuSO_4 \cdot 5H_2O$　　　B. $K_2[PtCl_6]$　　　C. $[Mn(H_2O)_6]Cl_2$

D. $[Cu(NH_3)_4](OH)_2$　　　　　　　　　E. $FeSO_4 \cdot 7H_2O$

5. 下列配合物的命名正确的是（　　　）。

A. $[Zn(NH_3)_4]SO_4$　　　硫酸四氨合锌（Ⅱ）

B. $K[Co(NH_3)_2Cl_4]$　　　二氨·四氯合钴（Ⅲ）酸钾

C. $K_4[Fe(CN)_6]$　　　六氰合铁（Ⅱ）酸钾

D. $[Cu(en)_2]^{2+}$　　　二（乙二胺）合铜（Ⅱ）配离子

E. $[Co(NH_3)_5H_2O]^{3+}$　　　五氨·一水合钴（Ⅲ）配离子

三、判断题

1. 配位数等于配位体数。（　　　）

2. 只有金属离子才能作为配合物的形成体。（　　　）

3. $[Cu(NH_3)_4]SO_4$ 中化学键为离子键、极性键和配位键。（　　　）

4. $[Co(H_2O)(NH_3)_4Cl]Cl_2$ 的配位数是 6。（　　　）

5. $Na_3[AlF_6]$ 中配离子是 Na^+。（　　　）

6. 配离子的电荷数等于中心离子的电荷数。（　　　）

7. 配合物的内界比外界不容易解离。（　　　）

8. 配位体 NCS^- 中的配位原子是 S。（　　　）

四、填空题

1. 配合物 $[Co(NH_3)_4Cl_2]Cl$ 的中心离子是＿＿＿＿＿＿＿＿，配位体是＿＿＿＿＿＿＿＿，配位原子是＿＿＿＿＿＿，中心离子的配位数是＿＿＿＿＿＿，内界是＿＿＿＿＿＿。

2. $[PtCl_4(NH_3)_2]$ 命名为＿＿＿＿＿＿；二溴化四氨合锌（Ⅱ）的化学式是＿＿＿＿＿＿。

3. $[Fe(NH_3)_2(en)_2]Cl_3$ 的外界是＿＿＿＿＿＿。

4. 对同一中心离子来说，配位体的体积越＿＿＿＿＿＿，则中心离子的配位数越＿＿＿＿＿＿。Al^{3+} 与体积较小的 F^- 形成配合物＿＿＿＿＿＿，中心离子 Al^{3+} 的配位数为＿＿＿＿＿＿；而与体积较大的 Cl^- 等则形成配合物＿＿＿＿＿＿，Al^{3+} 的配位数为＿＿＿＿＿＿。

第五章 氧化还原反应和原电池

学习目标

知识目标

1. 掌握电极电势的定义及应用。

2. 熟悉氧化数的概念和氧化还原反应的实质。

3. 了解原电池的原理。

能力目标

1. 能理解氧化数和氧化还原反应有关概念；认识原电池工作原理。

2. 会利用电极电势的大小判断氧化剂和还原剂的强弱；判断氧化还原反应进行方向。

素质目标

通过学习原电池的原理及应用，增强健康、安全、绿色环保和可持续发展的意识，培养求知欲望和探究精神。

案例导入

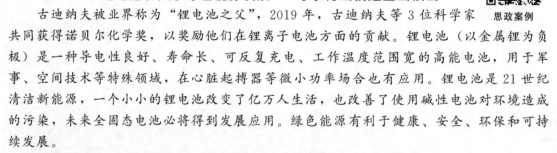

思政案例

锂电池壮大了绿色能源发展——绿水青山就是金山银山

古迪纳夫被业界称为"锂电池之父"，2019 年，古迪纳夫等 3 位科学家共同获得诺贝尔化学奖，以奖励他们在锂离子电池方面的贡献。锂电池（以金属锂为负极）是一种导电性良好、寿命长、可反复充电、工作温度范围宽的高能电池，用于军事、空间技术等特殊领域，在心脏起搏器等微小功率场合也有应用。锂电池是 21 世纪清洁新能源，一个小小的锂电池改变了亿万人生活，也改善了使用碱性电池对环境造成的污染，未来全固态电池必将得到发展应用。绿色能源有利于健康、安全、环保和可持续发展。

问题讨论：你了解原始的原电池吗？请谈一谈原电池的化学原理。

一、氧化还原反应

1. 氧化数

氧化数又称氧化态，在单质或化合物中，假设把每个化学键中的电子指定给两原子中电负性较大的原子，这样所得的某元素一个原子的荷电数就是该元素的氧化数。确定元素的氧化数规则如下：

① 在单质中，元素的氧化数为零。例如，在 H_2、Na 中，氢、钠的氧化数均为零。

② 在离子化合物中，元素的氧化数等于该元素单原子离子的电荷数。例如，在 Mg^{2+}

中，镁的氧化数为+2。

③ 分子或复杂离子的总电荷数等于其中各元素的氧化数的代数和。例如，在 $KMnO_4$ 中，Mn 的氧化数可以由下式求得：

$$+1+x+(-2)\times4=0 \quad x=+7$$

④ 对于共价化合物，两原子共用电子对指定给电负性较大的原子，则它们的表观电荷数等于它们的氧化数。例如，在 HCl 中，氢的氧化数为+1，氯的氧化数为-1。

⑤ 通常氢的氧化数为+1，氧的氧化数为-2，卤素的氧化数为-1。以下情况为例外：a. 金属氢化物，例如，在 LiH、CaH_2 中，氢的氧化数为-1；b. H_2O_2 及其过氧化物中氧的氧化数是-1，OF_2 中氧的氧化数是+2；c. 与电负性更大的卤素或与氧结合时具有正的氧化数。例如，ClF 中氯的氧化数是+1，而 $HClO_3$ 氯的氧化数是+5。

2. 氧化还原反应的实质

氧化还原反应的实质是反应物之间发生了电子的转移或偏离，从而导致元素的氧化数发生了改变。元素失去电子，氧化数升高的物质称为还原剂，具有还原作用，被氧化，氧化数升高的过程称为氧化反应；元素得到电子，氧化数降低的物质称为氧化剂，具有氧化作用，被还原，氧化数降低的过程称为还原反应。

对于任何一个氧化还原反应，氧化与还原这两个相反的过程总是同时发生的，且氧化剂的氧化数降低的总数等于还原剂的氧化数升高的总数。例如：

$$\underset{\substack{\text{氧化剂} \quad \text{还原剂}}}{I_2 + 2Na_2S_2O_3} \longrightarrow 2NaI + Na_2S_4O_6$$

（上方箭头：-2e，氧化数升高；下方箭头：+2e，氧化数降低）

（1）**氧化还原反应的规律**　当某元素为最高价态时，它只能作氧化剂；当某元素为最低价态时，它只能作还原剂；当某元素为中间价态时，它既能作氧化剂，又能作还原剂。

（2）**氧化还原反应的类型**　氧化还原反应一般可以分成 3 种类型：分子间的氧化还原反应、分子内的氧化还原反应和自身氧化还原反应。

① **分子间的氧化还原反应**　是最常见的一种，电子的得失或偏移发生在两种不同物质的分子之间。例如：

$$Zn + CuSO_4 \longrightarrow ZnSO_4 + Cu$$

金属锌失去电子，氧化数升高；硫酸铜分子中的铜离子得到电子，氧化数降低。

② **分子内的氧化还原反应**　这类反应中，电子的转移发生在同一分子内的不同原子之间。例如：

$$2KMnO_4 \longrightarrow K_2MnO_4 + MnO_2 + O_2\uparrow$$

高锰酸钾中的锰得到电子，氧化数降低；而氧失去电子，氧化数升高。

③ **自身氧化还原反应**　又称为歧化反应，这类反应中，电子的转移发生在同一分子里的同一种价态、同一种元素的原子上。例如：

$$Cl_2 + H_2O \longrightarrow HClO + HCl$$

氯气分子的氯既得到电子，氧化数降低；又失去电子，氧化数升高。

拓展阅读 》》 　　　　　　　　　**酒精灯的神奇点燃法**

　　用药匙取少许研细的高锰酸钾粉末，放在玻璃片上并堆成小堆。将玻璃棒先蘸一下98%浓硫酸，再沾一些高锰酸钾粉末，接着触及一下酒精灯的灯芯，灯芯就立即燃烧起来，而且一次可点燃四五盏酒精灯。这是由于高锰酸钾和浓硫酸反应生成氧化能力极强的棕色油状液体七氧化二锰，它一碰到酒精立即发生强烈的氧化还原反应，放出的热量使酒精达到着火点而燃烧。

$$2KMnO_4 + H_2SO_4 \longrightarrow K_2SO_4 + Mn_2O_7 + H_2O$$

$$2Mn_2O_7 \longrightarrow 4MnO_2 + 3O_2\uparrow + 热量$$

$$C_2H_5OH + 3O_2 \longrightarrow 2CO_2 + 3H_2O$$

二、原电池和电极电势

（一）原电池

1. 原电池的工作原理

以 Cu-Zn 原电池（见图 5-1）为例，将两种活泼性不同的金属［其中一种是相对较活泼金属如锌片（负极），另一种是相对较不活泼金属如铜片（正极）］同时插入电解质溶液，这时在同一溶液内，有电子转移但无定向运动，不产生电流，自发进行氧化还原反应。

$$Zn + Cu^{2+} \longrightarrow Zn^{2+} + Cu$$

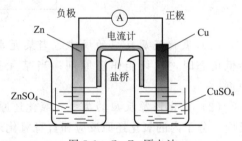

图 5-1　Cu-Zn 原电池

用导线将正、负极连接起来，插入电解质溶液后，形成了闭合回路，由于电子产生定向运动，在外电路的电流计中有电流通过，电子从负极经导线向正极移动（电流则从正极流向负极），这种将化学能直接转变成电能的装置称为原电池。

电极反应又称半电池反应，在电极的金属和溶液界面上发生，表示如下：

Zn 片（负极）：$Zn(s) \longrightarrow Zn^{2+}(aq) + 2e^-$　（氧化反应）

Cu 片（正极）：$Cu^{2+}(aq) + 2e^- \longrightarrow Cu$　（还原反应）

上述两个电极反应相加，得到以下电池反应：

$$Zn + Cu^{2+}(aq) \longrightarrow Zn^{2+}(aq) + Cu$$

因此，氧化还原反应可以看成由两个"半反应"组成。一个是还原剂被氧化的半反应；另一个是氧化剂被还原的半反应。

　　18世纪末期，意大利生物学家伽伐尼进行了著名的青蛙实验，他用金属手术刀接触蛙腿时，发现蛙腿会抽搐。19世纪初期，伏特以锌为负极，银为正极，用盐水作为电解质溶液，设计了"伏打电堆装置"，这就是最原始的原电池雏形，伏特认为蛙腿抽搐是金属与蛙腿组织液（电解质溶液）之间产生的电流刺激造成的。19世纪30年代，丹尼尔发明了世界上第一个实用电池，即铜锌原电池（最初为液体电池），并用于早期铁路信号灯；锌锰干电池（锌为负极，二氧化锰为正极），电解质以氯化铵为主（含少量氯化锌），由于原材料来源丰富、使用方便等优点，成为人们使用最多、最广泛的电池品种。20世纪70年代首先由德国推出高功率锌-锰电池（电解质为氯化锌），电池长时间放电不产生水，此类型电池不易漏液。

2. 原电池表示方法

　　为书写简便，原电池装置可用简单符号表示，称为电池符号，习惯上遵循如下几点规定：

　　（1）一般把负极写在电池符号表示式的左边，正极写在电池符号表示式的右边。

　　（2）以符号"｜"表示不同物质之间的相界，用"‖"表示盐桥。同一相中的不同物质之间用","隔开。

　　（3）以化学式表示电池中各物质的组成，溶液要标出活度或浓度（$mol \cdot L^{-1}$），若为气体物质，应注明其分压（Pa），还应标明当时的温度。若无特别说明，则温度为298K，气体分压为101kPa，溶液浓度为$1mol \cdot L^{-1}$。

　　（4）非金属或气体不导电，因此当其参与氧化还原电对作半电池时，需外加惰性导体如铂或石墨等作电极导体。其中惰性导体不参与电极反应，只起导电输送电子的作用。

　　按上述规定，Cu-Zn原电池可用如下电池符号表示：

$$(-)Zn \mid ZnSO_4(c_1) \parallel CuSO_4(c_2) \mid Cu(+)$$

（二）电极电势

　　金属由金属原子、金属离子和自由移动的电子构成，它们以金属键相结合，将金属插入其盐溶液时，在金属与盐溶液的界面上就会发生两个相反的过程。一方面金属表面的金属离子受到水分子的作用，脱离金属表面溶解进入溶液，电子则留在金属表面，金属越活泼，溶液越稀，金属溶解倾向越大；另一方面溶液中的金属离子也有从金属表面获得电子而沉积在金属表面的倾向，金属越不活泼，溶液越浓，离子沉积倾向越大。这两个过程最终达到平衡。

$$M \Longleftrightarrow M^{n+} + ne^-$$

　　若金属溶解倾向大于沉积倾向，金属表面就会积累过多的电子而带负电荷，溶液中金属离子受到金属表面负电荷的吸引而较多地分布于金属表面附近，于是在两相之间的界面层就会形成一个双电层［如图5-2(a)所示］。若金属离子沉积倾向大于金属溶解倾向，将使金属表面带正电荷，溶液中阴离子受到金属表面正电荷的吸引而较多地分布于金属表面附近，在两相之间的界面层也形成一个双电层［如图 5-2（b）所示］。这种产生在双电层之间的电势差称为金属电极的电极电势。

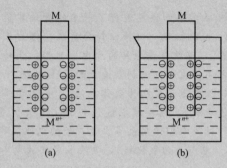

图 5-2　金属的电极电势

1. 标准氢电极（SHE）

为了获得各种电极的电极电势，通常以某种电极的电极电势作标准与其他待测电极组成原电池，测定原电池的电动势。但是，单个电极的电极电势的绝对值是无法测定的，必须通过比较，从而求得各种电极的相对电极电势。为此需要选择一个电极作为比较的标准。国际上统一用标准氢电极作为测量电极电势的标准，通常是将镀有一层海绵状铂黑（铂粉）的铂片浸入 H^+ 浓度为 $1mol \cdot L^{-1}$ 的盐酸溶液中，在 298K 时，不断通入压力为 101kPa 的纯净氢气，使铂片吸附 H_2 至饱和。这时铂片就好像是用氢制成的电极一样，称为标准氢电极，如图 5-3 所示，用符号 $\varphi^{\ominus}_{H^+/H_2}$ 表示，

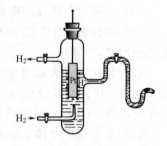

图 5-3　标准氢电极的构造图

IUPAC 规定标准氢电极电势为零，即 $\varphi^{\ominus}_{H^+/H_2} = 0.0000V$。但实际测量时需用已知电势的参比电极替代标准氢电极，如甘汞电极、氯化银电极等。

2. 标准电极电势

标准电极电势用 $\varphi^{\ominus}_{Mn^{n+}/Mn}$ 表示，国际单位为 V，右上角的符号 "$\ominus$" 代表标准状态。电极的标准状态是指温度为 298K，气体分压为 101kPa，离子浓度为 $1mol \cdot L^{-1}$（严格来讲 $a=1$），液体或固体都是纯净物质。

标准氢电极和待测电极在标准状态下组成原电池，测得该电池的电动势 $E^{\ominus}$，并通过直流电压表确定电池的正负极，即可根据 $E^{\ominus}=\varphi_+^{\ominus}-\varphi_-^{\ominus}$，计算出各种电极的标准电极电势。例如，测定锌电极的标准电极电势 $\varphi^{\ominus}_{Zn^{2+}/Zn}$。可将锌电极与标准氢电极组成原电池，测定其电动势 $E^{\ominus}$，由于 Zn 比 H_2 更易给出电子，故 Zn 为负极，H_2 为正极，如图 5-4 所示。

该电池符号表示如下：

$(-)Zn \mid Zn^{2+}(c=1mol \cdot L^{-1}) \parallel H^+(c=1mol \cdot L^{-1}) \mid H_2(101kPa) \mid Pt(+)$

通过电位计测得此电池的电动势 $E^{\ominus}$ 为 0.7618V。故在上述电池中，

$$E^{\ominus}=\varphi^{\ominus}_{H^+/H_2}-\varphi^{\ominus}_{Zn^{2+}/Zn}$$

$$0.7618V=0.0000-\varphi^{\ominus}_{Zn^{2+}/Zn}$$

$$\varphi^{\ominus}_{Zn^{2+}/Zn}=-0.7618V$$

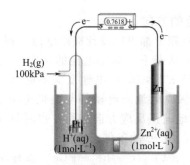

图 5-4　测定金属电极电势的装置图

同理，可求得铜电极的标准电极电势 $\varphi^{\ominus}_{Cu^{2+}/Cu}$ 为 0.3419V。

微课

电极电势及其应用

三、电极电势及其应用

1. 判断氧化剂和还原剂的强弱

根据标准电极电势 $\varphi^{\ominus}_{Ox/Red}$ 大小，可以判断该物质的氧化还原能力的强弱，一些常见的标准电极电势列于表 5-1。

表 5-1　酸性溶液中常见电极的标准电极电势（298K）

电对	电极反应	$\varphi^{\ominus}_{Mn^{n+}/Mn}$/V
Li(I)-(0)	$Li^+ + e^- \rightleftharpoons Li$	−3.024
K(I)-(0)	$K^+ + e^- \rightleftharpoons K$	−2.931
Na(I)-(0)	$Na^+ + e^- \rightleftharpoons Na$	−2.710
Fe(II)-(0)	$Fe^{2+} + 2e^- \rightleftharpoons Fe$	−0.447
H(I)-(0)	$2H^+ + 2e^- \rightleftharpoons H_2$	0.0000
Cu(II)-(0)	$Cu^{2+} + 2e^- \rightleftharpoons Cu$	0.3419
I (0)-(− I)	$I_2 + 2e^- \rightleftharpoons 2I^-$	0.5355
Fe(III)-(II)	$Fe^{3+} + e^- \rightleftharpoons Fe^{2+}$	0.771
Cr(VI)-(III)	$Cr_2O_7^{2-} + 14H^+ + 6e^- \rightleftharpoons 2Cr^{3+} + 7H_2O$	1.232
Cl(0)-(− I)	$Cl_2(g) + 2e^- \rightleftharpoons 2Cl^-$	1.3595
Mn(VII)-(II)	$MnO_4^- + 8H^+ + 5e^- \rightleftharpoons Mn^{2+} + 4H_2O$	1.51
F(0)-(− I)	$F_2 + 2e^- \rightleftharpoons 2F^-$	2.656

由表 5-1 可见，自上而下，$\varphi^{\ominus}_{Ox/Red}$ 值越大，其氧化型 Ox 越容易得到电子，氧化性越强。例如，$Cr_2O_7^{2-}$、MnO_4^- 等是较强的氧化剂。反之，$\varphi^{\ominus}_{Ox/Red}$ 值越小，其还原型 Red 越容易失去电子，还原性越强。例如，Li、K 均为较强的还原剂。同时发现，位于表下方的氧化型物质可和上方的还原型物质发生自发反应。如有几种物质可能同时发生氧化还原反应时，电极电势差值越大，则相互反应的趋势就越大。

课堂互动

查表得知 $\varphi^{\ominus}_{MnO_4^-/Mn^{2+}} = +1.51V$，$\varphi^{\ominus}_{Cl_2/Cl^-} = +1.3595$，$\varphi^{\ominus}_{Fe^{3+}/Fe^{2+}} = +0.771V$，$\varphi^{\ominus}_{Cu^{2+}/Cu} = 0.3419V$。你知道哪些物质可以作还原剂，哪些可以作氧化剂吗？请排列各氧化型物质的氧化能力和还原型物质的还原能力的强弱顺序。

2. 判断氧化还原反应进行的方向

任何一个氧化还原反应，原则上都可以设计成原电池。利用原电池的电动势可以判断氧化还原反应进行的方向。在标准状态下，如果电池的标准电动势 $E^{\ominus}>0$，则电池反应能自发进行；如果电池的标准电动势 $E^{\ominus}<0$，则电池反应不能自发进行。在非标准状态下，则用该状态下的电动势来判断。从原电池的电动势与电极电势之间的关系来看，只有 $\varphi_+ > \varphi_-$ 时，氧化还原反应才能自发地向正反应方向进行。也就是说，氧化剂的电极电势必须大于还原剂的电极电势，才能满足 $E>0$ 的条件。

【例 5-1】 试判断反应 $Fe^{2+}+Ce^{4+} \Longrightarrow Fe^{3+}+Ce^{3+}$ 在标准状态下进行的方向。

解 查附录：$Fe^{3+}+e^- \Longrightarrow Fe^{2+}$ $\varphi^{\ominus}_{Fe^{3+}/Fe^{2+}} = +0.771V$

$\quad\quad\quad Ce^{4+}+e^- \Longrightarrow Ce^{3+}$ $\varphi^{\ominus}_{Ce^{4+}/Ce^{3+}} = +1.72V$

由反应式可知，Ce^{4+} 是氧化剂，Fe^{2+} 是还原剂。

故上述电池反应的 $E^{\ominus}=\varphi^{\ominus}_+ - \varphi^{\ominus}_- = +1.72-0.771 = 0.949V>0$

所以上述反应能自发向正反应方向进行。

重点小结

1. 氧化还原反应的实质是电子的转移或偏离。原子或离子失去电子，元素氧化数升高，该物质为还原剂，被氧化，该过程为氧化反应；原子或离子得到电子，元素氧化数降低，该物质为氧化剂，被还原，该过程为还原反应。

2. 原电池是化学能转变成电能的装置，较活泼金属作为负极，较不活泼金属或惰性金属作为正极，电流从正极流向负极。金属电极的电极电势是由于金属与其溶液产生电势差，用 $\varphi^{\ominus}_{M^{n+}/M}$ 表示，电极电势越低，还原型 M 的还原性越强；反之，电极电势越高，氧化型 M^{n+} 的氧化性越强。

3. 氧化还原反应可看成 2 个半反应或电极反应，其方向为 $E^{\ominus}=\varphi^{\ominus}_+ - \varphi^{\ominus}_->0$，反应正向自发进行。

目标检测

一、单选题

1. 电极反应属于（   ）。

A. 氧化或还原反应   B. 氧化反应   C. 还原反应   D. 非氧化还原反应

2. 下列关于氧化数的说法中，不正确的是（   ）。

A. 铜的氧化数为 0

B. 氧化数有时不一定是整数

C. Na_2O_2 中氧的氧化数为 +2

D. 在 H_2SO_4 分子中，各种元素的氧化数代数和为 0

3. 下列不属于氧化还原反应的是（   ）。

A. $Fe_2O_3+3CO \longrightarrow 2Fe+3CO_2$ B. $Cl_2+H_2O \longrightarrow HCl+HClO$

C. $H_2+CuO \longrightarrow Cu+H_2O$ D. $Na_2CO_3+2HCl \longrightarrow 2NaCl+H_2O+CO_2\uparrow$

4. 下列物质不能作为氧化剂的是（   ）。

A. $HClO_4$ B. Na_2S C. HNO_3 D. I_2

5. 下列化学反应属于自身氧化还原反应的是（   ）。

A. $Zn + 2HCl \longrightarrow ZnCl_2 + H_2\uparrow$ B. $2Na + Cl_2 \longrightarrow 2NaCl$

C. $Cl_2+2NaOH \longrightarrow NaCl+NaClO+H_2O$ D. $H_2 + Cl_2 \longrightarrow 2HCl$

6. 下列电对 Cu^{2+}/Cu、I_2/I^-、Fe^{3+}/Fe、Na^+/Na 的 $\varphi^{\ominus}$ 值分别是 0.3419V、0.5355V、

0.771V、$-2.710V$，其中最强的氧化剂和最强的还原剂是（　　）。

　　A. Cu^{2+}/和 I^-　　　　　　B. Fe^{3+} 和 Na　　C. I_2 和 Fe　　　　D. Na^+ 和 Cu

7. 下列说法正确的是（　　）。

A. 在原电池中，电极电势较高的电对是原电池的负极

B. 在原电池中，电极电势较低的电对是原电池的正极

C. 在原电池中，正极发生氧化反应，负极发生还原反应

D. 原电池的电动势等于正、负电极的电极电势之差

8. 将反应 $Ag^+ + Fe^{2+} \longrightarrow Fe^{3+} + Ag$ 设计成原电池，电池符号为（　　）。

A. $(-)Fe^{2+} \mid Fe^{3+} \parallel Ag^+ \mid Ag(+)$

B. $(-)Pt \mid Fe^{2+}, Fe^{3+} \parallel Ag^+ \mid Ag \mid Pt(+)$

C. $(-)Pt \mid Fe^{2+}, Fe^{3+} \parallel Ag^+ \mid Ag(+)$

D. $(-)Ag^+ \mid Ag \parallel Fe^{2+}, Fe^{3+} \mid Pt(+)$

9. 下列说法正确的是（　　）。

A. 电对的电极电势越高，其氧化型的氧化能力越强

B. 电对的电极电势越低，其氧化型的氧化能力越强

C. 电对的电极电势越高，其还原型的还原能力越强

D. 氧化剂可以氧化电极电势比它高的还原剂

10. 已知 $\varphi_{Fe^{3+}/Fe^{2+}}^{\ominus} = +0.771V$，$\varphi_{Cu^{2+}/Cu}^{\ominus} = 0.3419V$，反应 $2Fe^{3+} + Cu \rightleftharpoons 2Fe^{2+} + Cu^{2+}$，进行的方向为（　　）。

　　A. 向左　　　　　　　　B. 向右　　　　　　C. 已达平衡　　　　D. 无法判断

11. 下列粒子中，氧化性最强的是（　　）。

　　A. Cu^{2+}　　　　　　B. Fe^{3+}　　　　　　C. MnO_4^-　　　　D. Cl_2

二、多选题

1. 下列电对书写正确的是（　　）。

　　A. Fe/Fe^{2+}　　　　　　　　B. Cl_2/Cl^-　　　C. K^+/K

　　D. Cu^{2+}/Cu　　　　　　　　E. Mn^{2+}/MnO_4^-

2. 下列化合物中 S 的氧化数为 +4 的是（　　）。

　　A. S　　　　　　　　　B. SO_2　　　　　　C. H_2S

　　D. H_2SO_4　　　　　　　　E. Na_2SO_3

3. 下列说法描述错误的是（　　）。

A. 原电池中，只有当 $\varphi_+ > \varphi_-$，氧化还原反应才能向正反应方向进行

B. 氧化还原反应的发生必须有电子的得失或偏移

C. 氧化剂和还原剂不可能是同一种物质

D. $KMnO_4$ 可以作还原剂

E. 氧化反应是指物质所含元素氧化数升高的反应

4. 已知 X_2、Y_2、Z_2、W_2 四种物质的氧化能力为：$W_2 > Z_2 > X_2 > Y_2$，下列氧化还原反应能发生的是（　　）。

　　A. $Z_2 + 2W^- \rightleftharpoons 2Z^- + W_2$　　　　　B. $Z_2 + 2X^- \rightleftharpoons 2Z^- + X_2$

　　C. $W_2 + 2Y^- \rightleftharpoons 2W^- + Y_2$　　　　　D. $X_2 + 2Z^- \rightleftharpoons 2X^- + Z_2$

　　E. $Y_2 + 2Z^- \rightleftharpoons 2Y^- + Z_2$

5. 从有关电对的电极电势判断氧化还原反应进行方向的正确方法是（　　）。

A. 某电对的还原型可以还原电极电势比它低的另一电对的氧化型

B. 电对的电极电势越低，其氧化型的氧化能力越弱

C. 电对的电极电势越高，其还原型的氧化能力越强

D. 某电对的氧化型可以氧化电极电势比它低的另一电对的还原型

E. 电对的电极电势越低，其还原型的还原能力越强

三、判断题

1. $K_2Cr_2O_7$ 的氧化数为 +7。（　　）

2. 任何一个氧化还原反应都可以组成一个原电池。（　　）

3. 氧化还原反应中，两电对电极电位差值越大，反应速率越快。（　　）

4. 氧化还原反应的方向取决于氧化还原能力的大小。（　　）

5. 电对的电极电势越低，其还原型的还原能力越强。（　　）

四、填空题

1. 电对的电极电势值越负，_____ 越强，_____ 越弱。

2. $NaIO_3$ 中 I 的氧化数是 _____，NH_4^+ 中 N 的氧化数是 _____。

3. 反应 $2KMnO_4 + 5K_2SO_3 + 3H_2SO_4 \longrightarrow 2MnSO_4 + 6K_2SO_4 + 3H_2O$ 中，氧化剂是 _____，还原剂是 _____。

五、计算题

1. 25℃ 时，$\varphi^{\ominus}_{Cu^{2+}/Cu} = 0.3419V$，$\varphi^{\ominus}_{Zn^{2+}/Zn} = -0.7618V$，在该温度下将这两个电对组成原电池，试计算出原电池的电动势。

2. 在标准状态下，$\varphi^{\ominus}_{Fe^{3+}/Fe^{2+}} = +0.771V$，$\varphi^{\ominus}_{Cl_2/Cl^-} = +1.3595V$，计算电池反应 $Cl_2 + 2Fe^{2+} \rightleftharpoons 2Cl^- + 2Fe^{3+}$ 的电动势。

第六章 化学反应速率和化学平衡

学习目标

知识目标

1. 掌握化学平衡的特点，标准平衡常数及相关计算。
2. 熟悉化学反应速率的表示方法及相关计算。
3. 了解浓度、温度、压强和催化剂等外界条件对化学反应速率和化学平衡的影响。

能力目标

1. 能进行化学平衡中反应物浓度、转化率和平衡常数等相关的计算。
2. 会判断浓度、温度、压强和催化剂等因素对化学反应速率和化学平衡的影响。

素质目标

通过掌握浓度、温度和催化剂等因素对化学反应速率和化学平衡的影响，以及学习"二步发酵法"生产维生素C的案例，培养辩证思维能力，增强团队意识，培养创新和协作精神。

案例导入

协作创新，推动产业发展——"二步发酵法"生产维生素C

1980 年，中国科学院微生物研究所尹光琳团队在北京制药厂传统的维生素C生产工艺上，探索出"二步发酵法"。"二步发酵法"大大减少了化工污染，改善了生产条件，提升了安全性，简化了生产流程，具有显著的经济效益和社会效益。"二步发酵法"以催化氢化、生物氧化合成法代替莱氏化学合成法，大幅降低维生素C生产成本，以质优价廉产品满足国内外的需求，造福全人类。1983 年 1 月，生产维生素C的"二步发酵法"获得国家科技发明二等奖。

思政案例

问题讨论：你能谈一谈催化剂对化学反应速率有什么影响吗？

化学反应的两个最基本问题：一是反应动力学问题，涉及反应进行的快慢和程度，反应的快慢即化学反应速率，反应的程度即化学平衡；二是反应热力学问题，涉及化学反应的热和能。化学反应速率和化学平衡是本章主要讨论的内容，不仅是学习后续章节中四大化学平衡（酸碱质子传递平衡、配位解离平衡、氧化还原平衡和沉淀溶解平衡）的理论基础，同时也为学习药物分析、药物化学和药物制剂等专业课程和其他实际工作奠定基础。

第一节 化学反应速率

一、化学反应速率及其表示方法

在化学反应过程中，有的如酸碱质子传递反应（即中和反应），反应速率非常快，瞬间即可完成。有的如消毒水中过氧化氢的分解反应，反应速率比较慢，如果反应条件的改变如增大浓度或加热和有酶的存在时，可以加快过氧化氢的分解反应。可见，反应不同，其反应速率也不同；即使是同一反应，浓度、压力、温度和催化剂等反应条件不同，反应速率也是不相同的。反应物是影响反应速率的决定性因素，而浓度、压力、温度和催化剂等反应条件是影响反应速率的外界因素。在大多数反应体系中，反应物的浓度随时间的变化往往不成线性关系，如果以反应时间 t 为横坐标，反应物浓度 c 为纵坐标，可得到如图 6-1 所示的反应物浓度 c 和反应时间 t 的变化曲线。从图中可以看出，随着反应的进行，反应物浓度 c 越来越小，生成物的浓度却不断增加，而且随着时间的推移，反应物的浓度不断减小，且变化的趋势逐渐减弱。

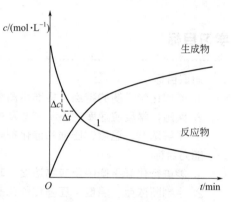

图 6-1 反应物浓度 c-时间 t 的变化曲线

（一）平均速率和瞬时速率

化学反应速率能够定量地描述化学反应进行的快慢，在一定条件下，可用单位时间内反应物浓度的减小或生成物浓度的增加来表示。反应速率要求为正值，通常反应物浓度或生成物浓度的变化取其绝对值，物质的量浓度单位为 $mol \cdot L^{-1}$，时间单位为秒（s）、分（min）、小时（h）等。

1. 平均速率

平均速率 $\bar{v}$ 定义为：

$$\bar{v} = \left| \frac{\Delta c}{\Delta t} \right| \tag{6-1}$$

式中，$\bar{v}$ 为平均速率；Δc 为浓度变化值；Δt 为时间变化值。

【例 6-1】 298K 时，H_2O_2 水溶液的分解反应为：

$$2H_2O_2(aq) \Longrightarrow 2H_2O(l) + O_2(g)$$

起始浓度/$(mol \cdot L^{-1})$ 0.8   0   0

20min 时的浓度/$(mol \cdot L^{-1})$ 0.4   0.4   0.2

求 20min 时反应的平均速率。

解 0～20min H_2O_2 时反应的平均速率为：

$$\bar{v}_{H_2O_2} = \left| \frac{\Delta c_{H_2O_2}}{\Delta t} \right| = \left| \frac{0.4 - 0.8}{20} \right| mol \cdot L^{-1} \cdot min^{-1} = 2.0 \times 10^{-2} mol \cdot L^{-1} \cdot min^{-1}$$

消毒水中过氧化氢在一定时间的分解反应速率列于表 6-1。

表 6-1　消毒水中过氧化氢在一定时间的分解反应速率（298K）

t/min	$\Delta c_{H_2O_2}/(\mathrm{mol \cdot L^{-1}})$	$\dfrac{\Delta c_{H_2O_2}}{\Delta t}/(\mathrm{mol \cdot L^{-1} \cdot min^{-1}})$
0	0.80	—
20	0.40	$0.40/20 = 2.0 \times 10^{-2}$
40	0.20	$0.20/20 = 1.0 \times 10^{-2}$
60	0.10	$0.10/20 = 5.0 \times 10^{-3}$

从表中可以看出 H_2O_2 的分解反应速率随时间的增加而逐渐减小，实验结果与图 6-1 描述的规律一致。

同时发现，过氧化氢的分解反应中其他物质的反应速率也不相同。例如：

$$\bar{v}_{H_2O} = \left| \frac{\Delta c_{H_2O}}{\Delta t} \right| = \left| \frac{0.4-0}{20} \right| \mathrm{mol \cdot L^{-1} \cdot min^{-1}} = 2.0 \times 10^{-2} \mathrm{mol \cdot L^{-1} \cdot min^{-1}}$$

$$\bar{v}_{O_2} = \left| \frac{\Delta c_{O_2}}{\Delta t} \right| = \left| \frac{0.2-0}{20} \right| \mathrm{mol \cdot L^{-1} \cdot min^{-1}} = 1.0 \times 10^{-2} \mathrm{mol \cdot L^{-1} \cdot min^{-1}}$$

但它们代表的都是同一反应速率，而且它们之间有一定的数量关系，与化学反应方程式相应物质前的系数比值都相等。

$$\frac{1}{2}\bar{v}_{H_2O_2} = \frac{1}{2}\bar{v}_{H_2O} = \bar{v}_{O_2}$$

对于任意一个化学反应：$a\mathrm{A} + b\mathrm{B} \Longleftrightarrow c\mathrm{C} + d\mathrm{D}$，各物质的反应速率之间存在着下列关系：

$$\frac{1}{a}\bar{v}_A = \frac{1}{b}\bar{v}_B = \frac{1}{c}\bar{v}_C = \frac{1}{d}\bar{v}_D \tag{6-2}$$

因此，表示反应速率时，必须注明是用哪一种物质浓度变化来表示的，通常反应速率是指 Δt 时间内的平均速率。

课堂互动

已知合成氨反应：$3H_2(g) + N_2(g) \Longleftrightarrow 2NH_3(g)$，氢气、氮气的起始浓度分别为 $3.0\mathrm{mol \cdot L^{-1}}$ 和 $1.0\mathrm{mol \cdot L^{-1}}$，$2\mathrm{min}$ 时氨气的浓度为 $0.8\mathrm{mol \cdot L^{-1}}$，请计算该反应中氢气、氮气和氨气的反应速率。

2. 瞬时速率

平均速率并不能真实表明反应进行的情况，要准确地表示化学反应在某一时刻的真实速率必须用瞬时速率，通常采用微商的形式描述瞬时速率，就是 Δt 趋近于零时，平均速率的极限，利用图 6-1 曲线上某时刻对应 1 处的切线斜率可求得瞬时速率 v，可用式(6-3) 表示为：

$$v = \lim_{\Delta t \to 0} \left| \frac{\Delta c}{\Delta t} \right| = \left| \frac{\mathrm{d}c}{\mathrm{d}t} \right| \tag{6-3}$$

（二）基元反应和质量作用定律

1. 基元反应

一步就能完成的化学反应称为基元反应，或称为简单反应。例如：

$$2NO_2(g) \Longleftrightarrow 2NO(g) + O_2(g)$$

绝大多数化学反应并不是一步完成，而往往是几步进行的，这样的化学反应称为复杂反应，又称非基元反应。例如：

$$H_2(g) + I_2(g) \Longleftrightarrow 2HI(g)$$

反应分两步完成：

第一步 $\qquad I_2(g) \xrightarrow{\text{快}} 2I(g)$ （基元反应）

第二步 $\qquad H_2(g)+2I(g) \xrightarrow{\text{慢}} 2HI(g)$ （基元反应）

上述反应中，氢气与碘蒸气化合生成气态碘化氢的总反应为复杂反应或非基元反应。分步反应都是简单反应或基元反应。在复杂反应中，各步的反应速率是不同的，其中最慢的一步反应决定了反应速率，故称第二步反应为决速步骤或反应的限速步骤。

2. 质量作用定律

增大过氧化氢的浓度，将加快其分解反应，这说明反应物浓度对化学反应速率有较大的影响。19 世纪挪威化学家古德贝尔（Guldberg）和瓦格（Waage）指出：在一定温度下，基元反应的反应速率与各反应物浓度的幂的乘积成正比，这一规律称为质量作用定律，质量作用定律只适用于基元反应。

对于基元反应：

$$aA+bB \Longrightarrow cC+dD$$

其反应速率为：

$$v=kc_A^a c_B^b \qquad (6\text{-}4)$$

式（6-4）中，k 称为反应速率常数，其物理意义是在给定条件下，单位时间的反应速率。k 的单位取决于反应速率 v 和各反应物浓度的幂。k 是一个反应的特征物理常数，其大小与反应物的本性、温度有关，同时也受溶剂、催化剂的影响，而与反应物浓度无关。k 反映了一个化学反应进行的快慢，在相同条件下，k 越大，反应越快；反之，k 越小，反应越慢。

式（6-4）中，反应物浓度的幂 a、b 分别称为化学方程式中反应物 A、B 的系数，可以为整数或分数，也可以为正值或负值。研究化学反应速率时，通常按反应级数来分类，反应级数是反应物浓度的幂之和，即 $a+b=n$，当 $n=0$ 时称为零级反应，$n=1$ 时称为一级反应，$n=2$ 时称为二级反应，以此类推。反应级数只能通过实验测得，不能由化学反应方程式的计量系数推断。例如，蔗糖的转化是一级反应。

$C_{12}H_{22}O_{11}$（蔗糖）$+H_2O \Longrightarrow C_6H_{12}O_6$（葡萄糖）$+C_6H_{12}O_6$（果糖），其反应速率为：

$$v=kc_{C_{12}H_{22}O_{11}}$$

氢气与碘蒸气化合生成气态碘化氢的反应为三级反应，该反应为非基元反应，反应速率由最慢的基元反应决定，故其反应速率为：

$$v=kc_{H_2}c_I^2$$

二、反应级数

反应速率与反应物浓度的一次方成正比的反应称为一级反应，最常见的是一级反应。假设 $t=0$ 时反应物的浓度为 c_0，t 时反应物的浓度为 c，对于一级反应，时间与浓度的关系为：

$$\ln\frac{c_0}{c}=k_1 t \qquad (6\text{-}5)$$

或

$$k_1=\frac{1}{t}\ln\frac{c_0}{c} \qquad (6\text{-}6)$$

通常将反应物浓度消耗一半所需的时间称为反应的半衰期，即：

$$t_{1/2}=\frac{1}{k_1}\ln\frac{c_0}{1/2c_0}=\frac{0.693}{k_1} \qquad (6\text{-}7)$$

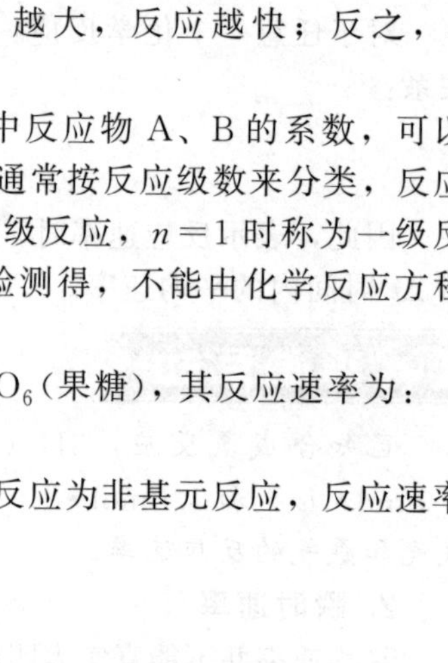

图 6-2 一级反应的 $\ln c$-t 图

以 $\ln c$ 对 t 作图得一直线（图 6-2），其斜率为 $-k_1$，截距为 $\ln c_0$，一级反应速率 k_1（单位为 s^{-1}、min^{-1}）。从式(6-7) 可知，一级反应的半衰期 $t_{1/2}$ 与反应速率 k_1 成反比，与反应物浓度无关。当温度一定时，一级反应的半衰期是常数，这一特征可以作为判断一级反应的依据。

拓展阅读 》》　　　　　药物的有效期和半衰期

许多化合物如蔗糖、阿司匹林的水解反应表现为一级反应，大多数药物在生物体内的吸收、分布、代谢和排泄过程，也常近似地被看作一级反应。药物储存过程的变质失效也符合一级反应规律，假设药物降解至 $\omega = \dfrac{c}{c_0}$ 即失效，由式(6-6) 可知，药物的有效期 $t_{有效}$ 为：

$$t_{有效} = \frac{1}{k_1}\ln\frac{c_0}{c} = \frac{1}{k_1}\ln\frac{1}{\omega} \tag{6-8}$$

动力学实验证明阿司匹林（乙酰水杨酸）的降解反应符合一级反应规律，25℃时速率常数为 $5\times10^{-7}s^{-1}$，其水针剂溶液在 pH＝2.5 时最稳定，从药理实验得知阿司匹林降至 90% 即失效。根据式(6-7) 可知，此条件下，一级反应药物的半衰期 $t_{1/2}$ 为：

$$t_{1/2} = \frac{0.693}{k_1} = \frac{0.693}{5\times10^{-7}}s = 1.39\times10^6 s = 16d$$

由式 (6-8) 可知，一级反应的药物浓度降至初始浓度 90% 所需时间 $t_{有效}$ 为：

$$t_{有效} = \frac{1}{k_1}\ln\frac{1}{\omega} = \frac{1}{5\times10^{-7}}s\times\ln\frac{100}{90} = 2.11\times10^5 s = 2.4d$$

在药物研究和生产中，要想有效地控制反应速率，使反应按人们所希望的速率进行，以及探讨怎样使药物合成反应变得快一些，使药物的变质慢一些，药剂的半衰期和有效期如何计算，这就需要研究各种条件如浓度、温度、压力和催化剂等对反应速率的影响。

三、影响化学反应速率的因素

化学反应千差万别，其反应速率也各不相同。反应物的组成、结构和性质是决定化学反应速率的内在因素，即内因；而浓度、温度、压力和催化剂等外界条件对化学反应速率有较大的影响，即外因。为此，人们提出了各种理论，其中较为普遍的是路易斯的碰撞理论。碰撞理论认为：①反应物分子间发生相互碰撞，是进行化学反应的前提条件，只有极少数碰撞才是有效的，称为有效碰撞；②发生有效碰撞取决于碰撞分子间的取向。

反应物分子必须具备足够大的能量才能发生有效碰撞。发生有效碰撞的分子称为活化分子，碰撞理论认为活化分子比普通分子具有更高的能量，能克服相互碰撞分子间的相互排斥，发生化学反应时活化分子在总分子数中所占的百分数越大，则有效碰撞的次数越多，反应速率就越快。活化分子所具有的平均能量与反应物分子的平均能量之差，称为活化能。活化能取决于反应物分子的本性，不同物质，其反应的活化能各不相同，一般在 $60\sim250kJ\cdot mol^{-1}$ 之间。化学反应的活化能越小，化学反应速率就越大。

按照碰撞理论，反应速率 v 可表示为：

$$v = fpz \tag{6-9}$$

式中，f 是具有足够的能量、碰撞时可以发生反应的分子所占的百分数，称为能量因子；p 是与碰撞分子处于有利反应的取向有关的因子，称为取向因子；z 是有效碰撞的分子总数。

课堂互动

实验演示，讨论浓度、温度对化学反应速率的影响。(1) 浓度对化学反应速率的影响：取 2 支干燥洁净的小试管，编号为 1♯、2♯；1♯试管加入 2ml 0.1mol·L^{-1} 的 $Na_2S_2O_3$ 溶液，2♯试管加入 1mL 0.1mol·L^{-1} 的 $Na_2S_2O_3$ 溶液和 1mL 蒸馏水；再分别滴加 1mL 0.1mol·L^{-1} 的 H_2SO_4 溶液。请观察和比较 1♯、2♯试管出现白色浑浊的快慢，想一想浓度对化学反应速率的影响。(2) 温度对化学反应速率的影响：取 2 支干燥洁净的小试管，编号为 1♯、2♯，2 支试管加入 2mL 0.1mol·L^{-1} 的 $Na_2S_2O_3$ 溶液，再分别滴加 2mL 0.1mol·L^{-1} 的 H_2SO_4 溶液，其中 1♯试管在 55℃ 热水浴中加热。请观察和比较 1♯、2♯试管出现白色浑浊的快慢，想一想温度对化学反应速率的影响。

1. 浓度对反应速率的影响

当其他条件不变时，增大反应物的浓度，根据式(6-4)，反应速率将增大；减小反应物的浓度，反应速率将减小。根据碰撞理论，当温度一定时，反应物活化分子百分数是一定的。当增大反应物的浓度时，单位体积内的活化分子百分数相应增大，有效碰撞次数（z）增加，反应速率增大；反之，反应速率减小。

微课

浓度对化学反应速率的影响

2. 温度对反应速率的影响

温度对反应速率的影响特别显著，一般来说，升高温度化学反应速率加快。实验证明，当其他条件不变时，温度每升高 10℃，反应速率增加 2～4 倍，反应速率常数相应增大。

微课

温度对化学反应速率的影响

反应速率常数与温度间的定量关系可用阿伦尼乌斯方程说明。1889 年，阿伦尼乌斯 (Arrhenius) 根据大量的实验数据，总结出反应速率常数 k 和热力学温度 T 的经验公式，称为阿伦尼乌斯方程。

指数关系：

$$k = Ae^{-E_a/RT} \tag{6-10}$$

或自然对数关系：

$$\ln k = \ln A - \frac{E_a}{RT} \tag{6-11}$$

式(6-10) 和式(6-11) 中，k 为反应速率常数；A 为碰撞频率因子；R 为摩尔气体常数；E_a 为活化能，kJ·mol^{-1}；T 为热力学温度；e 为自然对数的底。阿伦尼乌斯认为 A 和 E_a 都是与温度无关的常数。

若温度 T_1 时反应速率常数为 k_1，在温度 T_2 时反应速率常数为 k_2，根据式(6-11)，两式相减，则：

$$\ln k_2 - \ln k_1 = -\frac{E_a}{R}\left(\frac{1}{T_2} - \frac{1}{T_1}\right) \tag{6-12}$$

或

$$\ln \frac{k_2}{k_1} = \frac{E_a}{R}\left(\frac{1}{T_1} - \frac{1}{T_2}\right) \tag{6-13}$$

由式(6-13) 可知，温度升高（$T_2 > T_1$），则 $k_2 > k_1$，反应速率加快。从反映反应速率常数与温度关系的阿伦尼乌斯方程中可以看出，在温度一定时，活化能 E_a 越小，$e^{-\frac{E_a}{RT}}$ 越大，则反应速率常数越大，反应速率也越大。

碰撞理论可用来解释温度对反应速率的影响。升高温度，分子速率加快，是因为增加了单位时间内分子碰撞次数。更主要的是温度升高，增加了活化分子（f）的百分数，因而加快了反应速率。

3. 压力对反应速率的影响

本质上，与浓度对反应速率的影响相同，压力只对有气体参加的化学反应的反应速率有影响。

4. 催化剂对反应速率的影响

催化剂是一种能够显著改变化学反应速率，而本身的质量和化学性质在反应前后均不改变的物质。催化剂具有催化作用，凡能加快反应速率的催化剂称为正催化剂，能减慢反应速率的催化剂称为负催化剂，一般情况下所提到的催化剂均指正催化剂。催化剂能够加快化学反应速率的原因是催化剂参与了化学反应，改变了反应的历程，降低了反应的活化能，从而增加了活化分子的百分数，大大加快了反应速率。

> **拓展阅读 》》　　　　　奥斯特瓦尔德与催化剂的本质**
>
> 　　奥斯特瓦尔德是催化现象研究的开创者。催化这一概念是由瑞典化学家贝采里乌斯最先提出的，却遭到其他学者的反对。彼时对于催化剂和催化现象的本质争论不休。1888年奥斯特瓦尔德提出他所认为的催化剂本质，即可以加快反应的速率，但不是反应发生的诱因。这一定义被当时的化学界普遍接受。1890年他发表文章，提出了自然界广泛存在的自催化现象。之后他和助手布瑞迪希合作，对异相催化过程进行了研究，在1895年他发表了《催化过程的本质》，提出了催化剂的另一个特点：在可逆反应中，催化剂仅能加速反应平衡的到达，而不能改变平衡常数。由于在催化研究、化学平衡和化学反应速率方面的卓越贡献，奥斯特瓦尔德获得了1909年的诺贝尔化学奖。

第二节　化学平衡

研究一个化学反应，不仅要看反应进行的快慢，还要看反应进行的程度，即在一定条件下有多少反应物转化成生成物，这就涉及化学平衡问题。

一、可逆反应

在一定条件下，有的化学反应一旦发生，就不断进行，直至反应物几乎完全变成生成物，这种只能向一个方向进行的化学反应称为不可逆反应。例如，氯酸钾在二氧化锰的催化作用下制备氧气的反应。实际上，大多数化学反应进行得不彻底，既能向正反应方向进行，又能向逆反应方向进行的化学反应，称为可逆反应。即在同一条件下，反应物转变为生成物的同时，生成物又可以转变为反应物。常用符号"$\rightleftharpoons$"表示可逆反应方向。例如，在一定条件下，在密闭容器中，氢气和氮气合成氨的反应：

$$3H_2(g) + N_2(g) \rightleftharpoons 2NH_3(g)$$

通常把从左向右进行的反应称为正反应，从右向左进行的反应称为逆反应。在上述可逆反应中，因为反应刚开始时，容器中只有反应物，此时氢气和氮气的浓度最大，正反应速率最快，而此时没有氨气生成，逆反应速率为零。随着反应的进行，氢气和氮气的浓度不断减小，正反应速率逐渐减慢。另一方面，由于氨气的生成，且随着氨气的浓度不断增加，逆反应速率逐渐加快。当反应进行到一定程度时，正、逆反应速率相等，此时反应体系中，反应物和生成物的浓度将不再随时间变化而变化。此时，反应已达到了最大限度，如图6-3所示。

在一定条件下，把可逆反应的正、逆反应速率相等时，反应体系所处的状态称为化学平衡。化学平衡具有以下一些特征：

（1）化学平衡是动态平衡。表面上看反应已停止，但实际上正、逆反应仍在进行。

（2）化学平衡时主要特征：$v_正 = v_逆$。

（3）可逆反应的平衡状态处于相对静止。外界条件不改变，平衡体系中各物质的浓度保持一定，不再随时间的变化而改变。

（4）化学平衡是在一定条件下建立的。当外界条件改变时，$v_正$、$v_逆$ 将不再相等。原有的平衡即被破坏，平衡发生移动，直到建立新的动态平衡，各物质的浓度也随之改变。

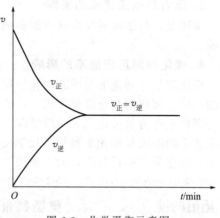

图 6-3　化学平衡示意图

所以化学平衡是有条件的、相对的、暂时的动态平衡。

二、化学平衡常数

1. 标准平衡常数

对于任一可逆反应：

$$aA + bB \rightleftharpoons cC + dD$$

在一定温度下，上述可逆反应达到化学平衡时，各物质平衡浓度间存在如下定量关系：

$$K_c = \frac{[C]^c [D]^d}{[A]^a [B]^b} \tag{6-14}$$

或

$$K_p = \frac{p_C^c p_D^d}{p_A^a p_B^b} \tag{6-15}$$

式（6-15）中，K_c 称为标准平衡常数，其单位为 1，它表明在一定温度下，可逆反应达到平衡时，生成物浓度（或分压）幂的乘积与反应物浓度（或分压）幂的乘积之比是一个常数。书写标准平衡常数表达式时，如果反应物和生成物为固体或液体，则它们通常不在"固态""液态"标准平衡常数项中。例如：

$$CaCO_3(s) \rightleftharpoons CaO(s) + CO_2 \qquad K_c = [CO_2]$$

课堂互动

请写出下列可逆反应的平衡常数 K_c：

（1）$C(s) + H_2O(g) \rightleftharpoons CO(g) + H_2(g)$　　　（2）$3H_2(g) + N_2(g) \rightleftharpoons 2NH_3(g)$

标准平衡常数的意义在于，标准平衡常数的大小是可逆反应进行程度的标志。标准平衡常数越大，说明正反应进行的程度越大；标准平衡常数越小，说明反应进行越不完全。标准平衡常数是可逆反应的特性常数。标准平衡常数大小取决于反应的本性和温度，对于给定的化学反应，标准平衡常数仅随温度而变化，而与反应物的初始浓度及反应途径无关。

2. 标准平衡常数的应用

可逆反应处于平衡状态时，其标志是反应物和生成物的浓度或分压将不随时间而变化，而且其生成物浓度幂的乘积与反应物浓度幂的乘积之比是一个常数（K_c）。

对于任一可逆反应：

$$a\mathrm{A}+b\mathrm{B} \Longrightarrow c\mathrm{C}+d\mathrm{D}$$

在某一温度下，定义任意状态下，生成物浓度幂的乘积与反应物浓度幂的乘积之比为反应商，用 Q_c 表示为：

$$Q_c = \frac{c_\mathrm{C}^c c_\mathrm{D}^d}{c_\mathrm{A}^a c_\mathrm{B}^b} \tag{6-16}$$

在一定温度下，计算出任意状态的反应商 Q_c 与可逆反应的标准平衡常数 K_c 的大小，就可以判断出可逆反应进行的方向：①若 $Q_c=K_c$，可逆反应处于平衡状态（即反应达到最大程度）；②若 $Q_c<K_c$，可逆反应向正反应方向进行；③若 $Q_c>K_c$，可逆反应向逆反应方向进行。

同时，计算反应物的平衡转化率，可以判断可逆反应进行的程度。反应物的平衡转化率 α 定义为：

$$\alpha = \frac{\text{反应物的转化浓度}}{\text{反应物的初始浓度}} \times 100\% \tag{6-17}$$

化学平衡是可逆反应进行的最大限度，平衡转化率是指反应物在给定条件下达到化学平衡时的最大转化率。

三、化学平衡的有关计算

1. 已知反应物的起始浓度和平衡常数，可以计算平衡浓度和转化率

【例6-2】 476℃时，反应 $CO(g)+H_2O(g) \Longrightarrow CO_2(g)+H_2(g)$，CO、$H_2O$ 的起始浓度都是 $2.00\mathrm{mol \cdot L^{-1}}$，达到平衡时，$K_c=2.60$。求平衡时各物质浓度和 CO 转化率。

解 假设达到平衡时，CO_2、H_2 浓度都为 $x\,\mathrm{mol \cdot L^{-1}}$，则：
$$CO(g)+H_2O(g) \Longrightarrow CO_2(g)+H_2(g)$$

起始的浓度/$(\mathrm{mol \cdot L^{-1}})$　　2.0　　　2.0　　　0　　　0
平衡浓度/$(\mathrm{mol \cdot L^{-1}})$　　2.0$-x$　　2.0$-x$　　x　　　x

$$K_c = \frac{[CO_2][H_2]}{[CO][H_2O]} = \frac{x^2}{(2.0-x)(2.0-x)} = 2.60$$

求得平衡时各物质浓度 $[CO_2]=[H_2]=x=1.24\mathrm{mol \cdot L^{-1}}$，$[CO]=[H_2O]=(2.0-1.24)\mathrm{mol \cdot L^{-1}}=0.76\mathrm{mol \cdot L^{-1}}$。

CO 转化率 $\alpha_{CO}=\dfrac{1.24}{2.00} \times 100\% = 62\%$

2. 已知平衡体系中各物质的平衡浓度，可以计算平衡常数、起始浓度及转化率

【例6-3】 25℃时，反应 $3H_2(g)+N_2(g) \Longrightarrow 2NH_3(g)$，达到平衡时，$[H_2]=9\mathrm{mol \cdot L^{-1}}$，$[N_2]=3\mathrm{mol \cdot L^{-1}}$，$[NH_3]=4\mathrm{mol \cdot L^{-1}}$。求该反应的 K_c 及 H_2、N_2 的起始浓度和 N_2 的转化率。

解 该反应的 $K_c = \dfrac{[NH_3]^2}{[N_2][H_2]^3} = \dfrac{4^2}{3 \times 9^3} = 7.32 \times 10^{-3}$

假设 H_2、N_2 的起始浓度分别为 $x(\mathrm{mol \cdot L^{-1}})$、$y(\mathrm{mol \cdot L^{-1}})$。
$$3H_2(g)+N_2(g) \Longrightarrow 2NH_3(g)$$

起始的浓度/$(\mathrm{mol \cdot L^{-1}})$　　　x　　　y　　　0
平衡浓度/$(\mathrm{mol \cdot L^{-1}})$　　　9　　　3　　　4

根据反应中各物质的计量系数，H_2、N_2 的起始浓度分别为：

$$x = \left(9+\frac{3 \times 4}{2}\right)\mathrm{mol \cdot L^{-1}} = 15\mathrm{mol \cdot L^{-1}} \qquad y = \left(3+\frac{1 \times 4}{2}\right)\mathrm{mol \cdot L^{-1}} = 5\mathrm{mol \cdot L^{-1}}$$

$$N_2 \text{ 的转化率 } \alpha_{N_2} = \frac{5-3}{5} \times 100\% = 40\%$$

四、影响化学平衡移动的因素

化学平衡是一种有条件的动态平衡。当外界条件改变，可逆反应由一种平衡状态转变到另一种平衡状态的过程，称为化学平衡的移动。这里主要讨论浓度、压力和温度等外界条件对化学平衡的影响，可逆反应达到平衡后，改变某一条件，都会使反应商 Q_c 发生改变，原有的平衡状态被破坏，使化学平衡向增大或减小 Q_c 的方向移动。

1. 浓度对化学平衡的影响

在平衡体系中，增大反应物的浓度或减小生成物的浓度，都会使反应商 Q_c 减小，使 $Q_c < K_c$，平衡向着减小（或增大）该物质浓度的方向移动。反之，减小反应物的浓度或增大生成物的浓度，都会使反应商 Q_c 增大，使 $Q_c > K_c$，平衡向着增大（或减小）该物质浓度的方向移动。总之，在其他条件不变的情况下，增大反应物的浓度或减小生成物的浓度，平衡向正反应方向进行；减小反应物的浓度或增大生成物的浓度，平衡向逆反应方向进行。例如：

$$Fe^{3+} + 6SCN^- \Longrightarrow [Fe(SCN)_6]^{3-} \text{（血红色）}$$

Fe^{3+} 与 SCN^- 反应属于配位解离平衡，是一个可逆反应，SCN^- 的配位数为 $1 \sim 6$，增大 $[SCN^-]$，平衡向生成血红色的 $[Fe(SCN)^6]^{3-}$ 的方向移动。

2. 压力对化学平衡的影响

课堂互动

演示实验，讨论压力对化学平衡移动的影响：用一支 200mL 大针筒，分别抽取 50mLNO_2 和 50mL N_2O_4 气体混合均匀。推针加大压力使其体积缩小，针筒中混合气体颜色由红棕色变浅；退针减小压力使其体积加大，针筒中混合气体由红棕色变深。你能结合压力对化学平衡移动的原理，解释这种现象吗？

压力只对有气体参加的可逆反应的化学平衡有影响。当可逆反应达到化学平衡后，在其他条件不变时，缩小体系的体积使压力增大，反应商增大、减小或不变，从而可能引起化学平衡的移动。压力对有气体参加的可逆反应的影响，应根据具体情况分析。

（1）反应前后气体分子总数相等，即 $\Delta n = 0$，压力对化学平衡没有影响。例如：

$$N_2(g) + O_2(g) \Longrightarrow 2NO(g)$$

反应前后分子总数：$\Delta n = 2 - 2 = 0$。当其他条件不变时，增大压力，$Q_c = K_c$，化学反应仍处于平衡状态，化学平衡不发生移动。

（2）反应前后气体分子总数不相等，即 $\Delta n \neq 0$，压力对化学平衡有影响。例如：

$$2NO_2(g) \Longrightarrow N_2O_4(g)$$

$$\text{（红棕色）} \qquad \text{（无色）}$$

反应前后分子总数：$\Delta n = 1 - 2 = -1 < 0$。其他条件不变时，增大压力，化学平衡向着气体分子总数减小（即气体体积缩小）的正反应方向移动，NO_2 转化为 N_2O_4，红棕色变浅；减小压力，化学平衡向着气体分子总数增大（即气体体积增大）的逆反应方向移动，N_2O_4 转化为 NO_2，红棕色变深。

对于反应前后分子总数：$\Delta n > 0$。其他条件不变时，减小压力，化学平衡向着气体分子总数增大（即气体体积减大）的正反应方向移动；增大压力，化学平衡向着气体分子总数减小（即气体体积缩小）的逆反应方向移动。

总之，对于有气体参加的可逆反应，在其他条件不变的情况下，增大压力，化学平衡向着气体分子总数减少（即气体体积缩小）的方向移动；减小压力，化学平衡向着气体分子总数增加（即气体体积增大）的方向移动。

3. 温度对化学平衡的影响

在平衡体系中，温度对化学平衡的影响与浓度和压力对化学平衡的影响有着本质的区别，浓度和压力的改变并不影响平衡常数，只是引起反应商的变化，使化学平衡发生移动。温度对平衡常数的影响与反应热有关。对于放热反应，平衡常数随温度的升高而减小；对于吸热反应，平衡常数随温度的升高而增大。例如：

$$2NO_2(g) \Longrightarrow N_2O_4(g) + 56.9 kJ \cdot mol^{-1}$$
（红棕色）　　　（无色）

升高温度，化学平衡向逆反应（吸热反应）的方向移动，N_2O_4 转化为 NO_2，红棕色变深。同理，降低温度，化学平衡向着正反应（放热反应）的方向移动，NO_2 转化为 N_2O_4，红棕色变浅。

此外，平衡体系加入催化剂，由于催化剂不能改变平衡常数和反应商，因此不能使化学平衡发生移动。但催化剂能同等程度地加快正、逆化学反应速率，缩短达到平衡状态所需的时间。

综上所述，浓度、压力、温度等是影响化学平衡移动的重要因素。法国化学家勒夏特列概括出一条普遍的规律：改变平衡系统的条件之一，如温度、压力或浓度，平衡就会向减弱这个改变的方向移动。利用化学平衡移动原理，选择适当的反应条件，如合成氨的反应（放热反应），通过加大价格低廉的氮气的投料比，增大压力，降低温度，使化学平衡向生成氨的方向移动，从而降低成本，提高经济效益。

重点小结

1. 化学反应速率和化学平衡分别表示反应进行的快慢和程度，浓度、压力、温度、催化剂等外界条件是影响化学反应速率和化学平衡的主要因素，化学反应速率有平均速率和瞬时速率。

2. 对于基元反应 $aA + bB \Longrightarrow cC + dD$，其反应速率为 $v = kc_A^a c_B^b$，这一规律称为质量作用定律。$a + b = n$，$n = 0, 1, 2, \cdots$ 分别称为零级、一级、二级、$\cdots$级反应。假设药物的变质失效符合一级反应规律，其时间与浓度的关系为 $\ln\dfrac{c_0}{c} = k_1 t$；半衰期 $t_{1/2} = \dfrac{0.693}{k_1}$；$t_{有效} = \dfrac{1}{k_1}\ln\dfrac{1}{\omega}$。

3. 对于任一可逆反应 $aA + bB \Longrightarrow cC + dD$，化学平衡的主要特征是"动"（动态平衡）、"等"（$v_正 = v_逆$）、"恒"（各组分的浓度不变）、"变"（条件改变，平衡发生移动）。可逆反应中标准化学平衡常数 K_c 和反应商 Q_c 关系：①若 $Q_c = K_c$，处于平衡状态；②若 $Q_c < K_c$，向正反应方向进行；③若 $Q_c > K_c$，向逆反应方向进行。

$$\text{平衡常数 } K_c = \frac{[C]^c[D]^d}{[A]^a[B]^b}; \text{反应商 } Q_c = \frac{c_C^c c_D^d}{c_A^a c_B^b}; \text{转化率 } \alpha = \frac{\text{反应物的转化浓度}}{\text{反应物的初始浓度}} \times 100\%$$

目标检测

一、单选题

1. 当可逆反应达到平衡时，下列说法正确的是（　　）。

A. 反应物和生成物的浓度相同　　　　B. 正、逆反应已停止

C. 各物质的浓度不再随时间而改变

D. 反应物和生成物的浓度不再因温度、压力的变化而变化

2. 在 2L 的溶液中含有 4.0mol 某反应物，经过 2s 后，该反应物剩下 2.0mol，则以该反应物表示的反应速率是（　　）。

A. $0.5mol \cdot L^{-1} \cdot s^{-1}$ 　　　　　　　　　　B. $1.0mol \cdot L^{-1} \cdot s^{-1}$

C. $1.5 mol \cdot L^{-1} \cdot s^{-1}$ D. $3 mol \cdot L^{-1} \cdot s^{-1}$

3. 改变下列条件，能使可逆反应平衡常数发生变化的是（   ）。

A. 温度   B. 浓度   C. 压力   D. 催化剂

4. X、Y、Z 都是气体，下列可逆反应中，加大压力，Z 物质的量增大的是（   ）。

A. $X + Y \rightleftharpoons 3Z$ B. $2X + Y \rightleftharpoons 3Z$

C. $X + 2Y \rightleftharpoons Z$ D. $X + Y \rightleftharpoons 2Z$

5. 可逆反应 $A(g) + 3B(g) \rightleftharpoons 2C(g) + 2D(g)$ 为一吸热反应，达到平衡后，要使正反应速率加快，同时平衡向正反应方向移动，可采取的措施是（   ）。

A. 增大压力   B. 降低温度   C. 加入催化剂   D. 增大 B 的浓度

6. 可逆反应 $AB(g) \rightleftharpoons A(g) + B(g)$ 为一吸热反应，欲使平衡向正反应方向移动，需要采取的措施是（   ）。

A. 降低温度和增大压力   B. 升高温度和增大压力

C. 升高温度和减小压力   D. 降低温度和减小压力

7. 已知 $CO(g) + H_2O(g) \rightleftharpoons CO_2(g) + H_2(g)$ 是基元反应，该反应是（   ）反应。

A. 一级   B. 二级   C. 三级   D. 四级

8. 温度升高能加快化学反应速率，其原因是（   ）。

A. 活化能降低   B. 活化分子减少   C. 活化分子增加   D. 有效碰撞减少

9. 下列关于催化剂特征的描述不正确的是（   ）。

A. 催化剂不能实现热力学上不可能进行的反应

B. 催化剂只能缩短反应达到平衡的时间，而不能改变平衡状态

C. 催化剂不能改变平衡常数

D. 催化剂在反应前后，其化学性质和物理性质皆不变

10. 温度对反应速率的影响为（   ）。

A. 反应速率常数随温度升高而很快增大

B. 温度升高只影响正向反应速率

C. 阿伦尼乌斯公式反映了浓度对反应速率的影响

D. 化学反应速率常数不随温度变化

二、多选题

1. 下列因素中与速率常数有关的是（   ）。

A. 催化剂   B. 反应物的本性   C. 浓度

D. 温度   E. 压力

2. 合成氨反应：$N_2 + 3H_2 \rightleftharpoons 2NH_3$ 为一放热反应，为了增大 H_2 的平衡转化率可采取的措施是（   ）。

A. 加入催化剂   B. 降低温度   C. 增大压力

D. 增大 N_2 的浓度   E. 减小 H_2 的浓度

3. 采取下列措施，能增加反应物分子中活化分子的数目的是（   ）。

A. 升高温度   B. 加入催化剂   C. 增大压力

D. 增加浓度   E. 降低温度

4. 对于基元反应，描述正确的是（   ）。

A. 服从质量作用定律

B. 不服从质量作用定律

C. 反应物分子直接作用转化为产物分子

D. 经过若干步骤由反应物生成产物分子

E. 无法确定

5. 对于一级反应，以下正确的是（   ）。

A. 反应的半衰期与反应物起始浓度无关

B. $\ln c$ 对 t 作图得一直线

C. 反应速率与反应物浓度无关

D. $1/c$ 对 t 作图得一直线

E. 反应速率与反应物浓度有关

三、判断题

1. 质量作用定律适用于任何可逆反应。（   ）

2. 对于任何气体反应，改变压力，化学平衡都发生移动。（   ）

3. 可逆反应达到平衡时，各组分的浓度保持不变。（   ）

4. 浓度、温度、压力的变化都会引起化学平衡常数的改变，从而引起化学平衡的移动。（   ）

5. 化学平衡常数 K 与物质的本性有关，而与物质的浓度无关。（   ）

四、填空题

1. 可逆反应 $Fe_2O_3(s) + 3CO(g) \rightleftharpoons 2Fe(s) + 3CO_2(g)$ 的平衡常数表达式为 _____。

2. 可逆反应 $N_2(g) + 2O_2(g) \rightleftharpoons 2NO_2(g) - Q$，达到平衡时，加入 O_2 后，N_2 的转化率 _____，升高温度，平衡向_____方向移动，减小压力，平衡向_____方向移动。

3. 催化剂能_____反应速率，_____可逆反应达到化学平衡的时间。

五、计算题

1. 反应 $H_2(g) + I_2(g) \rightleftharpoons 2HI(g)$，氢气、碘蒸气的起始浓度分别都是 $2 mol \cdot L^{-1}$，达到平衡时，$K_c = 49$。求平衡时各物质浓度及碘蒸气的转化率。

2. 在 700℃ 时，反应 $SO_2(g) + NO_2(g) \rightleftharpoons SO_3(g) + NO(g)$，达到平衡时 $K_c = 9.0$。若 SO_2、NO_2 的起始浓度分别都是 $3.0 \times 10^{-3} mol \cdot L^{-1}$，求平衡时各物质的浓度。

第七章 分散系

学习目标

知识目标

1. 掌握浓度的表示法和有关计算及相互换算；溶液的配制和稀释。

2. 熟悉稀溶液依数性的原理和应用；胶体溶液的特性以及使溶胶稳定和聚沉的因素。

3. 了解分散系和溶液概念和分类；胶团的结构；高分子化合物溶液的特征以及对溶胶的保护作用。

能力目标

1. 能熟练进行有关溶液浓度的计算及各种浓度之间的相互换算。

2. 会稀释和配制溶液；会计算稀溶液的依数性及应用。

素质目标

通过学习溶液的配制和稀释，培养对实际操作的重视；通过学习渗透压在医学中的应用，树立科学指导实践的意识。

案例导入

防疫神器——N95 口罩的作用

很多病毒可通过气溶胶传播，病毒的携带者打喷嚏、咳嗽时会有一部分飞沫与空气混合，而当飞沫中的水分被蒸发之后，其中的蛋白质和病毒就会形成飞沫核。由于飞沫核重量比较轻，所以就会分散悬浮在空气中，形成气溶胶，并随着空气一起流动至远处，而不是因为重力落到

地面，这样就会造成病毒的传播。N95 口罩对空气动力学直径 $0.3\mu m$ 的颗粒的过滤效率达到 95% 以上。空气细菌和真菌孢子的空气动力学直径主要在 $0.7\sim10\mu m$ 之间变化，所以 N95 口罩被认为是当之无愧的防疫神器。

问题讨论：能谈一谈胶体溶液的组成、性质吗？

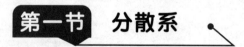

第一节 分散系

一、分散系的概念

将一种或几种物质分散在另一种物质中形成的体系称为分散系。分散系中被分散的物质称为分散质（或分散相），容纳分散质的物质称为分散介质（或分散剂）。例如，氯化钠溶液

就是氯化钠分散在水中形成的分散体系，其中氯化钠为分散质，水为分散介质。

二、分散系的分类

根据分散质的粒径大小，通常将分散系分为离子或分子分散系、胶体分散系和粗分散系。

1. 离子或分子分散系

离子或分子分散系的分散质为离子或分子，粒径小于 1nm，分散系为均匀稳定的单相体系，没有相界面，无论放置多久，在密闭的容器中分散质都不会从分散系中分离出来，这种均匀稳定的分散系又称为真溶液。例如，氯化钠溶于水形成的分散质就是真溶液，属于离子或分子分散系。

2. 胶体分散系

胶体分散系的分散质粒径介于 1~100nm 之间，比离子分子大得多，每一个粒子都是由许多分子或原子组成的聚集体。虽然用肉眼或普通显微镜观察，这种体系是透明的，就像"真溶液"一样，但实际上胶体分散系不是单相体系，分散质与分散介质存在相界面。也就是说，胶体分散系是高度分散的多相体系，胶体离子有自动聚集的趋势，是热力学不稳定体系。例如氢氧化铁溶胶、碘化银溶胶等就属于胶体分散系。

3. 粗分散系

粗分散系的分散质粒径大于 100nm，由于粒径较大，分散系呈现浑浊，分散质与分散介质之间存在明显相界面，有的分散质粒子肉眼可辨。将粗分散系放置一段时间，分散质粒子就会从体系中分离出来。豆浆和泥浆就属于粗分散系。其中，如果分散质为液体微粒的粗分散系，称为乳浊液；分散质为固体微粒的粗分散系，称为悬浮液。分散系的分类见表 7-1。

表 7-1 分散系的分类

分散系类型		分散质组成	粒径/nm	性质	实例
分子或离子分散系	真溶液	小分子或小离子	<1	均相，透明，均匀，稳定，能透过滤纸和半透膜	蔗糖、食盐等的水溶液
胶体分散系	溶胶	分子、原子、离子的聚集体	1~100	非均相，不均匀，有相对稳定性，能透过滤纸，不能透过半透膜	$Fe(OH)_3$、As_2S_3 溶胶
	高分子溶液	高分子		均相，透明，均匀，稳定，能透过滤纸，不能透过半透膜	蛋白质、动物胶溶液
粗分散系	悬浊液乳浊液	固体小颗粒，小液滴	>100	非均相，不透明，不均匀，不稳定，不能透过滤纸和半透膜	牛奶、豆浆、泥浆

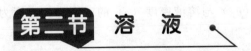

第二节 溶 液

物质以分子或离子的状态分散于分散介质中所形成的均匀而稳定的分散系都称为溶液。在人们的日常生活、学习和生产中，经常接触到各种各样的溶液。食物和药物必须形成溶液才便于消化吸收，很多药物和试剂必须配成一定浓度的溶液才能使用，药物分析和检验工作的许多操作也都在溶液中进行。正确认识溶液，准确配制和使用一定浓度的溶液，是医药工作者必须掌握的基本知识和技能。

一、溶液的组成和表示方法

溶液由溶质（分散相）和溶剂（分散介质）组成。在工作和实验中，常用溶液中溶质的量与溶液（或溶剂）的量之比表示溶液的组成。一定量溶液（或溶剂）中所含溶质的量称为浓度。

微课

溶液的浓度计算

下面介绍医药工作中常用溶液组成的表示方法。

1. 溶质 B 的质量分数（w_B）

溶液中溶质 B 的质量与溶液的质量之比称为溶质 B 的质量分数，用符号 w_B 表示。即

$$w_B = \frac{m_B}{m} \tag{7-1}$$

式中，m 为溶液的质量，g；m_B 为溶质 B 的质量，g。质量分数的单位为 1，可用小数表示。

2. 溶质 B 的体积分数（φ_B）

溶液中溶质 B 的体积与溶液的体积之比称为溶质 B 的体积分数，用符号 φ_B 表示。即

$$\varphi_B = \frac{V_B}{V} \tag{7-2}$$

式中，V_B 为溶质的体积；V 为溶液的体积。常用单位为 mL 或 L。体积分数的单位为 1，可用小数表示。

3. 物质的量分数（摩尔分数）

溶液中溶质 B（或溶剂 A）的物质的量与溶液总物质的量之比称为溶质 B（或溶剂 A）的物质的量分数，用符号 x_B（或 x_A）表示，即

$$x_B = \frac{n_B}{n_总} = \frac{n_B}{n_A + n_B} \tag{7-3}$$

$$x_A = \frac{n_A}{n_总} = \frac{n_A}{n_A + n_B} \tag{7-4}$$

式中，n_A、n_B 分别为组分 A、B 的物质的量，mol；$n_总$ 为溶液总物质的量，mol。物质的量分数的单位为 1。

4. 溶质 B 的质量浓度（ρ_B）

溶液中溶质 B 的质量与溶液的体积之比称为溶质 B 的质量浓度，用符号 ρ_B 表示。即

$$\rho_B = \frac{m_B}{V} \tag{7-5}$$

式中，m_B 为溶质 B 的质量，mg 或 g；V 为溶液的体积，L。质量浓度的单位为 mg·L^{-1} 或 g·L^{-1}。

溶质 B 的质量浓度（ρ_B）与溶液密度（ρ）的区别为：密度为溶液的质量 m 与溶液的体积 V 之比。即

$$\rho = \frac{m_{溶液}}{V} \tag{7-6}$$

密度的单位为 kg·L^{-1} 或 g·mL^{-1}。

5. 溶质 B 的物质的量浓度（c_B）

溶质 B 的物质的量与溶液的体积之比（1L 溶液中所溶解的溶质 B 的物质的量）称为溶质 B 的物质的量浓度，用符号 c_B 表示。即

$$c_B = \frac{n_B}{V} \tag{7-7}$$

式中，n_B 为溶质 B 的物质的量，mol；V 为溶液的体积，L。溶质 B 的物质的量浓度的单位为 $mol \cdot L^{-1}$。

6. 质量摩尔浓度（b_B）

溶液中溶质 B 的物质的量与溶剂的质量之比（1kg 溶剂中所溶解的溶质 B 的物质的量）称为溶质 B 的质量摩尔浓度，用符号 b_B 表示。即

$$b_B = \frac{n_B}{m_A} \tag{7-8}$$

式中，n_B 为溶质 B 的物质的量，mol；m_A 为溶剂 A 的质量，kg。质量摩尔浓度的单位为 $mol \cdot kg^{-1}$。

【例 7-1】 将 5.0g NaCl 溶于 495.0g 水中，所得溶液的密度为 $1.002g \cdot mL^{-1}$。计算 NaCl 的质量分数、物质的量分数以及溶液的质量浓度、物质的量浓度和质量摩尔浓度。

解　$w_{NaCl} = \dfrac{m_{NaCl}}{m_{溶液}} = \dfrac{5.0}{5.0 + 495.0} = 0.01$

$x_{NaCl} = \dfrac{n_{NaCl}}{n_{NaCl} + n_{H_2O}} = \dfrac{\frac{5.0}{58.5}}{\frac{5.0}{58.5} + \frac{495.0}{18}} = 0.003$

$\rho_{NaCl} = \dfrac{m_B}{V} = \dfrac{5.0}{\frac{495.0 + 5.0}{1.002} \times 10^{-3}} g \cdot L^{-1} = 10.02g \cdot L^{-1}$

$c_{NaCl} = \dfrac{n_{NaCl}}{V} = \dfrac{5.0/58.5}{\frac{495.0 + 5.0}{1.002} \times 10^{-3}} mol \cdot L^{-1} = 0.1713 mol \cdot L^{-1}$

$b_B = \dfrac{n_{NaCl}}{m_{H_2O}} = \dfrac{5.0/58.5}{495.0 \times 10^{-3}} mol \cdot kg^{-1} = 0.1727 mol \cdot kg^{-1}$

课堂互动

已知市售浓硫酸的质量分数为 98%，溶液密度为 $1.84g \cdot mL^{-1}$，请计算该溶液的质量分数、摩尔分数、质量浓度、物质的量浓度和质量摩尔浓度。

二、溶液的配制和稀释

溶液的配制和稀释的依据是：配制（或稀释）前后溶质的量不变。溶液的配制计算公式为：

$$cV \times 10^{-3} = \frac{m}{M} \tag{7-9}$$

【例 7-2】 要配制 $0.01mol \cdot L^{-1}$ Na_2CO_3 溶液 100mL，需要称取 Na_2CO_3 多少克？稀释配制这种溶液使用到的主要仪器有哪些？

解　$m = cVM = 0.01 \times 100 \times 10^{-3} \times 106.0g = 0.106g$

稀释配制这种溶液使用到的主要仪器为电子天平、容量瓶。

溶液的稀释计算公式为：

$$c_1V_1 = c_2V_2 \tag{7-10}$$

【例 7-3】 要配制 $2mol \cdot L^{-1}$ 硫酸溶液 $300mL$，需要量取 $6mol \cdot L^{-1}$ 硫酸溶液多少毫升？稀释配制这种溶液使用到的主要仪器有哪些？

解 设需要 $6mol \cdot L^{-1}$ 硫酸溶液 x mL。

根据 $c_1V_1 = c_2V_2$ 得 $2 \times 300 = 6x$

$$x = 2 \times 300/6 mL = 100mL$$

稀释配制这种溶液使用到的主要仪器为量筒或量杯、试剂瓶。

在制药及药剂中，经常需要使用一种简捷而方便的计算方法——十字交叉法。通过计算，将同一种物质的不同浓度的溶液，按一定的体积比进行混合而得到所需浓度的溶液。

浓溶液的浓度 c_1 ╲ ╱ $c - c_2 = V_1$（浓溶液所需的体积比）

所需溶液的浓度 c (7-11)

稀溶液的浓度 c_2 ╱ ╲ $c_1 - c = V_2$（稀溶液所需的体积比）

【例 7-4】 用 $\varphi_B = 0.95$ 和 $\varphi_B = 0.50$ 的乙醇溶液配成 $\varphi_B = 0.75$ 外消毒酒精 $500mL$，应如何配制？

解

$$0.95 \quad V_1 = 0.25$$
$$0.75$$
$$0.50 \quad V_2 = 0.20$$

$$\frac{V_1}{V_2} = \frac{0.25}{0.2} = \frac{5}{4}$$

$$V_1 = \frac{5}{5+4} \times 500mL = 278mL$$

$$V_2 = \frac{4}{5+4} \times 500mL = 222mL$$

量取 $\varphi_B = 0.95$ 乙醇 $278mL$ 和 $\varphi_B = 0.50$ 的乙醇溶液 $222mL$，混合均匀即可得到 $\varphi_B = 0.75$ 的外消毒酒精 $500mL$。

第三节 稀溶液的依数性

在 $101kPa$ 下，纯水在 $0℃$ 时结冰，但往纯水中加入甘油，则此溶液要低于 $0℃$ 时才结冰，而往结冰的路面上撒盐，冰会溶解；在 $101kPa$ 下，纯水在 $100℃$ 时沸腾，但糖水却要高于 $100℃$ 时才沸腾。这是因为溶质溶解于溶剂形成溶液的过程中，不仅溶质的性质发生改变，溶剂的性质也会发生相应的变化。当溶液较稀时，溶液的性质一方面由溶质的本性（如颜色、导电性、黏度等）决定；而另一方面由溶质的粒子数（粒子浓度）决定，与本性无关（例如，蒸气压、沸点、凝固点、渗透压等）。因为这类性质的变化依赖于溶液的粒子数而且又只适用于稀溶液，所以将这类性质称为稀溶液的依数性（通性）。

一、溶液的蒸气压降低

1. 纯溶剂的蒸气压

潮湿的衣服会晾干，这是因为水分子在不停地运动着，少数动能较大的分子会冲破液体的表明张力而逸出，成为水蒸气分子。如果将纯溶剂（如水）置于密闭容器中，如图 7-1 所示。液剂表面的分子由于合力不为零，具有较高的能量，能够克服分子间的引力而进入液面上的空间，这个过程就是蒸发。已经形成蒸气的分子在运动中，有一部分会

溶液的蒸气压降低
微课

撞击到液面上而被拉回液体内，重新成为液体分子，这个过程就是凝聚。开始时，由于液面上蒸气分子较少，蒸发速率较大。随着蒸发过程的进行，液面上蒸气分子逐渐增多，凝聚速率随之加快。这样，蒸发和凝聚的速率逐渐趋于相等，最终达到蒸发速率等于凝聚速率的平衡状态，即在单位时间内，由液面蒸发的分子数和由气相返回液体的分子数相等，此时蒸气所具有的压力称为该温度下液体的饱和蒸气压（$p°$），简称蒸气压。

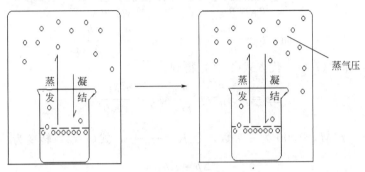

图 7-1　纯溶剂的蒸气压

2. 溶液的蒸气压降低现象

如果在大量的溶剂中加入少量难挥发的溶质，就形成难挥发溶质的稀溶液。这时，由于原溶剂的表面部分被难挥发溶质分子所占据，如图 7-2 所示，单位时间逸出液面的溶剂分子数相应减少，产生的蒸气压也就相应降低。所以，溶液的蒸气压（p）必然低于纯溶剂的蒸气压（$p°$）。这种现象称为溶液的蒸气压降低。

纯溶剂与溶液的蒸气压曲线变化如图 7-3 所示。显然，溶液的浓度越大，单位体积溶液中溶质的粒子数越多，溶剂的表面被难挥发溶质分子所占据的部分就越多，溶液的蒸气压就越低。

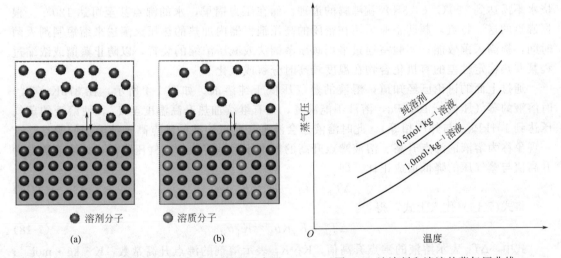

图 7-2　纯溶剂（a）和溶液（b）的蒸发-凝聚示意图　　图 7-3　纯溶剂和溶液的蒸气压曲线

最早对溶液的蒸气压降低现象进行精确定量研究的是法国化学家拉乌尔（F. M. Raoult）。1887 年，他在大量实验结果的基础上，总结出著名的拉乌尔定律：在一定温度下，难挥发非电解质稀溶液的蒸气压降低与溶液中溶质的摩尔分数成正比，而与溶质的本性无关。其数学表达式为：

$$\Delta p = p^\circ - p = p^\circ \frac{n_B}{n_A + n_B} = p^\circ x_B \tag{7-12}$$

式中，Δp 表示溶液的蒸气压降低，Pa；p° 表示纯溶剂的蒸气压，Pa；p 表示溶液的蒸气压，Pa；x_B 表示溶质的摩尔分数。对于稀溶液，$n_A \gg n_B$，则

$$x_B = \frac{n_B}{n_A + n_B} \approx \frac{n_B}{n_A} = \frac{n_B}{m_A / M_A} = \frac{n_B}{m_A} M_A \tag{7-13}$$

而　　$b_B = \frac{n_B}{m_A} \times 1000$　或　$\frac{n_B}{m_A} = \frac{b_B}{1000}$ $\tag{7-14}$

将式(7-13) 和式(7-14) 代入式(7-12) 得到：

$$\Delta p = p^\circ x_B = p^\circ \frac{n_B}{m_A} M_A = \frac{p^\circ M_A}{1000} b_B \tag{7-15}$$

一定温度下，$p^\circ M_A / 1000$ 为一常数，令 $K = \dfrac{p^\circ M_A}{1000}$，式(7-15) 转变为：

$$\Delta p = K b_B \tag{7-16}$$

式(7-16) 为拉乌尔定律的另一种表达式，它表明在一定温度下，难挥发非电解质稀溶液的蒸气压降低 Δp 与溶液的质量摩尔浓度成正比，而与溶质的种类和本性无关。常数 K 取决于纯溶剂的蒸气压和摩尔质量。

二、溶液的沸点升高

1. 液体的沸点

将液体加热，液体的蒸气压随温度的升高而增大。当液体的蒸气压与外界压力相等时液体就沸腾，这时的温度就是液体的沸点。

2. 溶液的沸点升高现象

显然，液体的沸点随外界压力的变化而改变。外压愈低，沸点愈低，这就是在高原地区烧水不需达到100℃（373K）就沸腾的道理。而在压力锅里，水的沸点甚至可达 120℃。根据沸点的这一特点，制药企业采用在密闭的高压消毒器内加热的热压灭菌法来缩短制剂灭菌时间，提高灭菌效能；实验室通过采用减压蒸馏法或减压浓缩的装置，以防止蒸馏或浓缩过程某些热稳定性差的有机化合物在温度较高时分解或氧化。

通过上面的讨论已经知道，溶液的蒸气压低于纯溶剂。如图 7-4 所示，在 373K（T_b^0）时溶液的蒸气压低于 101kPa，溶液不能沸腾，只有继续加热升高温度至 T_b，使溶液的蒸气压达到 101kPa（与外压相等），此时溶液才会沸腾。所以溶液的沸点高于纯溶剂的沸点，这一现象称为溶液的沸点升高。溶液沸点升高的根本原因是溶液的蒸气压降低，故溶液沸点的升高值与蒸气压的降低值成正比。即

$$\Delta T_b = T_b - T_b^0 = K_i \Delta p \tag{7-17}$$

将式(7-16) 代入上式，得：

$$\Delta T_b = K_i K b_B = K_b b_B \tag{7-18}$$

式中，ΔT_b 表示溶液的沸点升高值，K；K_b 表示溶剂的沸点升高常数，$K \cdot kg \cdot mol^{-1}$；$b_B$ 表示质量摩尔浓度，$mol \cdot kg^{-1}$。

式(7-18) 表明，在一定温度下，难挥发非电解质稀溶液的沸点升高值只与溶质的质量摩尔浓度成正比，而与溶质的本性无关。

溶剂的沸点升高常数 K_b 和凝固点降低常数 K_f，对每一种溶剂为一恒定值。常用溶剂的沸点升高常数 K_b 和凝固点降低常数 K_f 见表 7-2。

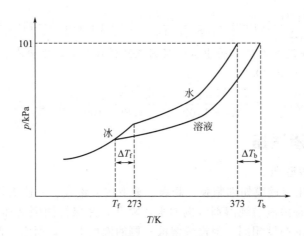

图 7-4　溶液的沸点升高和凝固点降低

表 7-2　常用溶剂的 K_b 和 K_f

溶剂	T_b/K	$K_b/(K \cdot kg \cdot mol^{-1})$	T_f/K	$K_f/(K \cdot kg \cdot mol^{-1})$
水	373.0	0.52	273.0	1.86
苯	353.1	2.53	278.5	5.10
萘	491.0	5.80	353.0	6.90
氯仿	334.2	3.63	209.5	4.68
乙酸	391.0	2.93	290.0	3.90
乙醇	351.4	1.22	155.7	1.99

三、溶液的凝固点降低

凝固点是指固液两相的蒸气压相等、两相共存时的温度。如图 7-4 所示，在 273K（T_f^0）时，水和冰的蒸气压相等，两相共存，273K 即为水的凝固点。如果在水中加入难挥发溶质，所形成的溶液的蒸气压就会降低，也就是说在 273K 时溶液的蒸气压必然低于冰的蒸气压，溶液就不会凝固，必须降低温度。当温度低于 273K，降至 T_f，即溶液的蒸气压等于冰的蒸气压时，溶液开始有冰析出，此时的温度 T_f 即为该溶液的凝固点。所以溶液的凝固点低于纯溶剂的凝固点，这一现象称为溶液的凝固点降低。同样，溶液的凝固点降低的根本原因是溶液的蒸气压降低，故溶液的凝固点降低值与蒸气压降低值成正比。也就是说，在一定温度下，难挥发非电解质稀溶液的凝固点降低值只与溶质的质量摩尔浓度成正比，而与溶质的本性无关。即

$$\Delta T_f = T_f^0 - T_f = K_f b_B \tag{7-19}$$

式中，ΔT_f 表示溶液的凝固点降低值，K；K_f 表示溶剂的凝固点常数，$K \cdot kg \cdot mol^{-1}$；$b_B$ 表示质量摩尔浓度，$mol \cdot kg^{-1}$。

溶液的凝固点降低的原理在日常生活中应用广泛。例如，严寒天气，将食盐撒在马路上，可以防止路面结冰；在汽车散热水箱中加入适量甘油，可以防止水箱结冰。

溶液的凝固点降低值 ΔT_f、溶质的质量 m_B 和摩尔质量 M_B，以及溶剂的质量 m_A 间的关系可用下式计算：

$$\Delta T_f = K_f b_B = K_f \frac{m_B}{M_B m_A} \times 1000 \tag{7-20}$$

【例 7-5】　称取某纯药物 1.50g 溶于 100g 水中，测得该溶液的凝固点为 $-0.188℃$，计算该药物的摩尔质量。

解 $\qquad M_{\mathrm{B}}=\dfrac{K_{\mathrm{f}}m_{\mathrm{B}}}{m_{\mathrm{A}}\Delta T_{\mathrm{f}}}\times 1000=\dfrac{1.86\times 1.50}{100\times 0.188}\times 1000\mathrm{g\cdot mol^{-1}}=148\mathrm{g\cdot mol^{-1}}$

【例 7-6】 为了使汽车散热水箱中水的凝固点降低 0.28K，需要在 200g 水中加入甘油多少克？（$M_{甘油}=92\mathrm{g\cdot mol^{-1}}$）

解 $\qquad m_{甘油}=\dfrac{\Delta T_{\mathrm{f}}M_{甘油}\ m_{水}}{K_{\mathrm{f}}\times 1000}=\dfrac{0.28\times 92\times 200}{1.86\times 1000}\mathrm{g}=2.77\mathrm{g}$

四、溶液的渗透压

1. 渗透现象和渗透压

如图 7-5 所示，用半透膜如细胞膜、肠衣、萝卜皮、蛋衣、人造火棉胶膜等，将非电解质（例如葡萄糖）的稀溶液与纯溶剂（例如水）隔开，并保持两侧液体的温度、压力相等。开始两边玻璃管液面的高度相同，但慢慢溶液一侧的液面上升，而水一侧的液面则降低。这是因为这种半透膜是一种特殊的多孔性薄膜，它只允许溶剂分子通过而溶质分子不能通过。溶剂分子通过半透膜从溶剂的一方净迁移到溶液的一方，而使溶液一侧的液面上升而纯溶剂一侧的液面降低。这种渗透过程进行到渗透平衡状态为止。如果用半透膜将同一非电解质的两种浓度的溶液隔开，也会出现上述相同现象。这种溶剂分子通过半透膜由纯溶剂（或稀溶液）一侧进入溶液（或浓溶液）一侧的现象称为渗透现象，该过程称为渗透。

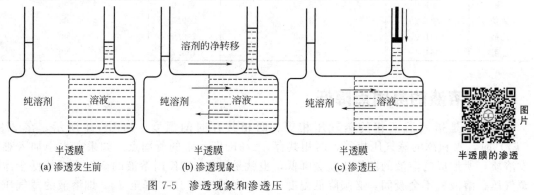

图 7-5 渗透现象和渗透压

渗透产生的原因是半透膜的两侧存在浓度差，纯溶剂（或稀溶液）中溶剂的分子数比溶液（或浓溶液）中溶剂分子数要多，单位时间内从纯溶剂（或稀溶液）中进入溶液（或浓溶液）中的溶剂分子数必然要多于从溶液（或浓溶液）中进入纯溶剂（或稀溶液）中的溶剂分子数。渗透过程开始后，随着溶液液面的不断升高，所产生的静水压也逐渐增大。当液面上升到一定的高度时，静水压大到刚好能使溶剂分子进出半透膜的速率相等，即渗透达到平衡状态，液面就会停止上升。这种恰好能阻止渗透现象进行而达到动态平衡的压力称为溶液的渗透压（π）。

综上所述，产生渗透现象必须同时具备以下两个条件：①半透膜存在；②半透膜的两侧溶液存在浓度差。

2. 渗透压与浓度、温度的关系

1886 年，荷兰科学家范托夫（Van't Hoff）指出，理想稀溶液的渗透压与溶液浓度和温度的关系与理想气体方程式一致：

$$\pi V=nRT \quad 即 \quad \pi=c_{\mathrm{B}}RT \qquad (7\text{-}21)$$

式中，π 表示溶液的渗透压，kPa；c_{B} 表示溶质的物质的量浓度，$\mathrm{mol\cdot L^{-1}}$；R 表示摩尔气体常数，$8.31\mathrm{kPa\cdot L\cdot mol^{-1}\cdot K^{-1}}$；$T$ 表示热力学温度，K。

对于稀溶液，其物质的量浓度近似地等于质量摩尔浓度，故渗透压的公式可以表述为：

$$\pi = b_B RT \tag{7-22}$$

式(7-21)和式(7-22)表明，在一定温度下，难挥发非电解质稀溶液的渗透压与溶液中溶质的浓度（c_B 或 b_B）和热力学温度成正比，而与溶质的本性无关。

【例7-7】 人体的血浆在272.44K时结冰，计算在体温为310K时人体血浆的渗透压（水的 $K_f = 1.86$）。

解 由 $\Delta T_f = T_f^0 - T_f = K_f b_B$ 可知，$b_B = \dfrac{T_f^0 - T_f}{K_f} = \dfrac{273.0 - 272.44}{1.86} \text{mol} \cdot \text{kg}^{-1} = 0.301 \text{mol} \cdot \text{kg}^{-1}$

$$\pi = b_B RT = 0.301 \times 8.31 \times 310 \text{kPa} = 775 \text{kPa}$$

3. 医学中的渗透压单位

医学上在讨论有关渗透压问题时，常采用毫渗摩尔浓度，单位简称为毫渗量每升，符号为 $\text{mOsm} \cdot \text{L}^{-1}$。它是指溶液中能产生渗透效应的各种物质质点（分子或离子）的总浓度以 $\text{mmol} \cdot \text{L}^{-1}$ 来计算的渗透单位。

对于非电解质，$1\text{mmol} \cdot \text{L}^{-1}$ 浓度的溶液，其渗透压就是 $1\text{mOsm} \cdot \text{L}^{-1}$。例如，$1\text{mmol}$（180mg）葡萄糖（$M = 180 \text{g} \cdot \text{mol}^{-1}$）加水配成1L溶液，则其渗透压为 $1\text{mOsm} \cdot \text{L}^{-1}$。强电解质溶于水后，完全解离成阴、阳离子，阴、阳离子所起的渗透效应相同，因此，强电解质溶液的渗透压等于阴阳两种离子质子浓度的总和。例如，1mmol NaCl 加水配成1L溶液，则其渗透压为 $2\text{mOsm} \cdot \text{L}^{-1}$。$1\text{mmol}$ $CaCl_2$ 加水配成1L溶液，则其渗透压为 $3\text{mOsm} \cdot \text{L}^{-1}$。

生理盐水（$9 \text{g} \cdot \text{L}^{-1}$ NaCl）的渗透压为（i 为校正因子）：

$$n \times i \times 1000 \text{mOsm} \cdot \text{L}^{-1} = \frac{m}{M} \times i \times 1000 \text{mOsm} \cdot \text{L}^{-1} = \frac{9}{58.5} \times 2 \times 1000 \text{mOsm} \cdot \text{L}^{-1} = 308 \text{mOsm} \cdot \text{L}^{-1}$$

医学上以人体血浆的渗透浓度为标准来定义低渗、等渗和高渗溶液。正常人血浆总渗透压的范围为 $280 \sim 320 \text{mOsm} \cdot \text{L}^{-1}$，临床上以此为判断依据，规定：凡渗透压在 $280 \sim 320 \text{mOsm} \cdot \text{L}^{-1}$ 范围内的溶液称为生理等渗溶液（例如 $9 \text{g} \cdot \text{L}^{-1}$ NaCl、$50 \text{g} \cdot \text{L}^{-1}$ 葡萄糖、$19 \text{g} \cdot \text{L}^{-1}$ 乳酸钠和 $40 \text{g} \cdot \text{L}^{-1}$ $NaHCO_3$ 等），低于 $280 \text{mOsm} \cdot \text{L}^{-1}$ 的溶液称为低渗溶液，高于 $320 \text{mOsm} \cdot \text{L}^{-1}$ 的溶液称为高渗溶液。

4. 渗透方向

渗透的方向是由低渗溶液一方向高渗溶液一方渗透，也就是由纯溶剂一方向溶液一方渗透，或由稀溶液一方向浓溶液一方渗透。

【例7-8】 将 $0.1 \text{mol} \cdot \text{L}^{-1}$ NaCl 和 $0.1 \text{mol} \cdot \text{L}^{-1}$ $CaCl_2$ 溶液用半透膜隔开，指出其渗透方向。

解 NaCl 溶液的渗透压为：$0.1 \times 2 \times 1000 \text{mOsm} \cdot \text{L}^{-1} = 200 \text{mOsm} \cdot \text{L}^{-1}$

$CaCl_2$ 溶液的渗透压为：$0.1 \times 3 \times 1000 \text{mOsm} \cdot \text{L}^{-1} = 300 \text{mOsm} \cdot \text{L}^{-1}$

所以，其渗透方向是由 NaCl 溶液一方向 $CaCl_2$ 溶液一方渗透。

5. 难挥发电解质稀溶液的依数性行为

与非电解质稀溶液一样，电解质溶液具有蒸气压降低、沸点升高、凝固点降低等性质。但是由于电解质在溶液中发生解离，所以电解质溶液的依数性必须引入校正因子 i。i 值又称为 Van't Hoff（范托夫）系数。溶液越稀，i 值越大。在极稀溶液中，不同类型强电解质的 i 值趋近于 2、3、4 等数值。

非电解质的 i 值为1。而对于 AB 型强电解质（如 KCl、KNO_3、$CaSO_4$ 等），其 i 值趋近于 2；对于 AB_2 或 A_2B 型电解质（如 $MgCl_2$、$CaCl_2$、Na_2SO_4 等），其 i 值趋近于 3；其余照此类推。所以，对于难挥发电解质稀溶液，依数性的有关公式修正为：$\Delta p = i K b_B$；$\Delta T_b =$

iK_bb_B；$\Delta T_f = iK_fb_B$；$\pi = ib_BRT$。需要注意的是，T_b 与 ΔT_b 为正比关系，即沸点升高值越大，沸点也就越高；而 T_f 与 ΔT_f 为反比关系，即凝固点降低值越大，凝固点也就越低。

课堂互动

按沸点由高到低排列下列各化合物：（1）$0.1mol \cdot L^{-1}$ NaCl 溶液；（2）$0.1mol \cdot L^{-1}$ $CaCl_2$ 溶液；（3）$0.1mol \cdot L^{-1}$ 葡萄糖溶液；（4）$0.1mol \cdot L^{-1}$ 醋酸溶液。

6. 渗透作用的意义

渗透现象广泛存在于自然界中，在生物学中具有重要意义。人们之所以在运动排汗过多或吃过咸的食物时会感到口渴，这是体液浓度增大而引起渗透压升高的缘故。通过饮水，可降低体液中可溶物的浓度而使渗透压恢复到正常状态而达到解渴的目的；人在淡水中游泳时，眼睛进水后会红肿并有疼痛感，而在海水中游泳就不会感到这种不适；临床上使用生理盐水给患者冲洗伤口，一方面可以不损伤组织，另一方面有利于吸收和减轻疼痛。这些都与渗透现象有关。

输液是临床治疗中常用的方法之一，输进的液体必须是等渗溶液。这是因为正常情况下，红细胞膜内细胞液与膜外血浆是等渗的。如果大量输入低渗溶液，会使血浆浓度稀释，血浆中的水分子会通过细胞膜向红细胞膜内渗透，使红细胞膜膨胀，严重时可使红细胞破裂而出现溶血现象；如果大量输入高渗溶液，会使血浆中可溶物浓度增大，膜内细胞液的渗透压必然低于膜外血浆的渗透压，红细胞内细胞液中的水分子将向血浆渗透，结果使红细胞萎缩，易黏合在一块而成"团块"，这些"团块"在小血管中可能形成"血栓"堵塞血管而引起"中风"。

第四节 胶体溶液

胶体分散系按分散相和分散介质聚集态的不同可分为溶胶和高分子化合物溶液等多种类型，其中以固体分散在水中的溶胶最为重要。溶胶和高分子化合物溶液与生物化学、医学、药学的关系极为密切。人体的蛋白质、淋巴、血液、脑脊液等都属于胶体分散系。一些生理现象与胶体性质有关（如蛋白质的保护能力、细胞膜的通透性、膜定位等）。很多难溶于水的药物要制成胶体溶液才能被人体吸收，在药物制剂使用和保管等环节中，也经常应用到有关胶体的知识。

一、溶胶

溶胶的粒径在 $1 \sim 100nm$ 之间，它含有百万甚至上亿个原子，是一类难溶的多分子聚集体。溶胶是多相的高分散体系，具有很高的表面能，从热力学的角度来看，它是不稳定体系。溶胶粒子有相互聚结而降低表面能的趋势。溶胶的基本特征是：多相性、高分散性和热力学不稳定性。溶胶的各种性质都是由这些基本特征引起的。

1. 溶胶的性质

溶胶除了具有一般溶液的性质外，本身还具有其特殊的性质，主要表现在它的光学性质、动力学性质和电学性质。

（1）光学性质 1969 年，英国物理学家丁达尔（Tyndall）在实验中发现，在暗室里，将一束聚焦的光线透过溶胶时，在入射光的垂直方向，可以看到一条发亮的光柱，如图 7-6 所示。这一现象被后人称为丁达尔现象或丁达尔效应。丁达尔现象是胶体粒子对光的散射而形成的。丁达尔现象与分散介质粒子的大小和入射光的波长有关，当入射光的波长小于分散介质粒子的直径时发生反射，光线无法透过，观察到的粗分散系是浑浊不透明的；当入射光的波长大于分散介质粒子的直径时发生散射，可观察到明亮的光柱。在胶体分散系中，胶粒的直径为 $1\sim100nm$，而可见光的波长是 $400\sim760nm$，显然会发生光的散射。而真溶液的分散质粒子的直径小于 $1nm$，由于粒径很小，光的散射很弱，可见光几乎全部透过，整个溶液呈透明状。丁达尔现象是溶胶的特征，可用于与其他分散系的区分。

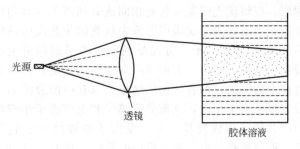

图 7-6 丁达尔现象

课堂互动

早晨一束温馨的阳光带着迷彩的云雾和烟尘从森林树丫中透射进来，你能用丁达尔现象解释这种现象吗？

（2）**动力学性质** 1827 年，英国植物学家布朗（Brown）在显微镜下观察悬浮在水中的植物花粉时，发现悬浮在水面上的花粉颗粒总是在做不规则运动，这就是著名的布朗运动。布朗运动的实质是热运动的分散介质分子不断对溶胶粒子撞击的结果。由于溶胶粒子质量较小，这种撞击力足以使胶粒产生能量。由于在胶粒相反两侧同时发生相等碰撞的概率很小，合力不为零，撞击力难以抵消，粒子就会沿合力的方向移动，在另一瞬间又受到另一分散介质分子的撞击而沿另一合力的方向移动（如图 7-7 所示），因而胶粒便不断地做不规则运动。正是布朗运动的存在，使胶粒具有一定的能量，可以克服重力的影响而不易发生沉降。布朗运动与粒子的化学性质无关，与粒子的大小、温度和分散介质的黏度有关。布朗运动是溶胶重要的动力学性质之一。

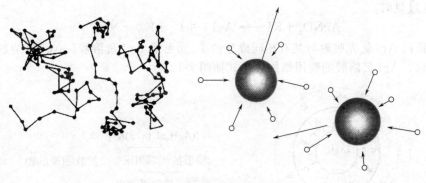

图 7-7 布朗运动

（3）**电学性质** 如图 7-8 所示，在一 U 形管中加入 $Fe(OH)_3$ 溶胶，管的两端插入电极，通电，可以看到茶红色的 $Fe(OH)_3$ 溶胶向负极移动。这种在外电场作用下，分散质粒子在分散介质中定向移动的现象称为电泳。电泳现象说明溶胶粒子带电。

2. 胶团的结构

胶团由胶粒和扩散层两部分组成，胶粒带正电或负电，扩散层的电荷与胶粒相反，数值相同，所以胶团不带电。通常所说的正溶胶或负溶胶是对胶粒而言。经过 X 射线以及电子显微镜的观察，发现胶粒的内部是由许多分散相分子或原子聚集而成的胶核。胶核不带电，但胶核与分散介质之间存在巨大的界面，所以胶核表面非常容易吸附其他离子或分子形成吸附层。胶核优先吸附与其有相同成分的离子（称为电位离子）。被胶核吸附的离子又吸引溶液中过剩的带相反电荷的离子（称为反离子），反离子一方面受到电位离子的静电吸引，有靠近胶核的倾向，而另一方面又因本身的热运动有扩散分布到整个溶液中的倾向，两种作用的结果，只有一部分反离子紧密地围绕在电位离子周围，这部分反离子和电位离子组成吸附层，吸附层和胶核构成胶粒。由于反离子的数目少于电位离子的数目，所以胶粒带电。在吸附层的外面，还有一部分的反离子疏散地分布在胶粒周围形成扩散层。下面以 AgI 溶胶为例讨论胶团的结构。

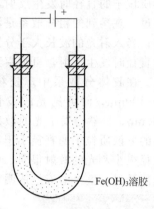

图 7-8　电泳

用 $AgNO_3$ 和 KI 可以制备 AgI 溶胶。当 $AgNO_3$ 过量时：

$$AgNO_3 + KI \longrightarrow AgI\downarrow + Ag^+ + K^+ + NO_3{}^-$$

这时胶核 AgI 优先吸附与其有相同成分的 Ag^+ 而形成 AgI 正溶胶。AgI 正溶胶的胶团结构如图 7-9 所示。AgI 正溶胶的胶团结构表示式如图 7-10。

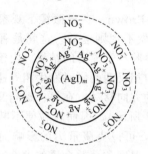

$$[(AgI)_m nAg^+ (n-x)NO_3^-]^{x+} xNO_3^-$$

胶核　吸附层　　扩散层(带负电)

胶粒(带正电)

胶团(电中性)

图 7-9　AgI 正溶胶的胶团结构示意图　　图 7-10　AgI 正溶胶的胶团结构表示式

当 KI 过量时：

$$AgNO_3 + KI \longrightarrow AgI\downarrow + I^- + K^+ + NO_3{}^-$$

这时胶核 AgI 优先吸附与其有相同成分的 I^- 而形成 AgI 负溶胶。AgI 负溶胶的胶团结构如图 7-11。AgI 负溶胶的胶团结构表示式如图 7-12。

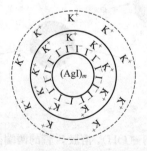

$$[(AgI)_m nI^- (n-x)K^+]^{x-} xK^+$$

胶核　吸附层　　扩散层(带正电)

胶粒(带负电)

胶团(电中性)

图 7-11　AgI 负溶胶的胶团结构示意图　　图 7-12　AgI 负溶胶的胶团结构

3. 溶胶的稳定性

溶胶具有一定的稳定性，溶胶可以稳定存在很长时间而不会沉降，其主要原因有以下几方面。

（1）布朗运动　溶胶的分散度大，粒子小，质量小，布朗运动激烈，因此在重力作用下不易沉降，也就是具有动力学的稳定性。

（2）胶粒带电　胶粒带电是溶胶稳定的主要原因。同种胶粒在相同的条件下带同种电荷，相互排斥，阻止了胶粒间的碰撞而减少了胶粒聚集成较大颗粒而沉降的可能性，从而使溶胶具有一定的稳定性。

（3）水化膜 包围着胶核吸附层上的电位离子和反离子的水化能力很强，从而在胶粒的表面形成一个水化层（即水化膜），水化膜的形成有效地阻止了胶粒在运动时相互接近、聚集成较大的颗粒而沉降。

4. 溶胶的聚沉

溶胶虽然能够稳定地存在一定时间，但仍然是热力学不稳定体系。溶胶的稳定性一旦被削弱或破坏，胶粒就会聚集成较大的颗粒而从介质中析出。胶粒聚集成较大的颗粒从溶液中沉淀下来的过程称为聚沉。常用的聚沉方法有以下几种。

（1）加入电解质 加入少量的电解质会使溶胶聚沉。这时因为电解质的加入，增加了溶胶中离子的总浓度，从而给带电荷的胶粒提供了吸引相反电荷离子的有利条件，减少甚至中和了胶粒所带的电荷。胶粒电荷被中和后，水化膜也被破坏，从而使溶胶的稳定性降低，发生聚沉。电解质对溶胶的聚沉影响最大。

电解质对溶胶的聚沉能力，主要取决于和胶粒电荷相反的离子的总价数，反离子的总价数越高，聚沉能力越强。例如，对于 AgI 正溶胶，聚沉能力：$K_3[Fe(CN)_6] > K_2SO_4 > NaCl$；$CaCl_2 > NaCl$。而对于 AgI 负溶胶，聚沉能力：$CaCl_2 > KCl$；$K_2SO_4 > NaCl$。

（2）加入带相反电荷的溶胶 加入带相反电荷的溶胶并混合后，异性的两种胶粒相互吸引、彼此中和电性而发生聚沉。明矾净水就是溶胶相互聚沉的典型例子。明矾的主要成分是 $Al_2(SO_4)_3$，水解产生的 $Al(OH)_3$ 溶胶带正电，水中的悬浮物（如泥土等）胶粒带负电，相互中和电荷发生聚沉而使水净化。

（3）加热 加热能加快胶粒的运动速率，增加胶粒相互碰撞的机会，从而加速了溶胶的聚沉；另外，温度的升高，降低了胶粒对离子的吸附作用，减少了胶粒所带的电荷，降低水化程度，以利于胶粒碰撞而发生聚沉。溶胶在日常生活中，在临床、药品生产和科研过程中，都应用广泛。例如，在日常生活中，利用溶胶的稳定性，人们将墨水制成胶体溶液从而使墨水不会很快沉淀堵塞笔尖；利用胶粒不能透过半透膜，而半径较小的离子、分子能透过半透膜的性质，在临床上借助人工肾对肾功能衰竭患者的血液进行渗析，从而除去血液中的毒素；中草药注射剂也常由于存在微量胶体状态的杂质，在放置过程中变浑浊，利用渗析法可改变其澄明度。在药物制剂上，有的药物溶解度较差，不利于患者吸收，将其制成胶体溶液后问题就得以解决；在中草药的提炼过程中，为了除去胶体杂质，也往往利用聚沉的方法。

二、高分子溶液

微课

高分子化合物通常是指分子量在 10^4 以上的化合物，如蛋白质、核酸、多糖、黏土等。高分子化合物可分为天然和合成两类，见表 7-3。

高分子化合物

表 7-3 高分子化合物的分类

分类		实例
合成高分子化合物	加聚聚合物	聚乙烯
	缩聚聚合物	尼龙
天然高分子化合物	纤维蛋白质	丝纤蛋白
	球状蛋白质	血红蛋白
	核酸	脱氧核糖核酸（DNA）
	多糖	纤维素
	聚异戊二烯	天然橡胶

1. 高分子化合物溶液的特性

（1）稳定性高 高分子化合物溶液在无菌、溶剂不挥发的条件下，无需加稳定剂，可以长期放置而不会发生沉降。这是因为高分子化合物的分子中有很多强的亲水基团，如羟基（—OH）、羧基（—COOH）、氨基（—NH$_2$）等，溶剂化能力很强。一方面，这些基团与水结合，产生溶剂化作用，在高分子表面形成很厚的水化膜，阻止高分子之间的聚集；另一方面，这些基团在水中发生解离而带电，也进一步阻止高分子之间的聚集从而使高分子溶液稳定。

（2）黏度较大 高分子化合物溶液的黏度比一般溶胶和溶液大得多，这与高分子化合物具有链状或分枝状结构有关，当高分子运动时，必然过多地受到介质分子的阻碍。

2. 高分子化合物溶液对溶胶的保护作用

（1）高分子化合物溶液对溶胶的保护作用 向溶胶中加入适量高分子化合物溶液，能大大提高溶胶的稳定性，这种作用叫作高分子化合物溶液对溶胶的保护作用。高分子很容易吸附在胶粒的表面上，这样卷曲后的高分子就包住了溶胶粒子。另外，高分子的高度溶剂化作用，在溶胶粒子的外面形成了很厚的保护膜，阻碍了胶粒间因相互碰撞而发生凝聚，从而大大提高了溶胶的稳定性。

（2）高分子化合物溶液对溶胶的保护作用在生理过程中的意义 高分子化合物溶液对溶胶的保护作用在生理过程中具有一定的意义。例如，健康人的血液中所含的难溶物质 [MgCO$_3$、Ca(PO$_4$)$_2$] 等都以溶胶状态存在，并被血清蛋白等高分子化合物保护着。一旦发生某些病变，这些高分子化合物在血液中的含量就会减少，于是溶胶发生凝结，因而在体内的某些器官内形成结石，如常见的肾结石、胆结石等。

拓展阅读 》》 **凝 胶**

1. 凝胶的形成

（1）凝胶的概念和在有机体内的地位 大多数的高分子溶液和某些溶胶在适当的条件下，如果黏度增大到一定的程度，整个体系就变成外观均匀并保持一定形态的弹性半固体，这种现象称为胶凝。所形成的弹性半固体叫作凝胶。琼脂凝胶就是一种常用的培养细菌的凝胶；将动物胶溶于热水中，冷却后也能形成凝胶。凝胶在有机体的组成占据重要的地位，脑髓、细胞膜、毛发、指甲软骨和肌肉等都是凝胶。

（2）凝胶的成因 凝胶的成因是：线形或分枝形的高分子化合物或溶胶粒子连接起来形成的线状结构，它们互相交联而成立体网状结构，其中的网眼是不规则的。立体网状结构把介质包围在网眼中间，使其不能自由流动，而形成半固体。由于线形或分枝结构互相交联得不很牢固，因此显示出柔韧性，致使整个凝胶具有弹性。

（3）凝胶形成的条件 ①胶体粒子的本性：凝胶的形成，首先决定于胶体粒子的本性。以高分子溶液存在的多半是线形或分枝形大分子，结构上的特殊性决定了绝大多数高分子溶液能形成凝胶。而非线形分子若能转变为线形分子或球形粒子能够连接成线形的，也可以形成凝胶（例如硅胶和氧化铝等溶胶）②胶体的浓度和温度：胶体的浓度越大温度越低，越容易形成凝胶。例如，5%的动物胶溶液在18℃时即能形成凝胶，而15%的动物胶溶液则可以在23℃时形成凝胶。如果浓度过小或温度过高则不能形成凝胶。

2. 凝胶的性质

（1）弹性 各种凝胶在冻态时（溶胶含量多的凝胶叫作冻），弹性大致相同，但干燥后就会显示出较大的差别：有的凝胶在烘干后体积缩小很多，但仍保持弹性，这类凝胶称为弹性凝胶。脑髓、细胞膜、毛发、指甲软骨、肌肉、组成植物细胞壁的纤维素以及其他高分子溶液形成的凝胶就属于弹性凝胶；而有的凝胶烘干后体积缩小不多，但失去弹性，并容易磨碎，这类凝胶称为脆性凝胶。硅胶和氧化铝等溶胶形成的凝胶就属于脆性凝胶。

（2）溶胀　干燥的弹性凝胶和适当的液体接触，便自动吸收液体而膨胀，体积增大，整个过程称为溶胀或膨润。有的弹性凝胶溶胀到一定的程度，体积就不再增大，称为有限溶胀。例如木材在水中的溶胀，就是有限溶胀。有的弹性凝胶能无限地吸收溶剂，最后形成溶液，称为无限溶胀。例如牛皮胶在水中的溶胀，就是无限溶胀。

在生理过程中，溶胀起相当重要的作用。植物种子只有在溶胀后才能发芽生长；药用植物经过溶胀后才能将其有效成分提取出来。有机体愈年轻，溶胀能力愈强。随着有机体的逐渐衰老，溶胀能力也逐渐减退。皱纹是老年人的特殊标志，它与有机体的溶胀能力减退有关。老年人血管硬化，原因是多方面的，但其中一个重要的原因是构成血管壁的凝胶溶胀能力减低。

（3）离浆　新制备的凝胶放置一段时间后，一部分液体可以自动地从凝胶中分离出来，凝胶本身体积缩小，这种现象称为离浆或脱水收缩。例如腺体分泌；新鲜血块放置后分离出血清；淀粉糊放置后分离出液体等都是凝胶的离浆现象。

离浆的实质是高分子之间继续交联，使其中部分的网状结构变得更粗、更牢固，这种作用导致网架愈来愈紧凑，而将液体从网状结构中挤出。离浆的特点是：体积虽然变小了，但保持原来的几何形状，如图7-13所示。离浆现象在生命过程中广泛存在，动物体的细胞膜、肌肉组织纤维等都是凝胶状的物质，年纪大了，皮肤松弛变皱，其主要就是由细胞老化失水而引起的。

（4）触变　某些凝胶受到振摇或搅拌等外力作用，网状结构被拆散变成有较大流动性的液体状态（称为稀化），去掉外力并静置后又恢复到原有的半固体状态（称为重新稠化），如图7-14所示。这种现象称为触变现象。触变现象的发生主要是因为这些凝胶的网状结构是通过范德瓦尔斯力形成的不稳定、不牢固的网络，振摇或搅拌即能破坏网络，释放液体。去掉外力并静置后由于范德瓦尔斯力的作用又形成网络，包着液体而形成凝胶。触变现象在药剂中普遍存在，这类药物使用时只需振摇数次，就会成为均匀的溶液。触变药剂的特点是：稳定、便于贮藏。

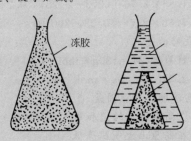
图7-13　凝胶的离浆现象

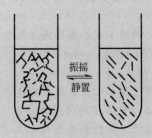
图7-14　凝胶的触变现象

重点小结

1. 根据分散粒子的大小，分散系可分为分子或离子分散系、胶体分散系和粗分散系三种。

2. 溶液由溶质（分散相）和溶剂（分散介质）组成。一定量溶液（或溶剂）中所含溶质的量称为浓度。医药工作中常用溶液组成的表示方法：质量分数 w_B、体积分数 φ_B、摩尔分数 x_B、质量浓度 ρ_B、物质的量浓度 c_B 和质量摩尔浓度 b_B。

3. 溶液的配制或稀释的依据是：配制前后溶质的量不变。$cV \times 10^{-3} = \dfrac{m}{M}$ 或 $c_1 V_1 = c_2 V_2$。

4. 稀溶液的依数性包括溶液的蒸气压降低，溶液的沸点升高，溶液的凝固点降低和溶液的渗透压。它们的数学表达式分别为：$\Delta p = Kb_B$；$\Delta T_b = K_b b_B$；$\Delta T_f = K_f b_B$；$\pi = c_B RT$。上述四项依数性的适用条件是：难挥发、非电解质、稀溶液。对于难挥发电解质稀溶液，依数性的有关公式修正为：$\Delta p = iKb_B$；$\Delta T_b = iK_b b_B$；$\Delta T_f = iK_f b_B$；$\pi = ic_B RT$。其中 i 为校正因子，一般可认为是电解质的质点数。

5. 渗透的方向是由低渗溶液一方向高渗溶液一方渗透，也就是由纯溶剂一方向溶液一方渗透，或由稀溶液一方向浓溶液一方渗透。

6. 溶胶的性质主要表现在它的光学性质（丁达尔现象）、动力学性质（布朗运动）和电学性质（电泳）。溶胶稳定的原因有三方面：布朗运动（具有能量）、胶粒带电（同性排斥）、水化膜（保护层）。常用的聚沉方法：加入电解质（聚沉能力主要取决于和胶粒电荷相反的离子，反离子的总价数越高，聚沉能力越强），加入带相反电荷的溶胶，加热。

7. 高分子化合物通常是指分子量在 10^4 以上的化合物，高分子化合物溶液具有的特性：稳定性高，黏度较大。凝胶形成的条件：胶体粒子的本性、胶体的浓度和温度。凝胶的性质：弹性、溶胀和离浆。

目标检测

一、单选题

1. 等浓度的下列溶液，最后沸腾的是（　　）。

A. $CaCl_2$　　　　　B. KOH　　　　　C. 葡萄糖　　　　　D. NaBr

2. 下列溶液中，最早结冰的是（　　）。

A. $0.3 mol \cdot L^{-1}$ NaOH　　　　　B. $0.1 mol \cdot L^{-1}$ KCl

C. $0.5 mol \cdot L^{-1}$ 葡萄糖　　　　　D. $0.2 mol \cdot L^{-1}$ $CaCl_2$

3. 利用凝固点降低法测定某葡萄糖的分子量时，如果葡萄糖中含有一些不溶性杂质，则测得的分子量（　　）。

A. 偏低　　　　　B. 偏高　　　　　C. 不变　　　　　D. 无法测定

4. 溶解 2.76g 甘油于 200.0g 水中，测得凝固点为 -0.28℃，则甘油的分子量是（　　）。

A. $1.86 \times 2.76 / [(273 - 0.28) \times 0.2]$　　　　　B. $1.86 \times 2.76 / [(273 - 0.28) \times 0.2]$

C. $1.86 \times 2.76 / (0.28 \times 0.2)$　　　　　D. $1.86 \times 2.76 / (0.28 \times 200.0)$

5. 质量相同的下列物质作为防冻剂时，效果最好的是（　　）。

A. 蔗糖（$M = 342 g \cdot mol^{-1}$）　　　　　B. 葡萄糖（$M = 180 g \cdot mol^{-1}$）

C. 甘油（$M = 92 g \cdot mol^{-1}$）　　　　　D. 乙醇（$M = 46 g \cdot mol^{-1}$）

6. 在高原上烧水比在海平面的地方烧水更容易沸腾，其原因是（　　）。

A. 在高原上水分子的作用力减小　　　　　B. 在高原上水的饱和蒸气压降低

C. 在高原上水的饱和蒸气压升高　　　　　D. 在高原上大气压降低

7. 混合等体积的 $0.08 mol \cdot L^{-1}$ KI 溶液和 $0.1 mol \cdot L^{-1}$ $AgNO_3$ 溶液所得的 AgI 溶胶，下列电解质对其聚沉能力最小的是（　　）。

A. NaCl　　　　　B. $CaCl_2$　　　　　C. Na_2SO_4　　　　　D. $MgSO_4$

8. 在 $Fe(OH)_3$ 正溶胶中加入等体积、等浓度的下列电解质溶液，使溶胶聚沉最快的是（　　）。

A. KCl　　　　　B. $MgCl_2$　　　　　C. $AlCl_3$　　　　　D. $K_4[Fe(CN)_6]$

9. 新鲜血块放置后分离出血清，这种现象称为（　　）。

A. 脱水　　　　　B. 溶胀　　　　　C. 离浆　　　　　D. 盐析

10. 将 $0.2 mol \cdot L^{-1}$ NaCl 和 $0.1 mol \cdot L^{-1}$ $CaCl_2$ 两种溶液置于 U 形溶液中，用半透膜将其隔开，其渗透方向为（　　）。

A. 由左至右   B. 由右至左

C. 既可向左，也可向右   D. 既不向左，也不向右

11. $50g \cdot L^{-1}$ 葡萄糖溶液属于（　　）溶液。

A. 等渗   B. 低渗   C. 高渗   D. 无法确定

12. 配制 $0.1mol \cdot L^{-1}$ HCl 溶液 250mL，已知浓盐酸溶液 $\rho=1.18g \cdot mL^{-1}$，$\omega=37\%$（$M_{盐酸}=36.45mol \cdot L^{-1}$）。需要这种浓盐酸体积约为（　　）mL。

A. 0.83   B. 1.67   C. 2.09   D. 3.33

二、多选题

1. 在同温同压下，理想稀溶液引起蒸气压的降低值与（　　）有关。

A. 溶液的温度   B. 溶质的量   C. 溶剂的性质

D. 溶质的性质   E. 溶质的质量

2. 对于难挥发的非电解质稀溶液，下列说法正确的是（　　）。

A. 稀溶液的蒸气压比纯溶剂的低   B. 稀溶液的蒸气压比纯溶剂的高

C. 稀溶液的沸点比纯溶剂的低   D. 稀溶液的沸点比纯溶剂的高

E. 稀溶液的凝固点比纯溶剂的高

3. 当挥发性溶剂中加入非挥发性溶质时就能使溶剂的（　　）。

A. 蒸气压降低   B. 沸点升高   C. 凝固点降低

D. 蒸气压升高   E. 无法确定

三、判断题

1. 稀溶液的依数性适用于所有溶液。（　　）

2. 溶液的沸点升高值越大，则溶液的沸点越高；溶液的凝固点降低值越大，则溶液的凝固点越高。（　　）

3. 因为 NaCl 和 $CaCl_2$ 都是强电解质，所以两者对 As_2O_3 溶胶（负溶胶）的聚沉能力相同。（　　）

4. 相同质量的葡萄糖和甘油分别溶于 100g 水中，所得到的两个溶液的凝固点相同。（　　）

5. 在纯溶剂中加入难挥发非电解质作溶质时，所得溶液的蒸气压要比纯溶剂的低。（　　）

四、填空题

1. 稀溶液的依数性包括＿＿＿＿＿＿、＿＿＿＿＿＿、＿＿＿＿＿＿和＿＿＿＿＿＿。稀溶液的依数性的本质是＿＿＿＿＿＿。

2. 渗透现象发生的条件是：(1) ＿＿＿＿＿＿；(2) ＿＿＿＿＿＿。

3. 临床上规定，渗透压在＿＿＿＿＿＿ $mOsm \cdot L^{-1}$ 范围内的溶液称为等渗溶液。

4. 将 $0.1mol \cdot L^{-1}$ KCl 和 $0.1mol \cdot L^{-1}$ $CaCl_2$ 两种溶液用半透膜隔开，渗透方向为＿＿＿＿＿＿。

5. 溶胶粒径为＿＿＿＿＿＿ nm。溶胶的性质主要包括＿＿＿＿＿＿、＿＿＿＿＿＿和＿＿＿＿＿＿。

6. 溶胶稳定的因素主要是＿＿＿＿＿＿、＿＿＿＿＿＿和＿＿＿＿＿＿。

7. 使溶胶聚沉的措施有＿＿＿＿＿＿、＿＿＿＿＿＿和＿＿＿＿＿＿。

8. 高分子化合物溶液的特性是＿＿＿＿＿＿、＿＿＿＿＿＿。

五、计算题

1. 2.5g NaCl 与 497.5g 水混合所得溶液的密度 $\rho=1.002g \cdot mL^{-1}$。计算所得溶液的质量分数、摩尔分数、质量浓度、物质的量浓度、质量摩尔浓度。

2. 要使溶液的凝固点降低 2℃，需要在 100g 水中加入多少克甘油？

3. 在 26.6g 氯仿中溶解 0.402g 萘，溶液的沸点比萘升高 0.46K，求氯仿的沸点升高常数（$M_{氯仿}=119.35g \cdot mol^{-1}$）。

4. 人的血浆在 −0.52℃ 结冰，计算在体温 37℃ 时的渗透压（水的 $K_f=1.86$）。

第八章 电解质溶液

电子课件

电解质溶液

案例导入

我是中国人，要跟中国共命运——物理化学家黄子卿

黄子卿教授 1952—1982 年在北京大学化学系任教，是我国物理化学家、化学教育家、中国科学院院士。1935 年，他在美国麻省理工学院获得了博士学位，当时有人劝他不要回国，他回答："我是中国人，要跟中国共命运"，毅然回到祖国。黄教授毕生从事物理化学的教学和研究，探索研究溶液理论前后达 40 多年，出版了《电解质溶液理论导论》及《非电解质溶液理论导论》等专著，他是新中国杰出的化学家和教育家。

思政案例

问题讨论：你了解电解质溶液和缓冲溶液的组成、原理或性质吗？

第一节 弱电解质溶液

在水溶液中或熔融状态下能导电的化合物称为电解质，其水溶液称为电解质溶液。例如，HCl、H_2SO_4、NaOH、NaCl、HAc、$NH_3 \cdot H_2O$ 等，酸、碱、盐都是电解质，而葡萄糖、蔗糖、甘油等大多数有机物是非电解质。电解质能够导电的原因是其水溶液能够电离出自由移动的离子，导电能力的

微课

强弱电解质

120

强弱与离子数目的多少有关，离子数目的多少是由电解质的解离程度决定的。

根据电解质在水溶液中解离程度的不同，将其分为强电解质与弱电解质两类。强电解质在水溶液中几乎完全解离，生成自由移动的阴阳离子，导电能力强。例如，强酸、强碱、盐等电解质溶液，它们的解离过程不可逆，常用符号"$\longrightarrow$"表示，HCl、NaOH、NaCl 的解离表示如下：

$$HCl \longrightarrow H^+ + Cl^-$$
$$NaOH \longrightarrow Na^+ + OH^-$$
$$NaCl \longrightarrow Na^+ + Cl^-$$

弱电解质在水溶液中仅能部分解离，导电能力弱。例如，弱酸、弱碱、水等，其解离过程是可逆的，常用符号"$\Longleftrightarrow$"表示，HAc、$NH_3 \cdot H_2O$、H_2O 的解离表示如下：

$$NH_3 \cdot H_2O \Longleftrightarrow NH_4^+ + OH^-$$
$$HAc \Longleftrightarrow H^+ + Ac^-$$
$$H_2O \Longleftrightarrow H^+ + OH^-$$

一、弱电解质的解离常数

在水溶液中，弱电解质在水分子的作用下解离成离子，同时离子相互碰撞重新结合成分子。在一定温度下，当分子解离成离子的速率与离子结合成分子的速率相等时，解离达到了动态平衡，称为弱电解质的解离平衡。解离平衡建立后，溶液中分子和离子的浓度为一定值，不再随时间的改变而改变，此时，解离出的各种离子浓度幂的乘积与弱电解质分子浓度幂的乘积之比为一常数，称为弱电解质的解离平衡常数，简称解离常数，以 K_i 来表示。常用 K_a 表示弱酸的解离常数，K_b 表示弱碱的解离常数。例如：

HAc 解离平衡：　　　　　　　　　$HAc + H_2O \Longleftrightarrow H_3O^+ + Ac^-$

简写为　　　　　　　　　　　　　$HAc \Longleftrightarrow H^+ + Ac^-$

HAc 解离常数　　　　　　　　　$K_a = \dfrac{[H^+][Ac^-]}{[HAc]}$

同理，$NH_3 \cdot H_2O$ 解离平衡：　　$NH_3 \cdot H_2O \Longleftrightarrow NH_4^+ + OH^-$

$NH_3 \cdot H_2O$ 解离常数　　　　　　$K_b = \dfrac{[NH_4^+][OH^-]}{NH_3 \cdot H_2O}$

解离常数 K_i 是化学平衡常数，与物质的本性和温度有关，与浓度无光，其大小反映弱电解质解离成离子的程度。用 K_i 值可比较弱电解质酸碱性的相对强弱。

二、弱电解质的解离度

在一定温度下，解离达到平衡时，已解离的弱电解质分子数占弱电解质分子总数的百分数，称为弱电解质的解离度，也可以用已解离电解质浓度除以弱电解质的总浓度，常用 α 表示：

$$\alpha = \frac{已解离电解质浓度}{弱电解质的总浓度} \times 100\%$$

解离度能定量地表示弱电解质解离程度的大小。例如，$0.1 mol \cdot L^{-1}$ 醋酸中，$[H^+] = 1.33 \times 10^{-3} mol \cdot L^{-1}$，则 HAc 解离度 $\alpha = 1.33\%$，1 万个醋酸分子中有 133 个解离。同一弱电解质的解离度与浓度有关。例如，25℃时，不同浓度醋酸的解离度为：$0.1 mol \cdot L^{-1}$ 时，$\alpha = 1.33\%$；$0.001 mol \cdot L^{-1}$ 时，$\alpha = 12.4\%$。弱电解质的浓度越稀，解离出离子的越少，碰撞机会越低，结合成分子的概率越小，解离度就越大。

三、同离子效应和盐效应

向弱电解质溶液中，加入强电解质，会影响弱电解质的解离度。在 HAc 溶液中，存在下列解离平衡：

$$HAc \rightleftharpoons H^+ + Ac^-$$
$$NaAc \longrightarrow Na^+ + Ac^-$$

若加少量固体 NaAc，会使溶液中 Ac^- 的浓度增加，HAc 的解离平衡向左移动，H^+ 浓度降低，HAc 浓度增大，使 HAc 的解离度降低。这种在弱电解质溶液中，加入与该弱电解质具有相同离子的易溶强电解质，导致弱电解质的解离度降低的现象，称为同离子效应。

如果向 HAc 溶液中加入强电解质 NaCl，NaCl 解离形成 Na^+ 和 Cl^-，对 HAc 解离产生的 H^+、Ac^- 具有静电引力作用，使 H^+、Ac^- 的活动性减小，相互结合成分子的机会减少，HAc 的解离平衡向右移动，其解离度略有增加。这种在弱电解质溶液中加入不含相同离子的强电解质，引起弱电解质的解离度增大的效应，称为盐效应。同离子效应中也有盐效应，但同离子效应影响大大超过盐效应，可以忽略盐效应。

课堂互动

在 $NH_3 \cdot H_2O$ 的解离平衡中，试用同离子效应原理解释加入强电解质 NH_4Cl 对其解离度的影响。

第二节 酸碱质子理论

微课
酸碱质子理论

酸碱是两类重要的电解质，人们在对酸碱的研究过程中提出了一系列的酸碱理论，从酸碱离子理论到酸碱质子理论，是认识酸碱概念、反应实质等内涵意义的巨大的进步。

拓展阅读 》》 酸碱理论的来源及发展

1883 年阿伦尼乌斯（Arrhenius）根据他的电离学说总结出酸碱离子理论，他认为在水溶液中，电离产生的阳离子全部是 H^+ 的化合物为酸，电离出的阴离子全部是 OH^- 的化合物为碱，酸碱反应的实质是 H^+ 和 OH^- 相互作用生成 H_2O 的反应。这个理论很经典，但由于它对酸碱的描述仅限于水溶液，所以存在一些局限性，而且将碱限定为氢氧化物，无法解释在非水溶液中以及没有氢氧化物参加的酸碱反应。

1923 年丹麦化学家布朗斯特（Bronsted）提出了酸碱质子理论，很大程度克服了酸碱离子理论的局限性。酸碱质子理论认为化学物质可分为三大类，即质子酸碱、两性物质和非质子酸碱。没有盐的概念，它扩大了酸碱的含义及酸碱反应的范围，摆脱了酸碱必须在水中发生的局限性，解决了非水溶液中及气体之间的酸碱反应。例如：

$$C_6H_5COOH + NaOCH_3 \longrightarrow C_6H_5COONa + CH_3OH$$
$$HCl + NH_3 \longrightarrow NH_4Cl$$

同时，将在水溶液中进行的弱电解质解离、酸碱中和、水解等反应概括为一类反应，即质子传递的酸碱反应。但是，质子理论只限于质子的给出和接受，所以电解质必须含有氢，不能解释不含氢的一类化合物的反应，它包含了所有碱性的物质，但仍限制在含氢基础上。

一、酸碱的质子概念

布朗斯特酸碱质子理论认为：凡能给出质子（H^+）的物质都是酸（质子酸），凡能接受质子的物质都是碱（质子碱）。例如：

$$HB \rightleftharpoons H^+ + B^-$$
$$\text{酸} \qquad\qquad \text{碱}$$

即酸是质子的给予体，碱是质子的接受体。例如，HCl、HAc、HCO_3^-、NH_4^+、H_2O 等能够给出质子，都是酸。而 Cl^-、Ac^-、CO_3^{2-}、NH_3、OH^- 等能够接受质子，都是碱，它们互为共轭酸碱的关系。

$$\text{共轭酸} \rightleftharpoons H^+ + \text{共轭碱}$$

例如：

$$HCl \longrightarrow H^+ + Cl^-$$
$$HAc \rightleftharpoons H^+ + Ac^-$$
$$HCO_3^- \rightleftharpoons H^+ + CO_3^{2-}$$
$$NH_4^+ \rightleftharpoons H^+ + NH_3$$
$$H_2O \rightleftharpoons H^+ + OH^-$$

上式关系为酸碱半反应，酸失去质子后形成的碱为该酸的共轭碱，碱接受质子后形成的酸为该碱的共轭酸，两者为共轭酸碱对，共轭酸比共轭碱多一个质子，例如，HAc-Ac^-、NH_4^+-NH_3、H_2CO_3-HCO_3^-、HCO_3^--CO_3^{2-} 均为共轭酸碱对。以上共轭酸碱的转化表明，酸和碱不是孤立存在，而是相互联系的，酸与碱依赖质子的给出或接受，相互依存、相互转化，这种关系称为共轭关系。

酸和碱可以是分子或离子，有些物质为酸，例如，HCl、HAc、H_2CO_3、H_3PO_4、NH_4^+ 等；有些物质为碱，例如，NaOH、NH_3、Cl^-、Ac^-、CO_3^{2-} 等；有些物质既能给出质子，又能接受质子，称为两性物质，例如，HCO_3^-、$H_2PO_4^-$、HPO_4^{2-}、H_2O 等。酸碱质子理论扩大了酸碱范围，酸碱可以是中性分子、阴离子或阳离子。

课堂互动

请写出 H_2CO_3、HCO_3^-、HPO_4^{2-} 的共轭碱，Ac^-、$H_2PO_4^-$、PO_4^{3-}、CO_3^{2-} 的共轭酸。

二、酸碱反应的实质

酸碱半反应： $$\text{酸} \rightleftharpoons H^+ + \text{碱}$$

上式仅是共轭关系的表达式，并不是一种实际反应式，质子非常小，电荷密度大，在溶液中不能单独存在。一种酸要转化为它的共轭碱，所给出的质子必须有另一种碱接受。反之，碱也必须从另一种酸得到质子，才能转变为它的共轭酸。因此，酸碱反应就是一种酸将质子传递给另一种碱，各自转化为其共轭酸碱的过程。

$$\overset{H^+}{\overbrace{\text{共轭酸}_1 + \text{共轭碱}_2}} \rightleftharpoons \text{共轭碱}_1 + \text{共轭酸}_2$$

质子从一种物质（酸$_1$）转移到另一种物质（碱$_2$）上。因此，酸碱反应既可以在水溶液中进行，也可以在非水溶剂和无溶剂条件下进行。例如：

$$\overset{H^+}{\overbrace{HAc + OH^-}} \rightleftharpoons Ac^- + H_2O \text{(有水碱酸反应)}$$

$$\overset{H^+}{\overbrace{HCl(g) + NH_3(g)}} \rightleftharpoons NH_4Cl(s) \text{(无水碱酸反应)}$$

按照酸碱质子理论的观点，弱电解质的解离、中和反应、水解反应等都属于酸碱反应。例如：

$$H_2O + NH_3 \xrightleftharpoons{H^+} NH_4^+ + OH^- \quad \text{(弱碱的解离平衡)}$$

$$HAc + H_2O \xrightleftharpoons{H^+} Ac^- + H_3O^+ \quad \text{(弱酸的解离平衡)}$$

$$H_3O^+ + OH^- \xrightleftharpoons{H^+} H_2O + H_2O \quad \text{(酸碱中和反应)}$$

$$H_2O + Ac^- \xrightleftharpoons{H^+} OH^- + HAc \quad \text{(盐的水解反应)}$$

酸碱反应的方向取决于酸碱的相对强度，反应总是由较强的酸与较强的碱作用，向着生成较弱的碱和较弱的酸的方向进行。酸碱反应的实质是共轭酸碱对之间质子传递的反应。

课堂互动

试着用酸碱质子理论观点，讨论下列反应的实质：
（1）H_2O 的解离；（2）盐酸与氨水反应；（3）NH_4^+、CO_3^{2-} 的水解及平衡常数表达式。

三、酸碱的强度

微课
溶液的酸碱性

1. 水的质子自递平衡

在水的导电实验中，证明纯水是不导电的，但用精密仪器测定时，发现水有微弱的导电性，说明水是一种极弱的电解质。酸碱质子理论认为水是一种两性物质，水分子之间也能发生质子转移反应，即一个水分子作为碱接受另外一个水分子的质子，分别生成自身的共轭酸（H_3O^+）和共轭碱（OH^-），称为水的质子自递反应。水的质子自递平衡如下：

$$H_2O + H_2O \rightleftharpoons H_3O^+ + OH^-$$

$$K = \frac{[H_3O^+][OH^-]}{[H_2O][H_2O]}$$

整理为
$$[H_3O^+][OH^-] = K[H_2O]^2$$

式中，$[H_2O]$ 可看成一个常数，得到 $K[H_2O]^2 = K_w$，为方便起见，用 H^+ 代表 H_3O^+，简化为：

$$K_w = [H^+][OH^-] \quad \text{或} [H^+] = \frac{K_w}{[OH^-]}$$

K_w 称为水的质子自递平衡常数，简称水的离子积。在一定温度下，水溶液中 $[H^+]$ 与 $[OH^-]$ 的乘积为定值。实验测得，25℃时，纯水解离出的 H^+ 和 OH^- 的浓度相等，即 $[H^+] = [OH^-] = 1.0 \times 10^{-7} \text{mol} \cdot \text{L}^{-1}$，因此，水的离子积 $K_w = [H^+][OH^-] = 1.0 \times 10^{-14}$，可由溶液的 H^+ 浓度计算溶液的 OH^- 浓度，反之亦然。需要特别说明的是，水的离子积常数的适用范围是纯水、稀的电解质（酸、碱、盐）水溶液。

课堂互动

在纯水中，加入强酸如 HCl 后，水的离子积是否发生改变？$[H^+]$ 和 $[OH^-]$ 的浓度是否也发生改变? 在水中加入强碱如 NaOH 呢?

2. 溶液的酸碱性和 pH 值

溶液的酸碱性用 H^+ 浓度表示,在生产和科学研究中,经常会使用一些 H^+ 浓度很小的溶液,这样书写起来十分不方便,常用 H^+ 浓度的常用对数的负值表示。即

$$pH=-lg\ [H^+]$$

类似于 pH 值的表达式,同理有 $pOH=-lg[OH^-]$,$pH=14-pOH$;$pK_w=-lgK_w$,$pK_a=-lgK_a$ 等。

溶液的酸碱性取决于 [H^+] 和 [OH^-] 或 pH 值的相对大小。

中性溶液:$[H^+]=[OH^-]=1.0\times10^{-7}\ mol\cdot L^{-1}$ pH=7

酸性溶液:$[H^+]>1.0\times10^{-7}\ mol\cdot L^{-1}>[OH^-]$ pH<7

碱性溶液:$[H^+]<1.0\times10^{-7}\ mol\cdot L^{-1}<[OH^-]$ pH>7

强酸、强碱在水溶液中全部解离,在一般情况下,H^+ 浓度的计算比较简单。当其浓度 $c\geqslant10^{-6}\ mol\cdot L^{-1}$ 时,可忽略水的解离。

一元强酸溶液:$[H^+]=c_a$,$pH=-lg[H^+]=-lgc_a$。同理,一元强碱溶液:$[OH^-]=c_b$,$pOH=-lg[OH^-]=-lgc_b$,$pH=pK_w-pOH=14-pOH$。

当 c 较小时($<10^{-6}\ mol\cdot L^{-1}$),水的解离不可忽略。

一元强酸溶液:$[H^+]=\dfrac{c+\sqrt{c^2+4K_w}}{2}$。一元强碱溶液:$[OH^-]=\dfrac{c+\sqrt{c^2+4K_w}}{2}$

【例 8-1】 计算 $0.1mol\cdot L^{-1}$ 的 NaOH 溶液的酸碱度和 pH 值。

解 方法一:$[OH^-]=0.1mol\cdot L^{-1}$

$[H^+]=\dfrac{K_w}{[OH^-]}=\dfrac{1\times10^{-14}}{0.1}mol\cdot L^{-1}=1\times10^{-13}mol\cdot L^{-1}<1.0\times10^{-7}\ mol\cdot L^{-1}$,

溶液为碱性。

或 $pH=-lg[H^+]=-lg1.0\times10^{-13}=13>7$,溶液为碱性。

方法二:$[OH^-]=0.1mol\cdot L^{-1}>1.0\times10^{-7}mol\cdot L^{-1}$,溶液为碱性。

或 $pOH=-lg[OH^-]=-lg0.1=1$,$pH=14-pOH=14-1=13>7$,溶液为碱性。

3. 共轭酸碱 K_a 与 K_b 的关系

现以共轭酸碱对 HB-B$^-$ 为例,讨论共轭酸碱强度之间的关系。在水溶液中存在以下质子传递平衡:

$$HB+H_2O \rightleftharpoons H_3O^++B^-$$

$$K_a=\frac{[H_3O^+][B^-]}{[HB]}$$

$$B^-+H_2O \rightleftharpoons HB+OH^-$$

$$K_b=\frac{[HB][OH^-]}{[B^-]}$$

以上两式相乘得: $K_aK_b=\dfrac{[H_3O^+][B^-]}{[HB]}\times\dfrac{[HB][OH^-]}{[B^-]}=K_w$

K_a 与 K_b 成反比,已知弱酸的 K_a,可求出其共轭碱的 K_b。物质的酸碱性是相对的,在共轭酸碱对中,酸给出 H^+ 越容易,K_a 越大,酸性就越强,则其共轭碱越难接受 H^+,K_b 越小,其碱性越弱;反之,K_a 越小,酸性越弱,则共轭碱 K_b 越大,其碱性越强。

【例 8-2】 已知 HAc 的 $K_a=1.76\times10^{-5}$,求 Ac$^-$ 的 K_b。

解　Ac^- 的 $K_b = \dfrac{K_w}{K_a} = 5.68 \times 10^{-10}$

课堂互动

1. 你知道 K_a 或 pK_a 与 H^+ 的关系吗？请估算共轭酸碱对的 pK_a 与 pK_b 之和等于多少？水溶液、酸性溶液和碱性溶液 pH 值与 pOH 之和又为多少？

2. 请根据下列物质的 pK_a，判断其酸碱性的强弱。

$$pK_a$$
$$HCl \longrightarrow H^+ + Cl^-$$
$$HAc \rightleftharpoons H^+ + Ac^- \qquad 4.75$$
$$H_2CO_3 \rightleftharpoons H^+ + HCO_3^- \qquad 6.37$$
$$NH_4^+ \rightleftharpoons H^+ + NH_3 \qquad 9.25$$

物质的酸碱性强弱与 K_a、K_b 和 pK_a、pK_b 有关，K_a（K_b）越大，酸性（碱性）越强，pK_a（pK_b）越小。酸碱性的强弱除与物质的本性有关外，还与反应对象及溶剂有关。同一种物质在不同溶剂中，由于溶剂给出（或接受）质子的能力不同，显示不同的酸性（或碱性）。例如，NH_3 在水中为弱碱，在冰醋酸中却为强碱，这是由于 HAc 比 H_2O 更容易给出质子，则 NH_3 在 HAc 中就更容易接受质子，所以在冰醋酸中 NH_3 的碱性就增强。

$$H_2O + NH_3 \rightleftharpoons NH_4^+ + OH^-$$
$$HAc + NH_3 \rightleftharpoons NH_4^+ + Ac^-$$

同理，HAc 在水中为弱酸，在液氨中则为强酸。因此，将弱酸溶于碱性溶剂可增强其酸性，将弱碱溶于酸性溶剂可增强其碱性。

第三节　缓冲溶液

生物体在代谢过程中不断产生酸性和碱性物质，但体液值维持在一定的范围，如人体血液的 pH 在 7.35～7.45 之间，正常人的体液是如何维持 pH 值稳定的？在实际工作中，溶液体系 pH 值的变化往往直接影响到研究结果，需要用缓冲溶液来维持实验体系的酸碱度。

一、缓冲溶液的缓冲作用和组成

1. 缓冲溶液的概念

向 100mL 的纯水、$0.10mol \cdot L^{-1}$ NaCl 溶液及 $0.10mol \cdot L^{-1}$ HAc 与 $0.10mol \cdot L^{-1}$ NaAc 等体积混合溶液，分别加入水、少量强酸或强碱，然后测定其溶液的 pH 值，pH 值变化见表 8-1。

表 8-1　加入少量酸或碱前后的 pH 值变化

项目	纯水	NaCl 溶液	HAc-NaAc 混合液
pH	7	7	4.75
加入 HCl 溶液后 pH	3	3	4.73
加入 NaOH 溶液后 pH	11	11	4.77

加入少量 HCl 或 NaOH 溶液后，纯水、NaCl 溶液 pH 值各改变了 4 个单位，HAc-

NaAc 混合溶液 pH 值仅改变了 0.02 个单位，pH 值几乎没有变化。HAc-NaAc 混合溶液这种能抵抗外加少量强酸、强碱或适当稀释，体系 pH 值基本保持不变的现象，称为缓冲作用。具有缓冲作用的溶液称为缓冲溶液（或缓冲体系）。

2. 缓冲作用原理

为什么缓冲溶液中加入少量强酸或强碱 pH 值基本保持不变？以 HAc-NaAc 缓冲体系为例，溶液中存在两个解离过程：

$$NaAc \longrightarrow Na^+ + Ac^-$$
$$HAc + H_2O \Longleftrightarrow Ac^- + H_3O^+$$

NaAc 是强电解质，溶液中完全解离为 Na^+ 和 Ac^-，HAc 是弱电解质，解离度较小，又因同离子效应抑制了 HAc 的解离，溶液中的 H^+ 浓度下降，而 [HAc] 和 [Ac^-] 较大。加入少量 HCl 时，溶液中大量的 Ac^- 与少量的 H^+ 结合成 HAc 分子，使 HAc 的解离平衡向左移动，达到新的平衡，溶液中的 H^+ 浓度增大很少，pH 值改变甚微，Ac^- 抵抗外加少量强酸，能起抗酸作用；加入少量 NaOH 时，OH^- 与溶液中 H^+ 生成 H_2O，使 HAc 的解离平衡向右移动，HAc 不断电离出 H^+ 以弥补溶液中 H^+ 的减少，使溶液的 H^+ 浓度或 pH 值基本保持不变，HAc 抵抗外加少量强碱，具有抗碱作用。当溶液稀释时，由于溶液的体积增大，H^+ 浓度降低，但 Ac^- 浓度同时也降低，同离子效应减弱，使 HAc 电离度增大，产生的 H^+ 使 pH 值基本保持不变。

缓冲作用是有限的，如果加入大量的强酸或强碱，溶液中的抗酸成分或抗碱成分耗尽时，溶液失去缓冲能力。

3. 缓冲溶液的组成

缓冲溶液能抵抗外加少量强酸、强碱，说明溶液中有抗酸、抗碱成分。一般缓冲溶液由酸、碱两种物质组成。

①弱酸及弱酸的盐，例如，HAc-NaAc 混合溶液；②弱碱及弱碱的盐，例如，$NH_3 \cdot H_2O$-NH_4Cl 混合溶液；③多元弱酸的酸式盐及次级酸盐，例如，$NaHCO_3$-Na_2CO_3 混合溶液。

两种物质溶于水后，缓冲溶液实质是由共轭酸碱对组成的，称缓冲对或缓冲体系，共轭酸是抗碱成分，共轭碱是抗酸成分，常用缓冲对见表 8-2。

表 8-2　一些常用的缓冲对

缓冲对	共轭酸(抗碱成分)	共轭碱(抗酸成分)	pH
HCOOH - HCOONa	HCOOH	HCOONa	3.75
HAc - NaAc	HAc	NaAc	4.75
H_2CO_3- $NaHCO_3$	H_2CO_3	$NaHCO_3$	6.37
NaH_2PO_4- Na_2HPO_4	NaH_2PO_4	Na_2HPO_4	7.21
$NH_3 \cdot H_2O$-NH_4Cl	NH_4Cl	$NH_3 \cdot H_2O$	9.25

二、缓冲溶液的 pH 值计算

标准缓冲溶液的 pH 值由精确实验测定所得。作为一般控制酸度用的缓冲溶液，可用近似方法进行计算。现以 HAc-NaAc 组成的缓冲溶液为例，假设共轭酸碱的初始浓度分别为 c_a、c_b，达到平衡时，由于同离子效应，[HAc]$=c_a-$[H^+]$\approx c_a$，[Ac^-]$=c_b+$[H^+]$\approx c_b$，HAc-NaAc 平衡体系为：

$$
\begin{array}{cccccc}
& \text{HAc} & \rightleftharpoons & \text{H}^+ & + & \text{Ac}^- \\
\end{array}
$$

初始浓度：　　　　c_a　　　　　　0　　　　　c_b

平衡浓度：　　$c_a-[\text{H}^+]$　　　　$[\text{H}^+]$　　$c_b+[\text{H}^+]$

$$
K_a=\frac{[\text{H}^+][\text{Ac}^-]}{[\text{HAc}]}
$$

两边同时取负对数，则

$$
[\text{H}^+]=K_a\frac{[\text{HAc}]}{[\text{Ac}^-]}
$$

$$
\text{pH}=\text{p}K_a+\frac{c_b}{c_a}
$$

【例 8-3】　计算等体积的 $0.1\text{mol}\cdot\text{L}^{-1}$ HAc 和 $0.2\text{mol}\cdot\text{L}^{-1}$ NaAc 所组成的缓冲溶液的 pH 值（HAc 的 $K_a=1.76\times10^{-5}$）。

解　混合溶液中的缓冲对是 HAc-NaAc，$K_a=1.76\times10^{-5}$，pH 值为：

$$
\text{pH}=\text{p}K_a+\lg\frac{c_{\text{Ac}^-}}{c_{\text{HAc}}}=4.75+\lg\frac{0.1}{0.2}=4.45
$$

【例 8-4】　将 $0.1\text{mol}\cdot\text{L}^{-1}$ HAc 和 $0.1\text{mol}\cdot\text{L}^{-1}$ NaAc 等体积混合，配制成 100mL 缓冲溶液。（1）计算溶液的 pH 值；（2）若向此缓冲溶液中加入 1.0mL $0.1\text{mol}\cdot\text{L}^{-1}$ HCl 溶液或 1.0mL $0.1\text{mol}\cdot\text{L}^{-1}$ NaOH 溶液，溶液的 pH 值各变化为多少？（已知 HAc 的 $\text{p}K_a=4.75$）

解

（1）$\text{pH}=\text{p}K_a+\lg\dfrac{c_{\text{Ac}^-}}{c_{\text{HAc}}}=4.75+\lg\dfrac{0.1}{0.1}=4.75$

（2）加入 HCl 后，HCl 解离出的 H^+ 将与 Ac^- 作用生成 HAc，使 [HAc] 增大，而 [Ac^-] 减小了。

$$
[\text{HAc}]=0.1\times\frac{50}{100}+0.1\times\frac{1.0}{100}=0.051(\text{mol}\cdot\text{L}^{-1})
$$

$$
[\text{Ac}^-]=0.1\times\frac{50}{100}-0.1\times\frac{1.0}{100}=0.049(\text{mol}\cdot\text{L}^{-1})
$$

$$
\text{pH}=\text{p}K_a+\lg\frac{c_{\text{Ac}^-}}{c_{\text{HAc}}}=4.75+\lg\frac{0.049}{0.051}=4.73
$$

同理，加入 NaOH 后，NaOH 解离出的 OH^- 将与 H^+ 作用生成 H_2O，使 [HAc] 减小，而 [Ac^-] 增大了。

$$
[\text{HAc}]=0.1\times\frac{50}{100}-0.1\times\frac{1.0}{100}=0.049(\text{mol}\cdot\text{L}^{-1})
$$

$$
[\text{Ac}^-]=0.1\times\frac{50}{100}+0.1\times\frac{1.0}{100}=0.051(\text{mol}\cdot\text{L}^{-1})
$$

$$
\text{pH}=\text{p}K_a+\lg\frac{c_{\text{Ac}^-}}{c_{\text{HAc}}}=4.75+\lg\frac{0.051}{0.049}=4.77
$$

所以当加入 1.0mL $0.1\text{mol}\cdot\text{L}^{-1}$ HCl 溶液或 NaOH 溶液时，缓冲溶液的 pH 值都变化了 0.02 个单位。

课堂互动

请试着推导出 $\text{NH}_3\cdot\text{H}_2\text{O-NH}_4\text{Cl}$ 缓冲溶液的 pH 值计算公式。

在实际工作中，若缓冲溶液 $c_{碱}＝c_{酸}$，$V_{酸}\neq V_{碱}$ 时，V 代表共轭酸碱溶液总体积，则

$$\mathrm{pH}=\mathrm{p}K_{\mathrm{a}}+\lg\frac{c_{碱}V_{碱}/V}{c_{酸}V_{酸}/V}=\mathrm{p}K_{\mathrm{a}}+\lg\frac{V_{碱}}{V_{酸}}$$

若缓冲溶液 $c_{碱}\neq c_{酸}$，$V_{酸}\neq V_{碱}$，共轭酸碱的量分别为 $n_{酸}$ 与 $n_{碱}$，则

$$\mathrm{pH}=\mathrm{p}K_{\mathrm{a}}+\lg\frac{c_{碱}}{c_{酸}}=\mathrm{p}K_{\mathrm{a}}+\lg\frac{n_{碱}/V}{n_{酸}/V}=\mathrm{p}K_{\mathrm{a}}+\lg\frac{n_{碱}}{n_{酸}}$$

【例 8-5】 已知 NH_3 的 $\mathrm{p}K_{\mathrm{b}}=4.75$，向 $400\mathrm{mL}$ $0.10\mathrm{mol}\cdot\mathrm{L}^{-1}$ 氨水中加入 $0.10\mathrm{mol}\cdot\mathrm{L}^{-1}$ 盐酸溶液 $100\mathrm{mL}$，求混合液的 pH 值。

解 盐酸与氨反应：$NH_3+H^+\Longrightarrow NH_4^+$。生成的 NH_4^+ 与剩余的 NH_3 形成 NH_3-NH_4Cl 缓冲溶液：

$$n_{NH_4^+}=0.10\times\frac{100}{1000}=0.01(\mathrm{mol})\qquad n_{NH_3}=0.10\times\frac{400}{1000}-0.10\times\frac{100}{1000}=0.03(\mathrm{mol})$$

NH_3 的 $\mathrm{p}K_{\mathrm{b}}=4.75$，则 $\mathrm{p}K_{\mathrm{a}}=14-\mathrm{p}K_{\mathrm{b}}=14-4.75=9.25$

$$\mathrm{pH}=\mathrm{p}K_{\mathrm{a}}+\lg\frac{n_{碱}}{n_{酸}}=\mathrm{p}K_{\mathrm{a}}+\lg\frac{n_{NH_3}}{n_{NH_4^+}}=9.25+\lg\frac{0.03}{0.01}=9.73$$

三、缓冲溶液的选择和配制

1. 缓冲容量

（1）缓冲容量的概念 缓冲溶液的缓冲能力是有一定限度的，如果外加强酸或强碱超过某一量时，溶液 pH 值将发生较大的变化，失去缓冲能力。常用缓冲容量表示缓冲溶液的缓冲能力大小，缓冲容量是单位体积缓冲溶液 pH 值改变 1 个单位时，所需外加一元强酸或一元强碱的物质的量，以符号 β 表示，公式表示为：

$$\beta=\frac{\Delta n}{V|\Delta\mathrm{pH}|}$$

式中，Δn 为加入的一元强酸或强碱的量，mol；$|\Delta\mathrm{pH}|$ 为缓冲溶液 pH 的改变值；V 为缓冲溶液的体积，L。所以 β 为正值，单位是 $\mathrm{mol}\cdot\mathrm{L}^{-1}\cdot\mathrm{pH}^{-1}$。

β 在数值等于使 1L 缓冲溶液 pH 值改变 1 个单位时，所需加入一元强酸或一元强碱的量，β 越大，缓冲容量越大。

【例 8-6】 计算例 8-4 中缓冲溶液 HAc-NaAc 的缓冲容量。

解 $V=100\mathrm{mL}=0.1\mathrm{L}$，$|\Delta\mathrm{pH}|=0.02$，$\Delta n=0.0001\mathrm{mol}$

$$\beta=\frac{\Delta n}{V|\Delta\mathrm{pH}|}=\frac{0.0001}{0.1\times0.02}=0.05(\mathrm{mol}\cdot\mathrm{L}^{-1}\cdot\mathrm{pH}^{-1})$$

（2）影响缓冲容量的因素 对于同一缓冲对组成的缓冲溶液，缓冲容量的大小取决于缓冲溶液的总浓度（$c_{\mathrm{a}}+c_{\mathrm{b}}$）和缓冲比（$c_{\mathrm{b}}/c_{\mathrm{a}}$），见表 8-3 及表 8-4。

① 缓冲溶液中，共轭酸与共轭碱浓度之和为总浓度。当缓冲比一定时，缓冲溶液的总浓度越大，抗酸抗碱成分越多，缓冲容量越大。

② 当缓冲溶液的总浓度一定时，缓冲比越接近 1，缓冲容量越大；缓冲溶液 pH 值取决于 K_{a} 和缓冲比（$c_{\mathrm{b}}/c_{\mathrm{a}}$），改变缓冲比，pH 值也改变，当缓冲比等于 1 时，$\mathrm{pH}=\mathrm{p}K_{\mathrm{a}}$，此时缓冲容量最大。当缓冲比在 1/10 和 10/1 之间时，对应的 pH 值在 $\mathrm{p}K_{\mathrm{a}}-1$ 与 $\mathrm{p}K_{\mathrm{a}}+1$ 之间，缓冲溶液能有效地发挥其缓冲作用，称为缓冲溶液的缓冲范围，即 $\mathrm{pH}=\mathrm{p}K_{\mathrm{a}}\pm1$。在此

范围之外，溶液几乎失去了缓冲作用。

表 8-3 缓冲容量与总浓度的关系

缓冲溶液	$[Ac^-]/(mol \cdot L^{-1})$	$[HAc]/(mol \cdot L^{-1})$	c_b/c_a	$c_a+c_b/(mol \cdot L^{-1})$	$\beta/(mol \cdot L^{-1} \cdot pH^{-1})$
1	0.025	0.025	1	0.050	0.029
2	0.050	0.050	1	0.10	0.058
3	0.10	0.10	1	0.20	0.12

表 8-4 缓冲容量与缓冲比的关系

缓冲溶液	$[Ac^-]/(mol \cdot L^{-1})$	$[HAc]/(mol \cdot L^{-1})$	c_b/c_a	$c_a+c_b/(mol \cdot L^{-1})$	$\beta/(mol \cdot L^{-1} \cdot pH^{-1})$
1	0.01	0.09	1:9	0.10	0.021
2	0.02	0.08	2:8	0.10	0.037
3	0.03	0.07	3:7	0.10	0.048
4	0.05	0.05	1:1	0.10	0.058
5	0.07	0.03	7:3	0.10	0.048
6	0.08	0.02	8:2	0.10	0.037
7	0.09	0.01	9:1	0.10	0.021

2. 缓冲溶液的选择和配制

在实际工作中，需要配制某一 pH 值的缓冲溶液，为使所配制的缓冲溶液具有足够的缓冲能力，可按下述原则和步骤进行。

（1）选用适当的缓冲对

① 选择缓冲对中弱酸的 pK_a 与要求的 pH 值接近的，缓冲比等于 1，具有较大缓冲容量。

② 要有适当的总浓度。总浓度太低，缓冲容量小；总浓度太高，会使溶液的离子强度和渗透压过高而不适用。一般总浓度控制在 $0.05 \sim 0.20 \, mol \cdot L^{-1}$ 范围内。

（2）计算　为方便配制，常使用相同浓度的共轭酸碱溶液。选择好缓冲对后，根据缓冲溶液 pH 值计算公式，计算所需缓冲对的体积用量。

（3）校正　通常使用 pH 计测定所配制缓冲溶液的 pH 值，如果与要求不符，需加入相应的酸或碱进行校正，使 pH 值与实际要求的一致。

【例 8-7】　如何配制 1000mL pH = 4.95 的 HAc-NaAc 缓冲溶液？已知 HAc 的 $pK_a = 4.75$。

解　① 已确定缓冲对 $HAc-Ac^-$，$pK_a = 4.75$。

② 确定总浓度，考虑缓冲能力和计算方便，选用 $0.10 \, mol \cdot L^{-1}$ HAc 和 $0.10 \, mol \cdot L^{-1}$ NaAc 溶液。

③ 计算用体积用量：

$$pH = pK_a + \lg \frac{V_{Ac^-}}{V_{HAc}}$$

即

$$4.95 = 4.75 + \lg \frac{V_{Ac^-}}{1000 - V_{Ac^-}}$$

$$V_{Ac^-} = 613.1 \, mL, V_{HAc} = 386.9 \, mL$$

分别量取相同浓度的 HAc 溶液 613.1mL 和 NaAc 溶液 386.9mL，均匀混合，理论上得到 pH = 4.95 的缓冲溶液。若需要，对溶液 pH 值进行校正。

实际上还可以采用向 HAc 溶液中直接加入 NaOH 溶液来配制上述溶液。

【例 8-8】　若要配制 pH = 5.00 的缓冲溶液，需向 100mL $0.10 \, mol \cdot L^{-1}$ HAc 溶液中

加入多少毫升 $0.10mol \cdot L^{-1}NaOH$ 溶液？

解 NaOH 与 HAc 反应：$HAc + NaOH \longrightarrow NaAc + H_2O$

设需向 HAc 溶液中加入 $x\,mL\,NaOH$ 溶液，$n_{NaAc} = n_{NaOH} = 0.10x\,mmol$，剩余 $n_{HAc} = (0.10 \times 100 - 0.10x)\,mmol$，根据 $HAc\text{-}Ac^-$ 缓冲溶液 pH 值计算公式：

$$pH = pK_a + \lg \frac{n_{Ac^-}}{n_{HAc}} \quad 即 \quad 5.00 = 4.75 + \lg \frac{0.10x}{0.10 \times 100 - 0.10x}$$

$$得 \quad x = 64.0(mL)$$

即向 $100mL\ 0.10mol \cdot L^{-1}HAc$ 溶液中，加入 $0.10\ mol \cdot L^{-1}NaOH$ 溶液 $64.0mL$，可得 $pH = 5.00$ 的缓冲溶液。

拓展阅读 　　　　　　　　　**缓冲溶液在医药中的应用**

人体内各种体液都有一定的 pH 值范围，超出正常范围，可能引起机体许多功能的失调，缓冲溶液在医药学中具有重要的意义。例如，正常人血液的 pH 值始终保持在 7.35～7.45 的范围内，即使有物质代谢产生的酸或碱进入血液，血液 pH 值也没有发生明显的变化，这说明血液具有足够的缓冲作用，人体的血液就是缓冲溶液。

血液中存在下列缓冲系：①碳酸及碳酸氢盐（$H_2CO_3\text{-}HCO_3^-$）；②磷酸氢盐缓冲体系（$H_2PO_4^-\text{-}HPO_4^{2-}$）；③血红蛋白缓冲体系（$HHbO_2\text{-}HbO_2^-$）；④血浆蛋白缓冲体系（$HPr\text{-}Pr^-$）。其中，$H_2CO_3\text{-}HCO_3^-$ 缓冲系在血液中浓度很高，对维持血液正常 pH 值的作用最重要，其次是红细胞中的血红蛋白和氧合血红蛋白缓冲系。

血浆中 $H_2CO_3\text{-}HCO_3^-$ 缓冲系的缓冲作用，以及肺、肾的调节作用如下：

$$CO_2 + H_2O \rightleftharpoons H_2CO_3 \xrightarrow[H^+]{OH^-} HCO_3^- + H_2O$$

肺　　　　　　　　　　　　　　　　肾

当某种原因导致酸性物质进入血浆时，引起 H^+ 浓度增加，平衡向左移动，HCO_3^- 起抗酸作用，形成 H_2CO_3，H_2CO_3 分解产生 CO_2 由肺呼出，消耗掉的 HCO_3^- 可通过肾脏的调节补偿，使 pH 值保持不变。如果代谢产生的碱性物质进入血液，上述平衡向右移动，H_2CO_3 起抗碱作用，从而抑制 pH 值的升高，并通过肾脏的调节使 HCO_3^- 浓度降低。因此，血液 pH 值能保持正常范围，是多种缓冲对的缓冲作用以及肺和肾脏的协同调节作用的结果。

在药品生产与储存中要考虑 pH 值对药物溶解性、稳定性和疗效的影响。很多液体药物只是在一定的 pH 值范围内才稳定，所以，在配制药物溶液时，需要应用缓冲溶液，调节药液的 pH 值并且保持 pH 值相对稳定，以延缓药物水解、氧化等，增加药物的稳定性。如配制滴眼药液时 pH 值的调节，正常泪液的 pH 在 7.2～7.4 之间，滴眼药液的 pH 值过低，眼睛会因刺激而大量分泌泪液，从而稀释药液并将药物冲出结膜囊，影响药效，甚至导致损害。过于偏碱的滴眼液，可使眼黏膜上皮细胞硬化或膨胀，导致组织坏死。所以在配制滴眼药液时，常加入缓冲溶液以调节溶液 pH 值，使其与泪液大体相近，以减少刺激性。因此，应根据稳定性和疗效综合考虑，调节滴眼液的 pH 至最适值。常用于调节 pH 值的缓冲溶液有磷酸盐缓冲溶液或硼酸盐缓冲溶液等。

重点小结

1. 强电解质溶液在水溶液中完全解离生成阴或阳离子，如 HCl、NaOH、NaCl 等，$[H^+]=c_{酸}$ 或 $[OH^-]=c_{碱}$；弱电解质在水溶液中只发生部分解离，解离平衡常数与物质的本性、温度有关，与浓度无关；解离度大小受同离子效应、盐效应的影响而改变；两种效应同时存在时，一般考虑同离子效应，而忽略盐效应。

2. 布朗斯特（Bronsted）认为酸是给出 H^+（质子）的分子或离子，而碱能则接受 H^+，两者是共轭酸碱对，组成上相差 1 个 H^+，两性物质则既能给出 H^+ 又能接受 H^+；弱酸碱的解离、中和反应、水解反应等类反应都可看成酸碱反应，酸碱反应的实质是共轭酸碱对之间的质子传递反应。

$$共轭酸_1 + 共轭碱_2 \overset{H^+}{\Longrightarrow} 共轭碱_1 + 共轭酸_2$$

3. 物质的酸度大小用 $[H^+]$ 或 pH 值表示，$pH=-\lg[H^+]$，或 $pOH=-\lg[OH^-]$，$pH=14-pOH$；pH<7 呈酸性，pH=7 呈中性，pH>7 呈碱性。

4. 共轭酸碱关系：$K_a K_b = K_w$。酸碱性与溶剂有关，弱酸（HAc）在碱性溶剂（NH_3）成为强酸，弱碱（NH_3）在酸性溶剂（HAc）成为强碱。

5. 缓冲溶液由弱酸及其盐（HAc-NaAc）、弱酸及其盐（$NH_3 \cdot H_2O$-NH_4Cl）、多元弱酸的酸式盐及次级酸盐（$NaHCO_3$-Na_2CO_3）组成。组成实质是共轭酸碱的缓冲对，其中共轭酸（HAc）具有抗碱（NaOH）作用，共轭碱（Ac^-）具有抗酸（HCl）作用。缓冲溶液的总浓度和缓冲比是影响缓冲容量的因素。

6. 缓冲溶液的计算公式：①$V_{碱}=V_{酸}$，$pH=pK_a+\lg\dfrac{c_{碱}}{c_{酸}}$；②$c_{碱}=c_{酸}$，$pH=pK_a+\lg\dfrac{V_{碱}}{V_{酸}}$；③$c_{碱}\neq c_{酸}$，$V_{碱}\neq V_{酸}$，$pH=pK_a+\lg\dfrac{n_{碱}}{n_{酸}}$。

目标检测

一、单选题

1. 下列弱电解质溶液中，解离度最大的溶液为（   ）。
A. $1.0\ mol \cdot L^{-1}$ HAc
B. $0.10\ mol \cdot L^{-1}$ HAc
C. $0.010\ mol \cdot L^{-1}$ HAc
D. $0.001\ mol \cdot L^{-1}$ HAc

2. 溶液的 pH 值是溶液中 $[H^+]$ 的负对数，pH 值增加一个单位，则 $[H^+]$（   ）。
A. 减小至原来的 1/10
B. 增大 10 倍
C. 增大 1 倍
D. 减小 1 半

3. 下列电解质溶液中，pH 值最大的溶液为（   ）。
A. $0.10\ mol \cdot L^{-1}$ HAc
B. $0.010\ mol \cdot L^{-1}$ $NH_3 \cdot H_2O$
C. $0.10\ mol \cdot L^{-1}$ $NH_3 \cdot H_2O$
D. $0.10\ mol \cdot L^{-1}$ HCl

4. 欲使 $NH_3 \cdot H_2O$ 解离度降低，而溶液 pH 值降低，应加入的物质是（   ）。
A. NaCl
B. NH_4Cl
C. NaAc
D. HCl

5. 按照酸碱质子理论，下列物质中既可作为酸也可作为碱的是（   ）。
A. CO_3^{2-}
B. H_3PO_4
C. HCO_3^-
D. H_2CO_3

6. 关于缓冲溶液的组成，下列哪项是不正确的（   ）
A. HAc-NaAc
B. $NH_3 \cdot H_2O$-NH_4Cl

C. $NaHCO_3-Na_2CO_3$ D. $H_3PO_4-Na_3PO_4$

7. 浓度为 0.10 $mol \cdot L^{-1}$ 的下列溶液 pH 值大于 7 的是 （　　）。

A. NaAc B. HAc C. NH_4Cl D. NH_4Ac

8. 已知 H_3PO_4 的 $pK_{a1}=2.12$，$pK_{a2}=7.21$，$pK_{a3}=12.36$；HAc 的 $pK_a=4.75$。现欲配制 pH=7.00 的缓冲溶液，所选择的缓冲对的是 （　　）。

A. $H_3PO_4-H_2PO_4^-$　B. $H_2PO_4^--HPO_4^{2-}$　C. $HPO_4^{2-}-PO_4^{3-}$　D. $HAc-Ac^-$

9. 欲配制 pH=10.0 的缓冲溶液，选择最合适的缓冲对是 （　　）。

A. $HAc-NaAc$（$pK_a=4.75$） B. $HCOOH-HCOONa$（$pK_a=3.75$）

C. $NH_3 \cdot H_2O-NH_4Cl$（$pK_a=9.25$） D. $NaHCO_3-Na_2CO_3$（$pK_a=10.25$）

10. 某碱溶液的 pH 为 9，其氢离子浓度为 （　　） $mol \cdot L^{-1}$。

A. 1.0×10^{-10} B. 1.0×10^{-9} C. 1.0×10^{-5} D. 1.0×10^{-7}

11. 在下列酸碱对中，（　　）不是共轭酸碱对。

A. $H_3PO_4-HPO_4^{2-}$　B. $HCO_3^--CO_3^{2-}$　C. $HAc-Ac^-$　D. $HCl-Cl^-$

12. 根据酸碱质子理论，下列叙述中错误的是 （　　）。

A. 酸碱反应的实质是质子转移 B. 酸碱质子理论中没有了盐的概念

C. 酸越强其共轭碱也越强 D. 酸失去质子后就成了碱

13. 室温下，在纯水中加入少量的酸，则溶液中 （　　）。

A. $[H^+][OH^-]$ 的乘积增大 B. $[H^+][OH^-]$ 的乘积减小

C. pH 变小 D. $[H^+]$ 不变

14. 下列叙述错误的是 （　　）。

A. $[H^+]$ 越大，pH 越低 B. 任何酸碱的稀水溶液都是 $[H^+][OH^-]=K_w$

C. 温度升高时，K_w 变大 D. 在浓 HCl 溶液中，没有 OH^- 存在

15. 下列溶液碱性最强的 （　　）。

A. $[H^+]=10^{-5}$ $mol \cdot L^{-1}$ B. $[OH^-]=10^{-2}$ $mol \cdot L^{-1}$

C. pH=10 D. pOH=11

二、多选题

1. 关于酸碱的叙述正确的是 （　　）。

A. 质子酸（K_a）质子碱（K_b）的关系式为：$K_w=K_aK_b$

B. 质子酸（pK_a）质子碱（pK_b）的关系式为：$pK_a+pK_b=14$

C. 酸的酸性越弱，其共轭碱的碱性越强

D. 弱碱性物质溶于弱酸性溶剂可增强其碱性

E. 质子碱的碱性越弱，其质子酸的酸性越弱

2. 下列能配成缓冲溶液的是 （　　）。

A. 氢氧化钠溶液和碳酸钠溶液 B. 碳酸钠溶液和碳酸氢钠溶液

C. 磷酸二氢钠溶液和磷酸氢钠溶液 D. 盐酸与过量的氨反应

E. 氢氧化钠与过量的醋酸反应

3. 浓度为 0.10$mol \cdot L^{-1}$ 的下列溶液中，pH 值小于 7 的是 （　　）。

A. NH_4Cl B. HAc C. $(NH_4)_2SO_4$ D. Na_2CO_3 E. NaCl

4. 与缓冲溶液的缓冲容量大小有关的因素是 （　　）。

A. 外加酸 B. 外加碱 C. 缓冲比

D. 缓冲溶液的总浓度 E. 缓冲溶液的 pH 值

5. 在氨水溶液中，加入下列溶液将产生同离子效应的是 （　　）。

A. NH_4Cl B. HCl C. NaOH D. NaCl E. $(NH_4)_2SO_4$

6. 欲配制 pH=5.0 的缓冲溶液，理论上，缓冲体系不能选择的缓冲对是 （　　）。

A. HCOOH-HCOONa（$pK_a=3.75$）　　B. HAc-NaAc（$pK_a=4.75$）

C. $NH_3 \cdot H_2O$-NH_4Cl（$pK_a=9.25$）　　D. H_2CO_3-$NaHCO_3$（$pK_a=6.37$）

三、判断题

1. 同离子效应可降低弱电解质的解离度，不影响解离常数。（　　）

2. $0.01mol \cdot L^{-1}$ HAc 比 $0.1mol \cdot L^{-1}$ HAc 的解离度大，所以 $0.01mol \cdot L^{-1}$ HAc 小于 $0.1mol \cdot L^{-1}$ HAc 的 pH 值。（　　）

3. 解离常数与弱电解质本身的性质和温度有关，与弱电解质的浓度无关。（　　）

4. 已知 H_3PO_4 的 $pK_{a1}=2.12$，$pK_{a2}=7.21$，$pK_{a3}=12.36$，故 H_3PO_4 的酸性主要取决于 H_3PO_4 的第一步解离。（　　）

5. 已知三种弱酸浓度均为 $0.1\ mol \cdot L^{-1}$，解离常数 $K_{a,HF} > K_{a,HAC} > K_{a,HCN}$，它们的 pH 值大小顺序为 $HF > HAc > HCN$。（　　）

6. 在 H_2CO_3 液中，$[H^+] = 2[CO_3^{2-}]$。（　　）

7. pH < 0 或 pH > 14 的水溶液是不存在的。（　　）

四、填空题

1. 婴儿胃液 pH = 5，成人胃液 pH = 1，则成人胃液的 $[H^+]$ 是婴儿胃液 $[H^+]$ _____ 倍。

2. 当缓冲比是 _____ 时，缓冲溶液的缓冲容量最大。

3. 根据酸碱质子理论，HCO_3^- 是 _____，共轭酸为 _____，共轭碱为 _____。

4. 在 HAc 中加入 NaAc 时，HAc 的解离度将 _____，溶液的 pH 值将 _____。

5. 温度升高，则弱电解质的电离度 _____；浓度增大，电离度 _____，解离平衡常数 _____。

6. 若 $[OH^-] = 1.0 \times 10^{-6}\ mol \cdot L^{-1}$，则 $[H^+] =$ _____，pH = _____，$K_w =$ _____。

7. 由 HCl 与过量的 $NH_3 \cdot H_2O$ 配制而成的缓冲溶液，其抗酸成分是 _____，抗碱成分是 _____。

五、计算题

1. 在常温下，将 10mL $0.10mol \cdot L^{-1}$ 的 NaH_2PO_4 和 10mL $0.20\ mol \cdot L^{-1}$ 的 Na_2HPO_4 等体积混合。计算该缓冲溶液的 pH 值。（已知 $H_2PO_4^-$ 的 $pK_{a_2}=7.21$）

2. 将 $0.4mol \cdot L^{-1}$ HAc 和 $0.4mol \cdot L^{-1}$ NaAc 等体积混合。（1）计算该混合液的 pH 值；（2）若向 1L 此缓冲溶液中加入 40mg NaOH 后，溶液的 pH 值是多少？缓冲容量是多少？（已知 HAc 的 $pK_a=4.75$）

模块 Ⅱ

化学分析法基础知识

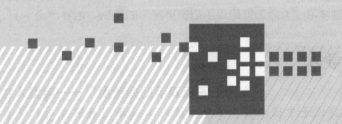

第九章 定量分析法概述

学习目标

知识目标

1. 掌握误差、偏差的表示方法；准确度和精密度两者的关系，提高分析结果准确度的方法。

2. 熟悉有效数字的定义、修约和运算规则。

3. 了解定量分析方法的分类和定量分析的步骤。

能力目标

1. 能正确对多次平行测定结果进行误差、偏差的计算；评价分析结果的准确度和精密度。

2. 会配制标准溶液或标准系列溶液；正确取样，分解试样，根据分析对象选择合适的分析方法。

素质目标

通过学习"大国工匠用双手把握精度"的案例，培养严谨求实、精益求精的作风。

案例导入

"大国工匠用双手把握精度"——典型人物周建民

周建民是中国兵器工业集团淮海工业集团有限公司的量具钳工、高级技师，同时也是中国兵器首席技师，他的工作精度达到了极致，常常依靠双手来把握微米级的精度，被誉为"大国工匠"。

思政案例

他制作量具不借助任何机器设备，全凭眼看、耳听和手感，做出来的量具能达到微米级精度，甚至达到头发丝的1/60。他在制作导弹全形规时，展现了极高的精度要求。在制作过程中，他面临了诸多挑战，但还是凭借多年的经验和精湛技艺，成功完成了这项任务，确保了导弹的精准发射。他不仅在手工研磨、微米级精度、导弹全形规精度上取得高超成就，还致力于对创新的追求和对后辈的培养，真正体现了大国工匠的精神内涵。

问题讨论：如何计算误差和偏差？请说一说它们对分析结果的准确度和精密度有何影响？

第一节　定量分析法的步骤

一、定量分析法简介

分析化学是研究物质的组成、含量、结构和形态等化学信息的科学。其主要任务是确定物质体系的化学组成，测定其中有关组分的含量和鉴定物质体系中物质的结构和形态，它们分别属于定性分析、定量分析、结构分析和形态分析。分析化学在科学技术、国民经济和社会发展等方面发挥重要作用。在医药卫生方面，临床检验、新药研制、药品质量控制、中药有效成分的分离和测定、药物代谢动力学研究、药物制剂的稳定性、生物利用度和生物等效性研究等都离不开分析化学的理论和技术。

定量分析方法是分析化学的重要组成部分，其目的是准确测定试样中某一或某些组分的含量。定量分析方法通常按取样量或组分含量、方法原理和操作方法、分析工作性质和要求等不同分类。

根据取样量多少，定量分析方法可分为常量分析、半微量分析、微量分析和超微量（痕量）分析，如表 9-1 所示。

表 9-1　各种分析方法的试样用量

分析方法	试样重量/mg	试液体积/mL	分析方法	试样重量/mg	试液体积/mL
常量分析	＞100	＞10	微量分析	0.1～10	0.01～1
半微量分析	10～100	1～10	痕量分析	＜0.1	＜0.01

根据被测组分含量多少不同，定量分析方法又可分为常量组分（含量＞1%）、微量组分（含量 0.01%～1%）和痕量组分（含量＜0.01%）分析。

按分析方法不同可分为化学分析和仪器分析。

1. 化学分析

化学分析是以物质的化学反应为基础的分析方法。化学定量分析可分为滴定分析和重量分析。化学分析具有应用范围广泛、所用仪器简单、操作简便、分析结果准确等特点，适合常量组分分析。但对于试样中极微量组分的测定，就不如仪器分析法灵敏、快速和方便。

2. 仪器分析

仪器分析是以被测物质的物理性质为基础的分析方法。主要有电化学分析、光学分析、色谱分析和质谱分析等。由于需要用到比较复杂、精密的仪器，故称为仪器分析。仪器分析具有取样量少、灵敏、快速和自动化等特点，最近几十年发展极快，应用很广泛，特别适合微量组分或复杂体系分析，与化学分析法相辅相成、相互配合。因此，在实际工作中，要根据具体情况选择适当的分析方法。

二、定量分析的步骤

定量分析的任务是测定试样中有关组分的相对含量。定量分析的过程实际上是获得物质定量信息的过程。因此，分析过程一般包括明确的定量分析任务和制定分析计划、采样、试样的分解、试样溶液及标准溶液的制备、测定、结果计算和表达、方法认证、形成报告等步骤。

拓展阅读 》》》 维生素 C 的定量分析步骤

《中国药典》（2025 年版）维生素 C 含量测定方法：取本品 20 片，精密称定，研细，精密称取适量（约相当于维生素 C 0.2g），置 100mL 容量瓶中，加新沸过的冷水 100mL 与稀醋酸 10mL 混合液适量，振摇使维生素 C 溶解并稀释至刻度，摇匀，迅速滤过，精密量取续滤液 50mL，加淀粉指示液 1mL，立即用碘滴定液（0.05mol·L^{-1}）滴定，至溶液显蓝色并持续 30s 内不褪。每 1mL 碘滴定液（0.05mol·L^{-1}）相当于 8.806mg 的 $C_6H_8O_6$。规定本品含 $C_6H_8O_6$ 应不低于 99.0%。

直接碘量法测定维生素 C 的分析过程：

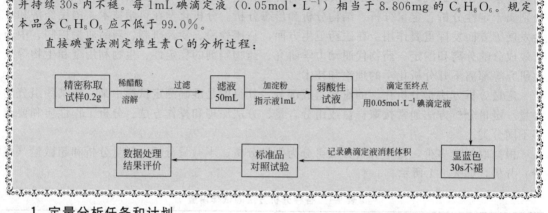

1. 定量分析任务和计划

首先要明确所需解决的定量问题，即分析任务。根据分析任务制定一个初步分析计划，包括所采用的标准和分析方法、准确度和精密度要求等，还包括所需的实验条件如仪器设备、试剂和实验可能存在的影响因素等。

2. 采样和试样的制备

要先了解试样的来源、测定的对象、测定的样品数和样品量、干扰物质等。为了使分析结果有意义，采样必须具有一定的代表性。例如，某药厂生产的一大批原料药可能有几百甚至几千 kg，而实际用于定量分析的试样往往只有 1g 或更少量。如果采取的试样不能代表整批物质，那么不管分析测定如何"准确"，结果都是毫无意义。因此，必须采取科学方法取样，从大批原始试样中以不同广度、不同深度选取多个取样点采样，然后混合均匀，再从中取出少量作为试样进行分析。

试样制备的目的是使试样适合选定的分析方法，消除可能的干扰。试样的制备主要包括试样的分解和干扰物质的分离。分解试样的方法很多，一般有溶解法和熔融法。

溶解法是采取适当的溶剂将试样溶解后制成溶液。由于试样的性质不同，采取的溶剂也不同。常见的溶剂为水、酸、碱、有机溶剂等。水是最常用的溶剂，对于不溶于水的无机试样，根据其性质一般可用酸或碱作溶剂。常见的酸有盐酸、硝酸、硫酸、磷酸、高氯酸等以及它们的混合酸；常见的碱有氢氧化钠、氢氧化钾、氨水等。对于有机试样，一般采用有机溶剂，常见的有机溶剂有甲醇、乙醇、氯仿、苯、甲苯等。

对于难溶于液体溶剂的试样来说，根据其性质，采取熔融法对试样预处理。熔融法是利用酸性或碱性溶剂与试样在高温条件下进行复分解反应，使试样中待测组分转化为可溶物。常见的酸性溶剂为 $K_2S_2O_7$；碱性溶剂为 Na_2CO_3、K_2CO_3、Na_2O_2、NaOH 和 KOH 等。

对于组成复杂的试样，在定量分析时，待测组分的含量常受到样品其他组分干扰，需要在分析前进行分离。常用的分离方法有沉淀法、挥发法、萃取法、色谱法等。

3. 标准溶液或标准系列溶液的制备

滴定分析的定量以标准溶液为基础，而仪器定量分析（除质谱分析外）通常是以标准系列溶液为基础进行的相对测定。在实际工作中，制备标准溶液和标准系列溶液是进行组分定量分析的基础。

标准溶液也称为滴定液，系指已知准确浓度的试剂溶液。标准溶液的制备可直接由已知质量或浓度的基准物质准确配制而成。标准系列溶液是先将标准品配制成一定浓度的储备液，再准确量取一定量的储备液，稀释成另一个较高浓度的标准溶液，然后再逐级准确稀释成所需要的标准品系列溶液。所谓标准品，系指用于鉴别、检查、含量测定的标准物质。在药物检验中，系指用于生物检定、抗生素或生化药品中含量或效价的标准物质。在仪器定量分析中，通常测定待测组分的标准品的标准系列溶液的某理化性质（如吸光度、电极电位等），以标准系列溶液浓度为横坐标，以某理化性质（即仪器的响应值）为纵坐标，绘制标准曲线，利用标准曲线对试样组分进行定量分析。

4. 测定

根据被测组分的性质、含量和准确度要求，结合实验室的具体条件，选择合适的分析方法进行测定。要优化试验条件，建立最优化试验方案，以保证获取最佳的化学信息。实验室所用的计量器具和仪器必须经过权威机构校验。试样测定前必须对所用的仪器或测量系统进行校正。所使用的分析方法必须经过认证。定量分析方法认证包括准确度、精密度、检测限、线性范围等。在定量分析中，必须对试样多次平行（重复）测定。

5. 数据处理及结果表达

根据分析过程中有关反应的化学计量关系、试样的用量、测量得到的结果，计算待测组分的含量，并对分析结果及其误差用统计学方法进行处理和评价。目前，可以借助计算机技术和各种专用数据处理软件，对大批实验数据进行处理。在此基础上，按检验具体要求将分析结果形成书面报告。

对于固体试样，待测组分含量通常用质量分数或百分含量来表示，当组分含量非常低时，可采用 $\mu g \cdot g^{-1}$（或 10^{-6}）、$ng \cdot g^{-1}$（或 10^{-9}）、$pg \cdot g^{-1}$（或 10^{-12}）表示。对于液体试样，待测组分含量通常用物质的量浓度（$mol \cdot L^{-1}$）、质量摩尔浓度（$mol \cdot kg^{-1}$）、体积分数或质量浓度等表示。在质量浓度中，用 $g \cdot L^{-1}$（或 $mg \cdot mL^{-1}$）及 $mg \cdot L^{-1}$（或 $\mu g \cdot mL^{-1}$）、$\mu g \cdot L^{-1}$（或 $ng \cdot mL^{-1}$）、$pg \cdot mL^{-1}$ 表示，过去分别以 ppm、ppb、ppt 表示。对于气体组分，常用体积分数或 $mg \cdot L^{-1}$ 等表示。在药物检验中，通常用百分含量表示。

第二节　定量分析的误差

误差是指测定值与真实值之差。在定量分析过程中，由于受到很多确定的或不确定的因素影响，测量结果偏离真实值。因此，测量误差是客观存在的。为了获得尽可能准确可靠的分析结果，必须分析产生误差的原因，估计误差的大小，用统计学方法处理实验数据，并采取适当的方法减少各种误差，提高分析结果的准确性。

一、误差与准确度

（一）误差的表示方法

准确度是指测量值与真实值的符合程度，用误差表示。误差可分为绝对

微课
准确度和精密度的表示方法

误差和相对误差。

1. 绝对误差（E）

测量值（x）与真实值（μ）的差值，即

$$E = x - \mu \tag{9-1}$$

2. 相对误差（RE）

绝对偏差（E）在真实值（μ）中占有的百分率，即

$$RE = \frac{E}{\mu} \times 100\% \tag{9-2}$$

当测定结果大于真实值时，绝对误差和相对误差均为正值，表示测定结果偏高；反之误差为负值，表示测定结果偏低。绝对误差相等，真实值越大，相对误差越小，测定准确度越高。误差绝对值越小，准确度越高。

在实际分析工作中，必须对试样多次平行测定，因此，测量值即为多次平行测量结果的算术平均值（$\overline{x}$）。设某组分测定值为 x_1，x_2，$\cdots$，x_n（n 为平行测定次数），其分析结果用算术平均值（$\overline{x}$）表示为：

$$\overline{x} = \frac{1}{n} \sum_{i=1}^{n} x_i \tag{9-3}$$

【例 9-1】 标定 HCl 溶液浓度，4 次平行测定结果为：0.1041mol·L^{-1}、0.1043mol·L^{-1}、0.1039mol·L^{-1}、0.1044mol·L^{-1}。如果 HCl 浓度的真实值为 0.1044mol·L^{-1}，求 HCl 溶液浓度的绝对误差和相对误差。

解 HCl 溶液浓度 $\overline{x} = \dfrac{1}{n} \sum_{i=1}^{n} x_i = \dfrac{0.1041 + 0.1043 + 0.1039 + 0.1044}{4}$ mol·L^{-1}

$\qquad\qquad\quad = 0.1042$ mol·L^{-1}

HCl 溶液浓度的绝对误差 $E = \overline{x} - \mu = (0.1042 - 0.1044)$mol·$L^{-1} = -0.0002$ mol·L^{-1}

HCl 溶液浓度的相对误差 $RE = \dfrac{E}{\mu} \times 100\% = \dfrac{-0.0002}{0.1044} \times 100\% = -0.2\%$

相对误差一般保留一至两位有效数字。对于常量分析法如滴定分析法或重量分析法，相对误差要求小些，允许仅为千分之几；而光谱法、色谱法等仪器分析法进行微量分析时，允许相对误差则为百分之几甚至更高。

3. 真实值

由于任何测量都存在误差，因此实际测量不可能得到真实值，而只能接近真实值。在实际工作中，常用的真实值为约定真实值和标准值。

约定真实值系指由国际计量大会定义的单位（国际单位）及我国的法定计量单位。国际原子量委员会每逢单年修订一次相对原子质量，因此各元素的相对原子质量是约定真实值。

标准值系指采用可靠的分析方法，在不同实验室（经相关部门认可），由不同分析人员对同一试样反复多次测定，然后将定量测定数据用数理统计方法处理得到的测量值。求得标准值的试样称为标准试样或标准物质。作为评价准确度的基准，标准试样及其标准值需经权威机构认定并提供。目前中国食品药品检定研究院已能提供各类国家标准物质 1242 种，其中化学、中药对照品 288 种，对照药材 400 种，两者占总数的一半以上。

（二）误差的分类

根据误差的性质和产生因素，可将其分为系统误差和偶然误差。

1. 系统误差

系统误差又称为可测误差，是某些确定因素所造成的。例如，分析方法本身不完善、仪器不够精确、试剂不纯、操作者主观和客观因素等。这些确定因素使分析结果总是偏高或总是偏低。因此，系统误差有固定的大小、方向（正、负），是可测的，也是可消除的。

根据系统误差的性质和产生的原因，可将其分为以下几类。

（1）方法误差　分析方法本身不完善所造成的误差。例如，在滴定分析中，反应不完全、干扰离子影响、滴定终点与化学计量点不符等；在重量分析中，沉淀的溶解损失、共沉淀和后沉淀、灼烧时沉淀的分解或挥发等。

（2）仪器和试剂误差　仪器本身不够精确、试剂不纯、蒸馏水含有被测物质或干扰物质所造成的误差。例如，砝码质量、容量仪器和仪表刻度等不够精确；试剂或基准物质纯度不够等。

（3）操作误差　分析人员掌握的操作与正确的操作有些出入引起的误差。例如，称样时未注意试样吸湿，在洗涤沉淀时水过多，滴定终点判断不当等。

（4）主观误差　分析人员本身的主观因素所造成的误差。例如，滴定终点颜色判断，有人偏深，有人偏浅；滴定管读数，有时偏高，有时偏低；对同一试样多次重复测定，为了使测定结果重现性好些，在读数时有时带有主观倾向性等。主观误差又称为个人误差，有时列入操作误差中。

2. 偶然误差

偶然误差又称为不可测误差，是分析过程中某些不确定的因素所造成的。例如，在分析过程中，环境条件（温度、湿度、气压等）和测量仪器微小波动，电压瞬间波动等；分析人员对试样处理有微小的差异等。这些偶然因素对分析结果的影响在一定范围内是可变的，有时大，有时小，有时正，有时负。

偶然误差难以觉察，似乎没有规律性，但如果进行多次重复测定，便会发现它符合正态分布规律，如图9-1所示，即绝对值相等的正负误差出现的概率基本相等；小误差出现的概率大，大误差出现的概率小，特别大的误差出现的概率极小。

增加重复测定次数，取平均值作为分析结果，可以减小偶然误差。

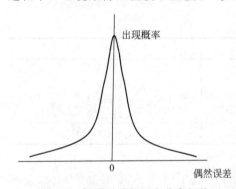

图9-1　偶然误差的正态分布规律

在分析化学中，还有一种由分析人员的差错引起的"过失误差"。例如，加错试剂、溶液溅失、读错数字、写错数据等。这些由分析人员粗心大意、错误操作引起的失误，不属于误差之列，由此得到的实验数据必须剔除。

二、偏差与精密度

精密度是指在相同条件下多次重复测定结果彼此相互接近的程度，用偏差表示。一般分析项目常用平均偏差（$\overline{d}$）、相对平均偏差（$R\overline{d}$）表示分析结果的精密度；在分析项目要求较高时，则用标准偏差（S）和相对标准偏差（RSD）表示分析结果的精密度。

1. 平均偏差和相对平均偏差

绝对偏差（d_i）是个别测定值（x_i）与平均值的差值，即

$$d_i = x_i - \overline{x} \tag{9-4}$$

平均偏差（$\overline{d}$）是各次测定绝对偏差绝对值的平均值，即

$$\overline{d} = \frac{1}{n} \sum_{i=1}^{n} |d_i| = \frac{1}{n} \sum_{i=1}^{n} |x_i - \overline{x}| \tag{9-5}$$

相对平均偏差（$R\overline{d}$）是平均偏差占平均值的百分率，即

$$R\overline{d} = \frac{\overline{d}}{\overline{x}} \times 100\% \tag{9-6}$$

平均偏差和相对平均偏差均为正值。

2. 标准偏差和相对标准偏差

用统计方法处理数据时，常用标准偏差（S）表示分析结果的精密度，它更能反映个别偏差较大的数据对测定结果重现性的影响。

对于少量的测定结果而言（$n \leqslant 20$），标准偏差（统计学上称为样本标准偏差）为：

$$S = \sqrt{\frac{\sum_{i=1}^{n}(x_i - \overline{x})^2}{n-1}} \tag{9-7}$$

相对标准偏差（RSD）又称变异系数，是标准偏差占平均值的比值，即

$$RSD = \frac{S}{\overline{x}} \times 100\% \tag{9-8}$$

求平均值、平均偏差、标准偏差均可在计算机建立 Excel 文档，在单元格输入实验数据，再在工具栏单击菜单插入调用 fx 函数自动计算，非常方便。

【例 9-2】 求例 9-1 中 HCl 溶液浓度的平均偏差、相对平均偏差、标准偏差和相对标准偏差。

解

$x_i/(\text{mol} \cdot \text{L}^{-1})$	$|d_i|$	d_i^2
0.1041	0.0001	1×10^{-8}
0.1043	0.0001	1×10^{-8}
0.1039	0.0003	9×10^{-8}
0.1044	0.0002	4×10^{-8}
$\overline{x} = 0.1042$	$\sum |d_i| = 0.0007$	$\sum d_i^2 = 1.5 \times 10^{-7}$

平均偏差 $\quad \overline{d} = \dfrac{\sum |d_i|}{n} = \dfrac{0.0007}{4} \text{mol} \cdot \text{L}^{-1} = 0.0002 \text{mol} \cdot \text{L}^{-1}$

相对平均偏差 $\quad R\overline{d} = \dfrac{\overline{d}}{\overline{x}} \times 100\% = \dfrac{0.0002}{0.1042} \times 100\% = 0.2\%$

标准偏差 $\quad S = \sqrt{\dfrac{\sum d_i^2}{n-1}} = \sqrt{\dfrac{1.5 \times 10^{-7}}{4-1}} \text{mol} \cdot \text{L}^{-1} = 0.000224 \text{mol} \cdot \text{L}^{-1} \approx 0.00023 \text{mol} \cdot \text{L}^{-1}$

相对标准偏差 $\quad RSD = \dfrac{S}{\overline{x}} \times 100\% = \dfrac{0.00023}{0.1042} \times 100\% = 0.22\%$

在计算偏差或相对偏差时，通常保留一位有效数字，最多取两位有效数字，一般采用只进不舍，即将偏差或误差看大一些较好。例如，例 9-2 中的标准偏差 0.000224，应修约为 0.00023 或 0.0003。

此外，在工业生产中，用一组数据中的最大值与最小值的差（也就是极差，而相对极差是极差占有平均值的百分率）来评价一组数据的离散度，这是最直接也是最简单的方法。在日常工作中，如化学检验技能大赛，去掉最高最低分就是极差的具体应用。

课堂互动

某分析者测定维生素 C 含量，所得分析结果分别为 99.12％、99.11％、99.16％。请试着计算出分析结果的平均偏差、相对平均偏差、极差和相对极差。

三、准确度与精密度的关系

准确度是表示测定结果的正确性，取决于测定过程中所有测量误差（包括系统误差和偶然误差）；而精密度则表示测定结果的重现性，与真实值无关，取决于测量的偶然误差。例如，甲、乙、丙、丁四人同时测定阿司匹林的含量（真实值为 90.36％），分别进行四次平行实验，测定结果如图 9-2 所示。

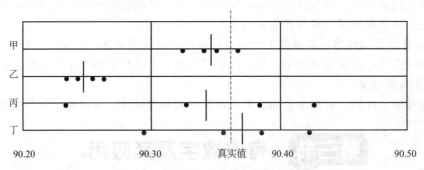

图 9-2　不同分析人员测定结果分布图

由四人的测定结果可见，甲的测定值彼此接近，平均值也接近真实值，说明精密度和准确度都较高；乙的测定值彼此接近，但平均值与真实值相比明显偏低，因此其精密度虽高，但准确度不高，可能存在系统误差；丙精密度和准确度都不高；丁虽然平均值接近真实值，但由于各次测定值相差很大，重现性差，所得的平均值不可靠，准确度也较差。

从上例分析可知，高精密度是获得高准确度的前提条件；但精密度好，准确度不一定高，只有在消除系统误差的前提下，精密度好，准确度才高。

四、提高分析结果准确度的方法

准确度表示测定结果的正确性。要获得正确的分析结果，必须尽可能减少测定过程中的误差。下面简述减少误差的主要方法。

1. 选择适当的分析方法

不同的分析方法，有不同的灵敏度和准确度。一般来说，常量组分的测定选择化学分析法；微量组分或痕量组分的测定则选择仪器分析法。

2. 减少测量误差

天平称量的绝对误差和容量仪器的刻度的误差都是一定的，要使称量和体积测量的相对误差小，称取试样量和量取体积不能太小。

【例 9-3】　电子天平可称准至 ±0.1mg，要使称量相对误差不大于 0.1％，至少要称取试样质量为多少克？常量滴定管两次读数最大绝对误差为 ±0.02mL，要使读数相对误差不大于 0.1％，消耗滴定液体积至少需要多少毫升？

解　对于电子天平来说，$RE = \dfrac{E}{\mu} \times 100\% = \dfrac{0.0001}{\mu} \times 100\% \leqslant 0.1\%$，$\mu \geqslant 0.1g$

对于常量滴定管来说，$RE = \dfrac{E}{\mu} \times 100\% = \dfrac{0.02}{\mu} \times 100\% \leqslant 0.1\%$，$\mu \geqslant 20\text{mL}$

3. 减少系统误差

（1）对照试验　对照试验是检查系统误差的有效方法。可用已知含量的标准品代替待测试样，在完全相同的条件下进行实验来对照；也可用被证实可靠（法定）的分析方法对试样进行实验来对照；还可以向试样中加入已知量的被测组分，看加入的被测组分能否被定量回收来对照；或由不同分析人员在不同实验室进行实验来对照。

对照试验可检查分析方法是否可靠，测定条件是否控制得当，试剂、仪器和操作等是否引入误差。

（2）空白试验　在不加待测组分的情况下，按与测定试样待测组分相同的测定方法、条件和步骤进行的试验。空白试验的结果称为空白值。从试样分析结果扣除空白值，可消除试剂、纯化水或器皿等带入组分产生的误差。

（3）校准仪器　仪器不准确产生的误差可通过校准仪器来减小。例如，砝码、滴定管、移液管和容量瓶等，在定量分析中，都必须进行校准，并在计算结果中采用校正值。

4. 减少偶然误差

增加重复测定次数，取测量值的算术平均值作为测定结果，可以减少偶然误差。

第三节　有效数字及其应用

在定量分析中，实验数据的记录和运算结果要保留多少位数不是任意的，要根据测量仪器、分析方法的准确程度来确定。

一、有效数字

微课
有效数字

1. 有效数字的意义及位数

有效数字是在分析工作中实际能测量得到的有实际意义的数字，包括所有准确测量的数字和最后一位不确定（即可疑）的数字。不确定的数字是根据测量仪器的准确度来估计的。在记录数据时，不确定的数字只能保留一位。

例如，万分之一的分析天平称某试样是 0.2574g，在这些数字中，0.257 是准确无误的，但最后一位"4"即 0.4mg 是根据分析天平精确度 ±0.1mg 估计的。

又如，滴定管读数 21.38mL，21.3 是从滴定管刻度准确无误读取的，但 0.08mL 是根据滴定管刻度误差 ±0.01mL 在滴定管最小刻度之间估计的。

确定有效数字的位数，要注意几点：

（1）在数字（1~9）中间或之后的"0"是有效数字，如 20.10mL 两个"0"均为有效数字；在数字（1~9）之前的"0"不是有效数字，如 0.00023 前面四个"0"都不是有效数字，只起定位作用，可写成 2.3×10^{-4}。

（2）对数有效数字的位数只取决于小数点后面数字的位数，整数部分只相当原数值的方次，不是有效数字。例如，$\lg(1.6 \times 10^3) = 0.20412 + 3 = 3.20412$，3 相当 $\lg 10^3$，不是有效数字，1.6 是两位有效数字，$\lg 1.6$ 的结果也应取两位有效数字 0.20，所以 $\lg(1.6 \times 10^3)$ 结果应是 3.20。又例如 pH=12.68、pK_a=10.75，有效数字均为两位，而不是四位。

（3）数学上的常数 e、π 以及倍数或分数（如 3、1/2 等）不是实际测量的数字，应视为无误差数字或无限多位有效数字。

（4）有效数字第一位数字等于或大于 8 时，其有效数字可多算一位。如 8.79、9.34 可视为四位有效数字。

2. 有效数字的修约

应遵循"四舍六入五留双"原则，该原则规定：

（1）被修约数字首位小于或等于 4 时，舍去；等于或大于 6 时，则进位。例如，1.3548 和 12.861 修约为三位有效数字，分别应写成 1.35 和 12.9。

（2）被修约数字首位等于 5 时，若 5 后还有不全为 0 的数字，则进位。5 后无数字或全为零，则看 5 前一位是奇数还是偶数。若为奇数，则进位；若为偶数，则舍去。例如，1.35501 修约为三位有效数字应写成 1.36；1.3550 和 12.85 修约为三位有效数字应写成 1.36 和 12.8。

（3）修约要一次完成，不能分多次修约。例如 1.3548 修约为三位有效数字，不能先修约为 1.355，再修约为 1.36。

二、有效数字的运算规则

在计算分析结果时，每个测量值的有效数字位数可能不同，每个测量值的误差都会传递到分析结果。为了确保分析结果数字的准确性，要遵守有效数字的运算规则。

1. 加减运算

几个测量值相加或相减结果以小数点后位数最少（即绝对误差最大）的数据为准。例如：

$$80.2 + 3.14 + 0.158 = 83.498$$

80.2、3.14、0.158，三个测量值最后一位均为不确定数字，绝对误差分别为 ± 0.1、± 0.01、± 0.001，计算结果 83.498 后三位均为不确定数字，根据有效数字只能保留一位不确定数字的原则，结果应修约为 83.5，绝对误差为 ± 0.1（与 80.2 的绝对误差一样）。可先加减再修约，也可以先修约为小数点后一位，再加减，即

$$80.2 + 3.14 + 0.158 = 80.2 + 3.1 + 0.2 = 83.5$$

2. 乘除运算

几个测量值相乘或相除结果应以有效数字位数最少（即相对误差最大）的数据为准。例如：

$$7.625 \times 0.234 = 1.784\ 250$$

7.625 和 0.234 的相对误差分别为：

$$\frac{\pm 0.001}{7.625} \times 100\% = \pm 0.02\% \qquad \frac{\pm 0.001}{0.234} \times 100\% = \pm 0.5\%$$

有效数字位数最少的数据，其相对误差最大。

两个测量值相乘的结果 1.784250 后五位均为不确定数字，根据有效数字只能保留一位不确定数字的原则，结果应修约为 1.78。同样可先乘除再修约，也可以先将修约为三位，再乘除，再修约，即

$$7.625 \times 0.234 = 7.62 \times 0.234 = 1.78308 = 1.78$$

注意，如果有无误差数字参与计算，就不按此规则运算。例如，每个称量瓶 9.3g，5 个称量瓶总质量为 $5 \times 9.3 = 46.5$g，因为 5 是无误差数字。

在实际测定中，当被测组分含量大于 10% 时，一般要求结果有 4 位有效数字；在 1% ~ 10% 时，结果要有 3 位有效数字；小于 1% 时，结果只要有 2 位有效数字即可。

重点小结

1. 学习误差目的是减少误差，要结合实际检验工作，分析检验过程中哪些因素会产生

误差，做到避免或减少误差，提高分析结果的准确性。

2. 一般分析项目在进行可疑值取舍后，用多次测量值的平均值表示分析结果，用平均偏差、相对平均偏差表示分析结果的精密度即可；但在分析项目要求较高时，则用标准偏差表示分析结果的精密度。

3. 求平均值、平均偏差、标准偏差均可在计算机建立 Excel 文档，在单元格输入实验数据，再在工具栏单击菜单插入调用 fx 函数自动计算，非常方便。

4. 有效数字的位数应与分析天平或容量分析仪器的读数保持一致，学习有效数字运算要从只能保留一位不确定的数字原则来理解，并遵循"四舍六入五留双"原则，一般先修约后运算。

目标检测

一、单选题

1. 取 0.05mL 样品溶液测定被测组分含量，该分析方法属于（　　）。

A. 常量分析　　　　　B. 微量分析　　　　　C. 半微量分析　　　　　D. 超微量分析

2. 在不加试样的情况下，按与测定试样相同的测定方法、条件和步骤进行的试验，称为（　　）。

A. 对照试验　　　　　B. 空白试验　　　　　C. 平行试验　　　　　D. 预试验

3. NaOH 滴定液的浓度为 $0.1010mol \cdot L^{-1}$，它的有效数字为（　　）。

A. 一位　　　　　B. 两位　　　　　C. 三位　　　　　D. 四位

4. 在滴定分析中，若试剂含少量待测组分，消除误差的方法是（　　）。

A. 校准仪器　　　　　B. 空白试验　　　　　C. 对照试验　　　　　D. 加大样品取量

5. 某样品分析结果的准确度不好，但精密度好，可能是（　　）。

A. 操作失误　　　　　B. 记录有差错　　　　　C. 使用试剂不纯　　　　　D. 测定次数不够

6. 0.03050 修约为两位有效数字应写成（　　）。

A. 0.03　　　　　B. 0.030　　　　　C. 0.031　　　　　D. 0.0305

7. 四人分别测定某样品的含量，试样称取 2.135g，下列四份报告结果合理的是（　　）。

A. 4.1634%　　　　　B. 4.163%　　　　　C. 4.16%　　　　　D. 4.2%

8. 213.64＋4.4＋0.3244 的计算结果有效数字应取（　　）。

A. 一位　　　　　B. 两位　　　　　C. 三位　　　　　D. 四位

9. 用 25mL 移液管移取溶液，体积应记录为（　　）。

A. 25mL　　　　　B. 25.0mL　　　　　C. 25.00mL　　　　　D. 25.000mL

10. 增加重复测定次数，取其平均值作为测定结果，可以减少（　　）。

A. 系统误差　　　　　B. 仪器误差　　　　　C. 方法误差　　　　　D. 偶然误差

11. 分析工作中实际能够测量得到的数字称为（　　）。

A. 精密数字　　　　　B. 准确数字　　　　　C. 有效数字　　　　　D. 可靠数字

12. 滴定管读数时，应读到小数点后（　　）。

A. 一位　　　　　B. 两位　　　　　C. 三位　　　　　D. 四位

13. 减量称量法称取试样，适合称取（　　）。

A. 毒剧物质　　　　　B. 易吸湿、易氧化、易与空气中 CO_2 反应的物质

C. 不易吸湿的样品　　　　　D. 易挥发的物质

14. $(2.236 \times 1.1581397)/(1.040 \times 0.200)$ 的结果应为（　　）。

A. 12　　　　　B. 12.4　　　　　C. 12.5　　　　　D. 12.45

二、多选题

1. 下列结果中，有效数字位数为四位的是（　　）。

A. $0.1004\mathrm{mol\cdot L^{-1}}$　　　B. $pH=10.69$　　　　C. 2000

D. $\pi=3.141$　　　　E. 0.3000%

2. 不可直接加热，需要用操作溶液润洗的仪器是（　　）。

A. 锥形瓶　　　　　　B. 滴定管　　　　　　C. 容量瓶

D. 移液管和吸量管　　E. 量筒

3. 下列属于系统误差的是（　　）。

A. 试样未经充分混匀　　B. 滴定时有液滴不慎溅出　　　　　C. 砝码未经校准

D. 环境湿度有微小变化　E. 试剂纯度不够

三、判断题

1. 滴定分析法一般属于常量分析。（　　　）

2. 固体取样量为 $0.01\sim0.1g$ 的分析方法称为超微量。（　　　）

3. 在滴定分析中，滴定管可直接加热。（　　　）

4. 试剂不纯所引起的误差属于系统误差。（　　　）

5. 用已知含量的标准品代替待测试样，按相同的测定方法、条件和步骤进行，称为对照试验。（　　　）

6. 已知醋酸的 $K_a=1.76\times10^{-5}$，则 $pK_a=4.75$ 的有效数字为三位。（　　　）

四、计算题

1. 某分析者标定EDTA的浓度（标准值为 $0.05000\mathrm{mol\cdot L^{-1}}$）进行了 4 次重复测定，$c_{EDTA}$（$\mathrm{mol\cdot L^{-1}}$）结果为：$0.04998$、$0.05003$、$0.05005$、$0.05302$。计算分析结果的绝对误差和相对误差。

2. 分析某铁矿样品中 Fe 的含量，所得结果 w_{Fe}（%）为 43.87、43.94、43.98、44.08、44.11。计算分析结果的平均值、平均偏差、相对平均偏差、标准偏差和相对标准偏差。

3. 计算 $\dfrac{0.1007\times(8.25-0.02)\times14.01}{0.2845\times1000}\times100\%$ 的结果。

第十章 滴定分析法概述

学习目标

知识目标

1. 掌握标准溶液的配制及标定方法，滴定分析的有关计算。
2. 熟悉滴定分析法的基本概念和基本原理。
3. 了解滴定分析方法的分类，滴定方式。

能力目标

1. 能理解滴定分析法的基本原理、分类、滴定方式，标准溶液的配制和标定等有关概念。
2. 会熟练运用滴定分析法的有关公式，进行物质的浓度和含量的计算。

素质目标

通过了解盖·吕萨克对滴定分析法所做的开创性的工作，培养尊重科学、敢于探索的精神；通过学习滴定分析法基本原理、标准溶液配制和标定等知识，培养严肃认真的科学态度和严谨的工作作风。

案例导入

思政案例

挑战"火法试金"的盖·吕萨克——滴定分析法的进步与发展

盖·吕萨克是法国著名化学家，对滴定分析作出了巨大贡献，后人称其为"滴定分析之父"。1833 年，他制订了著名的银量法，此方法比当时使用了几百年的火法试金更准确。1835 年，盖·吕萨克找到了更好的滴定次氯酸盐的新方法，他改用亚砷酸为基准物，用靛蓝作指示剂，这是第一个使用氧化还原指示剂的实例。随后，他用硫酸滴定草木灰，又用氯化钠滴定硝酸银，这 3 项工作分别代表滴定分析中的氧化还原滴定法、酸碱滴定法和沉淀滴定法。盖·吕萨克一生"求真意识、勇敢无畏、奋力探索"的科学精神值得我们学习。

问题讨论： 滴定分析方法的原理、分类和滴定方式有哪些？

滴定分析法是分析工作中最常用的一种化学分析方法。该方法具有仪器简单、操作简便、测定快速、分析准确度高、应用范围广等特点。

第一节 滴定分析法基本原理

一、滴定分析法简介

滴定分析法（也称容量分析法）是将一种已知其准确浓度的试剂溶液（即标准溶液或滴定液）滴加到被测组分的溶液中，直到所滴加的标准溶液与被测组分按照确定的化学计量关系完全反应。然后根据标准溶液的浓度和消耗的体积，求得被测组分含量的分析方法。

在滴定分析中，将标准溶液通过滴定管滴加到被测组分溶液的操作过程称为滴定。当加入的标准溶液与被测定组分按照确定的化学计量关系恰好完全反应时，称反应到达了化学计量点（也称等量点）。为了指示滴定到达了化学计量点，通常要加入一种在化学计量点附近有明显的外观变化（主要指颜色）的辅助试剂，这种辅助试剂称为指示剂。指示剂颜色发生突变时应立即停止滴定，称为到达滴定终点。指示剂往往不能恰好在化学计量点发生颜色变化，即化学计量点与滴定终点不能完全吻合，由此造成的误差称为滴定误差。

二、滴定分析对化学反应的要求

滴定分析是基于化学反应的定量化学分析方法，能够用于滴定分析的化学反应必须符合特定的条件：

（1）反应必须进行完全。反应完成程度达到99.9%以上。

（2）反应必须按照一定的化学计量关系定量进行，没有副反应发生。滴定体系中也不应有其他组分对滴定反应产生干扰，否则应通过控制条件或加入掩蔽剂对干扰组分予以消除。

（3）反应要快速。滴定反应要在瞬间完成，对于反应速率较慢的反应，要通过改变反应条件（如加热升温、加入催化剂等）提高反应速率。

（4）要有适宜或简便可靠的方法指示滴定终点。

三、滴定分析法的分类和滴定方式

微课

滴定分析法的
分类和滴定方式

1. 滴定分析法的分类

滴定分析方法主要包括酸碱滴定法、配位滴定法、氧化还原滴定法和沉淀滴定法，其分类的依据是进行滴定分析时所依据的化学反应不同。具体分类见表10-1。

表 10-1　滴定分析法类型

滴定分析法类型	反应依据	常用指示剂	测定对象
酸碱滴定法	酸碱质子传递反应 $HA + B^- \longrightarrow HB + A^-$	酸碱指示剂	酸、碱及其他能够与酸碱直接或间接发生反应的物质
配位滴定法	配位反应 $M + Y \longrightarrow MY$	金属指示剂	几乎所有金属离子
氧化还原滴定法	氧化还原反应 $Ox_1 + Red_1 \longrightarrow Ox_2 + Red_2$	自身指示剂 专属指示剂 氧化还原指示剂	氧化性物质、还原性物质及其他能间接发生反应的非氧化性或非还原性物质
沉淀滴定法	沉淀反应 $Ag^+ + X^- \longrightarrow AgX \downarrow$	吸附指示剂	银盐、卤化物、硫氰酸盐

2. 滴定方式

滴定分析法的滴定方式主要包括直接滴定法、返滴定法、置换滴定法和间接滴定法。

（1）直接滴定法　如果标准溶液与被测组分之间的反应能够满足滴定分析对化学反应的要求，则可以直接将标准溶液滴加到被测组分的溶液中，从而计算被测组分的含量，这种方法称为直接滴定法。这是最常用、最基本的滴定方式。

（2）返滴定法（回滴定法）　在待测试液中准确加入适当过量定量的标准溶液，待反应完全后，再用另一种标准溶液返滴剩余的第一种标准溶液。返滴定法适用于反应速率慢或反应物是固体，加入滴定剂后不能立即定量反应或没有适当指示剂的滴定反应。

（3）置换滴定法　先加入适当的试剂与待测组分定量反应，生成另一种可被滴定的物质，再用标准溶液滴定反应物。用于不按确定的反应式进行（伴有副反应）反应的物质。

（4）间接滴定法　被测定组分不能与标准溶液直接反应时，将试样通过一定的反应后，再用适当的标准溶液滴定反应物。

拓展阅读 》》》　滴定分析法常用于测定组分的含量或浓度

以酚酞为指示剂，NaOH 作为标准溶液，直接与 HCl 发生了质子传递反应，直接滴定法测定 HCl 的浓度。其滴定反应为：

$$NaOH + HCl \longrightarrow NaCl + H_2O$$

化学计量关系　$n_{HCl} = n_{NaOH}$，即 $c_{HCl}V_{HCl} = c_{NaOH}V_{NaOH}$，可求得 HCl 的浓度 c_{HCl}。

以铁铵矾为指示剂，定量的 $AgNO_3$（过量）作为标准溶液，与 NaCl 发生沉淀反应完全，再用另一种 NH_4SCN 标准溶液回滴剩余的 $AgNO_3$ 标准溶液。返滴定法测定 NaCl 的含量。其滴定反应为：

$$AgNO_3（过量,定量）+ NaCl \longrightarrow AgCl \downarrow （白色）+ NaNO_3$$
$$AgNO_3 + NH_4SCN \longrightarrow AgSCN \downarrow （白色）+ NH_4NO_3$$

化学计量关系　$n_{AgNO_3} = n_{NaCl} + n_{NH_4SCN}$，即 $c_{AgNO_3}V_{AgNO_3} = \dfrac{m_{NaCl}}{M_{NaCl}} + c_{NH_4SCN}V_{NH_4SCN}$，可求得 m_{NaCl}，进一步计算出 NaCl 的质量分数 w_{NaCl}。

以淀粉为指示剂，$K_2Cr_2O_7$ 作为基准物质，与 KI（过量）发生氧化还原反应，先置换出单质 I_2，然后用 $Na_2S_2O_3$ 标准溶液定量滴定 I_2，置换滴定法标定 $Na_2S_2O_3$ 的浓度，其标定反应为：

$$Cr_2O_7^{2-}（过量）+ 6I^- + 14H^+ \longrightarrow 2Cr^{3+} + 3I_2 + 7H_2O$$
$$I_2 + 2S_2O_3^{2-} \longrightarrow 2I^- + S_4O_6^{2-}$$

或　　　　　　　　　$$Cr_2O_7^{2-} \sim 6I^- \sim 3I_2 \sim 6S_2O_3^{2-}$$

化学计量关系　$n_{K_2Cr_2O_7} : n_{Na_2S_2O_3} = 1:6$，即 $\dfrac{m_{K_2Cr_2O_7}}{M_{K_2Cr_2O_7}} : c_{Na_2S_2O_3}V_{Na_2S_2O_3} = 1:6$，可求得 $Na_2S_2O_3$ 的浓度 $c_{Na_2S_2O_3}$。

以 $KMnO_4$ 为自身指示剂，$KMnO_4$ 作为标准溶液，与 $H_2C_2O_4$ 发生氧化还原反应，利用 $H_2C_2O_4$ 与 Ca^{2+} 的定量关系，间接滴定法用 $KMnO_4$ 法测定 Ca^{2+} 的含量。其滴定反应为：

$$Ca^{2+} + C_2O_4^{2-} \longrightarrow CaC_2O_4 \downarrow （白色）$$
$$CaC_2O_4 + H_2SO_4 \longrightarrow Ca^{2+} + H_2C_2O_4 + SO_4^{2-}$$
$$2MnO_4^- + 5H_2C_2O_4 + 6H^+ \longrightarrow 2Mn^{2+} + 10CO_2 \uparrow + 8H_2O$$

或
$$2MnO_4^- \sim 5H_2C_2O_4 \sim 5Ca^{2+}$$

化学计量关系 $n_{MnO_4^-} : n_{Ca^{2+}} = 2 : 5$，即 $c_{MnO_4^-} V_{MnO_4^-} : \dfrac{m_{Ca^{2+}}}{M_{Ca^{2+}}} = 2 : 5$，可求得 $m_{Ca^{2+}}$。

进一步计算出 Ca^{2+} 的质量分数 $w_{Ca^{2+}}$。

课堂互动

比较返滴定法、置换滴定法和间接滴定法的异同。请问能用 HCl 直接滴定 $CaCO_3$ 吗？采用何种滴定方法测定 $CaCO_3$ 含量？

微课
标准溶液的配制方法

第二节 标准溶液的配制

一、标准溶液浓度的表示方法

《中国药典》（2025 年版）规定，标准溶液的浓度用物质的量浓度和滴定度两种方法来表示。

1. 物质的量浓度

单位体积（1L）溶液中所含溶质的物质的量（mol），用 c_B 表示，单位为 $mol \cdot L^{-1}$。

$$c_B = \frac{n_B}{V} \tag{10-1}$$

2. 滴定度

与每毫升（mL）标准溶液相当的被测组分的质量（g），用 $T_{T/B}$ 表示，单位为 $g \cdot mL^{-1}$。

$$T_{T/B} = \frac{m_B}{V_T} \tag{10-2}$$

式中，右下角标中的 T 表示标准溶液的分子式；B 表示被测组分的分子式。

滴定度在常规分析工作中具有较强的实用性。如果用浓度为 $T_{T/B}$ 的标准溶液测定某样品中组分 B 的含量时，消耗标准溶液的体积为 V（mL），则样品中组分 B 的质量 m_B（g）为：

$$m_B = T_{T/B} V_T \tag{10-3}$$

课堂互动

《中国药典》(2025 年版) 规定，每 1mL I_2 滴定液（0.1000mol·L^{-1}）相当于 0.008806g 维生素 C。用 I_2 滴定液（0.1000mol·L^{-1}）滴定维生素 C 至终点时用去 22.89mL。则该维生素 C 的质量 $m_{维生素C}$ 为多少？

二、标准溶液的配制方法

微课
基准物质与
标准溶液

1. 直接配制法

在分析天平上准确称取一定量已干燥的固体试剂，溶解后定量转移到容量瓶中，稀释至刻度，充分摇匀，根据所称试剂的质量和溶液的体积，即可计算出标准溶液的准确浓度。

　　能够用直接法配制标准溶液或标定其他标准溶液的试剂必须是基准物质,基准物质应符合以下条件:①纯度高,一般要求在99.9%以上,杂质总含量小于0.1%;②性质稳定,加热干燥时不分解,称量时不吸湿,不吸收二氧化碳和氧气等,在空气中不风化、不潮解;③组成不变,组成与化学式要完全相符,易溶于水;④具有较大的摩尔质量,以减少称量误差。

　　市售的基准试剂是按照基准物质的条件制备的,所以一般可以直接作为基准物质使用。但是对于放置时间较长的基准试剂,在使用前必须进行处理,例如,灼烧或加热干燥等。某些优级纯和分析纯试剂按照一定的方法提纯或经过干燥等处理,达到基准物质的要求后,也可以作为基准物质使用。常用的基准物质见表10-2。

表10-2　常用的基准物质

基准物质	化学式	干燥条件	标定对象
无水碳酸钠	Na_2CO_3	270～300℃灼烧50 min至恒重	盐酸
硼砂	$Na_2B_4O_7 \cdot 10H_2O$	置于NaCl蔗糖饱和溶液的干燥器中	盐酸
邻苯二甲酸氢钾(KHP)	$KHC_8H_4O_4$	110～120℃干燥至恒重	氢氧化钠
氧化锌	ZnO	900～1000℃坩埚灼烧50 min干燥至恒重	EDTA
锌	Zn	室温下干燥至恒重	EDTA
氯化钠	$NaCl$	500～600℃坩埚中灼烧至恒重	硝酸银
硝酸银	$AgNO_3$	280～290℃干燥至恒重	卤化物、硫氰酸盐
草酸钠	$Na_2C_2O_4$	105～110℃干燥2h至恒重	高锰酸钾
三氧化二砷	As_2O_3	置于硫酸中干燥至恒重	碘
重铬酸钾	$K_2Cr_2O_7$	120～140℃干燥保持3～4h至恒重	硫代硫酸钠
碘酸钾	KIO_3	180℃烘箱干燥至恒重	硫代硫酸钠
溴酸钾	$KBrO_3$	120℃烘箱干燥至恒重	硫代硫酸钠

2. 间接配制法

　　对于不符合基准物质条件的试剂,只能采用间接配制法配制,通常是先将试剂配制成所需近似浓度的溶液,再用另一种已知量的基准物质溶液或另一种已知浓度的标准溶液与其相互滴定,从而计算出该溶液的准确浓度。间接配制法分为两步,即配制和标定。

　　(1) 配制　将试剂配制成所需的近似浓度溶液,也称为"粗配"。

　　(2) 标定　通过滴定确定标准溶液准确浓度的操作过程,称为"标定"。标定方法通常有以下两种。

　　① 基准物质标定法

　　a. 多次称量法　精密称取基准物质3份或3份以上,分别置于锥形瓶中,加适量溶剂溶解,然后用待标定的标准溶液滴定,根据基准物质的质量和待标定标准溶液所消耗的体积,即可计算出待标定滴定液的准确浓度,如果该测定结果的误差符合要求,则取其平均值作为待标定滴定液的浓度。

　　b. 移液管法　精密称取基准物质一份于烧杯中,加适量溶剂溶解后,定量转移至容量瓶中,加溶剂稀释至刻度,摇匀。用移液管移取一定体积的该溶液,置于锥形瓶中,用待标定的滴定液滴定,平行测定3～4次,计算出待标定滴定液的准确浓度,如果该测定结果的误差范围符合要求,则取其平均值作为该待标定滴定液的浓度。

　　② 比较标定法　用待标定的溶液与另外一种标准溶液相互滴定,根据两种溶液消耗的体积和标准溶液的浓度,计算出待标定溶液的准确浓度。这种用已知准确浓度标准溶液来测定待标定溶液准确浓度的操作过程称为比较标定法。此方法虽然不如基准物质标定法精确,

但操作简便。

微课

滴定分析的计算

第三节　滴定分析计算

一、滴定分析计算的依据

在滴定分析中，无论发生哪种反应，反应物之间都存在确定的化学计量关系，这是滴定分析定量计算的依据。假设标准溶液 T 与被测组分 B 之间的化学反应为：

$$t\mathrm{T} \qquad + \qquad b\mathrm{B} \longrightarrow c\mathrm{C} \qquad + \qquad d\mathrm{D}$$

（标准溶液）　　　（被测组分）

反应到达化学计量点时，参加反应的标准溶液 T 与被测组分 B 之间的物质的量之比，等于其化学反应式中化学计量系数之比，即

$$n_\mathrm{T} : n_\mathrm{B} = t : b \tag{10-4}$$

此式称为物质的量比规则。上式还可以进行以下变化：

$$c_\mathrm{T}V_\mathrm{T} : c_\mathrm{B}V_\mathrm{B} = t : b \tag{10-5}$$

或

$$(c_\mathrm{T}V_\mathrm{T} \times 10^{-3}) : \frac{m_\mathrm{B}}{M_\mathrm{B}} = t : b \tag{10-6}$$

由式(10-6) 可推导出，用基准物质 B 标定标准溶液 T 的浓度 c_T 为：

$$c_\mathrm{T} = \frac{t}{b} \times \frac{m_\mathrm{B} \times 10^3}{M_\mathrm{B}V_\mathrm{T}} \tag{10-7}$$

同理，用标准溶液 T 滴定被测组分 B 的质量 m_B 为：

$$m_\mathrm{B} = \frac{b}{t} \times c_\mathrm{T}V_\mathrm{T}M_\mathrm{B} \times 10^{-3} \tag{10-8}$$

若称取被测组分试样的质量为 m_s，则被测组分的质量分数为：

$$w_B = \frac{m_B}{m_s} \times 100\% = \frac{\frac{b}{t} \times c_T V_T M_B \times 10^{-3}}{m_s} \times 100\% \tag{10-9}$$

拓展阅读 》》》 滴定分析计算公式应用的解题思路

1. 写出反应式，配平，确定 T、B 及其 t、b 系数。

2. 应用上述计算公式，要求具体问题具体分析，特别要注意滴定方式。

3. 计算时，应注意有效数字的位数，一般各量要保留四位有效数字。

4. 注意计算时各量的单位要适当。

上述是滴定分析计算中的常用公式，对于多步滴定，仍可以从各步反应中找出实际参加反应的物质的计量关系。

另外，采用等物质的量比规则进行滴定分析计算也是常用的方法之一。但是，由于需要确定物质的基本单元，比较麻烦，容易引起混乱。

二、滴定分析计算实例

1. 溶液间的滴定计算

【例 10-1】 滴定 25.00mL 的氢氧化钠溶液，消耗了浓度为 $0.1000\text{mol} \cdot \text{L}^{-1}$ 的硫酸溶液 24.20mL，求该氢氧化钠溶液的物质的量浓度。

解 反应式为： $H_2SO_4 + 2NaOH \longrightarrow Na_2SO_4 + 2H_2O$

化学计量关系： $n_{H_2SO_4} : n_{NaOH} = 1 : 2$

由式（10-5）得 $c_{H_2SO_4} V_{H_2SO_4} : c_{NaOH} V_{NaOH} = 1 : 2$

$$c_{NaOH} = \frac{2c_{H_2SO_4} V_{H_2SO_4}}{V_{NaOH}} = \frac{2 \times 0.1000 \times 24.20}{25.00} \text{mol} \cdot \text{L}^{-1} = 0.1936\text{mol} \cdot \text{L}^{-1}$$

2. 标准溶液的标定计算

【例 10-2】 欲标定某盐酸溶液，准确称取无水碳酸钠 1.3078g，溶解后准确稀释至 250mL，然后用移液管移取 25.00mL，用待标定的盐酸溶液滴定至终点时，消耗盐酸溶液的体积为 24.28mL，计算该盐酸溶液的浓度。

解 反应式为： $2HCl + Na_2CO_3 \longrightarrow 2NaCl + H_2O + CO_2 \uparrow$

化学计量关系： $n_{HCl} : n_{Na_2CO_3} = 2 : 1$

由式（10-7）得 $c_{HCl} = \frac{2m_{Na_2CO_3} \times 10^3}{M_{Na_2CO_3} V_{HCl}} = \frac{2 \times \frac{25.00}{250.00} \times 1.3078 \times 10^3}{105.99 \times 24.28} \text{mol} \cdot \text{L}^{-1}$

$= 0.1016\text{mol} \cdot \text{L}^{-1}$

课堂互动

用吸收了水分的碳酸钠标定盐酸标准溶液，其实际结果将有何影响？浓度是偏高还是偏低？

3. 关于组分含量的计算

【例 10-3】 称取 0.5238g 含有水溶性氯化物的样品，用 $0.1000\text{mol} \cdot \text{L}^{-1}$ 的 $AgNO_3$ 标

准溶液滴定至终点，消耗了 22.00mL 的 $AgNO_3$，求样品中氯的百分含量。

解 反应为：$Ag^+ + Cl^- \longrightarrow AgCl\downarrow$

化学计量关系：$n_{Ag^+} : n_{Cl^-} = 1 : 1$

由式(10-9)得

$$w_{Cl} = \frac{c_{AgNO_3} V_{AgNO_3} M_{Cl} \times 10^{-3}}{m_s} \times 100\%$$

$$= \frac{0.1000 \times 22.00 \times 35.45 \times 10^{-3}}{0.5238} \times 100\% = 14.89\%$$

4. 关于滴定度的计算

物质的量浓度和滴定度都是表示物质浓度的方法，它们之间存在着必然联系。根据式(10-2)和式(10-8)可以推导出二者之间的关系式为：

$$T_{T/B} = \frac{b}{t} \times \frac{c_T M_B}{1000} \tag{10-10}$$

或

$$c_T = \frac{t}{b} \times \frac{T_{T/B} \times 1000}{M_B} \tag{10-11}$$

物质的质量分数与滴定度之间的换算关系为：

$$w_B = \frac{m_B}{m_s} \times 100\% = \frac{T_{T/B} V_T}{m_s} \times 100\% \tag{10-12}$$

式中，V_T 为标准溶液的体积，mL。

【例 10-4】 某硝酸银标准溶液的滴定度 $T_{AgNO_3/NaCl} = 0.005858g \cdot mL^{-1}$，试计算 $AgNO_3$ 溶液的物质的量浓度。

解 反应为：$AgNO_3 + NaCl \longrightarrow AgCl\downarrow + NaNO_3$

化学计量关系：$n_{AgNO_3} : n_{NaCl} = 1 : 1$

由式(10-11)得 $c_{AgNO_3} = \frac{T_{AgNO_3/NaCl} \times 1000}{M_{NaCl}} = \frac{0.005858 \times 1000}{58.44} mol \cdot L^{-1} = 0.1002 mol \cdot L^{-1}$

课堂互动

0.2500g $FeSO_4 \cdot 7H_2O$ 试样，加稀硫酸溶解，用 $KMnO_4$ 滴定至溶液显浅红色且 30s 不褪色，消耗 $KMnO_4$ 标准溶液 22.83mL。已知 $T_{KMnO_4/FeSO_4} = 0.002780g \cdot mL^{-1}$。求：(1) $KMnO_4$ 标准溶液的浓度；(2) $FeSO_4 \cdot 7H_2O$ 的含量。（$MnO_4^- \sim 5Fe^{2+}$，$FeSO_4 \cdot 7H_2O$ 的摩尔质量为 $278.01g \cdot mol^{-1}$）

拓展阅读 >> >

《中国药典》标明的滴定度均是指标准溶液物质的量浓度在规定值的前提下对某药品的滴定度，称为规定浓度。而在实际工作中所配制的标准溶液不可能与规定浓度完全一致，所以在应用时必须用校正因子 F 进行校正。

$$F = \frac{实际浓度}{规定浓度} = \frac{c_{实际}}{c_{规定}}$$

$$w_B = \frac{m_B}{m_s} \times 100\% = \frac{V_A T_{A/B} F}{m_s} \times 100\%$$

在药物分析中常用上式进行药物含量的计算。

重点小结

1. 滴定分析法是一种定量的化学分析方法，包括酸碱滴定法、配位滴定法、氧化还原滴定法和沉淀滴定法。

2. 滴定方式包括直接滴定法和间接滴定法，广义的间接滴定法是指返滴定法、置换滴定法和间接滴定法。

3. 标准溶液浓度的表示方法：物质的量浓度和滴定度。配制方法：直接配制法和间接配制法。通常将滴定剂（标准溶液或滴定液）配成近似浓度溶液（粗配），再用基准物质标定，进而计算其准确浓度。

4. 滴定分析计算的依据是物质的量比规则，即根据反应式 $t\mathrm{T}+b\mathrm{B}\longrightarrow c\mathrm{C}+d\mathrm{D}$，参与化学反应中标准溶液与被测组分的化学计量关系为 $n_{\mathrm{T}}:n_{\mathrm{B}}=t:b$，可以推导出标准溶液浓度的计算公式为：

$$c_{\mathrm{T}}=\frac{t}{b}\times\frac{m_{\mathrm{B}}\times10^{3}}{M_{\mathrm{B}}V_{\mathrm{T}}}$$

$$T_{\mathrm{T/B}}=\frac{b}{t}\times\frac{c_{\mathrm{T}}M_{\mathrm{B}}}{1000}$$

被测组分的质量分数的计算公式为：

$$w_{\mathrm{B}}=\frac{m_{\mathrm{B}}}{m_{\mathrm{s}}}\times100\%=\frac{\dfrac{b}{t}\times c_{\mathrm{T}}V_{\mathrm{T}}M_{\mathrm{B}}\times10^{-3}}{m_{\mathrm{s}}}\times100\%$$

目标检测

一、单选题

1. 滴定分析法属于（ ）。

A. 化学分析法　　　　B. 仪器分析法　　　　C. 重量分析法　　　　D. 色谱分析法

2. 测定钙离子，首先向钙离子试液中加入过量草酸钠，然后将沉淀过滤后用硫酸溶解，再用高锰酸钾滴定试液中的草酸根，从而求得钙离子含量的方法属于（ ）。

A. 直接滴定法　　　　B. 间接滴定法　　　　C. 返滴定法　　　　D. 置换滴定法

3. 用氢氧化钠标准溶液滴定盐酸测定盐酸的浓度属于（ ）。

A. 直接滴定法　　　　B. 间接滴定法　　　　C. 返滴定法　　　　D. 置换滴定法

4. 下列物质能用直接配制法配制成标准溶液的是（ ）。

A. 氢氧化钠　　　　B. 盐酸　　　　C. 高锰酸钾　　　　D. 重铬酸钾

5. 若 $c_{\mathrm{HCl}}=0.1000\,\mathrm{mol\cdot L^{-1}}$，则 $T_{\mathrm{HCl/NaOH}}$ 的值是（ ）$\mathrm{g\cdot mL^{-1}}$。

A. 4.000　　　　B. 0.4000　　　　C. 0.04000　　　　D. 0.004000

6. 用直接配制法配制标准溶液所需的仪器是（ ）。

A. 台秤　　　　B. 量筒　　　　C. 滴定管　　　　D. 容量瓶

7. 用已知准确浓度的盐酸溶液与待标定的氢氧化钠溶液相互滴定，从而确定氢氧化钠溶液准确浓度的方法称为（ ）。

A. 直接配制法　　　　B. 比较标定法　　　　C. 移液管法　　　　D. 多次称量法

8. 在滴定分析中准确取用一定体积溶液的仪器是（ ）。

A. 量筒　　　　B. 烧杯　　　　C. 移液管　　　　D. 锥形瓶

9. 滴定度是指每毫升滴定液相当于（ ）。

A. 被测物质的体积　　B. 被测物质的质量　　C. 滴定液的克数　　D. 溶质的质量

10. 进行移液管和容量瓶的相对校正时（ ）。

A. 移液管和容量瓶的内壁都必须绝对干燥

B. 移液管和容量瓶的内壁都不必干燥

C. 容量瓶的内壁必须绝对干燥，移液管内壁可以不干燥

D. 容量瓶的内壁可以不干燥，移液管内壁必须绝对干燥

11. 下面不宜加热的仪器是（　　）。

A. 试管　　　　　　B. 坩埚　　　　　　C. 蒸发皿　　　　　　D. 移液管

12. 可以在烘箱中进行烘干的玻璃仪器是（　　）。

A. 滴定管　　　　　　B. 移液管　　　　　　C. 称量瓶　　　　　　D. 容量瓶

二、多选题

1. 基准物质应该符合的条件是（　　）。

A. 纯度高　　　　　　B. 组成与化学式相符　　　　　　C. 性质稳定

D. 具有较大的摩尔质量　　　　　　E. 易溶于水

2. 下列仪器需要用待装溶液润洗的仪器是（　　）。

A. 滴定管　　　　　　B. 移液管　　　　　　C. 吸量管

D. 锥形瓶　　　　　　E. 容量瓶

3. 下列溶液能用碱式滴定管盛装的是（　　）。

A. EDTA　　　　　　B. 碘液　　　　　　C. 盐酸

D. 高锰酸钾　　　　　　E. 氢氧化钠

4. 下列玻璃仪器中，可以用洗涤剂直接刷洗的是（　　）。

A. 容量瓶　　　　　　B. 烧杯　　　　　　C. 锥形瓶

D. 酸式滴定管　　　　　　E. 移液管

5. 有关容量瓶的使用错误的是（　　）。

A. 通常可以用容量瓶代替试剂瓶使用

B. 先将固体药品转入容量瓶后加水溶解配制标准溶液

C. 用后洗净用烘箱烘干

D. 定容时，无色溶液弯月面下缘和标线相切即可

E. 不需蒸馏水洗涤

三、判断题

1. 滴定分析一般采用常量分析法。（　　）

2. 滴定误差是指滴定操作失误而造成的误差。（　　）

3. 滴定度是指每升标准溶液相当于被测物质的克数。（　　）

4. 标准溶液的标定应平行测定3～4次，取平均值。（　　）

5. 所有的基准物质可以直接取用而不需要在使用前进行处理。（　　）

6. 滴定分析中所选用的指示剂应恰好在化学计量点时变色。（　　）

四、填空题

1. 滴定分析法也称为_____。

2. 滴定分析法包括_____、_____、_____、_____四种方法。

3. 滴定分析法允许的误差范围是_____。

4. 使用移液管操作时，应_____手拿洗耳球，_____手拿移液管。

5. 在滴定分析计算时，可以采用_____规则和_____规则，采用_____规则需要确定基本单元。

五、计算题

1. 用浓度为 $0.1035 mol \cdot L^{-1}$ 的 HCl 标准溶液滴定 20.00mL 的 NaOH 溶液，到达终点滴定时，消耗 HCl 标准溶液 21.87mL，NaOH 的浓度为多少？

2. 用 Na_2CO_3 标定 HCl 溶液，假定 HCl 溶液的浓度为 $0.1mol \cdot L^{-1}$，标定时消耗盐酸的体积为 $20\sim24mL$，请问应称取 Na_2CO_3 的质量范围是多少？

3. 计算：（1） $0.1000mol \cdot L^{-1}$ 的盐酸溶液对 CaO 的滴定度 $T_{HCl/CaO}$；（2） $T_{HCl/Na_2CO_3} = 0.005316g \cdot mL^{-1}$，求盐酸溶液的浓度 c_{HCl}。

4. 称取基准邻苯二甲酸氢钾（KHP）0.4227g，标定近似浓度为 $0.1mol \cdot L^{-1}$ 的 NaOH 溶液，消耗 NaOH 溶液 20.40mL，空白试验消耗 NaOH 溶液 0.04mL，求 NaOH 溶液的浓度。

5. 准确称取草酸（$H_2C_2O_4 \cdot 2H_2O$）试样 3.5230g，加水溶解后，转移入 200mL 容量瓶中，加水稀释至刻度，然后用移液管准确移取 20.00mL 置于 250mL 锥形瓶中，加入 $3mol \cdot L^{-1}$ 的 H_2SO_4 酸化，用 $0.02000mol \cdot L^{-1}$ $KMnO_4$ 标准溶液滴定至终点，显淡红色且 30s 不褪，消耗体积 21.36mL，计算该试样中草酸的含量。（$2MnO_4^- \sim 5H_2C_2O_4^{2-}$）

第十一章 酸碱滴定法

电子课件

酸碱滴定法

学习目标

知识目标

1. 掌握酸碱滴定法原理、滴定条件；常用酸碱指示剂的选择原则、变色范围；标准溶液的配制与标定；物质含量的测定方法及有关计算。

2. 熟悉弱酸、弱碱质子传递平衡及 pH 的计算。

3. 了解几种常见酸碱滴定曲线及滴定突跃范围，弱酸弱碱准确滴定及分步滴定的条件；非水溶剂的分类及性质，非水酸碱滴定法的原理。

能力目标

1. 能估算化学计量点；根据突跃范围，正确选择酸碱滴定的指示剂。

2. 会配制和标定酸碱标准溶液；熟练应用酸碱滴定法测定物质的含量。

素质目标

通过了解酸碱滴定法及指示剂变色原理等知识，培养善于观察、勤于思考的习惯；树立实事求是和科学求真的精神。

案例导入

波义耳与酸碱指示剂的发明

波义耳是 17 世纪英国著名的物理学家和化学家，被誉为化学科学的奠基人之一。在一次实验中，他不小心将盐酸溅到紫罗兰花瓣上，发现深紫色的紫罗兰颜色变红了，他把紫罗兰花瓣分别放入几种酸的溶液中，紫罗兰都变为红色，由此推断酸能使紫罗兰变为红色。这一奇怪现象促使他进行了许多花木与酸碱相互作用的实验，他又用各种花瓣（矢车菊、蔷薇花、雪莲花、

思政案例

报春花、胭脂花）和植物的树皮、根泡出了多种颜色的浸液，有些浸液遇酸变色，有些遇碱变色。从石蕊地衣中提取的紫色浸液，遇酸变成红色，遇碱变成蓝色，利用这一特点，为了使用方便，波义耳用石蕊浸液把滤纸浸透，晾干制成石蕊试纸，用于检验溶液的酸碱性，这就是神奇的酸碱指示剂——石蕊试纸的发明。

问题讨论：酸碱指示剂的变色原理是什么？哪些酸碱指示剂可用于酸碱滴定法？

酸碱滴定法是以酸碱质子传递反应为基础的滴定分析方法，是滴定分析中应用最广泛的方法之一。一般的酸、碱以及能与酸、碱直接或间接发生质子传递的物质，都可用此法。酸碱滴定法具有快速、准确、无需特殊设备等优点。

第一节　酸碱质子传递平衡

一、一元弱酸弱碱质子传递平衡

对于一元弱酸 HB，假设初始浓度为 c，$[H^+]=x$，根据弱酸质子传递平衡：

$$HB+H_2O \rightleftharpoons B^-+H_3O^+$$

初始浓度：c　　　　　　0　　　0

平衡浓度：$c-x$　　　　　x　　　x

简化后的解离常数：$K_a=\dfrac{[H^+][B^-]}{[HB]}=\dfrac{x^2}{c-x}$

K_a 和 c 均不太小时，即当 $cK_a \geqslant 20K_w$、$c/K_a \geqslant 500$ 时，不仅可以忽略水的解离，且弱酸解离对其总浓度的影响也可以忽略，即 $c-x \approx c$，可推导出一元弱酸中 $[H^+]$ 的近似计算公式：

$$[H^+] \approx \sqrt{cK_a}$$

同理，一元弱碱溶液 $cK_b \geqslant 20K_w$、$c/K_b \geqslant 500$ 时，可推导出一元弱碱中 $[OH^-]$ 的近似计算公式：

$$[OH^-] \approx \sqrt{cK_b}$$

【例 11-1】　已知 HAc 的 $K_a=1.76\times10^{-5}$，计算 298K 时 $0.10\text{mol} \cdot \text{L}^{-1}$ HAc 溶液的 pH。

解　已知 $c=0.10\text{mol} \cdot \text{L}^{-1}$，$K_a=1.76\times10^{-5}$

因为 $cK_a>20K_w$，$c/K_a>500$，则可用近似计算公式：

$$[H^+] \approx \sqrt{cK_a}=\sqrt{0.1\times1.76\times10^{-5}}\,\text{mol} \cdot \text{L}^{-1}=1.33\times10^{-3}\,\text{mol} \cdot \text{L}^{-1}$$

$$pH=-\lg[H^+]=-\lg(1.33\times10^{-3})=2.88$$

【例 11-2】　已知 HAc 的 $K_a=1.76\times10^{-5}$，计算 298K 时 $0.10\text{mol} \cdot \text{L}^{-1}$ NaAc 溶液的 pH。

解　NaAc 完全解离，Ac^- 为一元弱碱，Ac^- 的 $K_b=\dfrac{K_w}{K_a}=5.68\times10^{-10}$

因为 $cK_b>20K_w$、$c/K_b>500$，则可按一元弱碱中 $[OH^-]$ 的近似计算公式：

$$[OH^-] \approx \sqrt{cK_b}=\sqrt{0.1\times5.68\times10^{-10}}\,\text{mol} \cdot \text{L}^{-1}=7.54\times10^{-6}\,\text{mol} \cdot \text{L}^{-1}$$

$$pOH=-\lg[OH^-]=-\lg(7.54\times10^{-6})=5.12$$

$$pH=8.88$$

二、多元弱酸弱碱质子传递平衡

多元弱酸是分步解离的，每一步解离都有相应的解离常数。例如，碳酸溶液分两步解离，其质子传递及解离常数为：

第一步解离：

$$H_2CO_3+H_2O \rightleftharpoons H_3O^++HCO_3^-$$

简化后的解离常数　$K_{a1} = \dfrac{[H^+][HCO_3^-]}{[H_2CO_3]} = 4.30 \times 10^{-7}$

第二步解离：

$$HCO_3^- + H_2O \rightleftharpoons H_3O^+ + CO_3^{2-}$$

简化后的解离常数　$K_{a2} = \dfrac{[H^+][CO_3^{2-}]}{[HCO_3^-]} = 5.61 \times 10^{-11}$

由于 $K_{a1} \gg K_{a2}$，所以溶液中的 H^+ 主要取决于第一步解离，第二步解离产生的 H^+ 极少，可以忽略不计。因此，与一元弱酸相似，当 $c/K_{a1} \geqslant 500$ 时，碳酸溶液中 $[H^+]$ 可用近似计算公式：

$$[H^+] \approx \sqrt{cK_{a1}}$$

【例 11-3】　计算 $0.04 mol \cdot L^{-1}$ 饱和碳酸溶液的 pH。

解　因为 $K_{a1} \gg K_{a2}$，且 $cK_{a1} > 20K_w$、$c/K_{a1} > 500$，则可用近似计算公式：

$$[H^+] \approx \sqrt{cK_{a1}} = \sqrt{0.04 \times 4.30 \times 10^{-7}}\ mol \cdot L^{-1} = 1.31 \times 10^{-4}\ mol \cdot L^{-1}$$

$$pH = -lg[H^+] = -lg(1.31 \times 10^{-4}) = 3.88$$

与多元弱酸相似，多元弱碱溶液中 $[OH^-]$ 的计算可按一元弱碱近似处理。

此外，两性物质的质子传递平衡，如酸式盐 NaHB，当 $cK_{a2} \geqslant 20K_w$、$c \geqslant 20K_{a1}$ 时，可用近似计算公式：$[H^+] = \sqrt{K_{a1}K_{a2}}$。则相应的 pH 为：

$$pH = \frac{1}{2}(pK_{a1} + pK_{a2})$$

【例 11-4】　计算 $0.01 mol \cdot L^{-1}$ NaHCO$_3$ 溶液的 pH。

解　因为 $cK_{a2} > 20K_w$、$c > 20K_{a1}$，则 $[H^+] = \sqrt{K_{a1}K_{a2}}$

$$pH = \frac{1}{2}(pK_{a1} + pK_{a2}) = \frac{1}{2} \times (6.37 + 10.25) = 8.31$$

弱酸弱碱盐，当 $cK_a' \geqslant 20K_w$、$c \geqslant 20K_a$ 时，可用近似计算公式：$[H^+] = \sqrt{K_a K_a'}$。则相应的 pH 为：

$$pK = \frac{1}{2}(pK_a + pK_a')$$

【例 11-5】　计算 $0.10 mol \cdot L^{-1}$ HCOONH$_4$ 的 pH。

解　当 $cK_a' \geqslant 20K_w$、$c \geqslant 20K_a$，HCOOH 的解离常数为 K_a，NH_4^+ 的解离常数为 K_a'。

$$则 [H^+] = \sqrt{K_a K_a'}$$

$$pH = \frac{1}{2}(pK_a + pK_a') = \frac{1}{2} \times (3.75 + 9.25) = 6.50$$

课堂互动

分别计算 $0.01 mol \cdot L^{-1}$ NaH$_2$PO$_4$ 和 Na$_2$HPO$_4$ 溶液的 pH。

第二节 酸碱滴定法

一、酸碱指示剂

视频

酸碱指示剂

(一) 酸碱指示剂的作用原理

在酸碱滴定过程中，通常无外观变化，需借助酸碱指示剂颜色的改变来确定滴定终点。酸碱指示剂是指一类在特定 pH 范围内，发生自身结构改变而显示不同颜色的有机物。一般是有机弱酸（如酚酞）或弱碱（如甲基橙），其共轭酸碱对具有不同的结构，呈现不同的颜色，其存在形式与酸度有关。当溶液 pH 改变时，指示剂失去或得到质子，其结构发生改变，从而引起溶液颜色发生明显的变化。

例如，酚酞（PP）是一种常用的酸碱指示剂，它是有机弱酸，在水溶液中发生解离平衡如下：

$$\xrightarrow[H^+]{OH^-}$$

酸式(无色)   碱式(红色)

酚酞在酸性溶液中以酚式（酸式）结构存在，溶液无色；当溶液酸度减小时，平衡向右移动，在碱性溶液中转化为醌式（碱式）后显红色；但在浓碱溶液中，酚酞转变为无色的羧酸盐，溶液变为无色。像酚酞这种酸式或碱式结构中只有一种有颜色的指示剂，称为单色指示剂。

甲基橙（MO）也是一种常用的酸碱指示剂，它是有机弱碱，在水溶液中发生解离平衡如下：

$(CH_3)_2N^+$ ⬡ $=N-\overset{H}{\underset{}{N}}-$ ⬡ $-SO_3^-$ $\xrightarrow[H^+]{OH^-}$ $(CH_3)_2N-$ ⬡ $-N=N-$ ⬡ $-SO_3^-$

酸式(红色)   碱式(黄色)

在碱性溶液中，甲基橙主要以偶氮式结构存在，溶液呈黄色。增加溶液的酸度，平衡向左移动，甲基橙主要以醌式结构存在，溶液变红色。所以甲基橙是双色指示剂。

(二) 指示剂变色范围及影响因素

微课

酸碱指示剂的变色范围及影响因素

1. 指示剂变色范围

酸碱指示剂所呈现的颜色与溶液的 pH 有关。以 HIn 表示酸碱指示剂的酸式，其颜色称为酸式色；In^- 表示指示剂的碱式，其颜色为碱式色。在水溶液中存在下列解离平衡：

$$HIn \rightleftharpoons H^+ + In^-$$

酸式   碱式

$$K_{HIn} = \frac{[H^+][In^-]}{[HIn]}$$

$$[H^+]=K_{HIn}\frac{[HIn]}{[In^-]}$$

两边取负对数：

$$pH=pK_{HIn}+\lg\frac{[In^-]}{[HIn]}$$

溶液呈现的颜色决定于$\frac{[In^-]}{[HIn]}$值。对于某种指示剂来说，K_{HIn}为常数，$\frac{[In^-]}{[HIn]}$值随溶液的$[H^+]$改变。

当$\frac{[In^-]}{[HIn]}\geqslant10$时，观察到的是碱式（$In^-$）的颜色，此时溶液$pH\geqslant pK_{HIn}+1$。当$\frac{[In^-]}{[HIn]}$ $\leqslant0.1$时，观察到的是酸式（HIn）的颜色，此时溶液$pH\leqslant pK_{HIn}-1$。当$0.1<\frac{[In^-]}{[HIn]}<10$，是两种颜色的混合色，人眼难以辨别。当$\frac{[In^-]}{[HIn]}=1$时，两者的浓度相等，此时$pH=pK_{HIn}$，为指示剂颜色的转折点，称为指示剂的理论变色点。$pH=pK_{HIn}\pm1$称为指示剂的理论变色范围，不同指示剂的$pK_{HIn}$值不同，其变色范围也不同。

指示剂的实际变色范围不是根据pK_{HIn}计算的，而是由实验测得的。例如，甲基橙的$pK_{HIn}=3.4$，其变色范围为pH3.1～4.4（理论值为2.4～4.4）。由于人眼对各种颜色的敏感程度不同，以及两种颜色的互相影响，所以实际观察结果常有差异。指示剂的变色范围越窄，变色越灵敏，即当pH稍有改变，指示剂就从一种颜色变到另一种颜色。常见的酸碱指示剂见表11-1。

表 11-1　常用酸碱指示剂

指示剂	pH 变色范围	颜色		pK_{HIn}	浓度	用量 /[滴/(10mL·试液)]
		酸式色	碱式色			
百里酚蓝	1.2～2.8	红	黄	1.7	0.1%的20%乙醇溶液	1～2
甲基黄	2.9～4.0	红	黄	3.3	0.1%的90%乙醇溶液	1
甲基橙	3.1～4.4	红	黄	3.4	0.05%的水溶液	1
溴酚蓝	3.0～4.6	黄	紫	4.1	0.1%的20%乙醇溶液或其钠盐的水溶液	1
溴甲酚绿	4.0～5.6	黄	蓝	4.9	0.1%的乙醇溶液	1
甲基红	4.4～6.2	红	黄	5.0	0.1%的60%乙醇溶液或其钠盐的水溶液	1
溴百里酚蓝	6.0～7.6	黄	蓝	7.3	0.1%的20%乙醇溶液或其钠盐的水溶液	1
中性红	6.8～8.0	红	黄	7.4	0.1%的60%乙醇溶液	1
酚红	6.8～8.4	黄	红	8.0	0.1%的60%乙醇溶液或其钠盐的水溶液	1
酚酞	8.0～9.6	无	红	9.1	0.5%的90%乙醇溶液	1～3
百里酚酞	9.4～10.6	无	蓝	10.0	0.1%的90%乙醇溶液	1～2

2. 影响指示剂变色范围的因素

（1）温度　指示剂变色范围与其K_{HIn}有关，K_{HIn}与温度有关，所以指示剂变色范围随温度变化而改变。例如，甲基橙18℃时变色范围为3.1～4.4；而100℃时，则为2.5～3.7。

（2）溶剂　不同溶剂的酸碱性不同，指示剂在不同溶剂中的pK_{HIn}值不同。指示剂变色范围就不同。例如，甲基橙在水溶液中的$pK_{HIn}=3.4$，而在乙醇中$pK_{HIn}=3.8$。

（3）指示剂用量　指示剂用量对单色指示剂的变色范围影响较大。

例如，酚酞酸式为无色，碱式为红色，假设人眼观察到其红色的最低浓度为c_0，它应是固定值，若反应液中酚酞的总浓度为c，由其解离平衡得：

$$\frac{K_{HIn}}{[H^+]}=\frac{[In^-]}{[HIn]}=\frac{c_0}{c-c_0}$$

因为 pK_{HIn} 和 c_0 都是定值，当浓度 c 增大时，$[H^+]$ 增大，酚酞在较低 pH 时即变红色。对于双色指示剂，颜色取决于 $[In^-]/[HIn]$ 值，指示剂用量不会影响变色范围，但指示剂用量过多，颜色变化不明显，并且指示剂本身会消耗一定的标准溶液，产生误差。

（4）滴定程序　当颜色由浅变深时，人眼易辨别。例如，酚酞由无色变为红色，颜色变化明显，所以以碱滴定酸时，常用酚酞作指示剂。

（三）混合指示剂

在酸碱滴定中，为了准确确定滴定终点，有时要求指示剂变色明显、变色范围较窄，通常采用混合指示剂，混合指示剂常将两种指示剂混合起来使用，具有变色敏锐和变色范围窄的特点。混合指示剂有两类，一类是指示剂与惰性染料（颜色不随 pH 改变，如靛蓝）组成，惰性染料作背景颜色，利用颜色的互补作用提高变色的敏锐度。例如，0.1% 甲基橙溶液与等体积 0.25% 酸性靛蓝溶液的混合指示剂，随溶液 pH 改变，颜色的变化为：pH≤3.1 呈紫色（红＋蓝）；pH＝4.1 呈灰色（橙＋蓝）；pH≥4.4 呈绿色（黄＋蓝）。

另一类是用两种指示剂混合而成，利用颜色互补作用使变色敏锐。例如，溴甲酚绿（$pK_{HIn}=4.9$）酸式为黄色，碱式为蓝色；甲基红（$pK_{HIn}=5.0$）酸式为红色，碱式为黄色。将溴甲酚绿与甲基红按一定比例配成混合指示剂，溶液 pH＜4.9 时呈酒红色（黄＋红）；pH＞5.1 时呈绿色（蓝＋黄）；pH≈5.0 时为灰色（绿＋橙）；溶液 pH 由 4.9 变 5.1 时，溶液由酒红色变绿色。变色敏锐，且变色范围窄，一些常用混合指示剂见表 11-2。

表 11-2　一些常用混合指示剂

混合指示剂的组合	变色点 pH	变色情况		备注
		酸色	碱色	
一份 0.1% 甲基黄乙醇溶液 一份 0.1% 亚甲基蓝乙醇溶液	3.25	蓝紫	绿	pH3.4 绿色 pH3.2 蓝紫色
一份 0.1% 甲基橙水溶液 一份 0.25% 靛蓝二磺酸钠水溶液	4.1	紫	黄绿	—
三份 0.1% 溴甲酚绿乙醇溶液 一份 0.2% 甲基红乙醇溶液	5.1	酒红	绿	颜色变化显著
一份 0.1% 溴甲酚绿钠盐水溶液 一份 0.1% 绿酚红钠盐水溶液	6.1	黄绿	蓝紫	pH5.4 蓝绿色,pH5.8 蓝色 pH6.0 蓝带紫,pH6.2 蓝紫色
一份 0.1% 中性红乙醇溶液 一份 0.1% 亚甲基蓝乙醇溶液	7.0	蓝紫	绿	pH7.0 紫蓝
一份 0.1% 甲酚红钠盐水溶液 三份 0.1% 百里酚蓝钠盐水溶液	8.3	黄	紫	pH8.2 玫瑰色 pH8.4 紫色
一份 0.1% 百里酚蓝 50% 乙醇溶液 三份 0.1% 酚酞 50% 乙醇溶液	9.0	黄	紫	从黄到绿再到紫色
两份 0.1% 百里酚酞乙醇溶液 一份 0.1% 茜素黄乙醇溶液	10.2	黄	紫	—

二、酸碱滴定法的基本原理

在酸碱滴定中，标准酸碱溶液与被测溶液之间发生了质子的传递。溶液的 pH 怎样随着标准溶液的滴加而改变，选择何种指示剂确定滴定终点能使滴定终点尽量接近化学计量点，这些对滴定分析是至关重要。

（一）强碱滴定强酸

微课

强碱强酸
相互滴定

1. 滴定曲线

强酸、强碱在溶液中完全解离，强酸（如 HCl、HNO_3）与强碱［如 $NaOH$、KOH、$(CH_3)_4NOH$］之间的相互滴定，滴定反应为：

$$H^+ + OH^- \longrightarrow H_2O$$

现以 $0.1000\,mol \cdot L^{-1}\,NaOH$ 溶液滴定 $20.00mL\;0.1000\,mol \cdot L^{-1}\,HCl$ 溶液为例，讨论滴定过程中溶液 pH 的变化，整个滴定过程分为四个阶段进行。

（1）滴定开始前　溶液的 pH 取决于 HCl 的原始浓度。

$$[H^+] = c_{HCl} = 0.1000\,mol \cdot L^{-1} \qquad pH = -lg[H^+] = 1.00$$

（2）滴定开始至化学计量点前　溶液组成为 $HCl + NaCl$，pH 取决于剩余 HCl 的浓度。

$$[H^+] = \frac{c_{HCl}V_{HCl} - c_{NaOH}V_{NaOH}}{V_{HCl} + V_{NaOH}}$$

例如，当滴加 NaOH 溶液 19.98mL（计量点前），即其相对误差为 -0.1% 时。

$$[H^+] = \frac{0.1000 \times 20.00 - 0.1000 \times 19.98}{20.00 + 19.98}\,mol \cdot L^{-1} = 5.00 \times 10^{-5}\,mol \cdot L^{-1}$$

$$pH = 4.30$$

（3）化学计量点时　溶液组成为 NaCl，溶液呈中性。

$$[H^+] = [OH^-] = 1.00 \times 10^{-7}\,mol \cdot L^{-1} \qquad pH = 7.00$$

（4）化学计量点后　溶液组成为 $NaCl + NaOH$，pH 取决于过量 NaOH 的浓度。

$$[OH^-] = \frac{c_{NaOH}V_{NaOH} - c_{HCl}V_{HCl}}{V_{HCl} + V_{NaOH}}$$

例如，当滴加 NaOH 溶液 20.02mL（计量点后），即其相对误差为 $+0.1\%$ 时。

$$[OH^-] = \frac{0.1000 \times 20.02 - 0.1000 \times 20.00}{20.00 + 20.02}\,mol \cdot L^{-1} = 5.00 \times 10^{-5}\,mol \cdot L^{-1}$$

$$pOH = -lg[OH^-] = 4.30 \qquad pH = 14 - pOH = 9.70$$

将滴定过程 pH 变化列于表 11-3。

表 11-3　用 $0.1000\,mol \cdot L^{-1}\,NaOH$ 溶液滴定 $20.00mL\;0.1000\,mol \cdot L^{-1}\,HCl$ 溶液的 pH 变化

滴加 V_{NaOH}/mL	中和 HCl 百分数/%	剩余 V_{HCl}/mL	过量 V_{NaOH}/mL	pH	
0.00	0.00	20.00	—	1.00	
18.00	90.00	2.00	—	2.30	
19.80	99.00	0.20	—	3.30	
19.98	99.90	0.02	—	4.30	⎫
20.00	100.0	计量点	—	7.00	⎬ 突跃范围
20.02	100.1	—	0.02	9.70	⎭
20.20	101.00	—	0.20	10.70	
22.00	110.00	—	2.00	11.70	
40.00	200.0	—	20.00	12.00	

以 NaOH 溶液的滴加量为横坐标，溶液的 pH 为纵坐标，绘制 pH-V 滴定曲线（见图 11-1）。

2. 指示剂的选择

由表 11-3 和图 11-1 可以看出，①从滴定开始至滴加 NaOH 溶液 19.98mL，溶液的 pH 仅改变了 3.30 个单位，pH 的变化缓慢；②滴加 NaOH 溶液量从 19.98mL 增至 20.02mL，滴加量仅变化 0.04mL（约 1 滴），即化学计量点前后，相对误差为 ±0.1% 范围内，pH 由 4.30 变为 9.70，改变了 5.40 个单位，溶液由酸性突变至碱性，这种 pH 的突变称为滴定突跃，突跃所在的 pH 范围称为滴定突跃范围；③此后继续滴加 NaOH 溶液，pH 变化缓慢，曲线趋于平坦。

强碱滴定强酸及指示剂的选择

滴定突跃有重要的实际意义，它是指示剂选择的依据。指示剂选择的原则通常为：凡是变色范围全部或部分落在滴定突跃范围内的指示剂，都可用来指示滴定终点。例如，酚酞、甲基红、甲基橙都符合强碱滴定强酸对指示剂选择的要求，为了减少滴定误差，选择的最佳指示剂是酚酞。

3. 影响滴定突跃范围的因素

对于强碱强酸滴定，滴定突跃范围大小取决于酸碱的浓度。酸碱的浓度各增加 10 倍，突跃范围就增加 2 个 pH 单位。溶液浓度越大，滴定突跃范围越大，可供选择的指示剂越多。如图 11-2，当 NaOH 和 HCl 溶液的浓度都是 $1mol \cdot L^{-1}$ 时，滴定突跃范围为 3.30～10.70，浓度都是 $0.01mol \cdot L^{-1}$ 时，滴定突跃范围为 5.30～8.70，就不能选择甲基橙作为指示剂了。此外，如果溶液浓度太高，滴加 1 滴溶液的物质的量较大，引起的相对误差也较大，故在酸碱滴定中采用相近浓度的酸碱溶液，一般在 $0.01～1mol \cdot L^{-1}$ 范围。

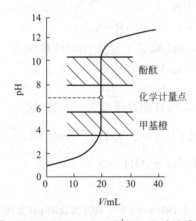

图 11-1 $0.1000mol \cdot L^{-1}$ NaOH 溶液滴定 20.00mL $0.1000mol \cdot L^{-1}$ HCl 溶液的滴定曲线

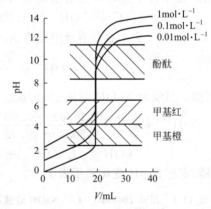

图 11-2 不同浓度 NaOH 溶液滴定不同浓度 HCl 溶液的滴定曲线

课堂互动

讨论 $0.1000mol \cdot L^{-1}$ HCl 溶液滴定 20.00mL $0.1000mol \cdot L^{-1}$ NaOH 溶液的 pH 变化规律，绘制滴定曲线及选择最佳指示剂。

（二）强碱滴定一元弱酸

以 $0.1000mol \cdot L^{-1}$ NaOH 溶液滴定 20.00mL $0.1000mol \cdot L^{-1}$ HAc 溶液为例，讨论强碱滴定弱酸滴定过程中溶液 pH 的变化，滴定反应为：

$$OH^- + HAc \rightleftharpoons Ac^- + H_2O$$

强碱滴定一元弱酸

1. 滴定曲线

（1）滴定开始前 溶液由 HAc 组成，HAc 溶液为一元弱酸，pH 可用近似计算公式：

$$[H^+] \approx \sqrt{cK_a} = \sqrt{0.1 \times 1.76 \times 10^{-5}} \text{ mol} \cdot L^{-1} = 1.33 \times 10^{-3} \text{ mol} \cdot L^{-1}$$
$$pH = 2.88$$

（2）滴定开始至化学计量点前　溶液由 HAc-NaAc 缓冲体系组成，pH 可用缓冲溶液计算公式。

$$pH = pK_a + lg \frac{c_{Ac^-}}{c_{HAc}} = pK_a + lg \frac{c_{NaOH}V_{NaOH}}{c_{HAc}V_{HAc} - c_{NaOH}V_{NaOH}}$$

例如，滴加 NaOH 溶液 19.98mL，其相对误差为 −0.1% 时：

$$pH = 4.75 + lg \frac{0.1000 \times 19.98}{0.1000 \times 20.00 - 0.1000 \times 19.98} = 7.75$$

（3）化学计量点时　溶液由 NaAc 组成，pH 取决于 Ac⁻ 在水中的解离。

$$[OH^-] = \sqrt{cK_b} = \sqrt{c\frac{K_w}{K_a}} = \sqrt{0.05 \times 5.68 \times 10^{-10}} \text{ mol} \cdot L^{-1} = 5.33 \times 10^{-6} \text{ mol} \cdot L^{-1}$$
$$pOH = 5.27 \qquad pH = 8.73$$

（4）化学计量点后　溶液由 NaAc＋NaOH 组成，pH 取决于过量的 NaOH。

$$[OH^-] = \frac{c_{NaOH}V_{NaOH} - c_{HAc}V_{HAc}}{V_{HAc} + V_{NaOH}}$$

例如，滴加 NaOH 溶液 20.02mL，其相对误差为 ＋0.1% 时：

$$[OH^-] = \frac{0.1000 \times 20.02 - 0.1000 \times 20.00}{20.00 + 20.02} \text{ mol} \cdot L^{-1} = 5.00 \times 10^{-5} \text{ mol} \cdot L^{-1}$$
$$pOH = 4.30 \qquad pH = 9.70$$

将滴定过程 pH 变化列于表 11-4。

表 11-4　用 0.1000mol·L⁻¹ NaOH 溶液滴定 0.1000mol·L⁻¹ HAc 溶液 20.00mL 的 pH 变化

滴加 V_{NaOH}/mL	中和 HAc 百分数/%	剩余 HAc/mL	过量 V_{NaOH}/mL	pH
0.00	0	20.00		2.88
10.00	50.0	10.0		4.75
18.00	90.0	2.00		5.71
19.80	99.0	0.20		6.75
19.98	99.9	0.02		7.75
20.00	100.0	计量点		8.73 ⎫ 突跃范围
20.02	100.1		0.02	9.70 ⎬
20.20	101.0		0.20	10.70 ⎭
22.00	110.0		2.00	11.70
40.00	200.0		20.00	12.50

以 NaOH 滴加量为横坐标，以溶液的 pH 为纵坐标，绘制 pH-V 滴定曲线（见图 11-3）。

2. 指示剂的选择

与强酸强碱相比，NaOH 溶液滴定 HAc 溶液的滴定曲线有如下特点。

（1）曲线起点高　因为 HAc 是弱酸，在水溶液中只发生部分解离，pH 比强酸大。

（2）pH 的变化速率不同　在计量点前溶液由 HAc-NaAc 缓冲体系组成，HAc 被中和 10%～90% 时，由于缓冲作用，曲线斜率小，pH 的变化缓慢。

（3）化学计量点时溶液呈碱性　计量点的 pH 取决于弱酸的共轭碱在水中的解离程度，被滴定酸的酸性越弱，其共轭碱的碱性越强，化学计量点的 pH 越高。

(4) 突跃范围小 滴定突跃范围为 7.75～9.70，变化了 1.95 个单位，比强碱强酸滴定突跃（变化了 5.40 个单位）小得多，可选指示剂种类更少，只能选用碱性区域内变色的指示剂酚酞或百里酚酞。

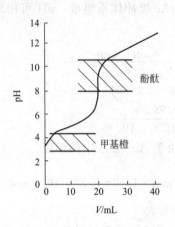

图 11-3　0.1000mol·L^{-1}NaOH 溶液滴定
20.00mL 0.1000mol·L^{-1}HAc 溶液
的滴定曲线

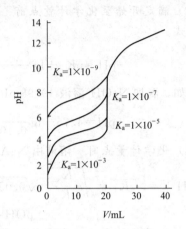

图 11-4　0.1000mol·L^{-1}NaOH
滴定不同强度一元弱酸
的滴定曲线

3. 影响滴定突跃范围的因素

(1) 受弱酸强度 K_a 的影响 当弱酸浓度一定时，K_a 越小，滴定突跃范围越小（如图 11-4）。当 $K_a < 10^{-9}$ 时，即使弱酸浓度为 1mol·L^{-1}，也无明显的突跃。

(2) 受弱酸浓度 c 的影响 当 K_a 一定时，弱酸浓度越大，突跃范围越大。

(3) 滴定界限 强碱滴定弱酸突跃范围受弱酸的强度和浓度影响，如果弱酸的 K_a 或浓度很小时，突跃范围太窄，无法用指示剂来判断终点，就不能进行滴定。判断弱酸能否准确滴定要综合考虑其强度和浓度，若用指示剂目测判断终点，通常以 $cK_a \geqslant 1.0 \times 10^{-8}$ 作为判断弱酸能被准确滴定的界限。

（三）强酸滴定一元弱碱

以 0.1000mol·L^{-1}HCl 溶液滴定 20.00mL 0.1000mol·L^{-1}NH$_3$·H$_2$O 溶液为例，讨论强酸滴定弱碱滴定过程中溶液 pH 的变化，滴定反应为：

$$HCl + NH_3 \Longrightarrow NH_4^+ + Cl^-$$

滴定过程 pH 变化由大到小，滴定曲线形状与强碱滴定弱酸的相反。在化学计量点时，溶液 pH 取决于 NH$_4^+$ 在水中的解离。

$$[H^+] = \sqrt{cK_a} = \sqrt{0.05 \times 5.68 \times 10^{-10}} \text{ mol·L}^{-1} = 5.33 \times 10^{-6} \text{ mol·L}^{-1}$$
$$pH = 5.27$$

pH 突跃范围为 6.25～4.30，在酸性范围内，所以选择在酸性范围变色的指示剂，如甲基橙或甲基红。与弱酸相似，弱碱可被准确滴定的条件为 $cK_b \geqslant 1.0 \times 10^{-8}$。

课堂互动

请试着绘制强酸滴定一元弱碱的滴定曲线。

（四）多元酸（碱）的滴定

多元酸碱大多为弱酸（碱），在溶液中能发生分步解离，首先要判断能否被准确滴定，是否能分步滴定，滴定到哪一级解离，以及各步滴定可选择何种指示剂。

1. 多元弱酸的滴定

（1）准确滴定 若 $cK_{an} \geqslant 10^{-8}$，则这一级解离的 H^+ 可被准确滴定。

（2）分步滴定 判断能否分步滴定，用相邻两级 K_a 值之比 $K_{an}/K_{a(n+1)}$。

若 cK_{a1} 或 $cK_{a2} \geqslant 10^{-8}$，当 $K_{a1}/K_{a2} \geqslant 10^5$ 时，则解离的两个 H^+ 都能准确滴定，第二级解离 H^+ 不干扰第一级解离的 H^+ 的滴定，即能分步滴定，滴定中两个突跃可明显分开；当 $K_{a1}/K_{a2} < 10^5$ 时，不能分步滴定，两级解离 H^+ 将一起被滴定。

若 $cK_{a1} \geqslant 10^{-8}$，$cK_{a2} < 10^{-8}$，当 $K_{a1}/K_{a2} \geqslant 10^5$ 时，则只能准确滴定第一级解离的 H^+，形成一个突跃，第二级解离的 H^+ 不能准确滴定；当 $K_{a1}/K_{a2} < 10^5$ 时，第二级解离的 H^+ 干扰第一级解离的 H^+ 的滴定，无法准确滴定。例如，用 $0.1000 mol \cdot L^{-1}$ NaOH 滴定 $0.1000 mol \cdot L^{-1}$ H_3PO_4。

$$H_3PO_4 \Longrightarrow H^+ + H_2PO_4^- \qquad K_{a1} = 7.52 \times 10^{-3}$$
$$H_2PO_4^- \Longrightarrow H^+ + HPO_4^{2-} \qquad K_{a2} = 6.23 \times 10^{-8}$$
$$HPO_4^{2-} \Longrightarrow H^+ + PO_4^{3-} \qquad K_{a3} = 4.40 \times 10^{-13}$$

因为 $cK_{a1} > 10^{-8}$，$K_{a1}/K_{a2} > 10^5$，所以第一级解离的 H^+ 可准确滴定；$cK_{a2} \approx 10^{-8}$，$K_{a2}/K_{a3} > 10^5$，所以第二级解离的 H^+ 也可准确滴定；$cK_{a3} < 10^{-8}$，所以第三级解离的 H^+ 不能准确滴定。

（3）化学计量点 pH 的计算及指示剂的选择 多元酸滴定过程中溶液的组成及滴定曲线比较复杂，通常用最简式估算化学计量点 pH，根据 pH 选择指示剂。例如，用 $0.1000 mol \cdot L^{-1}$ NaOH 溶液滴定 $20.00 mL$ $0.1000 mol \cdot L^{-1}$ H_3PO_4 溶液。

第一化学计量点：$H_3PO_4 + OH^- \Longrightarrow H_2PO_4^- + H_2O$

产物是 $H_2PO_4^-$，为酸式盐，用最简式计算 $[H^+]$ 及 pH：

$[H^+] = \sqrt{K_{a1}K_{a2}} = 2.16 \times 10^{-5} mol \cdot L^{-1}$，pH=4.67。可选择甲基橙作为指示剂，或混合指示剂溴甲酚绿-甲基橙（变色范围 pH 为 4.9～5.1）。

第二化学计量点：$H_2PO_4^- + OH^- \Longrightarrow HPO_4^{2-} + H_2O$

产物是 HPO_4^{2-}，为酸式盐，最简式计算，$[H^+] = \sqrt{K_{a2}K_{a3}} = 1.66 \times 10^{-10} mol \cdot L^{-1}$，pH=9.78，可选择酚酞或百里酚酞作为指示剂。

2. 多元碱的滴定

用 $0.1000 mol \cdot L^{-1}$ HCl 溶液滴定 $20.00 mL$ $0.1000 mol \cdot L^{-1}$ Na_2CO_3 溶液。

$$CO_3^{2-} + H_2O \Longrightarrow HCO_3^- + OH^- \qquad K_{b1} = K_w/K_{a2} = 1.78 \times 10^{-4}$$
$$HCO_3^- + H_2O \Longrightarrow H_2CO_3 + OH^- \qquad K_{b2} = K_w/K_{a1} = 2.33 \times 10^{-8}$$

因为 $cK_{b1} > 10^{-8}$，$cK_{b2} \approx 10^{-8}$，K_{b1}/K_{b2} 接近 10^5，两步滴定反应有交叉，滴定的准确度不是很高。

第一步滴定反应化学计量点，生成物为 HCO_3^-，$[H^+] = \sqrt{K_{a1}K_{a2}}$，pH=8.31，可选用酚酞指示剂或混合指示剂。

第二步滴定反应化学计量点，生成物为 H_2CO_3，$[H^+] = \sqrt{cK_{a1}}$，pH=3.88，指示剂可选用甲基橙或溴甲酚绿-甲基橙混合指示剂。

由于 K_{b2} 不够大，且溶液中 CO_2 易形成过饱和溶液，滴定终点提前出现。因此，在近终点时应剧烈地摇晃溶液，以加快 H_2CO_3 的分解，或加热煮沸除去 CO_2，冷却后再滴定至终点。

三、酸碱标准溶液的配制与标定

最常用的标准溶液是 HCl 和 NaOH，浓度一般在 $0.01 \sim 0.1 mol \cdot L^{-1}$ 之间，$0.1 mol \cdot L^{-1}$

最常用。

1. 酸标准溶液的配制和标定

最常用的标准溶液是 HCl（酸性强、无氧化性），也可用 H_2SO_4，由于 HCl 的易挥发性，只能采用间接配制法，先配成近似的浓度，然后用基准物质无水碳酸钠或硼砂标定。

（1）用基准物质无水碳酸钠标定　无水碳酸钠（Na_2CO_3）易制得纯品，价格便宜，但摩尔质量小，易吸水，使用前应在 $270\sim300℃$ 干燥，然后置于干燥器中恒重保存。

无水碳酸钠标定 HCl 的反应为：

$$Na_2CO_3 + 2HCl \longrightarrow 2NaCl + H_2CO_3$$

化学计量点 pH 为 3.88，可选甲基橙作指示剂。

（2）用基准物质硼砂标定　硼砂（$Na_2B_4O_7 \cdot 10H_2O$）的摩尔质量大，无吸湿性，易得纯品。硼砂在干燥的空气中易风化失去部分结晶水，因此，应在相对湿度为 60% 的密闭容器中保存。

硼砂标定 HCl 的反应为：

$$Na_2B_4O_7 + 2HCl + 5H_2O \longrightarrow 4H_3BO_3 + 2NaCl$$

化学计量点 pH 为 5.1，可选甲基红作指示剂。

2. 碱标准溶液的配制和标定

由于 KOH 价格贵，最常用的碱标准溶液为 NaOH，但 NaOH 易吸收空气中水分和 CO_2，生成 Na_2CO_3，故不能采用直接配制法。为配制不含 CO_3^{2-} 的碱标准溶液，常采用浓碱法，即先配成 NaOH 饱和溶液，在此溶液中 Na_2CO_3 溶解度很小，待沉淀后，取上清液稀释至所需浓度，然后用邻苯二甲酸氢钾或草酸标定。

邻苯二甲酸氢钾标定 NaOH 的反应为：

$$KHC_8H_4O_4 + NaOH \longrightarrow KNaC_8H_4O_4 + H_2O$$

化学计量点 pH 为 9.1，用酚酞作为指示剂。

四、酸碱滴定法的应用实例

（一）直接滴定法

凡能溶于水的酸性或碱性物质，若其 cK_a 或 $cK_b \geqslant 10^{-8}$，可用酸碱直接滴定法测定。

1. 乙酰水杨酸的测定

乙酰水杨酸又称阿司匹林，是解热镇痛药，分子中的羧基可解离出 H^+，其 pK_a 为 3.49，故可用酚酞作为指剂，用 NaOH 标准溶液直接滴定，其反应为：

乙酰水杨酸含有酯结构，为了防止其水解而使结果偏高，滴定应在中性乙醇溶液中进行，并注意滴定时的温度不宜太高，在振摇下快速滴定。用以下公式计算阿司匹林的含量：

$$w_{C_9H_8O_4} = \frac{c_{NaOH}V_{NaOH}M_{C_9H_8O_4} \times 10^{-3}}{m_s} \times 100\%$$

2. 药用氢氧化钠的测定

药用氢氧化钠易吸收空气中的 CO_2，形成 NaOH 与 Na_2CO_3 的混合物。NaOH 与 Na_2CO_3 含量的测定，可采用氯化钡法或双指示剂滴定法。

（1）氯化钡法　准确称取一定量样品，溶解后稀释至一定体积，吸取两份稀释溶液，第一份试液以甲基橙作为指示剂，用 HCl 标准溶液滴定至溶液显红色即终点，所消耗 HCl

的体积记为 V_1（mL），溶液中的 NaOH 与 Na_2CO_3 完全被中和。

$$NaOH + HCl \longrightarrow NaCl + H_2O$$

$$Na_2CO_3 + 2HCl \longrightarrow 2NaCl + H_2CO_3$$

第二份试液中先滴加稍过量的 $BaCl_2$，使 Na_2CO_3 完全转化成 $BaCO_3$ 沉淀。在沉淀存在的情况下，以酚酞作指示剂，用 HCl 标准溶液滴定至红色褪去，所消耗 HCl 的体积记为 V_2（mL），溶液中的 NaOH 完全被中和。因此，滴定 Na_2CO_3 消耗 HCl 的体积为$(V_1 - V_2)$mL。用以下公式计算混合碱的含量：

$$w_{NaOH} = \frac{c_{HCl} V_2 M_{NaOH} \times 10^{-3}}{m_s} \times 100\%$$

$$w_{Na_2CO_3} = \frac{\frac{1}{2} c_{HCl} (V_1 - V_2) \times M_{Na_2CO_3} \times 10^{-3}}{m_s} \times 100\%$$

（2）**双指示剂法** 准确称取一定量样品，用蒸馏水溶解后，先以酚酞为指示剂，用 HCl 标准溶液滴定至粉红色褪去，消耗 HCl 的体积 V_1，溶液中的 NaOH 全部被中和，而 Na_2CO_3 被中和至 $NaHCO_3$。然后向溶液中滴加甲基橙指示剂，继续用 HCl 标准溶液滴定至橙色，所用 HCl 标准溶液的体积 V_2。显然，V_2 是滴定 $NaHCO_3$ 至 H_2CO_3 所消耗的体积。因此，滴定 NaOH 所消耗盐酸溶液的体积为 $(V_1 - V_2)$，滴定 Na_2CO_3 所消耗盐酸溶液的体积为 $2V_2$。

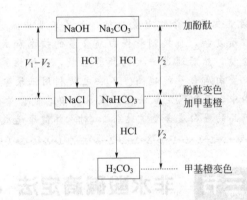

第一步滴定反应：

$$NaOH + HCl \longrightarrow NaCl + H_2O$$

$$Na_2CO_3 + HCl \longrightarrow NaHCO_3 + NaCl$$

第二步滴定反应：

$$NaHCO_3 + HCl \longrightarrow NaCl + H_2O + CO_2$$

用以下公式计算混合碱的含量：

$$w_{NaOH} = \frac{c_{HCl}(V_1 - V_2) M_{NaOH} \times 10^{-3}}{m_s} \times 100\%$$

$$w_{Na_2CO_3} = \frac{\frac{1}{2} c_{HCl} \times 2V_2 M_{Na_2CO_3} \times 10^{-3}}{m_s} \times 100\%$$

（二）间接滴定法——铵盐中氮的测定

有些物质的酸碱性很弱，不能用强酸、强碱直接滴定，可用间接滴定法。

NH_4^+ 是弱酸，其 K_a 为 5.68×10^{-10}，因此无机铵盐如 NH_4Cl、$(NH_4)_2SO_4$ 等，不能直接用酸碱滴定。通常用下述方法测定其含量。

（1）蒸馏法　在铵盐溶液中滴加过量 $NaOH$，加热煮沸将 NH_3 蒸出。

$$NH_4^+ + OH^- \longrightarrow NH_3 + H_2O$$

蒸出的 NH_3 用过量的 HCl 或 H_2SO_4 标准溶液吸收，以甲基橙或甲基红为指示剂，用 $NaOH$ 标准溶液滴定过量的酸。

也可用 H_3BO_3 溶液吸收蒸出的 NH_3，生成的 $B(OH)_4^-$ 可用硫酸或盐酸标准溶液滴定，此法只需一种酸标准溶液。蒸馏法准确，但比较烦琐费时。

$$NH_3 + H_3BO_3 + H_2O \longrightarrow NH_4^+ + B(OH)_4^-$$

（2）甲醛法　铵盐与甲醛反应，生成等量的酸（六亚甲基四铵离子和 H^+），其反应如下：

$$4NH_4^+ + 6HCHO \longrightarrow (CH_2)_6N_4H^+ + 3H^+ + 6H_2O$$

故用碱标准溶液滴定酸，选酚酞为指示剂。甲醛中常含有甲酸，使用前应预先中和除去。蛋白质、生物碱及其他有机样品中的氮常用凯氏定氮法测定。首先将样品用浓硫酸煮沸分解，有机物中的氮转变为 NH_4^+，然后用上述蒸馏法测定氮的含量。

拓展阅读 》》三聚氰胺作为蛋白质的添加剂危害人体健康

蛋白质含量是一个衡量食品营养的重要指标，食品工业中常常需要检查蛋白质含量，但由于蛋白质组成及其性质复杂，直接测量蛋白质含量的技术和成本较高，常使用凯氏定氮法测定食品中的总氮含量，然后通过一定的换算系数，间接推算蛋白质的含量。也就是说，食品中氮含量越高，蛋白质含量就越高。不法之徒利用三聚氰胺分子中含氮原子比较多，将其掺于饲料或奶粉中，而凯氏定氮法把三聚氰胺中的氮含量也换算成了蛋白质含量，虚报了蛋白质含量，让产品的蛋白质含量"达标"，对人体健康造成严重后果。

第三节　非水酸碱滴定法

酸碱滴定一般在水溶液中进行，水是最普通的溶剂，对许多物质的溶解能力强，且价廉、安全、挥发性小。但是一些 cK_a 或 cK_b 小于 10^{-8} 的弱酸或弱碱，或水中溶解度很小的物质，以水作溶剂的滴定受到限制。非水滴定是用非水溶剂（包括有机溶剂与不含水的无机溶剂）作为滴定分析的介质，利用非水溶剂的特点来改变物质酸碱性的相对强度，使在水中不能进行的滴定反应能够顺利进行，从而扩大了滴定分析的应用范围。非水滴定除溶剂较为特殊外，同样具有准确、快速、不需要特殊设备等优点，因此，许多药物可用非水滴定法测定含量。

微课
非水酸碱滴定法

一、非水溶剂的分类和性质

1. 溶剂的分类

（1）质子性溶剂　是指能给出质子或接受质子的溶剂，其特点是溶剂分子间有质子传递。可分为三类。

① 酸性溶剂　给出质子能力较强的溶剂称作酸性溶剂。例如，冰醋酸、丙酸等是常用的酸性溶剂。酸性溶剂适合作滴定弱碱性物质的介质。

② 碱性溶剂　接受质子能力较强的溶剂称为碱性溶剂。例如，乙二胺、液氨、乙醇胺等是常用的碱性溶液。碱性溶剂适合作滴定弱酸性物质的介质。

③ 两性溶剂　是指既能给出质子也能接受质子的溶剂，又称中性溶剂。醇类一般属于两性溶剂，如甲醇、乙醇、异丙醇等。两性溶剂适合作滴定不太弱的酸、碱的介质。

（2）非质子性溶剂　这类溶剂没有给出质子能力，溶剂分子间无传递性质子，分为：

① 偶极亲质子性溶剂　分子中无传递性质子，与水相比，既无酸性，也无两性特征，但有较弱的接受质子倾向和程度不同的成氢键能力，如酰胺类、酮类、腈类、吡啶等。

② 惰性溶液　溶剂分子不参与酸碱反应，也无形成氢键的能力，常用的有苯、氯仿、二氧六环等。

惰性溶剂常与质子性溶剂混合使用，以改善样品溶解性能，增大滴定突跃，例如冰醋酸-苯混合溶剂用于弱碱性物质滴定，苯-甲醇混合溶剂用于羧酸类的滴定等。

2. 溶剂的性质

（1）溶剂的解离性　除惰性溶剂（如苯、氯仿称为非解离性溶剂）外，常用的非水溶剂均有不同程度的解离，如冰醋酸、乙二胺、甲醇、乙醇等，能解离的溶剂称为解离性溶剂。溶剂 SH 存在下列平衡：

$$SH \rightleftharpoons H^+ + S^- \qquad K_a^{SH} = \frac{[H^+][S^-]}{[SH]}$$

K_a^{SH} 为溶剂的固有酸度常数，是溶剂给出质子能力的量度。

$$SH + H^+ \rightleftharpoons SH_2^+ \qquad K_b^{SH} = \frac{[SH_2^+]}{[SH][H^+]}$$

K_b^{SH} 为溶剂的固有碱度常数，是 HS 接受质子能力的量度。合并以上两式，即得溶剂自身质子自递反应。

$$2SH \rightleftharpoons SH_2^+ + S^-$$

$$K = \frac{[SH_2^+][S^-]}{[SH]^2} = K_a^{SH} K_b^{SH}$$

[SH] 可看作常数，则

$$K_s = [SH_2^+][S^-]$$

$$pK_s = pH^* + pS \quad 或 \quad pH^* = pK_s - pS$$

K_s 称为溶剂的自身解离常数或离子积，简称溶剂的离子积，在一定温度下为一常数，溶剂的自身解离常数 K_s 很小。一些常见溶剂的 pK_s 见表 11-5。

表 11-5　一些常见溶剂的 pK_s

溶剂	溶剂自递反应	K_s	pK_s
水	$2H_2O \rightleftharpoons H_3O^+ + OH^-$	1.0×10^{-14}	14.0
醋酸	$2HAc \rightleftharpoons H_2Ac^+ + Ac^-$	3.6×10^{-15}	14.4
乙醇	$2C_2H_5OH \rightleftharpoons C_2H_5OH_2^+ + C_2H_5O^-$	7.9×10^{-20}	19.1

在水溶液中，$0.1000 mol \cdot L^{-1}$ NaOH 溶液滴定 $0.1000 mol \cdot L^{-1}$ HCl 溶液，滴定突跃范围 pH 4.3～9.7，$\Delta pH = 5.4$。若乙醇溶液中，用 $0.1000 mol \cdot L^{-1}$ C_2H_5ONa 溶液滴定 $0.1000 mol \cdot L^{-1}$ HCl 溶液，滴定突跃范围 pH4.3～14.8，$\Delta pH = 10.5$。

由此可见，在非水酸碱滴定中，非水溶剂的自身解离常数 K_s 的大小影响滴定突跃范围，K_s 越小，滴定突跃范围越大。

（2）溶剂的酸碱性　溶剂的酸碱性对物质酸碱性强弱有影响。将酸 HA 溶于溶剂 SH 中，则发生质子的传递反应：

$$HA + SH \rightleftharpoons SH_2^+ + A^-$$

其平衡常数为 $K_{HA} = \dfrac{[SH_2^+][A^-]}{[SH][HA]} = \dfrac{[SH_2^+][A^-][H^+]}{[SH][HA][H^+]} = K_a^{HA} K_b^{SH}$，反应平衡常数是酸 HA 在溶剂 SH 中的表观解离常数，HA 的表观酸强度取决于 HA 的固有酸度（K_a^{HA}）和溶剂 SH 的碱度（K_b^{SH}）。溶剂 SH 碱性越强，反应越完全，则 HA 的酸性越强。例如由于 H_2O 的碱性强于 HAc，所以 HCl 在 H_2O 中的酸性强于在 HAc 中的酸性。

同理，碱 B 溶于溶剂 SH 中的平衡常数 K_B 为：

$$B + SH \rightleftharpoons BH^+ + S^-$$

$$K_B = \frac{[S^-][BH^+]}{[SH][B]} = K_b^B K_a^{SH}$$

碱 B 在溶剂 SH 中的表观碱强度决定于 B 的碱度和溶剂 SH 的酸度，即决定于碱接受质子的能力和溶剂给出质子的能力。溶剂 SH 酸性越强，B 的碱性越强。例如，由于 HAc 的酸性强于 H_2O，所以 NH_3 在 HAc 中的碱性比在 H_2O 中碱性强。

因此物质的酸碱性强弱与其自身接受质子能力及溶剂接受质子能力有关，碱性溶剂使弱酸的酸性增强，酸性溶液使弱碱的碱性增强。

（3）均化效应和区分效应　实验证明，$HClO_4$、H_2SO_4、HCl、HNO_3 的酸强度是不同的，但在稀的水溶液中，四种酸的强度几乎相等。

$$HClO_4 + H_2O \rightleftharpoons H_3O^+ + ClO_4^-$$
$$H_2SO_4 + H_2O \rightleftharpoons H_3O^+ + HSO_4^-$$
$$HCl + H_2O \rightleftharpoons H_3O^+ + Cl^-$$
$$HNO_3 + H_2O \rightleftharpoons H_3O^+ + NO_3^-$$

四种酸在水中全部解离，碱性较强的 H_2O 可全部接受其质子，定量生成 H_3O^+，即都被均化到 H_3O^+ 强度水平，结果使它们的酸强度水平都相等，这种效应称均化效应或拉平效应。具有均化效应的溶剂称均化性溶剂，在这里 H_2O 是四种酸的均化性溶剂。

如果上述四种酸在 HAc 介质中，HAc 接受 H^+ 能力比 H_2O 弱，这四种酸就不能将 H^+ 全部传递给 HAc 了，故酸强度显现出有差别。

$$HClO_4 + HAc \rightleftharpoons H_2Ac^+ + ClO_4^-$$
$$H_2SO_4 + HAc \rightleftharpoons H_2Ac^+ + HSO_4^-$$
$$HCl + HAc \rightleftharpoons H_2Ac^+ + Cl^-$$
$$HNO_3 + HAc \rightleftharpoons H_2Ac^+ + NO_3^-$$

$HClO_4$、H_2SO_4、HCl、HNO_3 的酸相对强度是 $400:30:9:1$，在冰醋酸中，这四种酸强度显示出差别，这种能区分酸碱强弱的效应称区分效应，能区分酸碱强弱的溶剂称区分性溶剂。

一般来说，区分效应和拉平效应与溶剂的酸碱相对强度有关。酸性溶剂是酸的区分性溶剂，是碱的均化性溶剂；碱性溶剂是碱的区分性溶剂，是酸的均化性溶剂。例如：

$$HCl + H_2O \rightleftharpoons H_3O^+ + Cl^-$$
$$HAc + H_2O \rightleftharpoons H_3O^+ + Ac^-$$

H_2O 为 HCl 和 HAc 的区分性溶剂，酸性溶剂对酸有区分效应。例如：

$$HCl + NH_3 \rightleftharpoons NH_4^+ + Cl^-$$

$$HAc+NH_3 \Longrightarrow NH_4^+ + Ac^-$$

NH_3 为 HCl 和 HAc 的均化性溶剂，碱性溶剂对酸有均化性效应。

在非水酸碱滴定中，利用均化效应可测混合酸（碱）的总含量，利用区分效应可测混合酸（碱）各组分的含量。惰性溶剂本身不参与质子传递，无明显的酸碱性，无均化效应，可以保持被测物质的酸碱性，具有区分效应。

二、非水酸碱滴定法的类型及应用

选择适当非水溶剂作滴定介质，利用非水溶剂的性质改变物质的酸碱相对强度，可对弱酸或弱碱进行滴定分析。

1. 弱碱的滴定

（1）溶剂　在水溶液中 $cK_a < 10^{-8}$ 的弱碱，不能用酸直接滴定。用非水滴定法，选用酸性溶剂，使弱碱性化合物的碱性增强，滴定突跃明显，可用标准酸直接滴定。冰醋酸是常用的酸性溶剂。

（2）标准溶液的配制和标定　$0.1 \text{mol} \cdot L^{-1}$ $HClO_4$ 溶液的间接配制法为：量取无水冰醋酸 750mL，加入 ρ 为 1.75、w 为 70.0%～72.0%高氯酸 8.5mL，摇匀，在室温下缓缓滴加醋酐 24mL，边滴边摇，加完后摇匀，放冷。加适量无水冰醋酸使成 1000mL，摇匀，放置 24h，待标定后备用。

① 计算除去高氯酸和冰醋酸中水分

$$(CH_3CO)_2O + H_2O \longrightarrow 2CH_3COOH$$

从反应式可以看出，每除去 1mol 水需 1mol 醋酐，若冰醋酸含水量为 0.2%，ρ 为 1.05，除去 1000mL 冰醋酸中的水应加 ρ 为 1.08、w 为 97.0%的乙酸酐的体积为：

$$V = \frac{102.09 \times 1000 \times 1.05 \times 0.2\%}{18.02 \times 1.08 \times 97\%} = 11.4 (\text{mL})$$

② 除去 1000mL 高氯酸中的水应加乙酸酐的体积计算方法相似　滴定碱的标准溶液常用高氯酸的冰醋酸溶液，是因为在冰醋酸中高氯酸的酸性比其他酸强。一般市售的高氯酸和冰醋酸含有水分，水的存在会影响滴定突跃，可滴加计算量乙酸酐除去。高氯酸与乙酸酐混合发生剧烈反应，放出大量的热，因此配制高氯酸标准溶液时，不能把高氯酸直接加到乙酸酐中，应先将高氯酸用冰醋酸稀释后，再在不断搅拌下缓缓滴加适量乙酸酐。常用邻苯二甲酸氢钾为基准物质，以结晶紫为指示剂标定高氯酸标准溶液，滴定反应为：

（3）指示剂　以冰醋酸作溶剂，用酸标准溶液滴定碱时，最常用的指示剂为结晶紫（0.5%冰醋酸溶液），其碱式色为紫色，酸式色为黄色。在不同的酸度下变色较复杂，由碱区到酸区的颜色变化为：紫色→蓝色→蓝绿色→绿色→黄绿色→黄色。在滴定不同的碱时，终点颜色变化不同：①滴定较强的碱时，应以蓝色或蓝绿色为终点；②滴定较弱的碱时，应以蓝绿色或绿色为终点。

指示剂还有 α-萘酚苯甲醇（0.2%冰醋酸溶液，其碱式色为黄色，酸式色为绿色）和喹哪啶红（0.1%甲醇液，其碱式色为红色，酸式色为无色）。

（4）应用实例　具有碱性基团的化合物，如胺类、氨基酸、弱酸盐及有机碱的盐等，都可用高氯酸标准溶液滴定。各国药典中应用高氯酸冰醋酸非水滴定法测定的有机化合物有：有机弱碱、有机酸的碱金属盐、有机碱的氢卤酸盐及有机碱的有机酸盐等。例如，盐酸麻黄碱的测定：取本品约 0.15g，精密称定，加冰醋酸 10mL，加热溶解后，加醋酸汞试液 4mL 与结晶紫指示液 1 滴，用高氯酸标准溶液（$0.1 \text{mol} \cdot L^{-1}$）滴定至溶液显绿色，并将滴定的结果用空白试验校正。每 1mL 高氯酸标准溶液（0.1mol·L^{-1}）相当于 20.17mg 的 $C_{10}H_{15}NO·HCl$。

盐酸麻黄碱的含量计算公式为：

$$w_{C_{10}H_{15}NO·HCl} = \frac{T_{HClO_4/C_{10}H_{15}NO·HCl}F_c(V-V_0)}{m_s} \times 100\%$$

2. 弱酸的滴定

（1）溶剂　$cK_a < 10^{-8}$ 的弱酸，若用碱性比水强的溶剂，能使弱酸性化合物的酸性增强，滴定突跃明显。滴定不太弱的羧酸时，可用醇类作溶剂；对弱酸和极弱酸的滴定剂则用乙二胺或二甲基甲酰胺等碱性溶剂。

（2）标准溶液配制和标定　0.1mol·L^{-1} CH$_3$ONa 溶液的间接配制法为：取无水甲醇（含水量为 0.2% 以下）150mL，置于冰水冷却的容器中，分次加入新切的金属钠 2.5g，完全溶解后，加无水苯（含水量为 0.2% 以下）适量，配成 1000mL，摇匀即得，待标定后备用。

标定甲醇钠标准溶液的基准物质为苯甲酸，标定反应为：

$$CH_3ONa + C_6H_5COOH \longrightarrow C_6H_5COONa + CH_3OH$$

常用的标准溶液为甲醇钠的苯-甲醇溶液。由甲醇与金属钠反应得甲醇钠，加苯后制得。标定碱标准溶液常用的基准物质为苯甲酸。

（3）指示剂　标定碱标准溶液和测定酸时，常用的指示剂是百里酚蓝，其碱式色为蓝色，酸式色为黄色。偶氮紫、溴酚蓝等也是常用的指示剂。

（4）应用实例　羧酸类、酚类、磺酰胺类等弱酸性的物质可用甲醇钠标准溶液滴定。例如，异维生素 A 酸原料药中异维生素 A 酸的含量测定为：精密称取供试品约 0.24g，加二甲基甲酰胺 30mL 溶解后，加麝香草酚蓝的二甲基甲酰胺溶液 3 滴，用甲醇钠标准溶液（0.1mol·L^{-1}）滴定至溶液显绿色，并将滴定的结果用空白试验校正。每 1mL 甲醇钠标准溶液（0.1mol·L^{-1}）相当于 30.04mg 的 $C_{20}H_{28}O_2$。

异维生素 A 酸的含量计算公式为：

$$w_{C_{20}H_{28}O_2} = \frac{T_{CH_3ONa/C_{20}H_{28}O_2}F_c(V-V_0)}{m_s} \times 100\%$$

🔋 重点小结

1. 根据弱酸（碱）质子传递平衡，当 $c/K_a \geqslant 500$ 时，一元弱酸（碱）中 $[H^+]$ 或 $[OH^-]$ 的近似计算公式为：$[H^+] \approx \sqrt{cK_a}$ 或 $[OH^-] = \sqrt{cK_b}$。多元弱酸中 $[H^+]$ 的近似计算公式为：$[H^+] = \sqrt{cK_{a1}}$。两性溶液中 $[H^+]$ 的近似计算公式为：$[H^+] = \sqrt{K_{a1}K_{a2}}$。

2. 酸碱滴定法的依据是酸碱质子传递反应，是一种最简单、应用最广泛的滴定分析方法。能与酸、碱直接或间接发生质子传递反应的物质，可采用直接滴定法、间接滴定法测定。甲基橙、酚酞是常用的酸碱指示剂，它们是具有弱酸（碱）的共轭酸碱对，pH 改变其结构也发生变化，而呈现不同的颜色。

$$HIn \underset{H^+}{\overset{OH^-}{\rightleftharpoons}} H^+ + In^-$$

（酸式色）　　　　　　　（碱式色）

酸碱指示剂变色范围为 pH = p$K_{HIn} \pm 1$，影响因素有温度、溶剂、指示剂用量等。

酸碱滴定类型：强酸滴定强碱、强酸（碱）滴定弱碱（酸）。以标准溶液的体积 V 为横坐标，被测溶液的 pH 为纵坐标，得到 pH-V 滴定曲线。化学计量点前后，即相对误差为 ±0.1% 范围为滴定突跃范围，以此可作为酸碱指示剂的选择依据。

标定盐酸标准溶液的基准物质为无水碳酸钠，计算公式为：

$$c_{HCl} = \frac{2m_{Na_2CO_3} \times 10^3}{M_{Na_2CO_3} V_{HCl}}$$

标定氢氧化钠标准溶液的基准物质为邻苯二甲酸氢钾，计算公式为：

$$c_{NaOH} = \frac{m_{KHP} \times 10^3}{M_{KHP} V_{NaOH}}$$

3. 非水酸碱滴定法是用非水溶剂作为介质的酸碱滴定法。非水溶剂分为质子性溶剂、非质子性溶剂；非水溶剂的选择是用碱性溶剂滴定弱酸，用酸性溶剂滴定弱碱。

目标检测

一、单选题

1. 用 NaOH 溶液滴定（　　）时，会出现两个 pH 突跃。

A. H_2SO_4（$K_{a1} \geqslant 1$、$K_{a2} = 1.2 \times 10^{-2}$）

B. H_2SO_3（$K_{a1} = 1.3 \times 10^{-2}$、$K_{a2} = 6.3 \times 10^{-8}$）

C. H_2CO_3（$K_{a1} = 4.30 \times 10^{-7}$、$K_{a2} = 5.61 \times 10^{-11}$）

D. $H_2C_2O_4$（$K_{a1} = 6.5 \times 10^{-2}$、$K_{a2} = 6.1 \times 10^{-5}$）

2. 在滴定分析中一般利用指示剂颜色的突变来判断化学计量点的到达，当指示剂颜色突变时停止滴定，这一点称为（　　）。

A. 化学计量点　　　　B. 滴定终点　　　　C. 理论变色点　　　　D. 以上说法都可

3. 双指示剂测定某混合碱时，用酚酞作指示剂时所消耗的盐酸标准溶液，比继续加甲基橙指示剂所消耗的盐酸标准溶液多，则该混合碱的组成为（　　）。

A. $Na_2CO_3 + NaOH$　　　　　　　　　B. $Na_2CO_3 + NaHCO_3$

C. $NaHCO_3 + NaOH$　　　　　　　　　D. Na_2CO_3

4. 在 HCl 滴定 NaOH 时，一般选择甲基橙而不是酚酞作为指示剂，主要是由于（　　）。

A. 甲基橙水溶液好　　　　　　　　　　B. 甲基橙终点 CO_2 影响小

C. 甲基橙变色范围较狭窄　　　　　　　D. 甲基橙是双色指示剂

5. NaOH 溶液吸收了空气中少量 CO_2，现以酚酞为指示剂，用 HCl 标准溶液标定，结果浓度（　　）。

A. 偏高　　　　　　B. 偏低　　　　　　C. 不变　　　　　　D. 无法确定

6. 物质的量浓度相同的下列物质溶液，其 pH 最高的是（　　）。

A. Na_2CO_3　　　　B. NaAc　　　　C. NH_4Cl　　　　D. NaCl

7. 下列溶液（浓度为 $0.1mol \cdot L^{-1}$），能用氢氧化钠直接准确滴定的是（　　）。

A. 醋酸（$K_a = 1.76 \times 10^{-5}$）　　　　　B. 苯酚（$K_a = 1.14 \times 10^{-10}$）

C. 氨水（$K_b = 1.76 \times 10^{-5}$）　　　　　D. H_3BO_3（$K_a = 7.30 \times 10^{-10}$）

8. NaOH 滴定 H_3PO_4，以酚酞为指示剂，终点时生成物为（　　）。

（已知 H_3PO_4 的 $K_{a1} = 7.52 \times 10^{-3}$、$K_{a2} = 6.23 \times 10^{-8}$、$K_{a3} = 4.40 \times 10^{-13}$）

A. NaH_2PO_4　　　　　　　　　　　　B. Na_3PO_4

C. Na_2HPO_4　　　　　　　　　　　　D. $NaH_2PO_4 + Na_2HPO_4$

9. 用酸碱滴定法测定工业醋酸中的乙酸含量，应选择的指示剂是（　　）。

A. 酚酞　　　　　B. 甲基橙　　　　　C. 甲基红　　　　　D. 甲基红-亚甲基蓝

10. 下列属于碱性溶剂的是（　　）。

A. 乙醇　　　　　　B. 苯　　　　　　C. 水　　　　　　D. 乙二胺

11. 能区分高氯酸、硫酸、盐酸、硝酸酸性强弱的溶剂是（　　）。

A. 冰醋酸　　　　　B. 苯　　　　　C. 乙二胺　　　　　D. 水

二、多选题

1. 下列多元弱酸/弱碱能分步滴定的有（　　）。

A. H_2SO_3（$K_{a1}=1.3\times10^{-2}$、$K_{a2}=6.3\times10^{-8}$）

B. H_2CO_3（$K_{a1}=4.30\times10^{-7}$、$K_{a2}=5.61\times10^{-11}$）

C. $H_2C_2O_4$（$K_{a1}=6.5\times10^{-2}$、$K_{a2}=6.1\times10^{-5}$）

D. H_3PO_4（$K_{a1}=7.52\times10^{-3}$、$K_{a2}=6.23\times10^{-8}$、$K_{a3}=4.40\times10^{-13}$）

E. CO_3^{2-}（$K_{b1}=1.78\times10^{-4}$、$K_{b2}=2.33\times10^{-8}$）

2. 不是 HCl、$HClO_4$、H_2SO_4、HNO_3 的拉平溶剂的有（　　）。

A. 冰醋酸　　　　　　　B. 水　　　　　　　　C. 甲酸

D. 苯　　　　　　　　　E. 氯仿

3. 邻苯二甲酸氢钾可作为标定（　　）标准溶液的基准物质。

A. 盐酸　　　　　　　　B. 冰醋酸　　　　　　C. 氢氧化钠

D. 高氯酸　　　　　　　E. 甲醇钠

4. 酸碱滴定法选择指示剂时需要考虑的因素是（　　）。

A. 滴定突跃的范围　　　　　　　　B. 指示剂的变色范围

C. 酸碱滴定法的滴定程序　　　　　D. 指示剂分子量的大小

E. 酸碱的强度或浓度

5. 标定盐酸标准溶液常用的基准物质是（　　）。

A. 硼砂　　　　　　　　B. 草酸钠　　　　　　C. 碳酸钠

D. 氧化锌　　　　　　　E. 重铬酸钾

6. 用 $0.1000\ mol\cdot L^{-1}$ HCl 溶液滴定 NaOH $0.1000\ mol\cdot L^{-1}$ 溶液的滴定突跃范围为 $9.70\sim4.30$，可选（　　）指示剂。

A. 甲基红（pH 变色范围 $4.4\sim6.2$）

B. 甲基橙（pH 变色范围 $3.1\sim4.4$）

C. 百里酚蓝（pH 变色范围 $1.2\sim2.8$）

D. 酚酞（pH 变色范围 $8.0\sim9.6$）

E. 百里酚酞（pH 变色范围 $9.4\sim10.6$）

三、判断题

1. 常用的酸碱指示剂，大多是弱酸或弱碱，所以滴加指示剂的多少及时间不会影响分析结果。（　　）

2. 用因吸潮带有少量水的基准试剂 Na_2CO_3 标定 HCl 溶液的浓度时，结果偏高。（　　）

3. 多元酸碱都可以进行分步滴定。（　　）

4. 水是硝酸和硫酸的均化性溶剂，也是醋酸和盐酸的均化性溶剂。（　　）

5. 酸碱滴定突跃范围的大小，只与酸碱强弱有关。（　　）

6. 在非水滴定中，可利用溶剂的区分效应测定化合物中各组分含量。（　　）

四、填空题

1. $0.010\ mol\cdot L^{-1}\ Na_2CO_3$ 溶液中 OH^- 浓度是＿＿＿＿＿＿＿。

2. 标定 NaOH 溶液时，邻苯二甲酸氢钾中混有邻苯二甲酸，则测定结果＿＿＿＿＿＿＿＿。

3. 标定盐酸标准溶液常用的基准物质是＿＿＿＿＿＿＿，如果基准物质吸收了空气中的水分，用它来标定盐酸的浓度时，结果会＿＿＿＿＿＿＿。

4. 多元酸能分步滴定的条件是＿＿＿＿＿＿＿。

5. $0.2000\ mol\cdot L^{-1}$ 的 HAc 溶液的氢离子浓度为＿＿＿＿＿＿＿。

6. 以 $0.1000\ mol\cdot L^{-1}$ 氢氧化钠溶液滴定 $0.1000\ mol\cdot L^{-1}$ 盐酸溶液 20.00mL，当氢氧化钠过量 0.02mL 时溶液的 pH 为＿＿＿＿＿＿＿。

五、计算题

1. 已知 NH_3 的 $K_b = 1.76 \times 10^{-5}$，计算 298K 时 $0.10mol \cdot L^{-1} NH_4Cl$ 溶液的 pH。

2. 分别计算 $0.10mol \cdot L^{-1} H_3PO_4$、$0.10mol \cdot L^{-1} NaH_2PO_4$、$0.10mol \cdot L^{-1} Na_2HPO_4$ 溶液的 pH。

3. 计算用 $0.1000mol \cdot L^{-1} NaOH$ 滴定 $0.1000mol \cdot L^{-1} HCOOH$ 的化学计量点 pH。

4. 某混合碱试样可能含有 $NaOH$、Na_2CO_3、$NaHCO_3$ 中的一种或两种，称取该试样 0.5000g，用酚酞为指示剂，滴定用去 $0.2035mol \cdot L^{-1}$ 的 HCl 溶液 24.10mL；再以甲基橙指示剂，继续以同一 HCl 溶液滴定，又消耗 HCl 溶液 5.00mL。试判断试样的组成及各组分的含量。

5. 称取 $CaCO_3$ 试样 0.2500g，用 $0.2600mol \cdot L^{-1}$ 盐酸标准溶液 25.00mL 完全溶解，回滴过量盐酸消耗 $0.2450mol \cdot L^{-1} NaOH$ 标准溶液 16.50mL，求试样中 $CaCO_3$ 的质量分数。

第十二章 配位滴定法

电子课件

配位滴定法

学习目标

知识目标

1. 掌握配位滴定法原理及其应用；EDTA 标准溶液的配制与标定。
2. 熟悉 EDTA 的性质及其与金属离子进行配位反应的特点。
3. 了解金属指示剂的变色原理；影响配位解离平衡的因素；配位滴定条件的选择。

能力目标

1. 能理解 EDTA 与金属离子进行配位反应的特点；能正确选用金属指示剂。
2. 会配制和标定 EDTA 标准溶液；会用配位滴定法测定 Ca^{2+}、Mg^{2+} 或 Ni^{2+} 等的含量。

素质目标

通过学习卜显和院士的生平，培养对科学家的尊重；通过了解配合物在医药中的应用，树立科学指导实践的意识。

案例导入

脚踏实地，执着逐梦"配位化学"——中国科学院院士卜显和

卜显和院士 1964 年出生于辽宁朝阳，那个年代出生的人，大都有"科学梦"情结，卜院士为了实现这个梦想，1982 年以全县理科第一名的成绩考入南开大学化学系，完成学业后，应导师陈荣悌院士之邀，回到母校从事功能配合物化学研究。卜院士不求名利，脚踏实地，逐梦"配位化学"。凭着 20 多年对科研的执着专注和全身心投入，在配位聚合物的功能导向构筑、结构调控及性能研究等方面取得了系统的原创性成果，受到了国内外同行专家的关注，为相关领域的发展作出了贡献。

思政案例

问题讨论：你了解到的重要配合物有哪些？请谈一谈它们的来源、性质，在配位滴定法中有哪些应用。

配位滴定法是以配位反应为基础的滴定分析方法，又称络合滴定法，常用于测定金属离子或间接测定其他离子，广泛应用于医药卫生、化学化工、水质检测、地质和冶金等各个领域。

第一节　配位解离平衡

配位反应是指中心离子与配位剂生成配离子或配位分子的反应，配位的逆反应是解离，

解离是指配离子或配位分子解离出中心原子或配位剂的反应。在水溶液中，配合物的解离有两种情况：一种是配合物内界与外界之间完全解离，解离成配离子和外界离子；另一种是配离子部分解离，即中心离子与配体之间类似于弱电解质，只发生部分解离。

配合物的中心离子与配体之间以配位键结合，一般十分稳定，在水溶液中很少解离。在 $[Cu(NH_3)_4]SO_4$ 溶液中加入少量 Ba^{2+}，可以观察到白色的 $BaSO_4$ 沉淀产生，而加入 NaOH 溶液却并无 $Cu(OH)_2$ 沉淀产生。但若加入 Na_2S 溶液，则有黑色的 CuS 沉淀产生。这说明 $[Cu(NH_3)_4]^{2+}$ 在水溶液中像弱电解质一样，能部分解离生成极少量的 Cu^{2+}，同时 Cu^{2+} 与 NH_3 又可以结合成 $[Cu(NH_3)_4]^{2+}$。因此，在一定条件下，当配位反应速率与解离反应速率相等时，就达到了配位解离平衡，简称为配位解离平衡。在 $[Cu(NH_3)_4]SO_4$ 溶液中，存在着如下平衡：

$$Cu^{2+} + 4NH_3 \underset{\text{解离}}{\overset{\text{配位}}{\rightleftharpoons}} Cu(NH_3)_4^{2+}$$

一、配合物的稳定常数

1. ML 型（1∶1）配合物

一定温度下，配位反应中配合物的形成和解离处于相对平衡，此时体系达到了动态平衡。例如：

$$M + L \rightleftharpoons ML$$

其平衡常数为：

$$K_{ML} = \frac{[ML]}{[M][L]} \tag{12-1}$$

其中，M 表示金属离子，L 表示配位剂。该常数反映了配合物 ML 稳定性的大小，称为配合物的稳定常数，用 $K_稳$（或 K_{ML}）表示，也可用 $\lg K_{ML}$ 表示。K_{ML} 或 $\lg K_{ML}$ 越大，表明配合物越稳定。应当注意，在书写配合物的稳定常数表达式时，所有浓度均为平衡浓度。

2. ML_n 型（1∶n）配合物

对于 ML_n 型的配合物，其配位反应生成配合物的过程一般是分步进行的，每一步都有配位解离平衡状态及其相应的平衡常数，称为分步稳定常数或逐级稳定常数。例如：

$$M + L \rightleftharpoons ML \qquad K_{稳1} = \frac{[ML]}{[M][L]}$$

$$ML + L \rightleftharpoons ML_2 \qquad K_{稳2} = \frac{[ML_2]}{[ML][L]}$$

$$\vdots \qquad\qquad\qquad \vdots$$

$$ML_{n-1} + L \rightleftharpoons ML_n \qquad K_{稳n} = \frac{[ML_n]}{[ML_{n-1}][L]}$$

根据多重平衡规则，若将各级稳定常数渐次相乘，可得到各级累积稳定常数（β_n）：

第一级累积稳定常数　　　　$\beta_1 = K_{稳1} = \dfrac{[ML]}{[M][L]}$

第二级累积稳定常数　　　　$\beta_2 = K_{稳1}K_{稳2} = \dfrac{[ML_2]}{[M][L]^2}$

　　　　　　　　　$\vdots$

第 n 级累积稳定常数　　　$\beta_n = K_{稳1}K_{稳2}\cdots K_{稳n} = \dfrac{[ML_n]}{[M][L]^n}$

β_n 称为配合物的总稳定常数。一般配合物的逐级稳定常数之间相差不大。除少数外，常常是均匀地逐级减少。例如，$[Cu(NH_3)_4]^{2+}$ 配离子的生成过程如下：

$$Cu^{2+} + NH_3 \rightleftharpoons [Cu(NH_3)]^{2+} \qquad \lg K_{稳_1} = 4.22$$

$$[Cu(NH_3)]^{2+} + NH_3 \rightleftharpoons [Cu(NH_3)_2]^{2+} \qquad \lg K_{稳_2} = 3.67$$

$$[Cu(NH_3)_2]^{2+} + NH_3 \rightleftharpoons [Cu(NH_3)_3]^{2+} \qquad \lg K_{稳_3} = 3.05$$

$$[Cu(NH_3)_3]^{2+} + NH_3 \rightleftharpoons [Cu(NH_3)_4]^{2+} \qquad \lg K_{稳_4} = 2.30$$

$[Cu(NH_3)_4]^{2+}$ 的累积稳定常数 $\lg\beta_n = \lg K_{稳1} + \lg K_{稳2} + \lg K_{稳3} + \lg K_{稳4} = 13.24$，该离子的稳定常数很大，说明生成配离子的倾向大，而解离的倾向小。计算配合物溶液中各种型体的浓度比较复杂，在实际工作中，一般总是加入过量的配位剂，这时，配位解离平衡会最大程度地向生成配合物的方向移动。可以认为溶液中的主要成分是最高配位数的配合物，而其他型体的配合物可以忽略不计。然后利用配合物的总稳定常数进行相关计算，可以大大简化计算过程。

二、EDTA的配位解离平衡

微课

乙二胺四乙酸的性质及其配合物

1. EDTA的结构及配位特点

乙二胺四乙酸（ethylene diamine tetraacetic acid，简写为 EDTA）为白色结晶性粉末，室温时，微溶于水，易溶于碱和氨水，难溶于酸和有机溶剂。不宜直接用于配位滴定，滴定分析中一般使用其二钠盐作为标准溶液，EDTA 的结构式为：

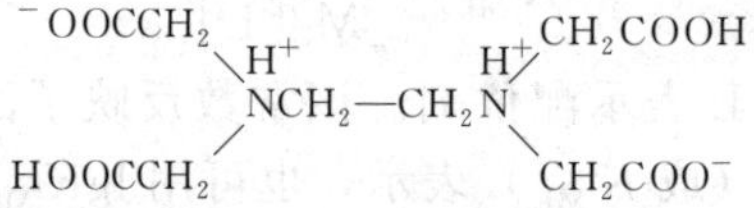

⁻OOCCH₂
H⁺
H⁺
CH₂COOH
NCH₂—CH₂N
HOOCCH₂
CH₂COO⁻

从结构上看，它属于四元有机弱酸，常用 H_4Y 表示，在水溶液中，两个羧基上的氢结合到氮原子上，形成双偶极离子。

EDTA 在水中的溶解度较小，不能直接配制标准溶液；它的二钠盐（简称 EDTA 二钠，也称为 EDTA）化学式以 $Na_2H_2Y \cdot 2H_2O$ 表示。EDTA 二钠易溶于水，在 20℃时，溶解度为 11.1g·100mL^{-1}，其饱和溶液的浓度约为 0.3mol·L^{-1}。在配位滴定中测定金属离子最常用的配位剂（又称滴定剂）是 EDTA，EDTA 与金属离子形成的配合物具有以下特点：

（1）普遍性　除碱金属外，EDTA 几乎能与所有的金属离子发生配位反应，形成稳定的配合物。

（2）配位比一定　一般情况下，EDTA 与大多数金属离子反应的配位比为 1∶1，与金属离子的价态无关，忽略掉电荷数，反应式可简写成以下通式：

$$M + Y \longrightarrow MY$$

其中，EDTA 通常用 Y 来表示，金属离子与 EDTA 形成的配合物用 MY 表示。

（3）稳定性高　除一价碱金属离子外，大多数金属离子与 EDTA 形成的配合物都是非常稳定的。EDTA 为六齿配位体，其中四个羧基氧和两个氨基氮均可与金属离子发生配位反应，形成具有多个五元环的螯合物，增大了 EDTA 与金属离子形成配合物的稳定性。例如，Co(Ⅲ)-EDTA 螯合物的立体结构如图 12-1 所示。

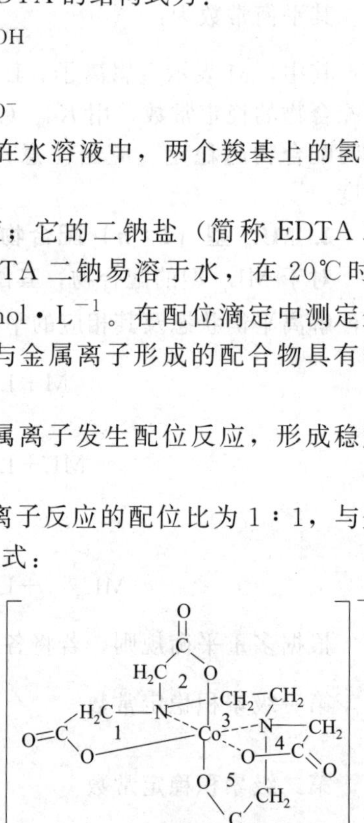

O
C
H₂C
2
O
CH₂
CH₂
H₂C
N
3
N
CH₂
O
C
1
Co
4
C
O
O
O
5
O
CH₂
C
O

图 12-1　Co(Ⅲ)-EDTA 螯合物的立体结构

（4）配位反应速率快 除少数金属离子外，一般都能迅速地完成。

（5）带电易溶 几乎所有的金属离子能与 EDTA 形成配合物，且带电可溶于水，能在水溶液中进行滴定。

（6）MY 常有颜色 EDTA 与无色金属离子形成的配合物仍为无色，例如，ZnY、AlY、CaY、MgY 等；而与有色金属离子形成的配合物则颜色加深，例如，CrY 为深紫色、MnY 为紫红色、CoY 为玫瑰色、NiY 为蓝绿色、CuY 为深蓝色、FeY 为黄色等。

上述特点表明 EDTA 与金属离子的配位反应符合滴定分析的要求。因此，EDTA 是一种良好的滴定剂。但也有不足之处，比如方法的选择性较差，有时生成的配合物颜色太深时，终点观察困难等。

拓展阅读 》 》 EDTA 配合物在生物及医药领域中的应用

配合物的应用十分广泛。尤其是螯合物在生物、医药方面更有着极为重要而广泛的应用。生物体中的许多金属元素，例如，Mg、V、Cr、Mn、Fe、Co、Ni、Cu、Zn、Sn、Cd 等都是以配合物的形式存在的。植物体内起光合作用的关键物质叶绿素是 Mg^{2+} 与卟啉形成的大环螯合物；与呼吸作用密切相关的血红蛋白是 Fe^{2+} 的卟啉螯合物等。人体必需的微量元素都以配合物的形式存在于人体内。生物体内高效专一的生物催化剂——酶，大多数是由金属元素与氨基酸侧链基因所形成的结构复杂的金属配合物。它们都是温和条件下的高效催化剂，例如，固氮酶就是一种铁、钼蛋白酶。

在药物治疗方面，EDTA 的钙配合物是排除人体的铅和放射性元素的高效解毒剂。这是因为 CaY 解离出来的 Y^{4-} 可与这些有毒金属离子形成更稳定的无毒配合物，并随尿液从人体内排出。同理，砷、汞可以和二巯基丙醇形成稳定的无毒配合物随尿液迅速排出。许多药物本身就是配合物，例如，治疗糖尿病的胰岛素是锌的螯合物，对人体健康有重要作用；又如抗贫血的维生素 B_{12} 是钴的螯合物等。近年来，对配合物的抗肿瘤功能研究受到人们的重视，顺 $[Pt(NH_3)_2Cl_2]$（简称顺铂）及类似的 Pt^{2+} 化合物，对肿瘤具有抑制作用，已得到证明并已用于临床。随着对抗癌配合物的进一步研究，已发现多种水溶性大（易被人体吸收）、抗癌能力强的广谱抗癌配合物，如铜、钯的一些低价配合物已被证实具有抗癌活性。茂铁、茂钛配合物对多种癌症的扩散具有强抑制作用。

在酸度较高的溶液中，EDTA 两个羧酸根可以再接受两个 H^+，形成 H_6Y^{2+}，此离子相当于六元酸，在溶液中有六级解离平衡。

$$H_6Y^{2+} \rightleftharpoons H^+ + H_5Y^+ \qquad pK_{a1} = 0.90$$

$$H_5Y^+ \rightleftharpoons H^+ + H_4Y \qquad pK_{a2} = 1.60$$

$$H_4Y \rightleftharpoons H^+ + H_3Y^- \qquad pK_{a3} = 2.00$$

$$H_3Y^- \rightleftharpoons H^+ + H_2Y^{2-} \qquad pK_{a4} = 2.67$$

$$H_2Y^{2-} \rightleftharpoons H^+ + HY^{3-} \qquad pK_{a5} = 6.16$$

$$HY^{3-} \rightleftharpoons H^+ + Y^{4-} \qquad pK_{a6} = 10.26$$

因此，EDTA 在水溶液中有七种型体。为书写简便，常将电荷数省略，表示为 H_6Y、H_5Y、H_4Y、H_3Y、H_2Y、HY 和 Y。其中只有 Y 型体能与金属离子形成最稳定的配合物。这七种型体在不同的 pH 值时，EDTA 的主要存在型体不同，见表 12-1。

表 12-1　不同 pH 值时 EDTA 的主要存在型体

pH	<1	1~1.6	1.6~2.0	2.0~2.67	2.67~6.16	6.16~10.26	>10.26
主要存在型体	H_6Y	H_5Y	H_4Y	H_3Y	H_2Y	HY	Y

由表 12-1 可见，在 pH<1 的强酸性溶液中，其主要存在形式为 H_6Y；在 pH 为 2.67~6.16 时，主要存在形式为 H_2Y；在 pH>10.26 的碱性溶液中时，则主要以 Y 形式存在。

2. EDTA 的配位解离平衡

EDTA 与金属离子反应，按配位比 1∶1，生成配合物，其反应通式为：

$$M+Y \Longrightarrow MY$$

在配位滴定法中，这个反应是配位滴定的主反应，到达平衡时，配合物的稳定常数为：

$$K_{稳}=\frac{[MY]}{[M][Y]} \tag{12-2}$$

$K_{稳}$ 也可以用 K_{MY} 表示。根据 K_{MY} 的大小可判断配位反应进行的完全程度，也可判断金属离子是否能直接滴定。EDTA 与常见金属离子形成配合物的稳定常数，如表 12-2 所示。

表 12-2　金属-EDTA 配合物的稳定常数 $\lg K_{MY}$（20℃）

金属离子	$\lg K_{MY}$	金属离子	$\lg K_{MY}$	金属离子	$\lg K_{MY}$
Na^+	1.66	Fe^{2+}	14.30	Cu^{2+}	18.83
Li^+	2.79	Ce^{3+}	15.98	Hg^{2+}	21.80
Ag^+	7.32	Al^{3+}	16.10	Sn^{2+}	22.10
Ba^{2+}	7.86	Co^{2+}	16.31	Cr^{2+}	23.40
Sr^{2+}	8.73	Cd^{2+}	16.46	Fe^{3+}	25.42
Mg^{2+}	8.64	Zn^{2+}	16.50	V^{3+}	25.90
Ca^{2+}	11.00	Pb^{2+}	18.04	Bi^{2+}	27.80
Mn^{2+}	13.80	Ni^{2+}	18.66	Sn^{4+}	34.50

由表 12-2 可看出，不同的金属离子与 EDTA 形成配合物的稳定常数并不相同，这些配合物稳定性的差别，主要与金属离子本身的离子电荷、离子半径和电子层结构有关。金属离子电荷数越高，离子半径越大，电子层结构越复杂，配合物的稳定常数就越大。此外，溶液的酸度、温度和其他配位剂的存在等其他因素的变化也会影响配合物的稳定性。

上述稳定常数是当金属离子与 EDTA 在没有任何副反应条件下所生成配合物的稳定常数，我们把它称为绝对稳定常数。一般说来，当 $\lg K_{稳} \geqslant 8$ 时，配合物比较稳定，该金属离子可以用配位滴定法进行滴定。

三、影响配位解离平衡的因素

在配位滴定中，除了待测金属离子 M 与滴定剂 Y 的主反应外，溶液中反应物 M 和 Y 及反应产物 MY 都可能受到其他因素（如溶液的酸度、其他配位剂、共存离子等）的影响而发生副反应。副反应的存在将影响主反应进行的程度和配合物 MY 的稳定性。

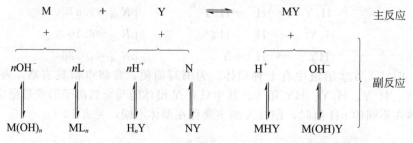

其中，L 为其他配位剂，N 为共存离子。由上面反应式可以看出，如果反应物 M 和 Y 发生了副反应，将不利于主反应的进行。

在各种副反应中，对主反应影响比较大的是 EDTA 的酸效应和金属离子 M 的其他配位效应。下面着重讨论这两种副反应及其副反应系数。

1. 酸效应和酸效应系数

当金属离子 M 与 Y 进行主反应的同时，溶液中的 H^+ 也会与 Y 结合，生成其各种形式的共轭酸，使游离 Y 的浓度下降，导致主反应受到影响，而降低 MY 的稳定性，Y 的配位能力随着 H^+ 浓度的增加而降低。这种由于溶液中 H^+ 的存在，EDTA 参加主反应能力降低的现象称为酸效应，可表示如下：

$$M \ + \ Y \ \Longleftrightarrow MY$$
$$+$$
$$H^+$$
$$\Updownarrow$$
$$HY$$
$$\vdots$$
$$H_6Y$$

衡量酸效应程度的大小，通常用酸效应系数 $\alpha_{Y(H)}$ 表示，Y 表示配位剂，H 表示由溶液中的 H^+ 引起的副反应，即酸效应。酸效应系数表示在一定 pH 条件下未参加配位反应的 EDTA 各种型体总浓度 $[Y']$ 与游离滴定剂 Y 的平衡浓度 $[Y]$ 之比：

$$\alpha_{Y(H)} = \frac{[Y']}{[Y]} \tag{12-3}$$

式中，$[Y']$ 为 EDTA 的总浓度，$[Y'] = [Y] + [HY] + [H_2Y] + [H_3Y] + [H_4Y] + [H_5Y] + [H_6Y]$。表明在一定 pH 条件下，未与金属离子发生配位的 EDTA 各种形体的总浓度是游离的 Y 平衡浓度的倍数。

$$\alpha_{Y(H)} = \frac{[Y]+[HY]+[H_2Y]+[H_3Y]+[H_4Y]+[H_5Y]+[H_6Y]}{Y}$$

经推导、整理得：

$$\alpha_{Y(H)} = 1 + \frac{[H^+]}{K_{a6}} + \frac{[H^+]^2}{K_{a6}K_{a5}} + \cdots + \frac{[H^+]^6}{K_{a6}K_{a5}K_{a4}K_{a3}K_{a2}K_{a1}} \tag{12-4}$$

式中，$K_{a1} \sim K_{a6}$ 为 EDTA 的解离平衡常数，从相关的化学手册查得，由式(12-4) 可以看出，$\alpha_{Y(H)}$ 与溶液的酸度有关，溶液的酸度越高（pH 越小），$\alpha_{Y(H)}$ 越大，表示参加配位反应的 Y 的浓度越小，即酸效应引起的副反应越严重；溶液的酸度越低（pH 越大），$\alpha_{Y(H)}$ 越小，越有利于配位滴定，当 $[Y']=[Y]$，$\alpha_{Y(H)}=1$ 时，说明 H^+ 与 Y 之间没有酸效应，此时，Y 的配位能力最强。

$\alpha_{Y(H)}$ 是 EDTA 在配位滴定中主要的副反应系数，是判断 EDTA 能否滴定某种金属离子的重要参数。表 12-3 列出了 EDTA 在不同 pH 时的酸效应系数 $\lg\alpha_{Y(H)}$ 值。

由表 12-3 可见，$\lg\alpha_{Y(H)}$ 随着 pH 的增大而减小，而酸效应越不显著，当 pH 增大至一定程度时，可忽略 EDTA 酸效应的影响。

2. 其他配位效应及配位效应系数

当金属离子 M 与滴定剂 Y 发生配位反应时，如有其他配位剂 L 存在，L 与 M 也会发生配位反应形成其他配合物，导致金属离子 M 参加主反应的能力降低，也降低了 MY 的稳定性。这种由于其他配位剂的存在，金属离子参加主反应能力降低的现象，称为其他配位效

表 12-3 不同 pH 时 EDTA 的 $lg\alpha_{Y(H)}$ 值

pH	$lg\alpha_{Y(H)}$	pH	$lg\alpha_{Y(H)}$	pH	$lg\alpha_{Y(H)}$
0.0	23.64	3.4	9.70	6.8	3.55
0.4	21.32	3.8	8.85	7.0	3.32
0.8	19.08	4.0	8.44	7.5	2.78
1.0	18.01	4.4	7.64	8.0	2.27
1.4	16.02	4.8	6.84	8.5	1.77
1.8	14.27	5.0	6.45	9.0	1.28
2.0	13.51	5.4	5.69	9.5	0.83
2.4	12.19	5.8	4.98	10.0	0.45
2.8	11.09	6.0	4.65	11.0	0.07
3.0	10.06	6.4	4.06	12.0	0.01

应。其他配位效应对主反应影响的程度通常用配位效应系数来衡量。配位效应系数是指未与 Y 发生配位反应的各种金属离子总浓度 [M′] 与游离的金属离子浓度 [M] 之比，用 $\alpha_{M(L)}$ 表示。

$$\alpha_{M(L)} = \frac{[M′]}{[M]} \tag{12-5}$$

式中，$[M′] = [M] + [ML] + [ML_2] + [ML_3] + \cdots + [ML_n]$，代入式（12-5）得到配位效应系数为：

$$\alpha_{M(L)} = \frac{[M′]}{[M]} = 1 + \beta_1[L] + \beta_2[L]^2 + \cdots + \beta_n[L]^n \tag{12-6}$$

式中，$\beta_1 \sim \beta_n$ 为金属离子与其他配位剂 L 的逐级累积稳定常数，可从相关的化学手册查得。由此可见，$\alpha_{M(L)}$ 的大小与溶液中其他配位剂 L 的浓度及其与金属离子 M 的配位能力有关。若配位剂 L 的配位能力越强，浓度越大，则 $\alpha_{M(L)}$ 越大，表示金属离子被 L 配位得越完全，游离金属离子浓度越小，即配位效应引起的副反应程度越严重。$\alpha_{M(L)} = 1$ 时，表示金属离子 M 未发生配位效应。

3. 条件稳定常数

在配位滴定中，由于各种副反应的发生，用绝对稳定常数 $K_稳$ 来衡量金属离子 M 与 EDTA 反应进行的程度显然是不准确的。为此引入条件稳定常数的概念。条件稳定常数也称为表观稳定常数，它是将各种副反应综合考虑之后所得到的 MY 的实际稳定常数，用 $K'_稳$ 或 K'_{MY} 表示。

在各种影响 EDTA 与金属离子 M 配位的副反应中，EDTA 的酸效应和金属离子的其他配位效应是最突出的两种因素。若只考这两种因素的影响，则条件稳定常数 $K'_稳$ 的计算式为：

$$K'_稳 = \frac{[MY]}{[M′][Y′]} \tag{12-7}$$

将式（12-3）和式（12-5）代入上式，得到：

$$K'_稳 = \frac{[MY]}{[M]\alpha_{M(L)}[Y]\alpha_{Y(H)}} = \frac{K'_{MY}}{\alpha_{M(L)}\alpha_{Y(H)}} \tag{12-8}$$

式（12-8）可以转换成对数关系式，表示为：

$$lgK'_稳 = lgK - lg\alpha_{M(L)} - lg\alpha_{Y(H)} \tag{12-9}$$

这是处理配位解离平衡的重要公式。如果溶液中不存在其他配位剂 L 或者尽管存在配位剂 L，若它不与待测金属离子 M 发生反应，只需考虑酸效应对配位解离平衡的影响，则：

$$\lg K'_{\text{稳}} = \lg K_{\text{稳}} - \lg \alpha_{Y(H)} \tag{12-10}$$

上式表明，配合物的稳定性受溶液酸度的影响，其条件稳定常数 $K'_{\text{稳}}$ 随溶液 pH 的不同而变化，其大小反映了在相应的 pH 条件下形成配合物的实际稳定程度。因为酸效应系数 $\alpha_{Y(H)}$ 除了在 pH ≥ 10 时小于 1，其他条件下都大于 1，所以 $K'_{\text{稳}}$ 一般都小于 $K_{\text{稳}}$。

在配位滴定中，选择和控制滴定时最佳的酸度，$K'_{\text{稳}}$ 有着重要的意义，它是判断配位滴定可能性的重要依据，只有当 $\lg K'_{\text{稳}} \geq 8$ 时，EDTA 和金属离子的浓度都大约在 $0.01\text{mol} \cdot \text{L}^{-1}$ 条件下，该金属离子才能用 EDTA 准确滴定。

【例 12-1】 若只考虑酸效应，计算 pH = 5.0 时 ZnY 的条件稳定常数 $\lg K'_{\text{稳}}$ 值。

解 查表 12-2，可知 $\lg K_{\text{稳}} = 16.50$

pH = 5.0 时，查表 12-3，可得 $\lg \alpha_{Y(H)} = 6.45$

则 $\lg K'_{\text{稳}} = \lg K_{\text{稳}} - \lg \alpha_{Y(H)} = 16.50 - 6.45 = 10.05$

由此可知，在 pH = 5.0 时，$\lg \alpha_{Y(H)} = 6.45$，酸效应的影响程度很小，$\lg K'_{\text{稳}} = 10.05 \geq 8$，表明配合物 ZnY 在此条件下相当稳定，配位反应能进行完全，因此，可用 EDTA 准确滴定 Zn^{2+}。

4. 滴定条件的选择

（1）最高酸度（最低 pH 值） 在配位滴定中，溶液的酸度会影响配合物的稳定性和配位反应的完全程度。溶液的 pH 越大，酸度越低，$\lg \alpha_{Y(H)}$ 越小，$\lg K'_{\text{稳}}$ 越大，配合物的稳定性越高，滴定反应进行得越完全，对滴定分析越有利。

对于绝对稳定常数 $\lg K_{\text{稳}} \geq 8$ 的金属离子，在配位滴定中必须考虑酸度对配位反应的影响。由于 $\lg K'_{\text{稳}} = \lg K_{\text{稳}} - \lg \alpha_{Y(H)}$，若溶液的 pH 降低（酸度升高），$\lg \alpha_{Y(H)}$ 增大，$\lg K'_{\text{稳}}$ 将降低，当溶液的 pH 降低到一定值时，金属离子与 EDTA 生成的配合物的稳定性不再符合配位滴定要求，该金属离子在该酸度条件下不能用 EDTA 进行滴定。因此，把该 pH 称为测定该金属离子的最低 pH，也称最高酸度。不同金属离子的 $K_{\text{稳}}$ 不同，其滴定时所允许的最低 pH 也不相同。要确定各种金属离子 M 滴定时允许的最低 pH，可以通过如下的方法进行求得。

一般滴定分析的允许误差为 0.1%，现假设 M 和 EDTA 的初始浓度均约为 $0.02\text{mol} \cdot \text{L}^{-1}$，滴定到达化学计量点时，溶液体积大约增大了一倍，配位反应完全进行，形成配合物 MY，此时，$[MY] \approx 0.01\text{mol} \cdot \text{L}^{-1}$，$[M] = [Y] \approx 0.1\% \times 0.01\text{mol} \cdot \text{L}^{-1} = 10^{-5}\text{mol} \cdot \text{L}^{-1}$，代入式(12-2)配合物的稳定常数表达式，则：

$$K_{MY} = \frac{[MY]}{[M][Y]} = \frac{0.01}{10^{-5} \times 10^{-5}} = 10^{8}$$

即当 $K'_{MY} \geq 10^8$ 时才能得到准确的分析结果。若只考虑酸效应的影响而其他各种影响因素忽略不计，则：

$$\lg K'_{\text{稳}} = \lg K_{\text{稳}} - \lg \alpha_{Y(H)} \geq 8$$
$$\text{即 } \lg \alpha_{Y(H)} \leq \lg K_{\text{稳}} - 8 \tag{12-11}$$

依据上式求出 $\lg \alpha_{Y(H)}$，然后查表 12-3 得到对应的 pH，即为滴定某金属离子时所允许的最低 pH。

【例 12-2】 已知 Mg^{2+} 和 EDTA 的浓度都是 $0.01\text{mol} \cdot \text{L}^{-1}$。试求：（1）pH = 6.0 时的 $\lg K'_{\text{稳}}$，并判断能否用 EDTA 准确滴定 Mg^{2+}；（2）若在 pH = 6.0 时不能用 EDTA 准确滴定 Mg^{2+}，试确定滴定允许的最低 pH。

解 查表 12-2，$\lg K_{MgY} = 8.64$

（1）pH = 6.0 时，查表 12-3，$\lg \alpha_{Y(H)} = 4.65$，则 $\lg K_{MgY}' = \lg K_{MgY} - \lg \alpha_{Y(H)} = 8.64 -$

$4.65=3.99<8$，所以在 $pH=6.0$ 时，不能用 EDTA 准确滴定 Mg^{2+}。

（2）Mg^{2+} 和 EDTA 的浓度都是 $0.01mol \cdot L^{-1}$，若 Mg^{2+} 被 EDTA 准确滴定，必须 $lgK_{MgY} \geqslant 8$，即 $lg\alpha_{Y(H)} \leqslant lgK_{MgY} - 8 = 8.64 - 8 = 0.64$。

查表 12-3，可知 $lg\alpha_{Y(H)} = 0.64$，对应的 $pH \approx 10.0$，这一 pH 即为滴定 Mg^{2+} 的最低 pH。换句话说，当 $pH \geqslant 10.0$ 时，可用 EDTA 标准确滴定 Mg^{2+}。

不同金属离子与 EDTA 生成的配合物的稳定性不同，绝对稳定常数也不相同，所以其所对应的最低 pH 也不相同。金属离子的绝对稳定常数 K_{MY} 越大，其所对应的最低 pH 越低。

课堂互动

用浓度为 $0.01mol \cdot L^{-1}$ EDTA 滴定相同浓度的 Zn^{2+}，能确定其最低的 pH 吗？（已知 $lgK_{稳} = 16.50$）

拓展阅读 》》》　　　　　酸效应曲线及其应用

将常见金属离子的稳定常数的对数值 lgK_{MY} 与滴定所允许的最低 pH 绘成 pH-lgK_{MY} 曲线，称之为 EDTA 的酸效应曲线，如图 12-2 所示。

酸效应曲线可以用来确定滴定所允许的最低 pH，判断滴定干扰情况，以及用来控制酸度进行连续滴定。

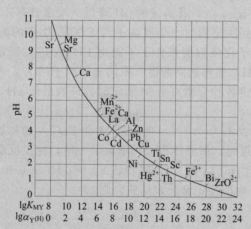

图 12-2　EDTA 的酸效应曲线

① 确定滴定时所允许的最低 pH 条件。从图 12-2 曲线上对应确定滴定各金属离子时所允许的最低 pH。如果小于该 pH，则金属离子与 EDTA 就配位不完全，甚至完全不能配位。例如，滴定 Fe^{3+} 时，pH 必须大于 1；滴定 Zn^{2+} 时，pH 必须大于 4。实际滴定时所采用的 pH 要比允许的最低 pH 高一些，这样可以保证被滴定的金属离子配位更完全。但要注意，过高的 pH 可能会引起金属离子的羟基化反应（或水解反应），形成羟基化合物（或氢氧化物沉淀）。例如，滴定 Mg^{2+} 时，pH 应大于 10.0，但 pH 要小于 12，否则 Mg^{2+} 将生成 $Mg(OH)_2$ 沉淀而不与 EDTA 配位。

② 判断滴定干扰情况 从曲线上可以判断在一定 pH 条件下滴定某金属离子时，哪些离子有干扰。一般而言，酸效应曲线上待测金属离子右下方的离子都干扰测定。例如，在 pH=4 时滴定 Zn^{2+}，若溶液中存在 Pb^{2+}、Cu^{2+} 等，它们都能与 EDTA 配位而干扰 Zn^{2+} 的测定。

③ 控制溶液酸度进行连续滴定 从曲线上可以看出，通过控制溶液酸度的办法，在同一溶液中连续滴定几种金属离子。一般来说，曲线上相隔越远的离子越容易用控制溶液酸度的方法来进行选择性的滴定或连续滴定。例如，溶液中含有 Bi^{3+}、Zn^{2+} 和 Mg^{2+}，可在 pH=1 时滴定 Bi^{3+}，然后调节溶液 pH 为 5～6 时滴定 Zn^{2+}，最后再调节溶液 pH=10.0 滴定 Mg^{2+}。

此外，酸效应曲线还可兼作 pH-$\lg\alpha_{Y(H)}$ 图使用。曲线中第二横坐标是 $\lg\alpha_{Y(H)}$，它与 $\lg K_{MY}$ 相差 8 个单位，所以可以代替表 12-2 使用。

需要特别说明的是，酸效应曲线是在一定条件和要求下得出的，它以被滴定金属离子的分析浓度 [M] 为 $0.01 mol \cdot L^{-1}$、测定时允许的相对误差为 $\pm0.1\%$ 作为特定条件，且只考虑了酸度对 EDTA 的影响，而没有考虑溶液 pH 对金属离子 M 和配合物 MY 的影响，也没考虑其他配位剂存在的影响。由此得出的是较粗略的结果，实际分析时应视具体情况灵活运用。

(2) 最低酸度（最高 pH 值） 当溶液调节 pH 在低酸度下，酸效应影响较小，有利于滴定，但酸度太低，金属离子会发生水解，生成弱电解质 $M(OH)_n$ 沉淀而影响滴定结果，滴定反应的酸度也要控制在最低酸度（最高 pH）之内。一般以金属离子的水解酸度作为配位滴定的最低允许酸度，可从 $M(OH)_n$ 的溶度积 K_{sp} 求溶液的最低酸度，为防止沉淀的生成，必须使 $[OH^-] \leqslant \sqrt[n]{K_{sp}/[M]}$，求得 pOH，再根据 pH+pOH=14，得到滴定的最高 pH。

配位滴定应控制在最高酸度和最低酸度之间，此酸度范围称为配位滴定的适宜酸度范围。

(3) 掩蔽剂的使用 当样品溶液中含有其他金属离子时，这些金属离子与配位剂 Y 发生副反应，使条件稳定常数 $K'_{稳}$ 降低，给待测金属离子 M 的滴定带来误差。而且其他金属离子可能与指示剂牢固结合，产生封闭作用。滴定前，可添加掩蔽剂如 CN^-、F^-、三乙醇胺、酒石酸、铜试剂等。掩蔽剂是指无须分离干扰物质，通过配位掩蔽法、沉淀掩蔽法和氧化还原掩蔽法，能使干扰物质转变为稳定的配合物、沉淀或者发生价态变化以达到掩蔽而消除干扰作用的试剂。例如，测定样品 Ni^{2+} 的含量时，存在 Al^{3+} 产生干扰时，可加入掩蔽剂 NH_4F，Al^{3+} 与 F^- 配位生成稳定的 $[AlF_6]^{3-}$，通过配位掩蔽法达到掩蔽 Al^{3+} 消除干扰的目的；在含 Ca^{2+}、Mg^{2+} 两种离子的溶液中滴定 Ca^{2+}，加入 NaOH 使溶液 pH=12，Mg^{2+} 生成 $Mg(OH)_2$ 从而不干扰 Ca^{2+} 的测定。在实际应用中，配位掩蔽法应用最广，常用的配位掩蔽剂及使用的 pH 范围见表 12-4。

表 12-4 常用的配位掩蔽剂

掩蔽剂	pH 范围	被掩蔽的离子	备注
KCN	>8	Co^{2+}、Ni^{2+}、Cu^{2+}、Zn^{2+}、Hg^{2+}、Cd^{2+}、Ag^+、Tl^{2+} 及铂族元素	
NH_4F	4～6	Al^{3+}、Ti^{4+}、Sn^{4+}、Zr^{4+}、W^{6+} 等	NH_4F 比 NaF 好
	10	Al^{3+}、Mg^{2+}、Ca^{2+}、Sr^{2+}、Ba^{2+} 及稀土元素	
三乙醇胺	碱性溶液	Al^{3+}、Sn^{4+}、Ti^{4+}、Fe^{3+}、Al^{3+} 及少量 Mn^{2+}	可与 KCN 并用
铜试剂	10	Cu^{2+}、Hg^{2+}、Pb^{2+}、Cd^{2+}、Bi^{3+}	

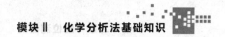

续表

掩蔽剂	pH 范围	被掩蔽的离子	备注
	5.5	Fe^{3+}、Al^{3+}、Sn^{4+}、Ca^{2+}	
酒石酸	6～7.5	Mg^{2+}、Cu^{2+}、Fe^{3+}、Al^{3+}、Mo^{4+}、Sb^{3+}、W^{6+}	
	10	Al^{3+}、Sn^{4+}	
邻二氮菲	5～6	Cu^{2+}、Ni^{2+}、Co^{2+}、Zn^{2+}、Cd^{2+}、Hg^{2+}、Mn^{2+}	
硫脲	5～6	Cu^{2+}、Hg^{2+}、Tl^+	

第二节 配位滴定法

多数无机配位剂与金属离子形成的配合物稳定性不高，通常不能用于滴定分析。目前，广泛使用的有机配位剂是以含有—N（CH_2COOH）基团的氨羧配位剂，能与绝大多数金属离子形成一定组成且稳定的配合物，其中，应用最多的是乙二胺四乙酸二钠盐（EDTA），本节主要介绍以 EDTA 为标准溶液（配位剂）的配位滴定法。

一、配位滴定法的基本原理

在配位滴定法中，选择合适的配位剂作为标准溶液滴定金属离子，只有具备以下条件的配位反应才能用于滴定分析。

① 配位反应必须完全，生成的配合物相当稳定，$\lg K_稳 \geqslant 8$。

② 反应必须按一定的化学计量关系定量进行，不存在副反应或多级配位现象。

③ 配位反应要快速，生成的配合物必须是可溶的。

④ 要有适当的方法指示滴定终点。

EDTA 与大多数金属离子的配位反应符合上述要求，因此，被广泛应用于配位滴定分析中。在配位滴定中可以采用多种方法指示滴定终点，但最常用的是金属指示剂法。

1. 金属指示剂的变色原理

金属指示剂是一种具有配位性质的有机弱酸或弱碱，通常也是一种配位剂（可用 In 表示），In 显示自身的颜色特征——甲色。在滴定分析中，随着指示剂的加入，溶液中待测金属离子 M 则与 In 发生配位反应生成 MIn，溶液显示了与 In 自身颜色（甲色）有明显不同的有色（乙色）配合物。

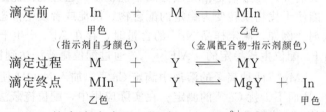

滴定前　　　　In　＋　　M　⇌　　MIn
　　　　　　甲色　　　　　　　　　乙色
　　　　（指示剂自身颜色）　　（金属配合物-指示剂颜色）

滴定过程　　　M　＋　　Y　⇌　　MY

滴定终点　　　MIn　＋　Y　⇌　　MgY　＋　In
　　　　　　乙色　　　　　　　　　　　　甲色

例如，铬黑 T 在 pH＝10 的水溶液中呈纯蓝色，与 Mg^{2+} 所形成配合物的颜色为酒红色。若在 pH＝10 时用 EDTA 标准溶液滴定 Mg^{2+} 时，滴定开始前加入指示剂铬黑 T（纯蓝色），铬黑 T 与溶液中的部分 Mg^{2+} 发生反应，生成配合物 Mg^{2+}-铬黑 T（酒红色）。随着 EDTA 的加入，EDTA 逐渐与 Mg^{2+} 反应，在化学计量点附近，Mg^{2+} 的浓度降至很低，稍为过量的 EDTA 进而夺取了 Mg^{2+}-铬黑 T 当中的 Mg^{2+}，使铬黑 T 游离出来而呈现其自身颜色（纯蓝色），指示滴定终点的到达。

滴定前　　　　$Mg^{2+} +$ 铬黑 T $\longrightarrow Mg^{2+}$-铬黑 T

滴定过程　　　　$Mg^{2+} + Y \longrightarrow MgY$

滴定终点　 Mg^{2+}-铬黑 T $+ Y \longrightarrow MgY +$ 铬黑 T

　　　　　　　　（酒红色）　　　　　　　　　　（纯蓝色）

2. 金属指示剂应具备的条件

（1）变色敏锐　在滴定的 pH 范围内，游离指示剂和指示剂金属离子配合物两者的颜色具有显著的差别，这样才能使终点颜色变化明显。

（2）K_{MIn} 适当　指示剂与金属离子形成的配合物（MIn）应足够稳定。如果稳定性过低，则未达到化学计量点时 MIn 就会分解，一般要求 $K_{MIn} \geqslant 10^4$。同时，指示剂与金属离子形成的配合物（MIn）的稳定性应小于 EDTA 与金属离子形成的配合物 MY 的稳定性，滴定到终点时，EDTA 才能夺取 MIn 中的金属离子 M，使指示剂游离出来呈自身颜色，一般要求 $K_{MY} \geqslant 100 K_{MIn}$。

（3）可逆性好　指示剂与金属离子的反应必须灵敏、迅速，且具有良好的可逆性和较高的选择性。

（4）性能稳定　指示剂应易溶于水，不易被氧化或变质，便于使用和保存。

若指示剂与金属离子生成的配合物非常稳定，在化学计量点时，即使过量的 EDTA 也不能把 In 从 MIn 中置换出来，使指示剂在化学计量点附近不发生颜色变化，这种现象称为指示剂的封闭现象。金属离子与指示剂生成难溶性有色配合物，在终点时与滴定剂置换缓慢，则终点颜色变化向后推迟，这种现象称为指示剂的僵化现象。指示剂发生僵化时，通常可加入适当的有机溶剂，增大其溶解性，使颜色变化敏锐；或将溶液加热，加快置换速度，使指示剂变色明显。

3. 常用的金属指示剂

配位滴定中常用的金属指示剂如表 12-5 所示。

（1）铬黑 T　简称 EBT，为黑褐色固体粉末，其固体性质相当稳定，水溶液容易产生聚合，聚合后不能与金属离子显色。配制方法：铬黑 T 和干燥 NaCl 按 1:100 比例混合后研磨，用时取少量即可；或称取 0.2g 铬黑 T，用 15mL 三乙醇胺溶解，再加入 15mL 乙醇，可保存和使用数月。

铬黑 T 在不同的 pH 条件下发生解离而呈现不同的颜色，pH<6.3 时呈紫红色，pH 为 8～10 时呈蓝色，pH>11.6 时为橙色。由于铬黑 T 与金属离子形成的配合物呈红色，因此，使用铬黑 T 时最适宜的 pH 为 8～10。铬黑 T 常用于 EDTA 直接滴定 Ca^{2+}、Mg^{2+}、Zn^{2+}、Cd^{2+}、Pb^{2+}、Ba^{2+} 等离子，终点时溶液由红色变为蓝色。Fe^{3+}、Al^{3+}、Ni^{2+} 等离子对铬黑 T 具有封闭作用，通常可以加入三乙醇胺掩蔽 Fe^{3+}、Al^{3+} 及加入 KCN 掩蔽 Ni^{2+} 消除干扰。

（2）二甲酚橙　简称 XO，为紫红色固体粉末，易溶于水。配制方法：常配制成 0.2% 或 0.5% 的水溶液，可稳定保存数月。

二甲酚橙与金属离子形成的配合物呈红色，在 pH<6.3 的酸性溶液中，可作为 EDTA 直接滴定 Cd^{2+}、Pb^{2+}、Hg^{2+} 等离子时的指示剂，终点时溶液由红色变为亮黄色。

（3）钙指示剂　简称 NN，又称钙红，为紫色固体粉末。配制方法：一般与铬黑 T 一样，与 NaCl 固体研匀配制成固体化合物使用。

钙指示剂与 Ca^{2+} 形成酒红色配合物，常在 pH=12～13 时，作为滴定 Ca^{2+} 的指示剂，终点时溶液由酒红色变为蓝色。

表 12-5　常用的金属指示剂

指示剂	pH 使用范围	颜色变化 In-MIn	直接滴定离子	封闭离子	掩蔽剂
铬黑 T （EBT）	8～10	蓝-紫红	Mg^{2+}、Zn^{2+}、Cd^{2+}、Pb^{2+}、Mn^{2+} 及稀土	Al^{3+}、Fe^{3+}、Cu^{2+}、Co^{2+}、Ni^{2+} 等封闭 EBT	三乙醇胺
二甲酚橙 （XO）	<6	亮黄-红紫	pH<1,ZrO^{2+} pH1～3,Bi^{3+}、Th^{4+} pH5～6,Zn^{2+}、Pb^{2+}、Cd^{2+}、Hg^{2+} 及稀土	Al^{3+}、Fe^{3+}、Ni^{2+}、Ti^{4+} 等封闭 XO	NH_4F 邻二氮菲
PAN	2～12	黄-红	pH 2～3,Bi^{3+}、Th^{4+} pH 4～5,Cu^{2+}、Ni^{2+}		
钙指示剂 （NN）	10～13	纯蓝-酒红	Ca^{2+}	与铬黑 T 相似	

4. 配位滴定方式

（1）**直接滴定法**　是配位滴定法中最基本、最常用的滴定方式。直接滴定法方便、快速、引入误差较小。只要配位反应能符合滴定分析的要求，有合适的指示剂，就应当尽量采用直接滴定法。如果金属离子与 EDTA 的反应满足滴定分析要求，则可以用 ED-TA 标准溶液直接滴定待测金属离子。例如，许多金属离子如 Ca^{2+}、Mg^{2+}、Zn^{2+}、Cd^{2+}、Pb^{2+}、Ba^{2+}、Cu^{2+}、Co^{2+}、Bi^{3+} 等，在一定 pH 条件下，都可以用 EDTA 标准溶液进行直接滴定。

（2）**返滴定法**　在配位滴定中，经常会存在以下现象：干扰离子或者是被测离子本身对指示剂产生封闭作用；待测离子与 EDTA 发生反应缓慢；在一定酸度条件下，待测离子发生水解，指示剂产生僵化现象；无合适的滴定终点指示剂等。以上情况均可采用返滴定法进行测定。返滴定法是在待测溶液中先加入过量的 EDTA，使待测离子完全配位。然后用其他金属离子标准溶液回滴过量的 EDTA，根据两种标准溶液的浓度和用量，即可求得被测物质的含量。例如，测定 Al^{3+} 的含量，由于 Al^{3+} 对指示剂有封闭作用，可以先向 Al^{3+} 试液中加入定量且过量的 EDTA 标准溶液，加热以使 Al^{3+} 与 EDTA 完全反应，冷却后加入二甲酚橙指示剂，用 Zn^{2+} 标准溶液返滴过量的 EDTA，再通过计算求出 Al^{3+} 的含量。对于由干扰离子产生的封闭现象可以通过控制溶液的酸度进行选择性滴定，也可以利用加入适当的掩蔽剂进行掩蔽消除干扰。

（3）**间接滴定法**　对于某些不能与 EDTA 形成稳定配合物的金属离子以及不能与 ED-TA 发生反应的非金属离子如 SO_4^{2-}、PO_4^{3-} 等，可通过间接滴定法进行测定。例如，测定 Na^+ 的含量时，由于 Na^+ 不能与 EDTA 形成稳定配合物，所以无法用 EDTA 标准溶液进行直接滴定。可先加入醋酸铀酰锌试剂将 Na^+ 沉淀为醋酸铀酰锌钠，将沉淀经过滤洗涤后溶解，用 EDTA 标准溶液滴定 Zn^{2+}，间接求得 Na^+ 的含量。

（4）**置换滴定法**　利用置换反应置换出相应数量的金属离子或者 EDTA，然后用适当的标准溶液滴定置换出的金属离子或者 EDTA，从而求得被测物质含量。例如 Ag^+ 与 EDTA 生成的配合物不稳定，不能用 EDTA 直接滴定。可在溶液中加入过量的 $[Ni(CN)_4]^{2-}$，此时 Ni^{2+} 可被 Ag^+ 定量地置换出来，然后用 EDTA 标准溶液滴定 Ni^{2+}，即可求出 Ag^+ 的含量。

二、EDTA 标准溶液的配制与标定

1. EDTA 标准滴定溶液的配制

由于乙二胺四乙酸在水中的溶解度小，所以常用其含有两个结晶水的二钠盐来配制。对于纯度较高的 EDTA 可用直接配制法配制标准溶液，但其提纯方法较复杂，且常含有水及少量其他杂质，所以 EDTA 标准溶液一般采用间接法配制。

配位滴定对蒸馏水的要求较高，若配制溶液的水中含有 Ca^{2+}、Mg^{2+}、Pb^{2+}、Sn^{2+} 等，会消耗部分 EDTA，对测定结果会产生影响。若水中含有 Al^{3+}、Cu^{2+} 等，会对某些指示剂有封闭作用，使终点难以判断。在配位滴定中，为使 EDTA 标定浓度结果准确，宜选用去离子水或二次蒸馏水，即应符合 GB/T 6682—2008《分析实验室用水规格和试验方法》中二级用水标准。

通常 EDTA 标准滴定溶液的浓度为 $0.01\sim0.1\text{mol}\cdot\text{L}^{-1}$，配制时，称取一定质量的 EDTA 二钠盐，加适量蒸馏水溶解，或适当加热，冷却，稀释至所需体积，摇匀，贴上标签即可。为防止 EDTA 标准溶液溶解玻璃中的 Ca^{2+} 形成 CaY，EDTA 标准溶液应储存在聚乙烯塑料瓶或硬质玻璃瓶中。

2. EDTA 标准滴定溶液的标定

标定 EDTA 标准溶液的基准试剂很多，如 Zn 粒、ZnO 粉末、$CaCO_3$ 等。国家标准中采用 ZnO 作基准试剂，使用前，在 950℃±50℃ 的高温炉中灼烧 50min 至恒重，得到 ZnO 粉末，置于干燥器中。使用时，称取一定重量的 ZnO 粉末，先用盐酸溶解后，再加适量水，用氨水调节溶液 pH 约为 7～8，再加入氨-氯化铵缓冲溶液控制 pH≈10，以铬黑 T 为指示剂，用待标定的 EDTA 标准溶液滴定至溶液由酒红色变为纯蓝色。

滴定前　　　　　　Zn^{2+} ＋铬黑 T ⟶ Zn^{2+}-铬黑 T

滴定过程　　　　　Zn^{2+} ＋Y ⟶ ZnY

滴定终点　　　　　Zn^{2+}-铬黑 T＋Y ⟶ ZnY＋铬黑 T

　　　　　　　　（酒红色）　　　　　　　　（纯蓝色）

标定 EDTA 标准溶液时，同时做空白试验，EDTA 标准溶液的浓度按下式计算：

$$c_{\text{EDTA}}=\frac{m_{\text{ZnO}}\times10^3}{M_{\text{ZnO}}(V-V_0)}$$

式中，V 表示消耗 EDTA 标准溶液的体积，mL；V_0 表示空白试验时消耗 EDTA 标准溶液的体积，mL。

三、配位滴定法的应用实例

微课
自来水硬度测定

1. 水中钙、镁含量的测定

水中钙、镁含量是衡量生活用水和工业用水水质的一项重要指标。根据国家《生活饮用水卫生标准》，自来水的总硬度是以 $CaCO_3$ 计算的硬度值，不得超过 $450\text{mg}\cdot\text{L}^{-1}$。

水中钙、镁含量通常采用以下两种方法表示：①将水中 Ca^{2+}、Mg^{2+} 的总含量折合为 $CaCO_3$ 后，以每升水中所含 Ca^{2+}、Mg^{2+} 的总量相当于 $CaCO_3$ 的质量（单位为 mg）表示，即以 $CaCO_3$ 的质量浓度 ρ 表示，单位为 $\text{mg}\cdot\text{L}^{-1}$；②将水中 Ca^{2+}、Mg^{2+} 的总含量以物质的量浓度 c 来表示，单位为 $\text{mmol}\cdot\text{L}^{-1}$。

测定水中 Ca^{2+}、Mg^{2+} 的总含量，通常在 pH≈10 的 $NH_3\cdot H_2O$-NH_4Cl 缓冲溶液中，以铬黑 T 作指示剂，用 EDTA 标准滴定溶液直接滴定，溶液由酒红色变为纯蓝色为终点。

滴定时，水中少量的 Fe^{3+}、Al^{3+} 等干扰离子可用三乙醇胺掩蔽，Cu^{2+}、Pb^{2+} 等重金属离子可用 KCN、Na_2S 来掩蔽。

测定过程中有 CaY、MgY、Mg-铬黑 T、Ca-铬黑 T 四种配合物生成，其稳定性依次为 CaY > MgY > Mg-铬黑 T > Ca-铬黑 T。当加入指示剂铬黑 T 后，它首先与 Mg^{2+} 结合，生成红色的配合物 Mg^{2+}-铬黑 T，当滴入 EDTA 时，首先与之结合的是 Ca^{2+}，其次是游离态的 Mg^{2+}，到达化学计量点附近时，EDTA 夺取 Mg^{2+}-铬黑 T 当中的 Mg^{2+}，使铬黑 T 游离出来，溶液的颜色由酒红色变为纯蓝色，到达滴定终点。

滴定前　　　　　　　Mg^{2+}＋铬黑 T ⟶ Mg^{2+}-铬黑 T

滴定过程　　　　　　Ca^{2+}＋Y ⟶ CaY

滴定终点　　　　　　Mg^{2+}-铬黑 T＋Y ⟶ MgY＋铬黑 T
　　　　　　　　　　　（酒红色）　　　　　　　　　　（纯蓝色）

假设消耗 EDTA 标准溶液的体积为 V，水中钙、镁总量可按照下式计算：

$$钙、镁总量\ \rho_{CaCO_3}(mg \cdot L^{-1}) = \frac{c_{EDTA}V_{EDTA}M_{CaCO_3} \times 10^3}{V_水}$$

$$钙、镁总量(mmol \cdot L^{-1}) = \frac{c_{EDTA}V_{EDTA} \times 10^3}{V_水}$$

【例 12-3】 准确吸取 100.00mL 水样置于锥形瓶中，加入 $NH_3 \cdot H_2O$-NH_4Cl 缓冲溶液，调节 pH≈10，加入适量铬黑 T 指示剂，在不断摇动下，用 $0.01025\ mol \cdot L^{-1}$ EDTA 标准滴定溶液，滴定水样溶液由红色刚好转变为蓝色即为终点，消耗 EDTA 标准滴定溶液 15.02mL。试计算水的硬度（用两种方法表示）。

解　　钙、镁总量 $\rho_{CaCO_3}(mg \cdot L^{-1}) = \dfrac{c_{EDTA}V_{EDTA}M_{CaCO_3} \times 10^3}{V_水}$

$$= \frac{0.01025 \times 15.02 \times 100.09 \times 10^3}{100.00} = 154.09\ (mg \cdot L^{-1})$$

$$钙、镁总量（mmol \cdot L^{-1}）= \frac{c_{EDTA}V_{EDTA} \times 10^3}{V_水}$$

$$= \frac{0.01025 \times 15.02 \times 10^3}{100.00} = 1.5396\ (mmol \cdot L^{-1})$$

2. 药物中铝盐含量的测定

常见的铝盐药物有氢氧化铝、复方氢氧化铝片、氢氧化铝凝胶等。对铝盐含量的测定，采用配位滴定法测定其中的 Al^{3+} 时，由于 Al^{3+} 与 EDTA 反应较慢需要加热，而且 Al^{3+} 本身对指示剂具有封闭作用，因此通常采用返滴定法或置换滴定法。例如，氢氧化铝凝胶的含量测定。本品为抗酸药，有抗酸、保护溃疡面、局部止血等作用。主要用于胃酸过多、胃及十二指肠溃疡病的治疗。

实训步骤：取氢氧化铝凝胶 8g，精密称定，加盐酸 10mL 与蒸馏水 10mL，煮沸 10min 后放冷至室温，过滤后将滤液置于 250mL 的容量瓶中，用蒸馏水稀释至刻度。精密量取 25mL，加氨试液至恰析出白色沉淀，再滴加稀盐酸至沉淀恰溶解。加 HAc-NH_4Ac 缓冲溶液 10mL，再精密加入 EDTA 标准溶液（$0.05\ mol \cdot L^{-1}$）25mL，煮沸热 3～5min，放冷至室温，补充适量水分，加 0.2% 二甲酚橙指示液 1mL，用锌标准溶液（$0.05\ mol \cdot L^{-1}$）滴定至溶液由黄色变为淡紫红色。滴定反应如下：

滴定前	$Al^{3+} + Y(过量,定量) \longrightarrow AlY$
滴定过程	$Zn^{2+} + Y(剩余量) \longrightarrow ZnY$
滴定终点	$XO(二甲酚橙) + Zn^{2+} \longrightarrow Zn\text{-}XO$
	（黄色）　　　　　　　　　（淡紫红色）

因为 $1\,mol\,Al_2O_3$ 相当于 $2\,mol$ EDTA，相当于 $2\,mol\,Zn^{2+}$。

所以

$$\frac{1}{2}(cV)_{EDTA} = \left(\frac{m \times 10^3}{M}\right)_{Al_2O_3} + \frac{1}{2}(cV)_{Zn^{2+}}$$

$$w_{Al_2O_3} = \frac{\frac{1}{2}[(cV)_{EDTA} - (cV)_{Zn^{2+}}]M_{Al_2O_3} \times 10^{-3}}{m_s \times \dfrac{25.00}{250.00}} \times 100\%$$

课堂互动

你知道为何样品取 10 倍量吗？能用 $NH_3 \cdot H_2O\text{-}NH_4Cl$ 缓冲溶液控制溶液的酸度吗？做空白试验的目的是什么？

重点小结

1. 在一定条件下，金属离子 M 与配位剂 L 形成配合物 ML，而配合物 ML 解离生成金属离子 M 与配位剂 L，前者配位反应速率与后者解离反应速率相等，此时达到动态的配位解离平衡。

$$M + L \Longrightarrow ML \qquad K_{稳} = \frac{[ML]}{[M][L]}$$

配合物的稳定常数用 $K_{稳}$ 或 $\lg K_{稳}$ 表示，其大小直接反映配合物的稳定性，稳定常数越大，表明配合物越稳定。

2. 乙二胺四乙酸（EDTA）是一种最常用的滴定剂，几乎能与所有金属离子以配位比 1∶1 形成十分稳定的配合物，尤其是螯合物，广泛应用于配位滴定分析中，用反应通式表示如下：

$$M + Y \longrightarrow MY$$

EDTA 在水溶液中有七种型体，$pH \geqslant 12$ 时，主要存在型体为 Y，其配位能力最强。

3. 配位平衡的副反应包括酸效应（酸效应系数）和配位效应（配位效应系数）等，若只考虑这两种因素的影响，则条件稳定常数 $K'_{稳}$ 的计算式为：

$$M' + L' \Longrightarrow ML$$

$$K'_{稳} = \frac{[MY]}{[M'][Y']}$$

$$\lg K'_{稳} = \lg K - \lg \alpha_{Y(H)} - \lg \alpha_{M(L)}$$

滴定条件的选择：$c_M = 0.01\,mol \cdot L^{-1}$，$\lg c_M K'_{稳} \geqslant 6$ 或 $\lg K'_{稳} \geqslant 8$。

4. 常用的金属指示剂包括铬黑 T（EBT），终点颜色紫红 $\longrightarrow$ 纯蓝色；二甲酚橙（XO），终点颜色紫红 $\longrightarrow$ 亮黄色；钙指示剂（NN），终点颜色紫红 $\longrightarrow$ 蓝色。

5. 测定水中钙、镁总量（水硬度）时，用 $NH_3 \cdot H_2O\text{-}NH_4Cl$ 缓冲溶液调节 $pH \approx 10$，以铬黑 T 为指示剂，用 EDTA 标准滴定溶液滴定至溶液由酒红色变为纯蓝色即为终点。用下式计算水中钙、镁总量：

$$\rho_{CaCO_3}(mg \cdot L^{-1}) = \frac{c_{EDTA}V_{EDTA}M_{CaCO_3} \times 10^3}{V_{水样}}$$

$$或\ c(mmol \cdot L^{-1}) = \frac{c_{EDTA}V_{EDTA} \times 10^3}{V_{水样}}$$

6. 标定 EDTA 标准溶液的基准物质为 ZnO 或 Zn 粉，同时做空白试验，按下式计算 EDTA 标准滴定溶液的浓度：

$$c_{EDTA} = \frac{m_{ZnO} \times 10^3}{M_{ZnO}(V - V_0)}$$

目标检测

一、单选题

1. EDTA 与金属离子配位时，一分子 EDTA 可提供的配位原子个数为（　　　）。

A. 2　　　　　　　　B. 4　　　　　　　　C. 6　　　　　　　　D. 8

2. 在 EDTA 的七种存在型体中，与大多数金属离子反应，形成稳定配合物的是（　　　）。

A. H_5Y^+　　　　　　B. H_3Y^-　　　　　　C. H_2Y^{2-}　　　　　　D. Y^{4-}

3. EDTA 的酸效应曲线是指（　　　）。

A. pH-$\alpha_{Y(H)}$ 曲线　　　　　　　　　　B. lg$\alpha_{Y(H)}$-pH 曲线

C. pH-lgK_{MY} 曲线　　　　　　　　　　D. pM-pH 曲线

4. 以 EDTA 为标准溶液的配位滴定，下列关于酸效应系数的叙述，正确的是（　　　）。

A. 酸效应系数越大，越利于滴定分析　　B. 酸效应系数越小，越利于滴定分析

C. pH 值越大，酸效应系数越大　　　　　D. 酸度越低，酸效应系数越大

5. 配位滴定分析中准确滴定单一金属离子的条件是（　　　）。

A. lg（cK'_{MY}）≥6　　　　　　　　　　B. lg（cK'_{MY}）≥8

C. cK'_{MY}≥10^{-6}　　　　　　　　　　D. cK'_{MY}≥10^{-8}

6. 以配位滴定法测定 Pb^{2+} 时，消除 Ca^{2+}、Mg^{2+} 干扰最简便的方法是（　　　）。

A. 配位掩蔽法　　　　　　　　　　　　B. 控制酸度法

C. 沉淀分离法　　　　　　　　　　　　D. 氧化还原解蔽法

7. Fe^{3+}、Al^{3+} 对铬黑 T 有（　　　）。

A. 僵化作用　　　B. 氧化作用　　　C. 沉淀作用　　　D. 封闭作用

8. 配位滴定终点呈现的是（　　　）的颜色。

A. 金属-指示剂配合物　　　　　　　　　B. 配位剂-指示剂混合物

C. 游离金属指示剂　　　　　　　　　　D. 配位剂-金属配合物

9. EDTA 滴定 Zn^{2+} 时，加入 $NH_3 \cdot H_2O$-NH_4Cl 可（　　　）。

A. 防止 Zn^{2+} 水解　　　　　　　　　B. 防止干扰

C. 使金属离子指示剂变色更敏锐　　　　D. 加大反应速率

10. 用 EDTA 测定 SO_4^{2-} 时，应采用的方法是（　　　）。

A. 直接滴定法　　B. 返滴定法　　C. 置换滴定法　　D. 间接滴定法

11. 用浓度为 0.01mol $\cdot$ L^{-1} EDTA 滴定相同浓度的 Mg^{2+}，最低的 pH 是（　　　）。

A. 4.0　　　　　　B. 6.0　　　　　　C. 8.0　　　　　　D. 10.0

12. 在配位滴定中，Ca^{2+}、Mg^{2+} 分别可与 EDTA、铬黑 T 形成四种配合物，稳定性最强的是（　　　）。

A. Ca-铬黑 T　　　B. Ca-EDTA　　　C. Mg-铬黑 T　　　D. Mg-EDTA

13. EDTA 的有效浓度 [Y] 与酸度有关，它随溶液 pH 值增大而（　　）。

A. 增大　　　　　　　B. 减小　　　　　　　C. 不变　　　　　　　D. 不确定

14. 根据所给出的 $\lg K_稳$ 值判断，下列配离子中最稳定的是（　　）。

A. $[Zn(NH_3)_4]^{2+}$　$\lg K_稳 = 7.46$　　　　　B. $[Cu(en)_2]^{2+}$　$\lg K_稳 = 21.0$

C. $[HgI_4]^{2-}$　　　　$\lg K_稳 = 29.8$　　　　　D. $[Fe(CN)_6]^{4-}$　$\lg K_稳 = 35.0$

二、多选题

1. EDTA 与金属离子形成的配合物有（　　）特点。

A. 无颜色　　　　　　　　　　　B. 配位比为 1∶1　　　　　　　　C. 稳定性高

D. 无色金属离子形成的配合物仍为无色　　　E. 有色金属离子形成的配合物颜色加深

2. 配位滴定中，消除共存离子干扰的方法有（　　）。

A. 控制溶液酸度　　　　　　　　　　　B. 沉淀掩蔽法

C. 配位掩蔽法　　　　　　　　　　　　D. 氧化还原掩蔽法

E. 都不是

3. EDTA 不能直接滴定的金属离子有（　　）。

A. K^+　　　　　　B. Na^+　　　　　　C. Li^+　　　　　　D. Mg^{2+}　　　　　　E. Zn^{2+}

4. 下列指示剂可用于配位滴定的有（　　）。

A. 铬黑 T　　　B. 二甲酚橙　　　C. 钙指示剂　　　D. 酚酞　　　　　E. PAN

5. 能够用于配位滴定的配位反应应符合（　　）条件。

A. 生成稳定的配合物　　　　　　　　　B. 反应快速

C. 有适当的方法指示终点　　　　　　　D. 无副反应发生

E. 反应定量进行

三、判断题

1. EDTA 与大多数金属离子形成配合物的配比为 1∶1。（　　）

2. 只有金属离子才能作为配合物的中心离子。（　　）

3. 在配位滴定中，加入缓冲溶液是为了保持溶液 pH 的相对稳定。（　　）

4. 用配位滴定法测定 Ca^{2+}、Mg^{2+} 含量，滴定至终点时，铬黑 T 指示剂的颜色是 Mg^{2+}-指示剂配合物的颜色。（　　）

5. 铬黑 T 指示剂使用的最佳 pH 条件是 8～10。（　　）

6. 氢氧化铝凝胶可采用返滴定法或置换滴定法测定其铝盐的含量。（　　）

四、填空题

1. EDTA 的结构式中含有两个_____和四个_____，可以提供六个_____五元环的螯合物。

2. 已知 $[Zn(NH_3)_4]SO_4$ 溶液为 $2mol \cdot L^{-1}$，则 Zn^{2+}、SO_4^{2-} 的浓度分别是_____、_____。（已知 $[Zn(NH_3)_4]^{2+}$ 的 $K_稳 = 2.9 \times 10^7$）

3. 影响配位解离平衡的因素是_____和_____。

4. 在配位滴定中，由于_____的存在，_____参加主反应能力降低的现象称为酸效应；由于_____的存在，_____参加主反应的能力降低的现象称为其他配位效应。

5. 用 EDTA 标准溶液测定水硬度时，如果水中含有少量的 Fe^{3+}、Al^{3+} 等干扰离子，会对铬黑 T 指示剂产生_____作用，应加入_____作掩蔽剂，滴定时加入调节_____pH≈10。

五、计算题

1. 计算 $0.02000mol \cdot L^{-1}$ 的 EDTA 对 CaO 的滴定度。

2. 试计算 $0.1mol \cdot L^{-1}$ 的 $[Cu(NH_3)_4]SO_4$ 溶液中 Cu^{2+} 的浓度。（已知 $[Cu(NH_3)_4]^{2+}$ 的 $K_稳 = 2.1 \times 10^{13}$）

3. 试计算说明为什么用 EDTA 标准溶液滴定 Ca^{2+} 的 pH 为 10.0 而不是 5.0，滴定 Zn^{2+} 时 pH 可以是 5.0。

4. 精密称取氧化锌 0.7936g，酸溶解后定容于 250mL 容量瓶中，摇匀。准确移取 25.00mL，调 pH 至碱性，用 EDTA 溶液滴定，终点时消耗 EDTA 溶液 19.82mL，同时做空白试验，消耗 EDTA 溶液 0.05mL，计算 EDTA 标准溶液的浓度。

5. 吸取水样 100.00mL，以铬黑 T 为指示剂，用 $0.02464\,mol\cdot L^{-1}$ 的 EDTA 标准溶液滴定，滴定至铬黑 T 指示剂变为纯蓝色时，用去 EDTA 标准溶液 11.76mL，试求水中钙镁离子的总量（用两种方法表示）。

第十三章 氧化还原滴定法

电子课件
氧化还原滴定法

学习目标

知识目标

1. 掌握高锰酸钾法、碘量法和亚硝酸钠法的原理、滴定条件和指示剂的选择。
2. 熟悉氧化还原滴定法的标准溶液的配制与标定。
3. 了解能斯特方程及有关计算。

能力目标

1. 能根据能斯特方程，判断浓度、酸度及沉淀剂对电极电势的影响。
2. 会选择合适的指示剂；配制和标定高锰酸钾、硫代硫酸钠和碘等标准溶液；应用测定氧化还原滴定法测定物质的含量。

素质目标

通过学习能斯特推导出能斯特方程的过程，树立实事求是和科学求真的精神；通过了解氧化还原滴定法的原理和应用，树立科学指导实践的意识。

案例导入

敲响安全用药的警钟——误服用高锰酸钾危及生命

王先生 13 岁的儿子最近刚做完手术，回到家后，王先生一时忘记了医生开的是高锰酸钾外用片，随口就叫孩子赶紧把药吃了。发现吃错药后，王先生赶紧将儿子送往医院抢救。高锰酸钾是日常生活中常用的外用消炎药，属于强氧化剂，未经稀释的高浓度药片或溶液被当作口服药内服后，对于消化道黏膜具有很强的灼伤作用。王先生的儿子因送医及时救治，最终并无大碍，已经康复出院。

思政案例

问题讨论：你了解高锰酸钾有哪些作用吗？能谈一谈氧化还原滴定法有哪些滴定类型、原理和条件吗？

氧化还原滴定法是以氧化还原反应为基础的一种滴定分析方法，此法可以测定氧化性或还原性物质，以及能间接发生定量反应的非氧化性或非还原性物质，其应用范围十分广泛。

第一节 氧化还原平衡

一、能斯特方程

电极电势除了决定于电对中氧化型或还原型物质的本性外，还受到浓度或气体的分压和温度的影响。能斯特（Nernst）方程提供了计算非标准状态下电极电势的依据，对于任意一个电极反应：

$$a\,\mathrm{Ox} + n\mathrm{e}^- \rightleftharpoons b\,\mathrm{Red}$$

式中，Ox 代表氧化型物质；Red 代表还原型物质；a、b 分别为反应物和生成物的系数。该电对的电极电势的能斯特方程为：

$$\varphi_{\mathrm{Ox/Red}} = \varphi_{\mathrm{Ox/Red}}^{\ominus} + \frac{RT}{nF}\ln\frac{[\mathrm{Ox}]^a}{[\mathrm{Red}]^b} \tag{13-1}$$

式中，$\varphi^{\ominus}$ 为电对的标准电极电势；R 为气体常数；F 为法拉第常数；T 为热力学温度；n 为电池反应中电子的转移数目。当温度 $T=298\mathrm{K}$ 时，将各常数代入上式，则可简化成：

$$\varphi_{\mathrm{Ox/Red}} = \varphi_{\mathrm{Ox/Red}}^{\ominus} + \frac{0.0592}{n}\mathrm{Vlg}\frac{[\mathrm{Ox}]^a}{[\mathrm{Red}]^b} \tag{13-2}$$

应用能斯特方程时注意的问题：

（1）方程式中的 [Ox] 和 [Red] 并不是专指氧化数有变化的物质，而是包括了参加电极反应的其他物质。

（2）电极中氧化型或还原型物质是固体、纯液体或稀溶液中的溶剂时，不必列入能斯特方程中。例如：

$$\mathrm{Zn}^{2+} + 2\mathrm{e}^- \rightleftharpoons \mathrm{Zn}$$

$$\varphi_{\mathrm{Zn}^{2+}/\mathrm{Zn}} = \varphi_{\mathrm{Zn}^{2+}/\mathrm{Zn}}^{\ominus} + \frac{0.0592}{2}\mathrm{Vlg}c_{\mathrm{Zn}^{2+}}$$

（3）在电对中，如果氧化型或还原型物质的系数不是 1，则 [Ox] 或 [Red] 要乘以与系数相同的方次。

$$\mathrm{I}_2 + 2\mathrm{e}^- \rightleftharpoons 2\mathrm{I}^-$$

$$\varphi_{\mathrm{I}_2/\mathrm{I}^-} = \varphi_{\mathrm{I}_2/\mathrm{I}^-}^{\ominus} + \frac{0.0592}{2}\mathrm{Vlg}\frac{1}{c_{\mathrm{I}^-}^2}$$

（4）如果电对中的某一物质是气体，它的浓度用气体分压来表示。例如：

$$\mathrm{Cl}_2 + 2\mathrm{e}^- \rightleftharpoons 2\mathrm{Cl}^-$$

$$\varphi_{\mathrm{Cl}_2/\mathrm{Cl}^-} = \varphi_{\mathrm{Cl}_2/\mathrm{Cl}^-}^{\ominus} + \frac{0.0592}{2}\mathrm{Vlg}\frac{p_{\mathrm{Cl}_2}}{c_{\mathrm{Cl}^-}^2}$$

二、影响氧化还原平衡的因素

1. 浓度对电极电势的影响

【例 13-1】 已知电极反应 $\mathrm{Fe}^{3+} + \mathrm{e}^- \rightleftharpoons \mathrm{Fe}^{2+}$　　　$\varphi_{\mathrm{Fe}^{3+}/\mathrm{Fe}^{2+}}^{\ominus} = +0.771\mathrm{V}$

求下列情况的 $\varphi_{\mathrm{Fe}^{3+}/\mathrm{Fe}^{2+}}$：（1）$c_{\mathrm{Fe}^{3+}} = 2\mathrm{mol}\cdot\mathrm{L}^{-1}$，$c_{\mathrm{Fe}^{2+}} = 1\mathrm{mol}\cdot\mathrm{L}^{-1}$；（2）$c_{\mathrm{Fe}^{3+}} = 1\mathrm{mol}\cdot\mathrm{L}^{-1}$，$c_{\mathrm{Fe}^{2+}} = 0.01\mathrm{mol}\cdot\mathrm{L}^{-1}$。

解 根据能斯特方程：

(1) $\varphi_{Fe^{3+}/Fe^{2+}} = \varphi_{Fe^{3+}/Fe^{2+}}^{\ominus} + 0.0592Vlg\dfrac{c_{Fe^{3+}}}{c_{Fe^{2+}}} = 0.771V + 0.0592Vlg\dfrac{2}{1} = 0.789V$

(2) $\varphi_{Fe^{3+}/Fe^{2+}} = \varphi_{Fe^{3+}/Fe^{2+}}^{\ominus} + 0.0592Vlg\dfrac{c_{Fe^{3+}}}{c_{Fe^{2+}}} = 0.771 + 0.0592Vlg\dfrac{1}{0.01} = 0.889V$

由此可见，氧化型物质的浓度增大或还原型物质的浓度减小，则 φ 越大；反之亦然。

2. 酸度对电极电势的影响

【例 13-2】 已知电极反应 $MnO_4^- + 5e^- + 8H^+ \rightleftharpoons Mn^{2+} + 4H_2O$ $\varphi_{MnO_4^-/Mn^{2+}}^{\ominus} = 1.51V$，假设 $c_{MnO_4^-} = 1mol \cdot L^{-1}$，$c_{Mn^{2+}} = 1mol \cdot L^{-1}$，求下列情况的 $\varphi_{MnO_4^-/Mn^{2+}}$：
(1) $c_{H^+} = 10mol \cdot L^{-1}$；(2) $c_{H^+} = 0.01mol \cdot L^{-1}$。

解 根据能斯特方程：

(1) $\varphi_{MnO_4^-/Mn^{2+}} = \varphi_{MnO_4^-/Mn^{2+}}^{\ominus} + \dfrac{0.0592}{5}Vlg\dfrac{c_{MnO_4^-}c_{H^+}^8}{c_{Mn^{2+}}} = 1.51V + \dfrac{0.0592}{5}Vlg\dfrac{1\times10^8}{1}$

$\qquad = 1.60V$

(2) $\varphi_{MnO_4^-/Mn^{2+}} = \varphi_{MnO_4^-/Mn^{2+}}^{\ominus} + \dfrac{0.0592}{5}Vlg\dfrac{c_{MnO_4^-}c_{H^+}^8}{c_{Mn^{2+}}} = 1.51V + \dfrac{0.0592}{5}Vlg\dfrac{1\times0.01^8}{1}$

$\qquad = 1.32V$

不难看出，酸度越高或 pH 越小，则 φ 越大；反之，酸度越低或 pH 越大，则 φ 越小。

3. 沉淀剂对电极电势的影响

当电对中的氧化型或还原型物质发生沉淀反应时，都会引起它们的浓度发生变化，从而改变 φ 值。例如，$Ag^+ + e^- \rightleftharpoons Ag$，$\varphi_{Ag^+/Ag}^{\ominus} = +0.799V$，若加入 NaCl，这时 $[Ag^+]$ 因为 AgCl 沉淀的生成而明显降低，根据能斯特方程 $\varphi_{Ag^+/Ag} = \varphi_{Ag^+/Ag}^{\ominus} + 0.0592Vlgc_{Ag^+}$，$\varphi_{Ag^+/Ag}$ 也随着显著降低。

拓展阅读 》》》 　　　　　**能斯特与能斯特方程**

　　瓦尔特·赫尔曼·能斯特（Walther Hermann Nernst），1864 年 6 月 25 日生于西普鲁士的布里森，能斯特于 1887 年毕业于维尔茨堡大学，并获博士学位，并被阿伦尼乌斯推荐给奥斯特瓦尔德当助手，是德国物理学家、化学史家和物理化学家，于 1920 年获得诺贝尔化学奖。

　　1889 年，25 岁的能斯特在物理化学上初露头角，他将热力学原理应用到了电池上。这是自伏特在将近一个世纪以前发明电池以来，第一次有人能对电池产生电势作出合理解释。他推导出一个简单公式，得出了电极电势与溶液浓度的关系式，通常称之为能斯特方程并沿用至今。

第二节 氧化还原滴定法

微课

氧化还原滴定法
的基本原理

一、氧化还原滴定法的基本原理

氧化还原反应的特点是反应复杂，伴有副反应，反应速率慢。能够用于滴定分析的氧化还原反应必须符合以下条件：

（1）$\varphi_+^{\ominus}-\varphi_-^{\ominus}\geqslant0.4V$，这样才能保证反应完全。

（2）反应必须按一定的化学计量关系定量进行，没有副反应发生。

（3）反应要快速，常通过改变反应条件如加热或催化剂（Mn^{2+}）以加快反应速率。

（4）要有适当的方法指示滴定终点。

根据选用的指示剂不同，氧化还原反应滴定法可分为自身指示剂法、专属指示剂法和其他氧化还原指示剂法；根据所用的标准溶液不同，氧化还原反应滴定法又分为高锰酸钾法、重铬酸钾法、硫酸铈法、碘量法和亚硝酸钠法等。

（一）高锰酸钾法

1. 高锰酸钾法的基本原理

高锰酸钾法是以$KMnO_4$为标准溶液，自身为指示剂的氧化还原滴定法。$KMnO_4$是强氧化剂，其氧化能力及还原产物都与溶液的酸度有关。高锰酸钾法通常在强酸性溶液中进行。在强酸性溶液中，其电极反应为：

$$MnO_4^- + 8H^+ +5e^- \Longrightarrow Mn^{2+} + 4H_2O \qquad \varphi_{MnO_4^-/Mn^{2+}}^{\ominus}=+1.51V$$

高锰酸钾法通常在强酸性溶液中进行。例如：

$$2MnO_4^- + 5C_2O_4^{2-} +16H^+ \longrightarrow 2Mn^{2+} + 10CO_2\uparrow + 8H_2O$$

2. 滴定条件

（1）酸度　H_2SO_4（$0.5\sim1mol\cdot L^{-1}$）。

（2）指示剂　$KMnO_4$自身指示剂，终点是无色变为淡红色且30s不褪色。

3. 滴定方式

（1）直接滴定法　测定还原性较强的物质，如$C_2O_4^{2-}$、H_2O_2、Fe^{2+}，现以$C_2O_4^{2-}$标定MnO_4^-标准溶液的浓度为例加以讨论。

① 温度　75～85℃进行滴定，温度超过90℃，会使$C_2O_4^{2-}$部分分解，低于60℃反应速率太慢。

$$H_2C_2O_4 \longrightarrow CO_2\uparrow+CO\uparrow+H_2O$$

② 酸度　H_2SO_4酸度为$0.5\sim1.0mol\cdot L^{-1}$。

③ 滴定速率　可适当加快滴定速率，但也不能太快，否则滴入的$KMnO_4$来不及与$C_2O_4^{2-}$反应而发生分解，影响标定结果。

④ 终点判断　$KMnO_4$自身指示剂，化学计量点时，$KMnO_4$滴定至稍微过量呈淡红色且30s不褪色即可。

（2）返滴定法　测定氧化性物质，如测定MnO_2含量，在H_2SO_4酸性条件下，先加入定量并过量的草酸钠，使二氧化锰完全反应，剩余的草酸钠用高锰酸钾标准溶液加以滴定。

（3）间接滴定法　测定非氧化还原性物质，如Ca^{2+}含量测定。加入$C_2O_4^{2-}$与之反应析出CaC_2O_4沉淀，再用稀硫酸溶解成$C_2O_4^{2-}$，然后用$KMnO_4$滴定$C_2O_4^{2-}$。

（二）碘量法

碘量法是氧化还原滴定法中，应用比较广泛的一种方法。是利用I_2的氧化性或I^-的还原性进行氧化还原滴定的分析方法。由于电对I_2/I^-的标准电极电势既不高，也不低，因此，I_2可作为氧化剂与中强性的还原剂（如Sn^{2+}、H_2S）反应，I^-也可作为还原剂与中强性的氧化剂（如$Cr_2O_7^{2-}$、MnO_4^-等）反应。其电极反应为：

$$I_2+2e^- \Longrightarrow 2I^- \qquad \varphi_{I_2/I^-}^{\ominus}=+0.5355V$$

1. 直接碘量法（碘滴定法）

用 I_2 作标准溶液直接滴定，用于测定 $\varphi^{\ominus}_{Ox/Red} < \varphi^{\ominus}_{I_2/I^-}$ 还原性物质（$S_2O_3^{2-}$、SO_3^{2-}、Sn^{2+}、维生素 C 等）的含量，例如：

$$I_2 + 2S_2O_3^{2-} \longrightarrow 2I^- + S_4O_6^{2-}$$

直接碘量法在弱酸性（HAc，pH＝5）、中性或弱碱性（Na_2CO_3，pH＝8）溶液中进行。若在强酸性溶液中，I^- 易被空气中的氧气所氧化。

$$4I^- + O_2（空气）+ 4H^+ \longrightarrow 2I_2 + 2H_2O$$

若在强碱性溶液中，I_2 易发生歧化反应。

$$3I_2 + 6OH^- \longrightarrow IO_3^- + 5I^- + 3H_2O$$

2. 间接碘量法（滴定碘法）

利用 I^- 的还原性，先将 I^- 与 $\varphi^{\ominus}_{Ox/Red} > \varphi^{\ominus}_{I_2/I^-}$ 的氧化性物质作用析出定量的 I_2，然后再用 $Na_2S_2O_3$ 标准溶液滴定析出的 I_2，从而测定氧化性物质的含量。例如：

$$Cr_2O_7^{2-} + 6I^- + 14H^+ \longrightarrow 2Cr^{3+} + 3I_2 + 7H_2O$$
$$I_2 + 2S_2O_3^{2-} \longrightarrow 2I^- + S_4O_6^{2-}$$

间接碘量法应在中性、弱酸性溶液中进行反应。若在碱性溶液中，I_2 易与 $S_2O_3^{2-}$ 发生副反应；I_2 也易发生歧化反应。

$$S_2O_3^{2-} + 4I_2 + 10OH^- \longrightarrow 2SO_4^{2-} + 8I^- + 5H_2O$$

若在酸性溶液中，易发生 $S_2O_3^{2-}$ 的歧化反应；同时，I^- 也易被空气中的氧气所氧化。

$$S_2O_3^{2-} + 2H^+ \longrightarrow SO_2\uparrow + S\downarrow + H_2O$$

3. 碘量法误差来源及采取的措施

（1）误差来源　I_2 易挥发；I^- 易被氧化。

（2）采取措施

① 防止 I_2 挥发　加入过量 KI（比理论值大 2～3 倍）与 I_2 生成 I_3^-，减少 I_2 挥发；室温下进行滴定；滴定时不要剧烈摇动。

② 防止 I^- 被氧化　应避免光照，因为日光有催化作用；析出 I_2 后不要放置过久，一般在暗处 5～7min；滴定过程应快滴慢摇。

4. 指示剂

常用淀粉作指示剂（淀粉＋I_2→蓝色），反应灵敏且可逆性好。

使用淀粉指示剂应注意以下事项。①酸度：弱酸性溶液中最灵敏。②温度：温度越高，灵敏度下降。③现用现配。④加入时间：对于直接碘量法，滴前加入；对于间接碘量法，近终点时加入。

拓展阅读 ≫　二氧化氯消毒技术作为饮用水消毒剂效果甚佳

1992 年，著名科学家、中国品牌建设十大杰出企业家李银祥，引进二氧化氯（ClO_2）消毒技术，并在国内第一次用碘量法测量消毒剂中的二氧化氯的含量。ClO_2 中氯原子为正 4 价，还原成氯化物时将可得到 5 个电子，因此其氧化力相当于氯气的 5 倍，有效氯含量为 263％，故二氧化氯对细菌、病毒及真菌孢子的杀灭能力均很强，是极为有效的饮用水消毒剂。

（三）亚硝酸钠法

亚硝酸钠法又称重氮化法，是以亚硝酸钠为标准溶液的滴定分析法。

1. 亚硝酸钠法的基本原理

芳香伯胺类药物，在无机强酸存在下，能定量地与亚硝酸钠发生重氮化反应。因此，用已知浓度的亚硝酸钠标准溶液滴定，用永停法指示终点，根据消耗亚硝酸钠标准溶液的浓度和体积，可计算出芳伯胺类药物的含量。滴定反应为：

$$ArNH_2 + NaNO_2 + 2HX \longrightarrow [ArN \equiv N]^+ X^- + NaX + 2H_2O$$

2. 滴定条件

（1）酸的种类及浓度

① 重氮化反应的速率与酸的种类有关，在 HBr 中比在 HCl 中较快，在 HNO_3 或 H_2SO_4 中则较慢，但因 HBr 的价格较昂贵，故仍以 HCl 最为常用，此外，芳香伯胺类盐酸盐的溶解度也较大。

② 重氮化反应的速率与酸的浓度有关，一般常在 $1 \sim 2mol \cdot L^{-1}$ 酸度下滴定，这是因为酸度高时反应速率快，容易进行完全，且可增加重氮盐的稳定性。如果酸度不足，则已生成的重氮盐能与尚未反应的芳伯胺偶联，生成重氮氨基化合物，使测定结果偏低。

当然，酸的浓度也不可过高，否则将阻碍芳伯胺的游离，反而影响重氮化反应的速率。

（2）反应温度　重氮化反应的速率随温度的升高而加快，但生成的重氮盐也能随温度的升高而加速分解。

$$[ArN \equiv N]^+ Cl^- + H_2O \longrightarrow ArOH + N_2 \uparrow + HCl$$

另外，温度高时 HNO_2 易分解逸出，导致测定结果偏高。已经证明，温度在 15℃ 以下，虽然反应速率稍慢，但测定结果却较准确。如果采用"快速滴定"法，则在 30℃ 以下均能得到满意结果。

（3）滴定速率　采用"快速滴定"法，将滴定管的尖端插入液面下约 2/3 处，用亚硝酸钠标准溶液迅速滴定，边滴定边搅拌，至近终点时，将滴定管的尖端提出液面，用少量纯化水淋洗尖端，洗液并入溶液中，继续缓慢滴定，至永停滴定仪的电流计指针突然偏转，并持续 1min 不再回复，即为滴定终点。

（4）苯环上取代基团的影响　苯胺环上，特别是在对位上，有其他取代基团存在时，能影响重氮化反应速率。当存在亲电子基团如 $-NO_2$、$-SO_3H$、$-COOH$、$-X$ 时，使反应加速；当存在斥电子基团如 $-CH_3$、$-OH$、$-OR$ 等，使反应减慢；常加入适量 KBr 催化，加速重氮化反应。

3. 指示终点方法

（1）外指示剂法　KI-淀粉糊剂或试纸，使用时将糊剂在白瓷板上铺为薄层，用细玻璃棒蘸取少许测定液划过，若已到终点，溶液中应有亚硝酸存在，亚硝酸可将 I^- 氧化成 I_2，I_2 与淀粉作用显蓝色，即为终点。

（2）内指示剂法　由于误差较大，因此较少使用。

（3）永停滴定法　采用两支相同的铂电极，当在两电极间加 $-50mV$ 低电压时，电极在溶液中极化，在滴定终点前，仅有很小或无电流通过；但当到达终点时，微过量的标准溶液生成 HNO_2 及其分解产物（如 NO）构成可逆电对，在电极上可发生氧化还原反应，使电极去极化，溶液中即有电流通过，电流计指针突然偏转，并不再恢复，即为终点。

二、氧化还原滴定法的标准溶液的配制与标定

1. $KMnO_4$ 标准溶液的配制与标定

（1）配制与标定

① 间接配制法　取 $KMnO_4$ 固体 3.2g，加水 1000mL，煮沸 15min 后，密塞，静置 48h

以上，用垂熔玻璃滤器滤过，摇匀，贴标签，备用。

② 标定 取在 105℃ 干燥至恒重的基准物质 $Na_2C_2O_4$ 约 0.2g，精密称定，加新沸过的冷水 250mL 和 H_2SO_4 10mL，搅拌使溶解，自滴定管中迅速加入本液约 25mL，待褪色后，加热至 65℃，继续滴定至溶液颜色显微红色，并保持 30s 不褪；当滴定终了时，溶液温度应不低于 55℃，每 1mL 的 $KMnO_4$ 标准溶液（$0.02mol \cdot L^{-1}$）相当于 6.70mg 的 $Na_2C_2O_4$。根据 $KMnO_4$ 标准溶液的消耗体积和 $Na_2C_2O_4$ 的质量，计算 $KMnO_4$ 标准溶液的浓度即得。

如需使用高锰酸钾标准溶液（$0.02mol \cdot L^{-1}$）时，加水稀释，煮沸，放冷，必要时滤过，再标定其浓度。标定反应为：

$$2MnO_4^- + 5C_2O_4^{2-} + 16H^+ \longrightarrow 2Mn^{2+} + 10CO_2\uparrow + 8H_2O$$

（2）指示剂 $KMnO_4$ 自身指示剂。

（3）高锰酸钾标准溶液浓度计算 c_{KMnO_4} 的计算公式为：

$$c_{KMnO_4} = \frac{\frac{2}{5} \times m_{Na_2C_2O_4} \times 10^3}{M_{Na_2C_2O_4} V_{KMnO_4}}$$

式中，$m_{Na_2C_2O_4}$ 为基准物质 $Na_2C_2O_4$ 的质量，g；V_{KMnO_4} 为滴定时高锰酸钾标准溶液的消耗体积，mL。

（4）注意事项 ①高锰酸钾具有氧化性，须用棕色滴定管，并避光放置；②有效期为 3 个月，久置的高锰酸钾溶液应重新标定；③贮藏需用具玻璃塞的棕色瓶，并密闭，在阴凉处保存。

📱 课堂互动

精密称取基准物质草酸钠 0.1256g，在酸性溶液中，用 $KMnO_4$ 标准滴定溶液滴定至终点用去 18.76mL，计算 $KMnO_4$ 浓度。

2. 碘量法中碘标准溶液的配制与标定

（1）配制与标定

① 间接配制法 取碘 13.0g，加碘化钾 36g 与水 50mL 溶解后，加盐酸 3 滴与纯化水适量溶解成 1000mL 溶液，用垂熔玻璃滤器滤过，摇匀，贴标签，备用。

配制时加入大量 KI 是为了克服 I_2 在水中溶解度小的缺点，因为 I_2 与 I^- 反应能形成可溶性的 I_3^-，使 I_2 的溶解度增加。形成 I_3^- 后，I_2 的氧化性并不改变，并且还可降低 I_2 的挥发性。加入盐酸的作用是去除 I_2 中微量碘酸盐杂质，防止 I_2 在碱性溶液中发生自身氧化还原反应。

② 标定 取在 105℃ 干燥至恒重的基准物质 As_2O_3 约 0.15g，精密称定，加 $1mol \cdot L^{-1}$ NaOH 标准溶液 10mL，微热使其溶解，加纯化水 20mL 与甲基橙指示液 1 滴，加硫酸标准溶液（$0.5mol \cdot L^{-1}$）适量使黄色转变为粉红色，再加碳酸氢钠 2g、水 50mL 与淀粉指示液 2mL，用碘标准滴定溶液滴定至溶液显蓝色。每 1mL 的碘标准溶液（$0.05mol \cdot L^{-1}$）相当于 4.946mg 的 As_2O_3。根据碘标准溶液的消耗体积与 As_2O_3 的质量，计算浓度即得。标定反应为：

$$As_2O_3 + 6NaOH \longrightarrow 2Na_3AsO_3 + 3H_2O$$

$$Na_3AsO_3 + I_2 + 2NaHCO_3 \longrightarrow Na_3AsO_4 + 2NaI + 2CO_2\uparrow + H_2O$$

（2）指示剂 淀粉。

（3）碘标准溶液的浓度计算 c_{I_2} 计算公式为：

$$c_{I_2} = \frac{2m_{As_2O_3} \times 10^3}{M_{As_2O_3} V_{I_2}}$$

式中，$m_{As_2O_3}$ 为基准物质 As_2O_3 的质量，g；V_{I_2} 为滴定时碘标准溶液的消耗体积，mL。

3. 碘量法中 $Na_2S_2O_3$ 标准溶液的配制与标定

（1）配制与标定

① 间接配制法 称取硫代硫酸钠 26g，无水碳酸钠 0.20g，加新沸过的冷水适量使溶解成 1000mL，摇匀，放置 30 天，滤过。配制 $Na_2S_2O_3$ 溶液时，用新煮沸放冷的水，是为了除去水中的 CO_2 和 O_2，并杀死嗜硫细菌。因为水中溶解的 CO_2、O_2 能氧化 $Na_2S_2O_3$，使析出硫，而嗜硫细菌的存在能分解 $Na_2S_2O_3$，也可析出硫。加入少量 Na_2CO_3 使溶液呈弱碱性，既可抑制细菌的生长，又可防止 $Na_2S_2O_3$ 分解，$Na_2S_2O_3$ 溶液不稳定，也易分解，宜将配好的 $Na_2S_2O_3$ 溶液贮于棕色瓶中，放置 7～10 天后，再进行标定。

$$Na_2S_2O_3 + CO_2 + H_2O \longrightarrow NaHCO_3 + NaHSO_3 + S\downarrow$$
$$2Na_2S_2O_3 + O_2 \longrightarrow 2Na_2SO_4 + 2S\downarrow$$
$$Na_2S_2O_3 \longrightarrow Na_2SO_3 + S\downarrow$$

《中国药典》（2025 年版）采用置换碘量法标定硫代硫酸钠。以 $K_2Cr_2O_7$ 为基准物质，加入碘化钾置换出定量的碘，碘再用硫代硫酸钠标准溶液滴定。

② 标定方法 取在 140℃ 干燥至恒重的基准物质重铬酸钾 0.15g，精密称定，置于碘量瓶中，加纯化水 50mL、碘化钾 2.0g，轻轻振摇使其溶解，加稀硫酸 40mL，摇匀，密塞；在暗处放置 10min 后，加水 250mL 稀释，用 $Na_2S_2O_3$ 标准溶液滴定至近终点时，加淀粉指示液 3mL，继续滴定至蓝色消失而显亮绿色，用空白试验校正，每 1mL 硫代硫酸钠标准溶液（0.1mol·L^{-1}）相当于 4.903mg 的重铬酸钾。滴定反应为：

$$Cr_2O_7^{2-}（过量）+ 6I^- + 14H^+ \longrightarrow 2Cr^{3+} + 3I_2 + 7H_2O$$
$$I_2 + 2S_2O_3^{2-} \longrightarrow 2I^- + S_4O_6^{2-}$$

（2）指示剂 淀粉。

（3）硫代硫酸钠标准溶液的浓度计算 $c_{Na_2S_2O_3}$ 计算公式为：

$$c_{Na_2S_2O_3} = \frac{6m_{K_2Cr_2O_7} \times 10^3}{M_{K_2Cr_2O_7} V_{Na_2S_2O_3}}$$

式中，$m_{K_2Cr_2O_7}$ 为基准物质重铬酸钾的质量，g；$V_{Na_2S_2O_3}$ 为滴定时硫代硫酸钠标准溶液的消耗体积，mL。

（4）标定条件 ①控制溶液的酸度，一般以 0.4mol·L^{-1} 为宜；②加入过量的 KI；③用 $Na_2S_2O_3$ 溶液滴定前需降低溶液的酸度；④指示剂应在近终点时加入；⑤回蓝现象。另外 $Na_2S_2O_3$ 也可用标定好的 I_2 标准溶液通过比较法来确定其准确浓度。

4. $NaNO_2$ 标准溶液的配制与标定

（1）配制与标定

① 配制 取亚硝酸钠 7.2g，加无水碳酸钠（Na_2CO_3）0.10g，加水适量使溶解成 1000mL，摇匀，贴标签，备用。

② 标定 取在 120℃ 干燥至恒重的基准物质对氨基苯磺酸约 0.5g，精密称定，加水 30mL、浓氨试液 3mL，溶解后，加盐酸（1∶2）20mL，搅拌，在 30℃ 以下用亚硝酸钠标准溶液迅速滴定，滴定时将滴定管尖端插入液面下约 2/3 处，边滴边搅拌；至近终点时，

将滴定管尖端提出液面，用少量水洗涤尖端，洗液并入溶液中，继续缓慢滴定，用永停滴定法指示终点。每 1mL 的亚硝酸钠标准溶液（0.1mol·L^{-1}）相当于 17.32mg 的对氨基苯磺酸。根据亚硝酸钠标准溶液的消耗体积与对氨基苯磺酸的质量，计算亚硝酸钠标准溶液的浓度即得。标定反应为：

$$HO_3S-\!\!\!\bigcirc\!\!\!-NH_2 + NaNO_2 + 2HCl \longrightarrow HO_3S-\!\!\!\bigcirc\!\!\!-N_2^+Cl^- + NaCl + 2H_2O$$

（2）指示终点　用永停滴定法。

（3）亚硝酸钠标准溶液的浓度计算　c_{NaNO_2} 计算公式为：

$$c_{NaNO_2} = \frac{m_{C_6H_7O_3NS} \times 10^3}{V_{NaNO_2} M_{C_6H_7O_3NS}}$$

式中，$m_{C_6H_7O_3NS}$ 为基准对氨基苯磺酸的质量，g；V_{NaNO_2} 为滴定时亚硝酸钠标准溶液的消耗体积，mL。

（4）标定条件　亚硝酸钠标准溶液用间接法配制，其水溶液不稳定，久置时浓度会显著下降。但若溶液呈微碱性（pH＝10）可提高其稳定性，三个月内浓度可保持稳定。故配制时常加入少量碳酸钠作稳定剂。亚硝酸钠溶液见光易分解，应储存在玻璃塞的棕色瓶中，在阴凉处密闭保存。

三、氧化还原滴定法的应用实例

1. 过氧化氢的含量测定

过氧化氢又称双氧水，是一种常见的外用消毒液。分子式为 H_2O_2，具有较强的还原性（$\varphi^{\ominus}_{O_2/H_2O_2}=+0.695V$），能被 $KMnO_4$ 氧化。$KMnO_4$ 直接滴定法测定过氧化氢的含量方法：精密称取一定质量含过氧化氢的消毒液，置于 250mL 锥形瓶中，预先盛有 20mL 纯化水，再加稀 H_2SO_4 20mL，用 0.02mol·L^{-1} $KMnO_4$ 标准滴定溶液滴定至淡红色且 30s 内不消失。记录 $KMnO_4$ 标准滴定溶液的消耗体积，平行测定 3 次。滴定反应为：

$$2MnO_4^- + 5H_2O_2 + 6H^+ \longrightarrow 2Mn^{2+} + 5O_2\uparrow + 8H_2O$$

消毒液中过氧化氢含量测定的计算公式为：

$$w_{H_2O_2} = \frac{\frac{5}{2}c_{KMnO_4} V_{KMnO_4} M_{H_2O_2} \times 10^{-3}}{m_s} \times 100\%$$

课堂互动

精密称取过氧化氢 1.0008g 置于锥形瓶中，加入稀 H_2SO_4 后，用 0.02036mol·L^{-1} $KMnO_4$ 标准滴定溶液滴定至终点，消耗 19.25mL，请计算这种消毒液中过氧化氢的含量。

2. Ca^{2+} 的含量测定

Ca^{2+} 的含量测定，可用 $KMnO_4$ 间接滴定法：移取一定体积的 Ca^{2+} 溶液，加过量 $Na_2C_2O_4$ 沉淀剂，Ca^{2+} 与 $C_2O_4^{2-}$ 作用生成定量的 CaC_2O_4 沉淀，过滤洗净后，加入 H_2SO_4 使其溶解成 $C_2O_4^{2-}$，再用 0.02mol·L^{-1} $KMnO_4$ 标准滴定溶液，滴至微红色 30s 内不消失。记录 $KMnO_4$ 标准滴定溶液的消耗体积，平行测定 3 次。滴定反应为：

$$Ca^{2+} + C_2O_4^{2-} \longrightarrow CaC_2O_4\downarrow（白色）$$
$$CaC_2O_4 + H_2SO_4 \longrightarrow Ca^{2+} + H_2C_2O_4 + SO_4^{2-}$$
$$2MnO_4^- + 5H_2C_2O_4 + 6H^+ \longrightarrow 2Mn^{2+} + 10CO_2\uparrow + 8H_2O$$

则 $$2MnO_4^- \sim 5H_2C_2O_4^{2-} \sim 5Ca^{2+}$$

Ca^{2+} 含量测定的计算公式为：

$$w_{Ca^{2+}} = \frac{\frac{5}{2}c_{KMnO_4}V_{KMnO_4}M_{Ca^{2+}} \times 10^{-3}}{m_s} \times 100\%$$

3. 维生素 C 的含量测定

维生素 C 又称为抗坏血酸，分子式为 $C_6H_8O_6$，为水溶性维生素，具有较强的还原性（$\varphi^\ominus = +0.18V$），分子中的烯二醇结构不稳定，能被 I_2 氧化成二酮。用直接碘量法测定维生素 C 的含量方法：精密量取维生素 C 注射液的质量，置于 250mL 锥形瓶中，加新煮沸并放冷至室温的纯化水稀释，再加丙酮，摇匀，放置 5min，加稀醋酸与淀粉指示液，用 $0.05mol \cdot L^{-1}I_2$ 标准滴定溶液滴定，至溶液显蓝色并持续 30s 不褪即为终点。记录 I_2 标准滴定溶液消耗的体积。平行测定 3 次。滴定反应为：

维生素 C 的含量测定的计算公式为：

$$w_{维生素C} = \frac{c_{I_2}V_{I_2}M_{C_6H_8O_6} \times 10^{-3}}{m_s} \times 100\%$$

4. 盐酸普鲁卡因注射液的含量测定

盐酸普鲁卡因是一种局部麻醉药，用 $NaNO_2$ 滴定法测定盐酸普鲁卡因注射液的含量方法：精密量取盐酸普鲁卡因注射液于小烧杯中，加纯化水使稀释，加入盐酸（1∶2）和溴化钾，用 $NaNO_2$ 标准滴定溶液迅速滴定。滴定时将滴定管尖端插入液面下约 2/3 处，一次将反应所需的大部分 $NaNO_2$ 标准滴定溶液在搅拌条件下迅速加入，使其尽快反应。然后将滴定管尖提出液面，然后用纯化水淋洗尖端，再缓慢滴定至溶液使碘化钾试纸变蓝即为终点。记录 $NaNO_2$ 标准滴定溶液消耗的体积。平行测定 3 次。滴定反应为：

$$H_2N-\text{〇}-COOCH_2CH_2N(C_2H_5)_2HCl + NaNO_2 + 2HCl \longrightarrow$$

$$Cl^-N_2^+-\text{〇}-COOCH_2CH_2N(C_2H_5)_2 + NaCl + 2H_2O$$

盐酸普鲁卡因注射液含量测定的计算公式为：

$$w_{C_{13}H_{21}O_2N_2Cl} = \frac{c_{NaNO_2}V_{NaNO_2}M_{C_{13}H_{21}O_2N_2Cl} \times 10^{-3}}{m_s} \times 100\%$$

重点小结

1. 电极电势除了决定于电对中氧化型或还原型物质的本性外，还受到浓度或气体的分压和温度的影响。能斯特方程提供了计算非标准状态下电极电势的依据。

2. 氧化型物质的浓度增大或还原型物质的浓度减小，则 φ 越大；反之亦然。酸度越高或 pH 越小，则 φ 越大；反之，酸度越低或 pH 越大，则 φ 越小。当电对中的氧化型或还原型物质发生沉淀反应时，都会引起它们的浓度发生变化，从而改变 φ 值。

3. 氧化还原滴定法是以氧化还原反应为基础的滴定分析方法，根据标准溶液类型，可分为高锰酸钾法、碘量法、亚硝酸钠法等；根据选用的指示剂不同，可分为自身指示剂法、专属指示剂法和其他氧化还原指示剂法。

4. 高锰酸钾法是以高锰酸钾为标准滴定溶液，自身为指示剂，以硫酸介质为滴定条件，适用于直接测定 $H_2C_2O_4$、H_2O_2 和 Fe^{2+} 的含量及间接测定 Ca^{2+} 的含量。过氧

化氢的含量为：$w_{H_2O_2} = \dfrac{\frac{5}{2}c_{KMnO_4}V_{KMnO_4}M_{H_2O_2} \times 10^{-3}}{m_s} \times 100\%$。常用基准物质草酸钠标定

高锰酸钾标准滴定溶液的浓度：$c_{KMnO_4} = \dfrac{\frac{2}{5}m_{Na_2C_2O_4} \times 10^3}{M_{Na_2C_2O_4}V_{KMnO_4}}$。

5. 直接碘量法以 I_2 为标准滴定溶液，滴定前加入淀粉指示剂，终点为蓝色出现，用于 $S_2O_3^{2-}$、维生素 C、SO_3^{2-} 的含量测定，常用基准物质 As_2O_3 标定碘标准滴定溶液的浓度：

$c_{I_2} = \dfrac{2m_{As_2O_3} \times 10^3}{M_{As_2O_3}V_{I_2}}$。间接碘量法以 $Na_2S_2O_3$ 为标准滴定溶液，近终点加入淀粉指示剂，直

至蓝色消失，标定 $Na_2S_2O_3$ 标准滴定溶液的浓度：$c_{Na_2S_2O_3} = \dfrac{6m_{K_2Cr_2O_7} \times 10^3}{M_{K_2Cr_2O_7}V_{Na_2S_2O_3}}$。

目标检测

一、单选题

1. 在氧化还原反应中作还原剂的标准溶液是（　　）。

A. 高锰酸钾　　　　　　B. 碘　　　　　　C. 硫代硫酸钠　　　　　　D. 碘化钾

2. 高锰酸钾应在（　　）介质中进行滴定分析。

A. 盐酸　　　　　　　　B. 草酸　　　　　　C. 硝酸　　　　　　D. 硫酸

3. 间接碘量法中加入淀粉指示剂的适宜时间是（　　）。

A. 滴定开始时　　　　　　　　　　B. 滴定至近终点时

C. 滴定至溶液变无色时　　　　　　D. 加过量碘化钾后加入

4. 标定高锰酸钾标准溶液常用的基准物质是（　　）。

A. NaCl　　　　　　B. $Na_2C_2O_4$　　　　　　C. Na_2CO_3　　　　　　D. ZnO

5. 标定高锰酸钾标准溶液的指示剂为（　　）。

A. 酸碱指示剂　　　　　　B. 吸附指示剂　　　　C. 自身指示剂　　　　D. 金属指示剂

6. 标定硫代硫酸钠时，重铬酸钾的物质的量与硫代硫酸钠的化学计量关系为（　　）。

A. 1 : 2　　　　　　B. 1 : 3　　　　　　C. 1 : 4　　　　　　D. 1 : 6

7. 在用 $KMnO_4$ 法测定 H_2O_2 含量时，（　　）存在可加快反应。

A. Mn^{2+}　　　　　　B. MnO_4^-　　　　　　C. SO_4^{2-}　　　　　　D. OH^-

8. 在酸性介质中，用 $KMnO_4$ 溶液滴定草酸盐溶液时，滴定应（　　）。

A. 像酸碱滴定那样快速进行　　　　B. 始终缓慢地进行

C. 在开始时缓慢，以后逐步加快，近终点时又减慢滴定速度

D. 开始时快，然后减慢

9. 当增加反应酸度时，氧化剂的电极电势会增大的是（　　）。

A. $K_2Cr_2O_7$　　　　　　B. I_2　　　　　　C. Fe^{3+}　　　　　　D. Cu^{2+}

10. 在酸性介质中，用 $KMnO_4$ 溶液滴定草酸盐溶液，滴定应（　　）。

A. 在室温下进行　　　　　　　　　B. 将溶液煮沸后即进行

C. 将溶液煮沸，冷至85℃进行　　　D. 将溶液加热到75～85℃时进行

11. 用 $KMnO_4$ 标准溶液测定 H_2O_2 时，滴定至粉红色为终点，滴定完成后5min发现溶液粉红色消失，其原因是（　　）。

A. H_2O_2 未反应完全　　　　　　　B. 实验室还原性气体使之褪色

C. $KMnO_4$ 部分生成了 MnO_2 　　　　　 D. $KMnO_4$ 标准溶液浓度太稀

12. 电极电势的大小与（　　　）无关。

A. 电极本身性质 　　　　　　　　　 B. 温度

C. 氧化型和还原型的浓度 　　　　　　 D. 化学方程式的书写

13. 在 $5Fe^{2+} \sim MnO_4^-$ 的计量关系中，高锰酸钾的基本单元为（　　　）。

A. $KMnO_4$ 　　　　 B. $\frac{1}{3}KMnO_4$ 　　　　 C. $\frac{1}{5}KMnO_4$ 　　　　 D. $\frac{1}{8}KMnO_4$

二、多选题

1. 基准物质草酸钠用于标定高锰酸钾标准溶液的浓度，不能作为控制溶液酸度的酸是（　　　）。

A. HCl 　　　　 B. HNO_3 　　　　 C. H_2SO_4 　　　　 D. HAc

E. HCN

2. 标定硫代硫酸钠时需用到的试剂是（　　　）。

A. KI 　　　　 B. $K_2Cr_2O_7$ 　　　 C. I_2 　　　　　　 D. 淀粉

E. 高锰酸钾

3. 关于维生素C含量的测定，叙述正确的是（　　　）。

A. 采用直接碘量法 　　　　　　　 B. 采用间接碘量法

C. 选用淀粉指示剂 　　　　　　　 D. 滴定至近终点时加入指示剂

E. 滴定开始时加入指示剂

4. 影响氧化还原反应速率的因素有（　　　）。

A. 反应的温度 　　　　　　　　　 B. 氧化还原反应的平衡常数

C. 反应物的浓度 　　　　　　　　 D. 催化剂

E. 压力

5. 高锰酸钾法可以直接滴定的物质为（　　　）。

A. $C_2O_4^{2-}$ 　　　　　 B. Fe^{2+} 　　　　 C. SO_3^{2-}

D. Ca^{2+} 　　　　　 E. Fe^{3+}

三、判断题

1. 标定 $KMnO_4$ 标准溶液的基准物是碳酸钠。（　　　）

2. 高锰酸钾是一种氧化剂，介质不同，其还原产物也不一样。（　　　）

3. 间接碘量法要求在暗处静置溶液，是为了防止 I^- 被氧化。（　　　）

4. 重铬酸钾可作基准物直接配成标准溶液。（　　　）

5. $KMnO_4$ 标准溶液要放在碱式滴定管中。（　　　）

四、填空题

1. 氧化型物质的浓度_____或还原型物质的浓度_____则 φ 越大，酸度越高或 pH 越小则 φ 越_____。

2. 直接碘量法是利用碘的_____，可直接测定_____的含量；间接碘量法是利用 KI 的_____，间接测定_____的含量。

3. 间接碘量法指示剂应在_____时加入。间接碘量法需在_____中进行操作，以免碘挥发。

五、计算题

1. 精密称定维生素C片剂 0.2027g，按《中国药典》（2025 年版）规定用 $0.1000 mol \cdot L^{-1} I_2$ 标准滴定溶液滴定至终点，消耗 22.89mL，每 1mL $0.1000 mol \cdot L^{-1} I_2$ 滴定液相当于 0.008806g 维生素C，求维生素C的含量。

2. 用吸量管吸取消毒液 25.00mL，置于 250mL 容量瓶中，加水至刻度，混匀。准确吸取

25.00mL，加 H_2SO_4 酸化，用 $0.02732mol \cdot L^{-1}$ $KMnO_4$ 标准溶液滴定至终点，消耗 35.86mL，计算消毒液中过氧化氢的含量 $\rho_{H_2O_2}$（$g \cdot L^{-1}$）。

3. 精密称定 $K_2Cr_2O_7$ 基准物质 0.1085g 于碘量瓶中，用纯化水溶解，在酸性溶液中加入过量的碘化钾，析出的碘立即用 $Na_2S_2O_3$ 标准滴定溶液滴定至近终点，消耗 21.68mL，计算 $Na_2S_2O_3$ 溶液的浓度。

第十四章 沉淀滴定法和重量分析法

学习目标

知识目标
1. 掌握溶度积与溶解度之间的关系、溶度积规则；银量法的基本原理、滴定条件及其应用。
2. 熟悉重量分析法的分类及晶形沉淀的沉淀条件；换算因数的计算。
3. 了解影响沉淀溶解平衡的因素；沉淀滴定法对沉淀反应的要求。

能力目标
1. 能通过溶度积规则判断沉淀的生成和溶解；判断浓度等因素对沉淀溶解平衡的影响。
2. 理解银量法的基本原理、滴定条件及其应用；会配制和标定银量法的标准溶液。

素质目标
通过学习银量法的基本原理有关知识，认识到三种不同指示剂的终点颜色变化不尽相同，激发求知欲望和探究精神，学会透过现象看本质。

案例导入

严谨治学，勇攀科学高峰——科学界的佼佼者莫尔

莫尔是19世纪中期德国科学家，他的爱好和研究领域非常广泛，主要从事物理学、化学、药学、气象学、地质学等方面的科学研究。在分析化学方面莫尔的研究十分突出，1855年出版了《化学分析滴定法教程》。沉淀滴定法之一的铬酸钾指示剂法又叫莫尔法，其俗名来源于分析化学家莫尔。除了莫尔滴定法外，以其名字命名的科学成果、器具等很多，如莫尔盐、莫尔弹簧、莫尔天平等。莫尔潜心研究，勇攀科学高峰，一生对科学作出了杰出的贡献，成为了科学界的佼佼者。

思政案例

问题讨论：你了解沉淀滴定法哪些类型吗？能说一说它们的滴定原理、条件吗？

沉淀滴定法是以沉淀反应为基础的一种滴定分析方法。产生沉淀的反应虽然很多，但只有少数的沉淀反应能满足定量分析的要求，因此，沉淀滴定法有一定的局限性。

第一节 沉淀溶解平衡

一、沉淀溶解平衡和溶度积常数

微课

1. 沉淀溶解平衡

任何难溶电解质在水溶液中总是或多或少地溶解，绝对不溶的物质是不存

沉淀溶解平衡

在的。例如，将氯化银固体投入水中，固体表面的 Ag^+ 和 Cl^- 在水分子的作用下，不断从固体表面溶解进入水中，形成水合离子，此即溶解过程。由于水合离子的热运动，当碰到固体时又会沉积于固体表面，此即沉淀过程。这是两个相反的过程，称为沉淀溶解过程，可表示为：

$$AgCl \underset{沉淀}{\overset{溶解}{\rightleftharpoons}} Ag^+ + Cl^-$$

当溶解的速率和沉淀的速率相等时，体系达到平衡状态，此时的溶液为饱和溶液，溶液中有关离子的浓度不再随时间而变化。

2. 溶度积常数

上述难溶电解质沉淀溶解平衡常数 K 可表示为：

$$K = \frac{[Ag^+][Cl^-]}{[AgCl]} \text{ 或 } K[AgCl] = [Ag^+][Cl^-]$$

式中，K 为常数，AgCl 的浓度 $[AgCl]$ 也视为固定值，所以 K 与 $[AgCl]$ 的乘积是一个常数，即溶度积常数，用 K_{sp} 表示，即

$$K_{sp} = K[AgCl] = [Ag^+][Cl^-]$$

对于一般的难溶电解质，其沉淀溶解平衡可表示为：

$$A_m B_n \rightleftharpoons m A^{n+} + n B^{m-}$$
$$K_{sp} = [A^{n+}]^m [B^{m-}]^n \tag{14-1}$$

K_{sp} 为溶度积常数，简称溶度积。它表示在一定的温度下，难溶电解质的饱和溶液中，各离子浓度幂的乘积为一常数。常见难溶电解质的溶度积常数 K_{sp}，可从附录三查表得到。

需要说明的是，K_{sp} 与其他化学平衡常数一样，只与难溶电解质的本性和温度有关，而与离子的浓度无关。

课堂互动

请写出难溶电解质 $BaSO_4$、$Mg(OH)_2$ 和 Ag_2CrO_4 的沉淀溶解平衡表达式及溶度积常数 K_{sp}。

3. 溶度积和溶解度之间的关系

溶度积与溶解度都可以用来表示物质的溶解能力，但它们两者之间既有联系又有区别，溶度积是指在一定温度下，难溶电解质的饱和溶液中，各离子浓度幂的乘积；而溶解度指摩尔溶解度，即在一定温度下，1L 饱和溶液中所含溶质的物质的量。假设难溶电解质 $A_m B_n$ 在一定温度下，其溶解度为 $S \text{ mol} \cdot L^{-1}$，根据难溶电解质沉淀溶解平衡表达式：

$$A_m B_n \rightleftharpoons m A^{n+} + n B^{m-}$$

平衡浓度 $\qquad\qquad\qquad S \qquad\qquad mS \qquad nS$

溶度积 $\qquad\qquad K_{sp} = [mS]^m [nS]^n = m^m n^n S^{(m+n)} \tag{14-2}$

对于 AB 型（$m=1$，$n=1$）的难溶电解质，如 AgCl、$BaSO_4$、FeS 等，溶度积与溶解度的换算关系为：

$$K_{sp} = S^2 \text{ 或 } S = \sqrt{K_{sp}} \tag{14-3}$$

对于 AB_2（$m=1$，$n=2$）或 A_2B 型（$m=2$，$n=1$）的难溶电解质，如 $Mg(OH)_2$、Ag_2CrO_4、PbI_2 等，溶度积与溶解度的换算关系为：

$$K_{sp} = 4S^3 \text{ 或 } S = \sqrt[3]{\frac{K_{sp}}{4}} \tag{14-4}$$

【例 14-1】 25℃时 AgCl 的溶解度为 $1.33 \times 10^{-5} \text{mol} \cdot L^{-1}$，求 AgCl 的溶度积。

解 因为 AgCl 属于 AB 型，所以 AgCl 的溶度积为：
$K_{sp} = S^2 = (1.33 \times 10^{-5})^2 = 1.77 \times 10^{-10}$

【例 14-2】 25℃时，Ag_2CO_3 的 K_{sp} 为 8.45×10^{-12}，求 Ag_2CO_3 的溶解度。

解 因为 Ag_2CO_3 属于 A_2B 型，所以 Ag_2CO_3 的溶解度为：

$$S = \sqrt[3]{\frac{K_{sp,Ag_2CO_3}}{4}} = \sqrt[3]{\frac{8.45 \times 10^{-12}}{4}} \text{ mol} \cdot \text{L}^{-1} = 1.28 \times 10^{-4} \text{ mol} \cdot \text{L}^{-1}$$

从上例可知，AgCl 比 Ag_2CO_3 的溶度积大，但 AgCl 的溶解度反而比 Ag_2CO_3 小。由此可见，溶度积大的难溶电解质其溶解度不一定也大，这与其类型有关。如属同种类型时，如 AgCl、AgBr、AgI 都属 AB 型，可直接用 K_{sp} 的数值大小来比较它们溶解度的大小；但属不同类型时，如 AgCl 是 AB 型，Ag_2CO_3 是 A_2B 型，其溶解度的相对大小需经计算才能进行比较。需要注意的是，上述换算方法仅适用于溶液中不发生副反应或副反应程度不大的难溶电解质。

🔄 课堂互动

已知 AgCl、Ag_2CrO_4 的 K_{sp} 分别为 1.77×10^{-10} 和 1.12×10^{-12}，你能根据 AgCl 和 Ag_2CrO_4 的 K_{sp}，比较它们的溶解度大小吗？

二、溶度积规则

难溶电解质溶液在任何状态下，有关离子浓度幂次方的乘积称为离子积，用符号 Q_c 表示：

$$A_mB_n \Longrightarrow mA^{n+} + nB^{m-}$$

$$Q_c = c_{A^{n+}}^m \cdot c_{B^{m-}}^n \tag{14-5}$$

Q_c 和 K_{sp} 的表达式一样，但 Q_c 是表示任何状态下的有关离子浓度方次的乘积；而 K_{sp} 仅表示达到沉淀溶解平衡时有关离子浓度方次的乘积，两者有本质的区别。在任何给定的难溶电解质溶液中，Q_c 与 K_{sp} 的关系称为溶度积规则，有下列三种情况：

① $Q_c > K_{sp}$ 时，为过饱和溶液，有沉淀析出，直至溶液饱和，所以 $Q_c > K_{sp}$ 是沉淀生成的条件。

② $Q_c = K_{sp}$ 时，为饱和溶液，处于沉淀溶解动态平衡状态。

③ $Q_c < K_{sp}$ 时，为不饱和溶液，无沉淀析出，若体系中有固体存在，固体将溶解直至饱和。所以 $Q_c < K_{sp}$ 是沉淀溶解的条件。

以上是难溶电解质多相离子平衡移动规律的总结。据此可以判断体系中是否有沉淀生成或溶解，也可以控制离子的浓度，使沉淀生成或使沉淀溶解。

三、影响沉淀溶解平衡的因素

(一) 沉淀的生成

根据溶度积规则，在难溶电解质溶液中，如果 $Q_c > K_{sp}$ 就会有沉淀析出，这是生成沉淀的必要条件。

1. 单一离子的沉淀

【例 14-3】 25℃时，50mL $0.01\text{mol} \cdot \text{L}^{-1}$ $BaCl_2$ 溶液和 30mL $0.02\text{mol} \cdot \text{L}^{-1}$ Na_2SO_4 溶液混合后，是否会产生 $BaSO_4$ 沉淀？

解 混合后各离子浓度为：

$$c_{Ba^{2+}} = \frac{0.01 \times 50}{50 + 30} \text{mol} \cdot \text{L}^{-1} = 0.00625 \text{mol} \cdot \text{L}^{-1}$$

$$c_{SO_4^{2-}} = \frac{0.02 \times 30}{50 + 30} \text{mol} \cdot \text{L}^{-1} = 0.0075 \text{mol} \cdot \text{L}^{-1}$$

$$Q_c = c_{Ba^{2+}} c_{SO_4^{2-}} = 0.00625 \times 0.0075 = 4.69 \times 10^{-5}$$

$$Q_c > K_{sp, BaSO_4} = 1.07 \times 10^{-10}, \text{ 所以有 } BaSO_4 \text{ 沉淀生成。}$$

由于没有绝对不溶于水的物质，所以任何一种沉淀的析出，实际上都不是绝对完全的，因为溶液中沉淀溶解平衡总是存在，即溶液中总会含有极少量的待沉淀的离子残留。一般当残留在溶液中的某种离子浓度小于 $10^{-5} \text{mol} \cdot L^{-1}$ 时，就可认为这种离子沉淀完全了。

用沉淀反应来分离溶液中的某种离子时，要使离子沉淀完全，一般应采取以下几种措施：

（1）选择适当的沉淀剂，使沉淀的溶解度尽可能小。例如，Ca^{2+} 可以沉淀为 $CaSO_4$ 和 CaC_2O_4，它们的 K_{sp} 分别为 7.10×10^{-5} 和 2.34×10^{-9}，它们都属同类型的难溶电解质，因此，常选用 $C_2O_4^{2-}$ 作为 Ca^{2+} 的沉淀剂，从而可使 Ca^{2+} 沉淀得更加完全。

（2）可加入适当过量的沉淀剂。这实际上是根据同离子效应，加入过量的沉淀剂使沉淀更加完全。但沉淀剂的用量不是越多越好，在分析化学中一般沉淀剂过量 $20\% \sim 50\%$，否则就会引起其他效应（盐效应、配位效应）等。

（3）某些离子沉淀时，还必须控制溶液的 pH 值，才能确保沉淀完全。在化学试剂生产中，控制 Fe^{3+} 的含量是衡量产品质量的重要标志之一，要除去 Fe^{3+}，一般都要控制溶液的 pH，使 Fe^{3+} 生成 $Fe(OH)_3$ 沉淀。

2. 分步沉淀

如果溶液中同时含有几种离子，当加入某一种沉淀剂时，可与多种离子发生沉淀反应，离子积先达到溶度积的先生成沉淀，后达到的后生成沉淀。这种由于溶度积的不同和溶液中实际离子浓度的不同而先后生成沉淀的现象称为分步沉淀。

【例 14-4】 在 Cl^- 和 I^- 浓度均为 $0.01 \text{mol} \cdot L^{-1}$ 的混合液中，逐滴加入 $AgNO_3$ 溶液，分别生成 AgI 和 $AgCl$ 沉淀，计算生成 AgI 和 $AgCl$ 沉淀时，所需 Ag^+ 浓度各为多少。（$AgCl$ 的 $K_{sp} = 1.77 \times 10^{-10}$，$AgI$ 的 $K_{sp} = 8.51 \times 10^{-17}$）

解 假设生成 $AgCl$、AgI 沉淀时所需 Ag^+ 浓度分别为 c_1、c_2，则：

$$c = \frac{K_{sp, AgCl}}{c_{Cl^-}} = \frac{1.77 \times 10^{-10}}{0.01} \text{mol} \cdot L^{-1} = 1.77 \times 10^{-8} \text{mol} \cdot L^{-1}$$

$$c_2 = \frac{K_{sp, AgI}}{c_{I^-}} = \frac{8.51 \times 10^{-17}}{0.01} \text{mol} \cdot L^{-1} = 8.51 \times 10^{-15} \text{mol} \cdot L^{-1}$$

可见，对于同一类型的难溶电解质，其 K_{sp} 越小，沉淀所需的 Q_c 也就越小，该难溶电解质也就越先生成沉淀。

课堂互动

在浓度均为 $0.10 \text{mol} \cdot L^{-1} Cl^-$ 和 CrO_4^{2-} 的溶液中，逐滴加入 $AgNO_3$ 溶液，你能判断哪种离子先生成沉淀吗？

（二）沉淀的溶解

根据溶度积规则，沉淀溶解的必要条件是使 $Q_c < K_{sp}$。因此，只要降低溶液中某种离子的浓度，就可使沉淀溶解。

1. 生成弱电解质使沉淀溶解

例如，$Mg(OH)_2$ 等难溶氢氧化物能溶于酸或铵盐中，$Mg(OH)_2$ 产生溶解。

$$\overset{\text{沉淀溶解}}{\longrightarrow}$$

$$Mg(OH)_2(s) \Longleftrightarrow Mg^{2+}(aq) + 2OH^-(aq)$$
$$+$$
$$2HCl(aq) \longrightarrow 2Cl^- + 2H^+$$
$$\Updownarrow$$
$$2H_2O$$

总反应为：$Mg(OH)_2(s) + 2H^+ \Longleftrightarrow Mg^{2+} + 2H_2O$

$$\overset{\text{沉淀溶解}}{\longrightarrow}$$

$$Mg(OH)_2(s) \Longleftrightarrow Mg^{2+}(aq) + 2OH^-(aq)$$
$$+$$
$$2NH_4Cl(aq) \longrightarrow 2Cl^- + 2NH_4^+$$
$$\Updownarrow$$
$$2NH_3 \cdot H_2O$$

总反应：$Mg(OH)_2(s) + 2NH_4^+ \Longleftrightarrow Mg^{2+} + 2NH_3 \cdot H_2O$

反应生成弱电解质 H_2O 或 $NH_3 \cdot H_2O$，从而大大降低了 OH^- 的浓度，致使 $Mg(OH)_2$ 的 $Q_c < K_{sp}$，$Mg(OH)_2$ 沉淀溶解。只要加入足够量的酸或铵盐，可使沉淀全部溶解。$Al(OH)_3$、$Fe(OH)_3$ 等溶解度很小的氢氧化物则难溶于铵盐而只能溶于酸中。

碳酸盐、亚硫酸盐和某些硫化物等难溶盐，溶于强酸生成微溶的气体而使沉淀溶解。例如：

$$\overset{\text{沉淀溶解}}{\longrightarrow}$$

$$CaCO_3(s) \Longleftrightarrow Ca^{2+}(aq) + CO_3^{2-}(aq)$$
$$+$$
$$2HCl(aq) \longrightarrow 2Cl^- + 2H^+$$
$$\Updownarrow$$
$$H_2CO_3$$
$$H_2CO_3 \longrightarrow H_2O + CO_2 \uparrow$$

总反应为：$CaCO_3(s) + 2H^+ \Longleftrightarrow Ca^{2+} + H_2O + CO_2 \uparrow$

CO_3^{2-} 与 H^+ 结合生成 H_2CO_3，并分解为 H_2O 和 CO_2，从而降低了 CO_3^{2-} 的浓度，致使 $CaCO_3$ 的 $Q_c < K_{sp}$，$CaCO_3$ 沉淀溶解。

2. 利用氧化还原反应使沉淀溶解

加入氧化剂或还原剂，使某离子发生氧化还原反应，使沉淀溶解。例如，加入稀 HNO_3 将 CuS 中的 S^{2-} 氧化成 S，从而降低 S^{2-} 的浓度，使 CuS 的 $Q_c < K_{sp}$，CuS 沉淀溶解。

$$\overset{\text{沉淀溶解}}{\longrightarrow}$$

$$3CuS(s) \Longleftrightarrow 3Cu^{2+}(aq) + 3S^{2-}(aq)$$
$$+$$
$$8HNO_3(aq) \longrightarrow 8H^+ + 8NO_3^-$$
$$\Updownarrow$$
$$6NO_3^- + 3S \downarrow + 2NO \uparrow + 4H_2O$$

总反应为：$3CuS(s) + 8HNO_3 \Longleftrightarrow 3Cu(NO_3)_2 + 3S \downarrow + 2NO \uparrow + 4H_2O$

3. 利用生成配离子使沉淀溶解

配位作用作为沉淀溶解平衡的副反应，对于难溶电解质溶解度的影响是非常明显的。例如，在银的卤化物中因加入配位剂 NH_3 而使沉淀溶解平衡转化为配位解离平衡，生成稳定的配合物，使沉淀溶解。例如，AgCl 沉淀溶于氨水中，使 AgCl 沉淀的 $Q_c < K_{sp}$，AgCl 沉淀溶解。

$$AgCl(s) \xrightarrow{\text{沉淀溶解}} Ag^+ (aq) + Cl^- (aq)$$
$$+$$
$$2NH_3$$
$$\Updownarrow$$
$$[Ag(NH_3)_2]^+$$

总反应为：$AgCl(s) + 2NH_3 \rightleftharpoons [Ag(NH_3)_2]^+ + Cl^-$

（三）沉淀的转化

在含有 $PbSO_4$ 沉淀的溶液中，加入 Na_2S 溶液后，$PbSO_4$ 沉淀的 $Q_c < K_{sp}$，可观察到 $PbSO_4$ 白色沉淀溶解，转变为 PbS 黑色沉淀析出。

$$PbSO_4(s) \xrightarrow{\text{沉淀溶解}} Pb^{2+}(aq) + SO_4^{2-}(aq)$$
$$+$$
$$Na_2S \longrightarrow S^{2-} + 2Na^+$$
$$\Updownarrow$$
$$PbS \downarrow$$

总反应为：$PbSO_4(s) + S^{2-} \rightleftharpoons PbS \downarrow + SO_4^{2-}$

上述反应能够发生，是由于生成了更难溶的 PbS 沉淀，降低了溶液中的 Pb^{2+} 浓度，破坏了 $PbSO_4$ 的沉淀溶解平衡，使 $PbSO_4$ 沉淀转化为 PbS 沉淀。像这种由一种难溶电解质借助于某一试剂的作用，转变为另一种难溶电解质的过程叫沉淀的转化。

第二节 沉淀滴定法

目前沉淀滴定法广泛采用生成难溶性银盐的反应：
$$Ag^+ + X^- \longrightarrow AgX \downarrow$$
（X^- 代表 Cl^-、Br^-、I^-、CN^-、SCN^- 等）

这种以生成难溶性银盐为基础的沉淀滴定法称为银量法，根据所选指示剂的不同，银量法可分为莫尔法、佛尔哈德法和法扬斯法等。

一、银量法的基本原理

（一）莫尔法

1. 基本原理

莫尔（Mohr）法又称铬酸钾（K_2CrO_4）指示剂法，该法是在中性或弱碱性溶液中，以铬酸钾作指示剂，用 $AgNO_3$ 标准滴定溶液直接滴定，测定含 Cl^- 或 Br^- 卤化物含量的银量法。滴定 Cl^- 时，由于 AgCl 的溶解度小于 Ag_2CrO_4 的溶解度，首先析出 AgCl 白色沉淀，当 Cl^- 被 Ag^+ 定量沉淀完全后，稍过量的 Ag^+ 与 CrO_4^{2-} 生成砖红色沉淀，从而指示滴定终点。滴定反应如下：

银量法的基本原理

终点前：$Ag^+ + Cl^- \Longrightarrow AgCl \downarrow$ （白色）　　　$K_{sp,AgCl} = 1.77 \times 10^{-10}$

终点时：$2Ag^+ + CrO_4^{2-} \Longrightarrow Ag_2CrO_4 \downarrow$ （砖红色）　　$K_{sp,Ag_2CrO_4} = 1.12 \times 10^{-12}$

2. 滴定条件

（1）**指示剂的用量**　莫尔法是以 Ag_2CrO_4 砖红色沉淀的出现来判断滴定终点的，如果 K_2CrO_4 的浓度过大，终点将提前出现；浓度过小，滴定终点将拖后，均影响滴定的准确度。实验证明，K_2CrO_4 的浓度以 $0.005\,mol \cdot L^{-1}$ 为宜。

（2）**溶液的 pH**　莫尔法只适用于在中性或弱碱性（pH＝6.5～10.5）条件下进行，在酸性溶液中，Ag_2CrO_4 将会溶解。

$$Ag_2CrO_4 + H^+ \Longrightarrow 2Ag^+ + HCrO_4^-$$

$$2HCrO_4^- \Longrightarrow Cr_2O_7^{2-} + H_2O$$

而在强碱性溶液中，Ag^+ 会生成 Ag_2O 沉淀。

$$Ag^+ + OH^- \Longrightarrow AgOH \downarrow$$

$$2AgOH \longrightarrow Ag_2O \downarrow + H_2O$$

如果待测液碱性太强，可加入 HNO_3 中和，酸性太强可加入硼砂或碳酸氢钠中和。

（3）**滴定不能在氨溶液中进行**　因为 AgCl 和 Ag_2CrO_4 都可与 NH_3 生成 $[Ag(NH_3)_2]^+$ 而溶解，如果溶液中有氨存在时，必须先用酸中和。当有铵盐存在时，如果溶液的碱性较强，也会增大氨的浓度，因此，当有铵盐存在时，溶液的 pH 宜控制在 6.5～7.5。

3. 应用范围

莫尔法只适用于测定含 Cl^- 和 Br^- 的卤化物。测定时，溶液中不能有 Pb^{2+}、Ba^{2+}、Hg^{2+} 等阳离子和 PO_4^{3-}、AsO_4^{3-} 等阴离子存在，否则干扰测定。由于 AgCl 和 AgBr 分别对 Cl^- 和 Br^- 有吸附作用，因此在滴定过程中要充分振荡溶液，才不致影响测定的准确度。需要注意的是，不能用含 Cl^- 的标准滴定溶液滴定 Ag^+，因为加入 K_2CrO_4 指示剂后会析出 Ag_2CrO_4 沉淀，在滴定过程中 Ag_2CrO_4 转化为 AgCl 较慢，滴定误差较大。此法不适合测定 Ag^+、I^- 和 SCN^- 等，因为 AgI 和 AgSCN 沉淀有很强的吸附作用，致使终点变化不明显，影响测定结果的准确度。

（二）佛尔哈德法

佛尔哈德（Volhard）法又称铁铵矾 $[NH_4Fe(SO_4)_2 \cdot 12H_2O]$ 指示剂法，该法是在强酸性介质中，以铁铵矾作指示剂，用 NH_4SCN 或 $AgNO_3$ 为标准滴定溶液，测定 Ag^+、Cl^-、Br^-、I^-、SCN^- 含量的银量法。根据滴定方式分为直接滴定法和返滴定法。

1. 直接滴定法

（1）**基本原理**　在酸性溶液中，以铁铵矾作指示剂，用 NH_4SCN 为标准滴定溶液，直接滴定 Ag^+。在滴定过程中，先析出 AgSCN 白色沉淀，到达化学计量点时，微过量的 SCN^- 与 Fe^{3+} 生成红色的 $[FeSCN]^{2+}$，指示滴定到达终点。滴定反应如下：

终点前：$Ag^+ + SCN^- \Longrightarrow AgSCN \downarrow$ （白色）

终点时：$Fe^{3+} + SCN^- \Longrightarrow [FeSCN]^{2+}$ （红色）

（2）**滴定条件**　滴定过程中，不断有 AgSCN 沉淀形成，AgSCN 沉淀具有强烈的吸附作用，部分 Ag^+ 被吸附在其表面上，使终点提前出现，产生误差。所以在滴定时，必须充分摇动溶液，使被吸附的 Ag^+ 能够及时释放出来。

（3）**适用范围**　直接滴定法可测定 Ag^+ 含量等。

2. 返滴定法（又称剩余回滴法）

（1）**基本原理**　在含有 X^- 的硝酸溶液中，加入定量过量的 $AgNO_3$ 标准滴定溶液，X^- 首先生成 AgX 沉淀，再加入铁铵矾指示剂，用 NH_4SCN 标准滴定溶液滴定过量的

$AgNO_3$，到达化学计量点时，微过量的 SCN^- 与 Fe^{3+} 生成红色的 $[FeSCN]^{2+}$，指示滴定到达终点。滴定反应如下：

终点前：Ag^+（过量）$+X^- \rightleftharpoons AgX\downarrow$

Ag^+（剩余）$+SCN^- \rightleftharpoons AgSCN\downarrow$（白色）

终点时：$Fe^{3+}+SCN^- \rightleftharpoons [FeSCN]^{2+}$（红色）

（2）滴定条件 ①滴定应在酸性（硝酸）溶液中进行。一方面可以阻止 Fe^{3+} 的水解进行，同时也可以消除 PO_4^{3-}、CO_3^{2-}、S^{2-} 等阴离子对 Ag^+ 的干扰以及 Ba^{2+}、Pb^{2+} 等阳离子对 CrO_4^{2-} 的干扰。②测定氯化物时，近终点时应避免用力振摇，以防止沉淀的转化。当滴定到达终点时，溶液中同时存在 $AgCl$ 和 $AgSCN$ 难溶性银盐沉淀，而 $AgSCN$ 的溶解度（$1.00\times10^{-6}\,mol\cdot L^{-1}$）小于 $AgCl$ 的溶解度（$1.33\times10^{-5}\,mol\cdot L^{-1}$）。若用力振摇，将使 $AgCl$ 沉淀转化为 $AgSCN$ 沉淀，反应式为：

$$AgCl \rightleftharpoons Ag^+ + Cl^-$$
$$+$$
$$[FeSCN]^{2+} \rightleftharpoons SCN^- + Fe^{3+}$$
$$\Big\downarrow$$
$$AgSCN\downarrow（白色）$$

沉淀的转化降低了溶液中 SCN^- 的浓度，已生成的 $[FeSCN]^{2+}$ 将发生分解，使红色褪去。在化学计量点时要出现持久的红色，必须继续滴加过多的 NH_4SCN 标准滴定溶液。这样会造成较大的滴定误差。因此，用返滴法测定氯化物时，宜将生成的 $AgCl$ 沉淀滤出，再用 NH_4SCN 标准滴定溶液滴定滤液。还可以用 NH_4SCN 标准滴定溶液回滴，向待测 Cl^- 的溶液中加入 $1\sim2mL$ 的硝基苯或异戊醇等有机溶剂，并强烈振摇，使硝基苯或异戊醇包裹在 $AgCl$ 的沉淀表面上，减少 $AgCl$ 沉淀与溶液中的 SCN^- 的接触，防止沉淀转化。但在测定 Br^- 或 I^- 时，由于生成的 $AgBr$ 和 AgI 的溶度积小于 $AgSCN$ 的溶度积，不会发生沉淀转化，不必滤去沉淀或加入硝基苯。③测定碘化物时，应先加入定量过量的 $AgNO_3$ 标准滴定溶液，再加入铁铵矾指示剂。否则 Fe^{3+} 氧化 I^- 发生如下反应，影响测定结果的准确度。

$$2Fe^{3+}+2I^- \rightleftharpoons 2Fe^{2+}+I_2$$

（3）适用范围 用于测定 Cl^-、Br^-、I^-、CN^-、SCN^- 等离子。

课堂互动

请想一想若溶液中含有 CO_3^{2-}、Cl^-，测定 Cl^- 含量用哪种方法？能否用莫尔法？

拓展阅读 》》》 法扬斯法测定卤化物的含量

微课
吸附指示剂法

法扬斯（Fajans）法又称吸附指示剂法。该法是用 $AgNO_3$ 作标准滴定溶液，吸附指示剂确定滴定终点，用于测定卤化物含量的银量法。

（1）基本原理 吸附指示剂是一种有机染料，在溶液中解离出的离子呈现一种颜色，当被带相反电荷的胶粒沉淀吸附后，产生另一种有色的吸附化合物，而指示滴定终点。例如，用 $AgNO_3$ 标准滴定溶液滴定 Cl^- 时，用荧光黄（$pK_a=8$）作指示剂。荧光黄指示剂是一种有机弱酸，用 HFI 表示，它在溶液中解离出黄绿色的 FI^-：

$$HFI \rightleftharpoons H^+ + FI^- \text{（黄绿色）}$$

AgCl 溶胶沉淀具有强烈的吸附作用，能够选择性地吸附溶液中的离子。化学计量点前，溶液中 Cl^- 过量，AgCl 沉淀吸附 Cl^- 带负电，因此，荧光黄阴离子在溶液中呈黄绿色。滴定进行到化学计量点后，AgCl 沉淀吸附 Ag^+ 带正电荷，此时溶液中 FI^- 被吸附，溶液颜色由黄绿色变为淡红色，指示滴定终点到达。滴定过程为：

终点前（AgCl）$Cl^- + FI^-$（黄绿色）$\rightleftharpoons$（AgCl）$Ag^+ + FI^-$（淡红色）终点后

（2）滴定条件 ①滴定前应将溶液稀释并加入糊精、淀粉等亲水性高分子化合物。吸附指示剂颜色的变化发生在沉淀表面。因此，滴定前应将溶液稀释并加入糊精、淀粉等亲水性高分子化合物保护胶体，尽可能使卤化银沉淀呈胶体状态，具有较大的比表面积，使滴定终点变化明显。同时应避免大量中性盐的存在，以防止胶体的凝聚。②溶液的 pH 应适当。吸附指示剂大多数为有机弱酸或弱碱，起指示作用的是阴离子。因此，溶液的 pH 应控制在使指示剂呈阴离子状态。即解离常数小的吸附指示剂，溶液的 pH 偏高；解离常数大的吸附指示剂，溶液的 pH 偏低。③滴定过程要避免强光。卤化银沉淀对光敏感，易分解析出金属银使沉淀变为灰黑色，影响滴定终点的观察。因而滴定过程要避免强光。④指示剂吸附性能要适中。胶体微粒对指示剂的吸附能力略小于对待测离子的吸附能力，否则指示剂将在化学计量点前变色，滴定终点提前，产生负误差。如果指示剂吸附能力太小，计量点后不能立即变色，又将使颜色变化不敏锐。滴定终点推迟，产生正误差。常用的吸附指示剂见表 14-1。

表 14-1 常用的吸附指示剂

指示剂	待测离子	滴定液	适用 pH 范围
荧光黄	Cl^-	Ag^+	7～10
二氯荧光黄	Cl^-	Ag^+	4～6
曙红	Br^-、I^-、SCN^-	Ag^+	2～10
甲基紫	SO_4^{2-}、Ag^+	Ba^{2+}、Cl^-	1.5～3.5 酸性溶液
橙黄素Ⅳ 氨基苯磺酸 溴酚蓝	Cl^-、I^- 混合液及生物碱盐类	Ag^+	微酸性
二甲基二碘荧光黄	I^-	Ag^+	中性

卤化银对卤素离子和几种吸附指示剂的吸附能力的次序如下：

$I^- >$ 二甲基二碘荧光黄 $> Br^- >$ 曙红 $> Cl^- >$ 荧光黄

（3）适用范围 用于 Cl^-、Br^-、I^-、SO_4^{2-}、SCN^- 和 Ag^+ 等离子的测定。

二、银量法的标准滴定溶液的配制与标定

$AgNO_3$ 标准滴定溶液的配制和标定：将分析纯 $AgNO_3$ 在 280℃下干燥 1～2h，可用直接法配制。一般纯度的 $AgNO_3$ 采用间接法配制，用基准物质 NaCl 标定。由于 NaCl 易吸潮，使用前应在 500℃左右的温度下干燥。使用与测定样品时的相同方法标定溶液，以消除系统误差。$AgNO_3$ 见光易分解，固体和配制后的标准滴定溶液都应贮存在棕色瓶内，硝酸

银标准滴定溶液存放一段时间后要重新标定。

NH_4SCN 标准滴定溶液的配制和标定：NH_4SCN 试剂往往含有杂质，并且容易吸潮，只能用间接法配制，以铁铵矾 $[NH_4Fe(SO_4)_2 \cdot 12H_2O]$ 作指示剂，用 $AgNO_3$ 标准滴定溶液对 KSCN（或 NH_4SCN）进行标定。

三、沉淀滴定法的应用实例

1. 莫尔法测定可溶性氯化物中氯的含量

准确称取可溶性氯化物 mg，将其溶解后，用 250mL 容量瓶定容。准确移取 25.00mL 该溶液于锥形瓶中，再加入 5％K_2CrO_4 指示剂 1mL，以 $AgNO_3$ 标准滴定溶液滴定，至显砖红色，强烈振荡后也不褪色即为终点。可溶性氯化物中氯的含量可按下式计算：

$$w_{Cl^-} = \frac{c_{AgNO_3} V_{AgNO_3} \times 10^{-3} \times M_{Cl^-}}{\dfrac{25.00}{250} \times m_s}$$

2. 佛尔哈德法测定盐酸甲基苄肼片的含量

盐酸甲基苄肼化学名为 N-异丙基-对（2-甲基肼基）甲苯酰胺盐酸盐，结构式如下：

$$(CH_3)_2NHC \overset{O}{\|} \text{—} CH_2NHNHCH_3 \cdot HCl$$

滴定反应为：

终点前：$Ag^+ + Cl^- \Longrightarrow AgCl \downarrow$

终点时：$Fe^{3+} + SCN^- \Longrightarrow [FeSCN]^{2+}$（红色）

盐酸甲基苄肼片含量的测定用佛尔哈德法（铁铵矾指示剂法）：取本品 15 片（50mg/片），除去肠溶衣后，研细，精密称取适量（约相当于盐酸丙卡巴肼 0.25g），加水 50mL 溶解后，加硝酸 3mL，加入 $0.1mol \cdot L^{-1} AgNO_3$ 标准滴定溶液 20.00mL，再加硝基苯约 3mL，用力振摇后，加铁铵矾指示剂 2mL，用 $0.1mol \cdot L^{-1} NH_4SCN$ 标准滴定溶液滴定至红色即为终点。并将滴定结果用空白实验校正。$C_{12}H_{19}N_3O \cdot HCl$ 含量可按下式计算：

$$w_{C_{12}H_{19}N_3O \cdot HCl} = \frac{\text{平均每片被测成分的实测质量}}{\text{每片被测成分的标示质量}} \times 100\%$$

平均每片被测成分的含量

$$= \frac{(c_{AgNO_3} V_{AgNO_3} - c_{NH_4SCN} V_{NH_4SCN}) M_{C_{12}H_{19}N_3O \cdot HCl} \times 10^{-3}}{\text{样品质量}} \times \text{平均片重}$$

第三节　重量分析法

重量分析法是通过用适当方法将试样中待测组分与其他组分分离，转化为一定的称量形式，恒重、称量，从而确定被测组分含量的一种定量分析方法。恒重是指经两次干燥或灼烧处理后，称量形式的两次称量所得质量之差小于 0.3mg。

重量分析法是直接用分析天平精密称量，分析过程中一般不需要标准试样或基准物质进行比较，因此，具有较高的准确度，相对误差不大于 0.1％～0.2％，是一种经典的定量分析方法。此方法适用于含量＞1％的常量组分分析，用分析天平称量，无容量器皿所引入的误差，准确度高，但操作烦琐、耗时费力，不适用于快速分析，也不适用于微量和痕量组分分析，因而逐渐被其他方法所代替。但目前一些分析检验仍采用重量分析法，例如，对一般试样中的水分测定，中草药灰分、药典中某些药物的含量测定，检查一些药品中的水中不溶物、炽灼残渣、干燥失重等。重量分析法包括分离和称量两个过程，根据待测组分与试样中其他成分分离方法的不同，可分为挥发法、萃取法、沉淀法等，在药物分析检验中经常使用。

一、挥发法

挥发法又称气化法，是利用试样中待测物质的挥发性，通过加热或其他方法使待测组分挥发除去，根据试样质量的减少，或者是用适当的吸收剂吸收挥发性的待测组分，根据吸收剂质量的增加来计算待测组分的含量。例如，要测定 $BaCl_2 \cdot 2H_2O$ 中结晶水的含量，可称取一定量的氯化钡试样加热，使水分逸出后，再称量，根据试样加热前后的质量差，计算 $BaCl_2 \cdot 2H_2O$ 试样中结晶水的含量。挥发法只适用于测定可以挥发的物质。根据称量对象的不同，挥发法可分为直接法和间接法。将待测组分与其他组分分离后，如果称量的是待测组分或其衍生物称为直接法；将待测组分与其他组分分离后，如果通过称量其他组分，测定试样中重量的减少求待测组分的含量称为间接法。

二、萃取法

萃取法是利用待测组分的溶解特性，将待测组分用萃取剂萃取使之与其他组分分离，再将萃取剂蒸干，称量干燥萃取物的质量，根据干燥物的质量计算待测组分的含量。萃取剂直接从固体粉末样品中萃取待测组分，称为液-固萃取；将试样制成溶液，再选择合适的萃取剂进行萃取，称为液-液萃取。

三、沉淀法

沉淀法是利用试剂与待测组分发生沉淀反应，生成难溶化合物沉淀析出，经过分离、洗涤、过滤、烘干或灼烧后，得到一种纯净、稳定的物质形式（称量形式），称得沉淀的质量从而计算出待测组分的含量。沉淀形式和称量形式的化学组成可以相同，也可以不同。以测定 SO_4^{2-} 或 Ca^{2+} 的含量为例。

$$试样 \xrightarrow{溶解} SO_4^{2-} \xrightarrow{沉淀剂} \underset{(沉淀形式)}{BaSO_4 \downarrow} \xrightarrow{过滤、洗涤\quad 800℃灼烧} \underset{(称量形式)}{BaSO_4 \downarrow}$$

$$试样 \xrightarrow{溶解} C_2O_4^{2-} \xrightarrow{沉淀剂} \underset{(沉淀形式)}{CaC_2O_4 \cdot H_2O} \xrightarrow{过滤、洗涤\quad 800℃灼烧} \underset{(称量形式)}{CaO \downarrow}$$

用 $BaSO_4$ 沉淀法测定 SO_4^{2-} 沉淀形式和称量形式都是 $BaSO_4$，两者相同；但用 CaC_2O_4 沉淀法测定 Ca^{2+} 时，沉淀形式是 $CaC_2O_4 \cdot H_2O$，经灼烧后称量形式为 CaO，沉淀形式和称量形式两者不同。

1. 对沉淀的要求

应用沉淀法时应注意：①沉淀反应要完全，形成沉淀的溶解度要小；②对沉淀形式的要求是溶解度小，纯净，易过滤洗涤，易转化为称量形式，对称量形式的要求组成固定，化学稳定性高，分子量大；③沉淀反应后分离出的沉淀形式与干燥恒重后的称量形式之间的差异影响；④沉淀剂用量的影响；⑤沉淀称量形式的热稳定性对分析结果的影响。

实际分析中，选择合适的沉淀剂、掌握正确的沉淀条件，才能达到沉淀的要求。

2. 沉淀的条件

为了得到准确的分析结果，要求沉淀完全、纯净，并且易于过滤、洗涤。因此，必须根据沉淀的性质和形态，选择合适的沉淀条件。

（1）晶形沉淀的沉淀条件

① 沉淀反应在稀溶液中进行，并加入沉淀剂的稀溶液。

② 沉淀作用在热溶液中进行，可以使沉淀的溶解度增加，降低相对过饱和度，有利于晶核成长为大颗粒晶体，减少杂质的吸附作用。

③ 在不断搅拌下缓慢地加入沉淀剂，这样可以防止局部溶液过浓现象，降低沉淀剂离子在整体或局部溶液中的过饱和度，得到大颗粒且纯净的沉淀。

④ 沉淀析出完毕，让初生的沉淀与母液共同放置一段时间，这一过程称为陈化。陈化能使细小晶粒溶解消失，而沉淀颗粒不断长大。

（2）无定形沉淀的沉淀条件　无定形沉淀的溶解度一般很小，沉淀中相对过饱和度较大，很难通过减小溶液的相对过饱和度来改变沉淀的性质。无定形沉淀颗粒微小，比表面积大，体积庞大，结构紧密，吸附杂质多，易胶溶，难于过滤和洗涤。所以，无定形沉淀主要是设法破坏胶体，防止胶溶，加速沉淀凝聚。

① 沉淀反应在较浓的溶液中进行，加入沉淀剂的速度也可以适当加快，这样得到的沉淀水量少，体积小，结构较紧密。

② 沉淀作用在热溶液中进行，可以防止胶体的生成，减少沉淀表面对杂质的吸附。

③ 溶液中加入适当的电解质，以防止胶体溶液的生成。降低水合程度，使胶体颗粒凝聚。

④ 趁热过滤，不必陈化，否则无定形沉淀因放置后，吸附的杂质难以洗去。

3. 分析结果的计算

沉淀经过滤、洗涤、干燥或灼烧处理后，得到符合称量形式要求的沉淀形式，用分析天平准确称重，最后根据称量形式的质量计算待测组分的含量。试样中待测组分含量按下式计算：

$$w_{待测组分} = \frac{称量形式的质量 \times 换算因数}{试样的质量} \times 100\% \tag{14-6}$$

换算因数（或称化学因数）是一个常数，用 F 表示。它的意义是 1g 称量形式的沉淀相当于待测组分的克数。

$$F = \frac{a \times 待测组分的摩尔质量}{b \times 称量形式的摩尔质量} \tag{14-7}$$

式中，a、b 为待测组分和称量形式的系数，乘以系数后使得分子与分母中含待测元素的原子数相等。

几种常见沉淀的换算因数见表 14-2。

表 14-2　几种常见沉淀的换算因数

待测组分	沉淀形式	称量形式	换算因数
Fe	$Fe(OH)_3 \cdot nH_2O$	Fe_2O_3	$2Fe/Fe_2O_3$
FeO	$Fe(OH)_3 \cdot nH_2O$	Fe_2O_3	$2FeO/Fe_2O_3$
Fe_3O_4	$Fe_2O_3 \cdot FeO$	Fe_2O_3	$2Fe_3O_4/3Fe_2O_3$
SO_4^{2-}	$BaSO_4$	$BaSO_4$	$SO_4/BaSO_4$
MgO	$MgNH_4PO_4$	$Mg_2P_2O_7$	$2MgO/Mg_2P_2O_7$

重点小结

1. 对于一般难溶电解质 A_mB_n，沉淀溶解平衡表达式：

$$A_mB_n \rightleftharpoons mA^{n+} + nB^{m-}$$

在任何状态下，离子浓度幂的乘积称为离子积 Q_c 为：$Q_c = c_{A^{n+}}^m \cdot c_{B^{m-}}^n$。在平衡状态下，难溶电解质溶液的溶度积常数 K_{sp} 为：$K_{sp} = [A^{n+}]^m[B^{m-}]^n$。$K_{sp}$ 与其他平衡常数一样，只与难溶电解质的本性和温度有关，而与离子的浓度无关。

2. 溶度积（K_{sp}）与摩尔溶解度（S）的关系。AB 型：$K_{sp}=S^2$ 或 $S=\sqrt{K_{sp}}$。A_2B（或 AB_2）：$K_{sp}=4S^3$ 或 $S=\sqrt[3]{\dfrac{K_{sp}}{4}}$。

3. 溶度积规则：$Q_c>K_{sp}$，过饱和溶液，有沉淀析出；$Q_c=K_{sp}$，饱和溶液，沉淀溶解平衡；$Q_c<K_{sp}$，不饱和溶液，无沉淀析出或沉淀溶解。根据溶度积规则，加入沉淀剂，难溶电解质可以分步沉淀或沉淀的转化；生成弱电解质或气体，发生氧化还原反应，生成配合物等，可使沉淀溶解。

4. 沉淀滴定法根据滴定终点所用的指示剂不同，分为莫尔法、佛尔哈德法和法扬斯法，三种沉淀滴定法归纳如下：

沉淀滴定法	莫尔(Mohr)法 或铬酸钾指示剂法	佛尔哈德(Volhard)法 或铁铵矾指示剂法	法扬斯(Fajans)法 或吸附指示剂法
指示剂	K_2CrO_4	$NH_4Fe(SO_4)_2$	吸附指示剂
滴定液	$AgNO_3$	NH_4SCN 或 $AgNO_3$	$AgNO_3$
滴定反应	$Ag^++Cl^-\rightleftharpoons AgCl\downarrow$	$Ag^++SCN^-\rightleftharpoons AgSCN\downarrow$	$Ag^++Cl^-\rightleftharpoons AgCl\downarrow$
指示剂变色原理	$2Ag^++CrO_4^{2-}\rightleftharpoons Ag_2CrO_4\downarrow$ 沉淀反应(砖红色)	$Fe^{3+}+SCN^-\rightleftharpoons [FeSCN]^{2+}$ 配位反应(红色)	物理吸附使指示剂结构 (颜色)变化
滴定条件	1. pH = 6.5～10.5，若有 NH_4^+，pH = 6.5～7.2，滴定中不应有 NH_3 2. 滴定时必须剧烈摇动 3. 方法选择差，溶液中若含有能与 CrO_4^{2-} 或 Ag^+ 生成沉淀的离子时，都不能用本法测定	1. 滴定在强酸性条件下进行，一般采用 $0.3mol\cdot L^{-1}HNO_3$ 2. 在滴定氯化物时，加入一定量的有机溶剂包裹 AgCl，同时提高 Fe^{3+} 浓度，防止沉淀转化。测定 Br^- 或 I^- 时，无沉淀转化，但会与 Fe^{3+} 反应，故需有过量 Ag^+ 存在时加入指示剂 3. 方法选择性高	1. 滴定前加入糊精、淀粉等胶体保护剂 2. 卤化银对指示剂的吸附能力应略小于被测离子的吸附能力。AgX 对 X^- 和吸附指示剂的吸附力的大小次序：$I^->$ 二甲基二碘荧光黄$>Br^->$ 曙红$>Cl^->$荧光黄 3. 避免在强光下滴定 4. 指示剂离子与待测离子带相同电荷
测定对象	Cl^-、Br^-	Ag^+、Cl^-、Br^-、I^-、SCN^-	Ag^+、Cl^-、Br^-、I^-、SCN^-

5. 常见有挥发法、萃取法、沉淀法等三种重量分析法，是将试样中待测组分与其他组分分离，转化为一定的称量形式，恒重、称量，从而确定被测组分含量的经典的定量分析方法。恒重是指经两次干燥处理后，称量形式的两次称量所得质量之差小于 0.3mg。

6. 重量分析法主要指对沉淀形式和称量形式的要求，晶形沉淀的沉淀条件为"稀、热、慢、搅、陈化"；而无定形沉淀的沉淀条件"浓、热、快、加入适当的电解质、不必陈化"。

目标检测

一、单选题

1. 下列含量中，适用于重量分析法常量组分分析的是（　　）。

A. 小于 1%　　　　　　　　　　B. 大于 1%

C. 等于 1%　　　　　　　　　　D. 小于或等于 1%

2. 下列条件中，不符合沉淀滴定形式要求的是（　　）。

A. 沉淀易于过滤　　　　　　　　B. 沉淀的溶解度小

C. 允许存在杂质　　　　　　　　D. 沉淀易转化为称量形式

3. 莫尔法测定 Cl^- 的含量时，要求介质为中性或弱酸性，若溶液酸度过高，则有（　　）。

A. $AgCl$ 沉淀不完全   B. $AgCl$ 沉淀易溶胶

C. Ag_2CrO_4 沉淀不易形成   D. $AgCl$ 沉淀吸附 Cl^-

4. Fe_2S_3 溶度积表达式是（   ）。

A. $K_{sp}=[Fe^{3+}][S^{2-}]$ B. $K_{sp}=[Fe^{3+}]^2[S^{2-}]^3$

C. $K_{sp}=[2Fe^{3+}]^2[3S^{2-}]^3$ D. $K_{sp}=2[Fe^{3+}]^2\cdot3[S^{2-}]^3$

5. 25℃时，$CaCO_3$ 的溶解度为 $9.3\times10^{-5}\,mol\cdot L^{-1}$，则 $CaCO_3$ 的溶度积为（   ）。

A. 8.6×10^{-9} B. 9.3×10^{-5}

C. 1.9×10^{-6} D. 9.6×10^{-2}

6. $BaSO_4$ 在下列溶液中溶解度最小的是（   ）。

A. $1.0mol\cdot L^{-1}Na_2SO_4$ B. $2.0mol\cdot L^{-1}BaCl_2$

C. 纯水   D. $0.1mol\cdot L^{-1}H_2SO_4$

7. 溶液中同时含有浓度相同的 Cl^-、Br^- 和 I^-，用 $AgNO_3$ 溶液连续滴定，首先析出沉淀的是（   ）。

A. AgI B. $AgCl$

C. $AgBr$ D. 同时析出

8. 在莫尔法中，如果溶液的碱性过强，则（   ）。

A. CrO_4^{2-} 浓度减小   B. CrO_4^{2-} 浓度增大

C. 生成 Ag_2O 沉淀   D. 终点不明显

9. 采用佛尔哈德直接滴定法，滴定时必须充分摇动溶液，否则（   ）。

A. 被吸附 Ag^+ 不能及时释放   B. 先析出 $AgSCN$ 沉淀

C. 终点推迟   D. 反应不发生

10. 下列物质中，被卤化银吸附最强的是（   ）。

A. Cl^- B. Br^-

C. I^- D. 荧光黄

二、多选题

1. 在药物分析检验中常用的重量分析方法有（   ）。

A. 挥发法   B. 莫尔法

C. 萃取法   D. 沉淀法

E. 法扬斯法

2. 下列说法正确的是（   ）。

A. 铁铵矾指示剂法按滴定方式分为直接滴定法和回滴法

B. 采用莫尔法测定溶液中离子含量时不能含有 NH_3

C. 铁铵矾指示剂法测定碘化物时，应先加入定量过量的 $AgNO_3$ 标准滴定溶液后，再加入铁铵矾指示剂

D. 硝酸银溶液不需要避光保存

E. 沉淀形式和称量形式不一定相同

3. 下列说法不正确的是（   ）。

A. $CaCO_3$ 和 PbI_2 的溶度积非常接近，皆约为 10^{-9}，故两者饱和溶液中，Ca^{2+} 及 Pb^{2+} 的浓度近似相等

B. 在常温下，Ag_2CrO_4 和 $BaCrO_4$ 的溶度积分别为 1.12×10^{-12} 和 1.6×10^{-10}，前者小于后者，因此 Ag_2CrO_4 要比 $BaCrO_4$ 难溶于水

C. 法扬斯法滴定过程应避免强光

D. 硝酸银标准滴定溶液对光不稳定

E. 佛尔哈德法在硫酸或盐酸中进行

225

三、填空题

1. 重量分析法包括_____和_____两个过程。

2. 恒重是指经两次干燥或灼烧处理后，称量形式的两次称量所得质量之差不超过_____。

3. 离子积 Q_c 和溶度积 K_{sp} 的区别：前者是_____时溶液离子浓度幂之乘积，而后者是_____时溶液离子浓度幂之乘积，在一定温度下，后者为一_____。

4. 银量法按照指示剂的不同，分为_____、_____和_____。

5. 莫尔法测定 Cl^- 的含量，是在_____溶液中，以_____为指示剂，_____为滴定液。

四、计算题

1. 通过计算说明下列情况有无沉淀生成：1 滴 $0.001 mol \cdot L^{-1}$ $AgNO_3$ 溶液与 2 滴 $0.0006 mol \cdot L^{-1}$ K_2CrO_4 溶液混合。（1 滴按 $0.05 mL$ 计算）

2. 取尿样 $5.00 mL$，加入 $0.1016 mol \cdot L^{-1}$ $AgNO_3$ 溶液 $20.00 mL$，过量的 $AgNO_3$ 消耗 $0.1096 mol \cdot L^{-1}$ NH_4SCN 标准滴定溶液 $8.60 mL$，计算 1L 尿液中含 NaCl 多少克。

3. 精密称取粗 NaCl 试样 $1.3000 g$ 加水溶解后，置于 $250 mL$ 容量瓶中，加水稀释至刻度。吸取该试液 $25.00 mL$，加入 $25.00 mL$ $0.1000 mol \cdot L^{-1}$ $AgNO_3$ 标准滴定溶液，过量的 $AgNO_3$ 用 $V_{NH_4SCN}/V_{AgNO_3} = 1.009$ 的 NH_4SCN 溶液进行回滴，消耗 $3.10 mL$。计算试样中分别以 NaCl 和 Cl^- 表示的含量。

仪器分析法基础知识

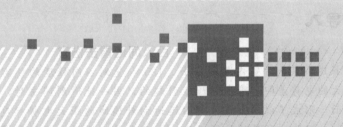

第十五章 电化学分析法

微课
电化学分析法

知识目标
1. 掌握永停滴定法的基本原理，确定滴定终点的方法。
2. 熟悉电极的分类、酸度计的使用。
3. 了解电位滴定法滴定终点的确定。
能力目标
1. 能理解直接电位法原理，正确使用 pH 计测定溶液的酸度。
2. 会确定电位滴定法和永停滴定法的滴定终点。
素质目标
通过学习电化学分析法有关知识和电化学发展历程，激发求知欲望和探究精神，增强健康、安全、绿色环保和可持续发展意识。

案例导入

百人同遭雷击伤害

据报道，某地方室内遭到雷击，125 人受到不同程度的伤害。事故主要是由巨大的电势差即"跨步电压"引起的，当一地遭到闪击时，强大电流便进入地面，形成了以闪击点为中心迅速向外递减的强大电势梯度。这样，人的肢体（如双脚）所处的位置不同，电压也就不同，人体就会因这种电势差异产生的电流而遭到雷击。坐姿不同，通过人体的电流也不同，因此，每个人遭到的伤害程度不完全一样。

思政案例

问题讨论：电势差（电位）如何测定？

电化学分析法是应用电化学原理和技术，利用化学电池内待测溶液的组成及含量与其电化学性质的关系而建立起来的一类分析方法。其特点是灵敏度高，选择性好，设备简单，操作方便，应用范围广。许多电化学分析法既可定性，又可定量；既能分析有机物，又能分析无机物，并且许多方法便于自动化，可用于连续、自动及遥控测定，在生产、科研和医药卫生等各个领域有着广泛的应用。

一、电化学分析法概述

（一）基本原理

电化学分析是仪器分析的重要组成部分之一。它是利用指示电极和参比电极与电解质溶液组成的电化学池，以电位、电流、电导和电量等电化学性质变化（或电化学参量）与被测物质之间关系为基础，对组分进行定性和定量的一种仪器分析方法。

电化学分析法在电化学池（原电池或电解池）中发生电化学反应，电化学池由电解质溶液和浸入其中的两个电极组成，两电极用外电路连接，在两个电极上发生氧化还原反应，电子通过连接两电极的外电路从一个电极流到另一个电极。根据溶液的电化学性质（如电极电势、电流、电导和电量等）与被测物质的理化性质（如电解质溶液的化学组成及浓度、氧化型与还原型的比率等）之间的关系，将被测定物质的浓度转化为一种电学参量加以测定。

拓展阅读 》》 》》　　　　电化学分析方法的分类及特点

根据测定的电信号不同，电化学分析法可分为电位法、电解法、电导法和伏安法。

（1）电位法　通过测定电池电动势求得待测物质含量的分析方法。若根据电极电势测定值直接求算待测物质的含量，称为直接电位法；若根据滴定过程中电极电势的变化以确定滴定的终点，称为电位滴定法。

（2）电解法　根据通电时待测物质在电池电极上发生定量沉积的性质以确定待测物含量的分析方法。

（3）电导法　根据测定分析溶液的电导以确定待测物质含量的分析方法。

（4）伏安法　将一微电极插入待测溶液中，以电解时得到的电流-电压曲线为基础而演变出来的各种分析方法的总称。

无论是哪一种类型的电化学分析法，都必须在一个化学电池中进行，因此化学电池的基本原理是各种电化学方法的基础。

（二）指示电极和参比电极

通过测定原电池的电动势或在外加电压的情况下测定流过电解池的电流，即可得知溶液中某种离子的浓度。指示电极的电极电势随待测溶液离子活度（或浓度）的变化而变化；参比电极的电极电势不随待测溶液离子活度（或浓度）的变化而变化，具有稳定性和重现性。

1. 指示电极

（1）金属-金属离子电极简称金属电极　由于只有一个相界面，又称为第一类电极。该电极组成是由能发生氧化还原反应的金属插入含有该金属离子的溶液中，其电极电势决定于溶液中金属离子的活度（或浓度），故可用于测定金属离子的含量。常见的金属电极有 $Ag\text{-}AgNO_3$ 电极（银电极）、$Zn\text{-}ZnSO_4$ 电极（锌电极）等。例如，将银丝插入 Ag^+ 溶液中组成 Ag 电极，其电极表示为 $Ag\,|\,Ag^+$，电极反应和电极电位为：

$$Ag^+ + e^- \Longrightarrow Ag$$

$$\varphi_{Ag^+/Ag} = \varphi^{\ominus}_{Ag^+/Ag} + 0.0592 V \lg a_{Ag^+} \quad (25℃)$$

（2）金属-金属难溶盐电极　此类电极因有两个界面，故又称第二类电极。由表面涂有同一种难溶盐的金属插入该难溶盐的阴离子溶液中组成。其电极电势随溶液中阴离子浓度的变化而变化。例如，将表面涂有 AgCl 的银丝插入到 Cl^- 溶液中，组成银-氯化银电极，其电极表示为 $Ag\,|\,AgCl\,|\,Cl^-$，电极反应和电极电势为：

$$AgCl + e^- \Longrightarrow Ag + Cl^-$$

$$\varphi_{AgCl/Ag} = \varphi^{\ominus}_{AgCl/Ag} - 0.0592 V \lg a_{Cl^-} \quad (25℃)$$

（3）惰性金属电极　此类电极因无界面，故又称为零类电极，由惰性金属（铂或金）插入含有某氧化型和还原型电对的溶液中而成。组成电极不参与反应，但其金属晶体中的自由电

子可与溶液进行交换。故惰性金属电极可作为溶液中氧化型和还原型获得电子或释放电子的场所。其电极电势决定于溶液中氧化型和还原型活度（或浓度）的比值。例如，Fe^{3+}/Fe^{2+} 电对的测定，将铂丝插入含有 Fe^{3+}、Fe^{2+} 溶液中组成的电对，其电极表示为 $Pt\,|\,Fe^{3+}$，Fe^{2+}，电极反应和电极电势为：

$$Fe^{3+}+e^{-} \Longleftrightarrow Fe^{2+}$$

$$\varphi_{Fe^{3+}/Fe^{2+}} = \varphi^{\ominus}_{Fe^{3+}/Fe^{2+}} + 0.0592V\lg\frac{a_{Fe^{3+}}}{a_{Fe^{2+}}} \quad (25℃)$$

（4）膜电极　也称离子选择性电极，仅对溶液中特定离子有选择性响应，具有敏感膜且能产生膜电势，是最重要的电极，是 20 世纪 60 年代发展起来的一类新型电化学传感器，利用选择性的敏感膜对溶液中的待测离子产生选择性的响应，而指示待测离子浓度（或活度）的变化。这类电极的共同特点为：利用膜内外被测离子活度的不同而产生电势差，电极电势的形成是基于离子的扩散和交换，而无电子的转移。

2. 参比电极

严格地讲，标准氢电极只是理想的电极，实际上并不能实现。在实际中，测定电极电势总是采用电极电势已精确知晓而且又十分稳定的电极作为比较的电极。测定由这类电极与被测电极组成电池的电动势，可以计算被测电极的电极电势。一般都采用难溶盐电极作为参比电极。而常用的参比电极是甘汞电极、银-氯化银电极。

（1）甘汞电极（SCE）　甘汞电极是由金属汞、甘汞（Hg_2Cl_2）和 KCl 溶液组成的电极，其构造如图 15-1 所示。

甘汞电极表示为 $Hg\,|\,Hg_2Cl_2(s)\,|\,KCl(c)$，电极反应为：

$$Hg_2Cl_2+2e^{-} \Longleftrightarrow 2Hg+2Cl^{-}$$

25℃时，其电极电位表示为：

$$\varphi_{Hg_2Cl_2/Hg} = \varphi^{\ominus}_{Hg_2Cl_2/Hg} - 0.0592V\lg a_{Cl^{-}} \quad (25℃)$$

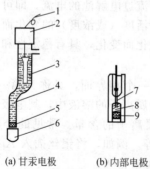

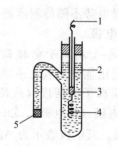

图 15-1　甘汞电极和内部电极构造示意图
1—导线；2—绝缘体；3—内部电极；
4—KCl 溶液；5—多孔物质；6—橡皮帽；
7—铂丝；8—汞；9—汞＋甘汞

图 15-2　银-氯化银电极构造示意图
1—导线；2—KCl 溶液；3—Ag；
4—镀 AgCl 的银丝；5—多孔物质

(a) 甘汞电极　　(b) 内部电极

由此可见，甘汞电极的电极电势随氯离子浓度（或活度）的变化而变化，当氯离子浓度（或活度）一定时，则甘汞电极的电极电势就为固定值。在 25℃时，饱和 KCl 溶液的甘汞电极的电极电势为 0.2412V。其构造简单，电极电势相当稳定，保存和使用都很方便，是最常用的参比电极。但在较高温度时性能较差。

（2）银-氯化银电极　由覆盖着氯化银层的金属银浸在氯化钾或盐酸溶液中组成。一般采用银丝或镀银铂丝在盐酸溶液中利用阳极氧化法制备。如图 15-2 所示。

银-氯化银电极的表示为 $Ag \mid AgCl(s) \mid KCl(c)$，电极反应为：

$$AgCl + e^- \rightleftharpoons Ag + Cl^-$$

25℃时，其电极电势为：

$$\varphi_{AgCl/Ag} = \varphi_{AgCl/Ag}^{\ominus} - 0.0592Vlg a_{Cl^-} \quad (25℃)$$

与甘汞电极一样，银-氯化银电极的电极电势也随氯离子浓度（或活度）变化而变化，当氯离子浓度（或活度）一定时，则电极电势就为固定值。在 25℃ 时，饱和 KCl 溶液的银-氯化银电极电势为 0.2223V。由于银-氯化银电极结构简单，可以制成很小的体积，重现性最好，温度系数小，因此，常作为内参比电极。

🗨 课堂互动

何谓指示电极和参比电极？试各举例说明其作用。

微课

酸雨的形成
及酸度测定

二、直接电位法

直接电位法是通过测定电池电动势来确定指示电极的电势，然后根据能斯特方程由所测得的电极电势计算出被测物质的含量。直接电位法是电位分析法的一种。通常用于测定溶液的 pH 或其他离子的浓度。

1. 溶液的 pH 测定

直接电位法测定溶液的 pH，常用 pH 玻璃电极作指示电极，饱和甘汞电极作参比电极。下面着重介绍 pH 玻璃电极。

（1）pH 玻璃电极　又称 pH 探头，是 pH 计上与被测物质接触的部分，用来测定电极电势的装置。

① pH 玻璃电极的构造　用响应氢离子活度的玻璃薄膜制成的膜电极，它通常为圆球形，内置 $0.1 mol \cdot L^{-1}$ 盐酸和氯化银电极或甘汞电极。使用前浸泡在纯化水中使表面形成一薄层溶胀层，使用时将它和另一参比电极插入待测溶液中组成化学电池，电极电势与溶液 pH 值具有相关性。pH 玻璃电极的构造如图 15-3 所示。

② pH 玻璃电极电势　在 25℃ 时玻璃电极电势与溶液的 pH 的关系符合能斯特方程：

$$\varphi_{玻璃} = K'' - 0.0592V pH$$

③ pH 玻璃电极的使用　a. 刚购买 pH 电极使用前要放在蒸馏水中浸泡一段时间，以便形成良好的水合层；一般浸泡时间以 24h 为宜，久置不用的电极，使用时只需在 $3 mol \cdot L^{-1}$ KCl 溶液或去离子水中浸泡 $2\sim10h$ 即可。b. 测定时玻璃电极的球泡应全部浸泡在溶液中，测定某溶液之后，要认真冲洗，并吸干水珠，再测定下一个样品。c. 测定时应用磁力搅拌器以适宜的速度搅拌，搅拌的速度不宜过快，否则易产生气泡附在电极上，造成读数不稳定。d. 玻璃电极的内电极与球泡之间不能存在气泡，若有气泡可轻甩即让气泡逸出。e. 一般玻璃电极只能在 $5\sim60℃$ 范围内使用，因为温度过高，电极的寿命下降，并且在测定标准溶液和待测溶液的 pH 时，温度必须相同。

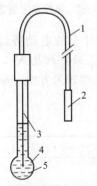

图 15-3　pH 玻璃电极的构造示意图
1—带屏蔽导线；2—接线柱；
3—内参比电极；4—玻璃膜；
5—内参比溶液

（2）复合 pH 电极　将指示电极和参比电极组装在一起就构成了复合电极。目前使用的复合 pH 电极，通常由玻璃电极与银-氯化银电极或玻璃电极与甘汞电极组合而成。把复合 pH 电极插入试样溶液中，就组成了一个完整的原电池。复合 pH 电极的优点在于使用方便，并且测定值较稳定。

2. 其他离子浓度的测定

测定其他离子浓度，目前多采用离子选择性电极作指示电极。对溶液中待测离子（阴、阳离子）有选择响应能力的电极，属于膜电极。其构造随电极膜的特性不同而异。离子选择性电极的发展，大大开拓了直接电位的应用范围，使一些阴、阳离子的测定，能像 pH 测定一样简单快速，对低浓度物质的测定十分有利。因此，该方法在实际中也得到了广泛的应用。

课堂互动

你知道如何使用 pH 计测定饮用水和葡萄糖的 pH 吗？如何选择标准缓冲溶液校正仪器？

三、电位滴定法

电位滴定法是在滴定过程中通过测定电位变化以确定滴定终点的方法，和直接电位法相比，电位滴定法不需要准确测定电极的电极电势，它靠电极电势的突跃来指示滴定终点。

1. 基本原理

进行电位滴定时，在待测溶液中插入一只指示电极和一只参比电极组成原电池。随着滴定液的加入，滴定液与待测溶液发生化学反应，使待测离子的浓度不断地降低，而指示电极的电位也随待测离子浓度降低而发生变化。在化学计量点附近，随着滴定液的加入，溶液中待测离子浓度发生急剧变化，而使指示电极的电位发生突变，引起电池电动势发生突变。这就解决了普通滴定法依靠指示剂颜色变化来指示滴定终点，如果待测溶液有颜色或浑浊时，终点的指示就比较困难，或者根本找不到合适的指示剂等难题。因此，通过测定电池电动势的变化，则可确定化学计量点。电位滴定的装置如图 15-4 所示。

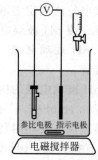

参比电极　指示电极

电磁搅拌器

图 15-4 　电位滴定装置示意图

2. 确定化学计量点的方法

进行电位滴定时，边滴定，边记录加入滴定剂的体积和电位计上的电动势读数（E）。在化学计量点附近，因电动势变化增大，应减小滴定剂的加入量。最好每加入 0.1mL，记录一次数据，并保持每次加入滴定剂的数量相等，这样可使数据处理较为方便、准确。电位滴定法的一些重要数据如表 15-1 所示。

表 15-1 　电位滴定法的一些重要数据

滴定液体积 V/mL	电动势 E/mV	$\Delta E/\mathrm{mV}$	$\Delta V/\mathrm{mL}$	$(\Delta E/\Delta V)/(\mathrm{mV}\cdot\mathrm{mL}^{-1})$	$\Delta^2 E/\Delta V^2$
23.00	138				
23.50	146	8	0.50	16	
23.80	161	15	0.30	50	
24.00	174	13	0.20	65	
24.10	183	9	0.10	90	200
24.20	194	11	0.10	110	2800
24.30	233	39	0.10	390	4400
24.40	316	83	0.10	830	-5900
24.50	340	24	0.10	240	-1300
24.60	351	11	0.10	110	-400

确定化学计量点主要有以下三种方法：

（1）E-V 曲线法　以表 15-1 中滴定液体积 V 为横坐标，电池电动势 E 为纵坐标作图，得到一条 E-V 曲线，如图 15-5（a）所示。此曲线的陡然上升或下降部分的中心所对应的体积即为化学计量点。E-V 曲线法简单，但准确性稍差，适用于滴定突跃内电动势变化明显的滴定曲线，否则应采取以下方法确定化学计量点。

（2）$\Delta E/\Delta V$-V 曲线法（又称一级微商法）　以表 15-1 中的 $\Delta E/\Delta V$ 为纵坐标，滴定液 V 为横坐标作图，得到一条峰状曲线，如图 15-5（b）所示。峰状曲线的最高点（极大值）所对应的体积即为化学计量点的体积。$\Delta E/\Delta V$-V 曲线上存在着极值点，该点对应着 E-V 曲线中的拐点。

（3）$\Delta^2 E/\Delta V^2$-V 曲线法（又称二级微商法）　以表 15-1 中的 $\Delta^2 E/\Delta V^2$ 对滴定液体积 V 作图，得到一条具有两个极值的曲线，如图 15-5（c）所示。曲线上 $\Delta^2 E/\Delta V^2$ 为零时所对应的体积，即为化学计量点的体积。

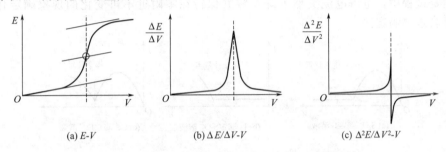

(a) E-V　　　　(b) $\Delta E/\Delta V$-V　　　　(c) $\Delta^2 E/\Delta V^2$-V

图 15-5　电位滴定法中确定化学计量点的三种方法

四、永停滴定法

又称双电流滴定法，是根据滴定过程中电流的变化确定滴定终点的方法，属于电流滴定法。它是通过观察滴定过程中电流计指针的变化，以判断滴定终点。因所用仪器简单、灵敏、准确，故常应用于药物分析中。

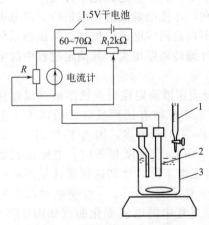

图 15-6　永停滴定装置示意图
1—滴定液；2—铂指示电极；3—电磁搅拌器

1. 基本原理

永停滴定法测定时，是把两只铂指示电极同时插入待滴定的溶液中，在两个铂电极间外加一小电压（10～100mV），然后进行滴定，通过观察滴定过程中电流计指针变化，根据电流变化的特性，确定化学计量点。永停滴定装置如图 15-6 所示。

如果利用永停滴定法确定滴定终点，则对氧化还原反应的电对要有一定的要求。像 I_2/I^- 这样的电对，在溶液中与双铂电极组成电池，外加一个很小的电压，两电极上就能同时发生氧化还原反应，即产生电解，并有电流通过。像这样的电对，称为可逆电对。而像 $S_4O_6^{2-}/S_2O_3^{2-}$ 这样的电对，则在该电对溶液中同样插入两只铂电极，同样外加一个很小的电压，则在阳极上 $S_2O_3^{2-}$ 能发生氧化反应，即

$$S_4O_6^{2-} + 2e^- \longrightarrow 2S_2O_3^{2-}$$

但在阴极上 $S_4O_6^{2-}$ 不能发生还原反应。由于在阳极和阴极上不能同时发生得失电子的反应，

233

所以不能产生电解，无电流通过。像这样的电对叫作不可逆电对。

2. 滴定方式

由于电对存在可逆电对与不可逆电对的区别，永停滴定法利用上述现象来确定化学计量点就有三种不同的情况。

（1）滴定液为不可逆电对而被测物质为可逆电对　用 $Na_2S_2O_3$ 滴定含 KI 的 I_2 溶液就属这种类型。在滴定刚开始时，溶液中存在 I_2/I^- 可逆电对，且 $[I^-] < [I_2]$，此时电解电流由 I^- 浓度决定，并随 I^- 浓度的增大而增大。当反应进行到一半时，$[I^-] = [I_2]$，电解电流达到最大。反应进行到一半后，溶液中 $[I^-] > [I_2]$，电解电流由 $[I_2]$ 的浓度所决定，并随 $[I_2]$ 浓度减小而减小，滴定至化学计量点时降至最低。化学计量点后溶液中只有 I^- 及 $S_4O_6^{2-}/S_2O_3^{2-}$ 不可逆的电对，故电解反应基本停止，此时电流计的指针将停留在零电流附近并保持不动。滴定过程中的电流变化曲线，如图 15-7（a）所示。此类型滴定法是根据滴定过程中，电解电流突然下降至零并保持在零附近不再变化的现象确定化学计量点，故得名永停滴定法。

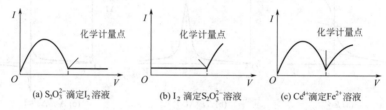

图 15-7　永停滴定法中确定化学计量点的三种方法

（2）滴定液为可逆电对而被测物质为不可逆电对　用碘滴定液滴定硫代硫酸钠溶液就属于这种类型。将两个铂电极同时插入硫代硫酸钠溶液中，外加 $10 \sim 15\mathrm{mV}$ 的电压，用灵敏电流计测定通过两电极间的电流。在化学计量点前，溶液中只有不可逆电对 $S_4O_6^{2-}/S_2O_3^{2-}$，故不能发生电解反应，另外溶液中虽有 I^- 存在，但 I_2 的浓度一直很低，无明显的电解反应发生，所以指针一直停在接近零电流的位置上不动。一旦达到化学计量点，稍过量的 I_2 液加入后，溶液中才有明显的 I_2/I^- 可逆电对存在，才使电解反应得以进行，两电极间才有电流通过，此时电流计指针突然从零发生偏转并不再返回零电流的位置，从而指示化学计量点的到达。随着过量碘滴定液的加入，电流计指针偏转角度增大。其滴定过程中的电流变化曲线如图 15-7（b）所示。

（3）滴定液与被测物质均为可逆电对　用硫酸铈滴定液滴定硫酸亚铁溶液就属此种类型。滴定前溶液中只有 Fe^{2+}，无 Fe^{3+} 存在，故阴极上不可能有还原反应，所以不发生电解，亦无电流通过。当滴定开始，Ce^{4+} 不断滴入时，Fe^{3+} 不断增多，因为 Fe^{3+}/Fe^{2+} 属可逆电对，故电流也随 Fe^{3+} 浓度的增大而增大。当 Fe^{3+} 和 Fe^{2+} 浓度相等时，电流达到最大值；继续滴入 Ce^{4+}，Fe^{2+} 浓度逐渐下降，电解电流也逐渐下降，当到达化学计量点时电解电流降至最低点。化学计量点后，Ce^{4+} 过量，溶液中有了 Ce^{4+}/Ce^{3+} 可逆电对，并随着 Ce^{4+} 浓度不断地增加，电流又开始逐渐变大。其滴定过程中的电流变化曲线如图 15-7（c）所示。

🐿 **重点小结**

1. 电化学分析是以电位、电流等电化学参量与被测物质之间关系为基础的一种仪器分析法。根据指示电极和参比电极与电解质溶液组成的原电池或电解池的电动势或电流变化，测定溶液的 pH 或指示滴定终点。

2. 指示电极的电极电势随待测溶液离子活度（或浓度）的变化而变化，例如，金属-金属离子电极、金属-金属难溶盐电极、惰性金属电极和离子选择性电极；而参比电极的电极电势不随待测溶液离子活度（或浓度）的变化而变化，例如，标准氢电极、饱和甘汞电极和银-氯化银电极。

3. 直接电位法是通过测定电池电动势来确定指示电极的电势，从而测定溶液的 pH 或其他离子的浓度。电位滴定法是在滴定过程中通过测定电位变化以确定滴定终点的方法；而永停滴定法是根据滴定过程中电流的变化确定滴定终点的方法。

目标检测

一、单选题

1. 下列电化学参量中，不属于电化学分析方法所测定的是（　　）。

A. 电动势　　　　　　　　B. 电流　　　　　　　　C. 电容　　　　　　　　D. 电量

2. 下列仪器分析方法中，不属于电化学分析方法的是（　　）。

A. 分子吸收光谱法　　　B. 伏安法　　　　　　　C. 库仑分析法　　　　　D. 电位分析法

3. 分为原电池正极和负极的依据是（　　）。

A. 电极电势　　　　　　B. 电极材料　　　　　　C. 电极反应　　　　　　D. 离子浓度

4. 下列不符合作为一个参比电极的条件的是（　　）。

A. 电位的稳定性　　　　B. 固体电极　　　　　　C. 重现性好　　　　　　D. 可逆性好

5. 汞电极是常用参比电极，它的电极电势取决于（　　）。

A. KCl 的浓度　　　　　B. 主体溶液的浓度　　　C. 氯离子的活度　　　　D. 温度

6. 电位分析中所用的离子选择电极属于（　　）。

A. 极化电极　　　　　　B. 去极化电极　　　　　C. 指示电极　　　　　　D. 膜电极

7. 测定溶液 pH 值时，所用的指示电极是（　　）。

A. 氢电极　　　　　　　B. 铂电极　　　　　　　C. 氢醌电极　　　　　　D. 玻璃电极

8. 玻璃电极在使用前，需在去离子水中浸泡 24h 以上，其目的是（　　）。

A. 清除不对称电位　　　　B. 清除液接电位

C. 清洗电极　　　　　　　D. 使不对称电位处于稳定

9. $M_1 | M_1^{n+} \| M_2^{m+} | M_2$ 在上述电池的图解表示式中，规定左边的电极为（　　）。

A. 正极　　　　　　　　B. 参比电极　　　　　　C. 阴极　　　　　　　　D. 阳极

10. 在电位滴定中，以 $\Delta E/\Delta V\text{-}V$ 作图绘制滴定曲线，滴定终点为（　　）。

A. 曲线的最大值点　　　　　　　　B. 曲线的最小值点

C. 曲线的斜率为零时的点　　　　　D. $\Delta E/\Delta V\text{-}V$ 为零时的点

二、多选题

1. 下列是玻璃电极的组成部分的是（　　）。

A. Ag-AgCl 电极　　　　B. 一定浓度的 HCl 溶液

C. 饱和 KCl 溶液　　　　D. 玻璃管

E. 金属-金属离子电极

2. 测定溶液 pH 时，所用的参比电极是（　　）。

A. 饱和甘汞电极　　　　B. 银-氯化银电极　　　C. 玻璃电极　　　　　　D. 铂电极

E. 标准氢电极

3. pH 玻璃电极在使用前一定要在水中浸泡几小时，目的不在于（　　）。

A. 清洗电极　　　　　　B. 活化电极

C. 校正电极　　　　　　D. 除去杂质

E. 清除不对称电位

三、填空题

电位法测定常以＿＿＿＿＿＿＿＿＿作为电池的电解质溶液，浸入两个电极，一个是指示电极，另一个是参比电极，在零电流条件下，测定所组成的原电池＿＿＿＿＿＿。

四、简答题

1. 电位滴定法的依据是什么？

2. 列表说明各类反应的电位滴定中所用的指示电极及参比电极，并讨论选择指示电极的原则。

第十六章 光谱法

电子课件

光谱法

学习目标

知识目标

1. 掌握紫外-可见分光光度法和红外光谱法的基本原理，朗伯-比尔定律；紫外-可见分光光度法的定性和定量分析。

2. 熟悉紫外-可见分光光度计的构造、类型及使用方法。

3. 了解红外光谱法中一些重要化合物的特征吸收频率及强度。

能力目标

1. 能熟练根据朗伯-比尔定律或标准工作曲线，计算物质的浓度。

2. 会识别物质的光谱图；会使用紫外-可见分光光度计。

素质目标

通过学习光谱法原理、操作及应用等知识，树立对科学的尊重，增强对科学指导实践的理解；通过学习工作曲线法，提高逻辑推理能力。

案例导入

齐二药亮菌甲素事件——敲响诚信的警钟

2006 年广州中山大学中山第三附属医院发生了一起震惊全国的药害事件——齐二药"亮菌甲素注射液"假药。该事件源头是江苏省泰兴市不法商人王桂平销售假冒药用辅料，他将严禁在药品生产中使用的工业原料二甘醇，假冒药用丙二醇销售给了齐齐哈尔第二制药有限公司，生成了一批假药，广州中山三院和广东龙川县中医院使用后，10 多名患者出现急性肾功能衰竭而死亡。事件的原因在于药品检验人员对辅料存疑，但没做红外光谱检测。由此可见，药品生产及监管各部门必须为人民群众守好药品质量检测这道大关，时刻敲响健康、安全和诚信的警钟。

思政案例

问题讨论：如何测定化合物的紫外-可见光谱或红外光谱？能谈一谈光谱法的原理、类型及应用吗？

第一节 光谱法概述

光谱分析法简称光谱法，是指辐射源提供电磁辐射，待测物质与电磁辐射相互作用时发生能量交换，利用光电转换或其他电子器件测定其辐射强度，根据辐射的强度随波长的变化对物质进行定性和定量分析或结构分析的一类仪器分析方法。

一、电磁辐射特征及电磁波谱

拓展阅读 »» **电磁波波长与能量的关系**

电磁辐射又称电磁波，在空间不需任何媒介进行高速传播。电磁辐射在真空中的传播速度 c 约为 $3 \times 10^{10} \mathrm{cm} \cdot \mathrm{s}^{-1}$，传播速度 c 与波长 λ、频率 ν 的关系为：$\lambda = \dfrac{c}{\nu}$。式中，波长 λ 单位为 cm、μm 或 nm，其中 $1\mathrm{cm} = 10^{4}\mu\mathrm{m} = 10^{7}\mathrm{nm}$，波数 σ 是波长 λ 的倒数，单位为 cm^{-1}，波数与波长的关系为：$\sigma = \dfrac{1}{\lambda}$。电磁辐射的能量 E 与频率 ν 或波数 σ 成正比，与波长 λ 成反比，它们的关系为：$E = h\nu = \dfrac{hc}{\lambda} = hc\sigma$。式中，$h$ 为 Plank 常数，其值为 $6.6262 \times 10^{34} \mathrm{J} \cdot \mathrm{s}$。

光是一种电磁辐射，具有波粒二象性。电磁辐射的反射、折射、干涉和衍射等现象，证明电磁辐射的波动性；光又具有粒子性，它能被吸收或发射，物质对电磁辐射的吸收、发射以及光电效应等证明电磁辐射的粒子性。

不同电磁辐射的区别在于具有不同的波长或频率。将电磁辐射按照波长或频率大小顺序排列得到电磁波谱图，如图 16-1 所示。

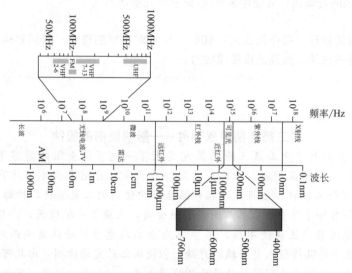

图 16-1　电磁波谱图

当电磁辐射被待测物质吸收或辐射源发射电磁辐射时，就会发生能量跃迁，表 16-1 列出了电磁波谱和物质跃迁类型。

表 16-1　电磁波谱和物质跃迁类型

电磁辐射波段	波长范围	跃迁类型
X 射线	0.1~10nm	〉内层电子能级
远紫外区	10~200nm	
近紫外区	200~400nm	〉外层价电子或成键电子
可见光区	400~760nm	

续表

电磁辐射波段	波长范围	跃迁类型
近红外区	$0.76\sim2.5\mu m$	⎱ 分子振动能级
中红外区	$2.5\sim50\mu m$	
远红外区	$50\sim300\mu m$	⎱ 分子的转动能级
微波区	$0.3\sim100cm$	
无线电波区	$1\sim1000cm$	⎰ 电子自旋及核自旋

二、光谱法分类

根据待测物质与电磁辐射相互作用时产生能量交换和物质发射光，光谱法可分为吸收光谱法和发射光谱法。

1. 吸收光谱法

构成物质的原子、分子等受到热能或电磁辐射后，能选择性吸收适当能量的光子（光的能量等于原子、分子基态和激发态能量之差），吸收光谱法就是基于物质对光的选择性吸收而建立的仪器分析方法。吸收光谱法一般采用分光光度计进行测定，因此又称为分光光度法。表 16-2 列出了常见的吸收光谱法。

表 16-2　常见的吸收光谱法

吸收光谱法	作用物质	检测信号	主要用途
X 射线吸收光谱法	重金属原子的内层电子	吸收后透过 X 射线	元素定性和定量分析
原子吸收光谱法	气态原子外层电子	吸收后透过紫外-可见光	
紫外-可见吸收光谱法	具有共轭结构的有机物外层电子和有色无机物价电子	吸收后透过紫外-可见光	分子定性和定量分析
红外吸收光谱法	分子的振动或转动	吸收后透过红外光	分子定性和定量分析或结构分析
电子自旋共振光谱法	未成对电子	吸收微波	自由基鉴别和定量分析
核磁共振光谱法	原子核	共振吸收无线电波	有机物结构分析

2. 发射和荧光光谱法

构成物质的原子、分子等受到热能或电磁辐射后，由基态跃迁到激发态后，再由激发态跃迁至基态时，以光的形式释放出能量，而产生的光谱为发射或荧光光谱。利用物质的发射或荧光光谱进行定性和定量分析的方法分别称为发射或荧光光谱法。常见的发射光谱法有原子发射光谱法、原子荧光光谱法、分子荧光光谱法和磷光光谱法等。

课堂互动

通过互联网查阅，请问折光分析法、旋光分析法、X 射线衍射法属于光谱分析法吗？它们应用于物质的定性和定量分析的基本原理是什么？

三、物质对光的选择性吸收

我们周围的物质之所以呈现不同的颜色，是由光的组成和物质本身的结构不同引起的。如日常所看到的白光（太阳光、白炽灯光等）就是由不同波长的光组成的复色光，它是由红、橙、黄、绿、青、蓝、紫等颜色的光按一定的强度比例混合而成的，而构成复色光的单一波长光，称为单色光。两种波长（或颜色）的单色光按一定的强度比例混合后可得到白光，这两种颜色的光称为互补光。如图 16-2 所示，处于直线上两种颜色的光为互补光，如红色与青色互补、蓝色与黄色互补。

微课

物质对光的选择性吸收

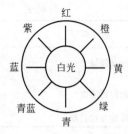

图 16-2 互补光示意图

溶液呈现不同的颜色是因为溶质选择性吸收白光中某种颜色的光，而呈现吸收光的互补色。如 $KMnO_4$ 溶液呈紫红色，是因为当一束白光通过 $KMnO_4$ 溶液时，绿色光被吸收了，而其他颜色的光透过溶液。

对于固体物质，物质对不同波长光吸收、透过、反射或折射程度不同而使固体呈现不同的颜色。当白光照射到物质上时，如果各种波长的光全部被吸收，物质呈现黑色；如果全部被反射，物质呈现白色；如果物质选择性吸收某些波长的光，物质则呈现吸收光的互补色。

课堂互动

请思考自然界中哪些现象能证明白光是复合光。

第二节 紫外-可见分光光度法

紫外-可见分光光度法是利用物质对紫外-可见光（通常是指紫外光区 200～400nm，可见光区 400～760nm）进行选择性吸收的定性和定量分析方法，又称为紫外-可见吸收光谱法。该法选择性好，灵敏度和准确度高，检出限量可达 $10^{-7}g \cdot mL^{-1}$，相对误差通常为 1%～5%，所用仪器简单，操作简便，分析速度快，样品损失少，但必须以标准样品为基础，是常用分析方法之一。

一、紫外-可见吸收光谱的产生

电磁辐射照射物质时，分子外层价电子选择性吸收一定光的能量，由基态跃迁至激发态（如图 16-3 所示）。分子对电磁辐射的吸收能量等于各种形式能量变化的总和 ΔE：$\Delta E = \Delta E_e + \Delta E_v + \Delta E_r$。其中 ΔE_e 为最大，1～20eV；ΔE_v 次之，0.05～1eV；ΔE_r 为最小，<0.05eV。电子能级间隔比振动能级和转动能级间隔大 1～2 个数量级，即除了分子的电子能级跃迁 ΔE_e 外，同时也发生振动能级的跃迁 ΔE_v 和转动能级的跃迁 ΔE_r。可见，在发生电子能级跃迁时，伴随着分子振动和转动的跃迁，因此，分子吸收光谱为带状光谱。

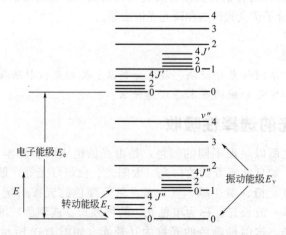

图 16-3 分子中电子能级、振动能级和转动能级示意图

二、紫外-可见吸收曲线

不同物质具有不同的价电子层结构，需要吸收不同波长（或能量）的光，借此以引发分子能级的跃迁。以波长 λ 为横坐标，吸光度 A（或透光率 T）为纵坐标，绘制出的曲线称为吸收光谱图或吸收曲线，如图 16-4 所示。

在吸收曲线中，最大吸收峰对应的波长为最大吸收波长，常用 λ_{max} 表示。吸收谷对应的波长为最小吸收波长，常用 λ_{min} 表示。末端吸收是指在电磁波谱短波末端，只呈现强吸收而不成峰形的部分。λ_{max}、λ_{min} 仅与物质本身的结构有关，对于同一物质，当其浓度相同时吸收光谱应相互重合；当其具有不同浓度时，仅对光的吸收程度不同，但吸收曲线的形状不变，即特征值不变。因此，根据吸收光谱的 λ_{max}、λ_{min} 和 λ_{sh} 等特征值可以对物质进行定性分析；浓度不同时，根据吸光度的改变可以对物质进行定量分析。如图 16-5 为不同浓度邻二氮菲合铁（Ⅱ）溶液的吸收曲线。

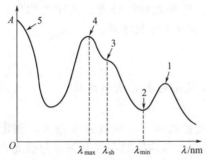

图 16-4　有色溶液的吸收曲线
1—吸收峰；2—吸收谷；3—肩峰；
4—最大吸收峰；5—末端吸收

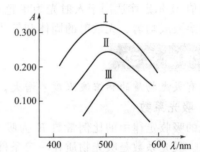

图 16-5　不同浓度邻二氮菲合铁（Ⅱ）
溶液的吸收曲线
（Ⅰ、Ⅱ、Ⅲ浓度依次降低）

紫外-可见吸收曲线以吸光度 A 或透光率 T 为纵坐标时，吸收曲线的形状会发生改变，曲线特征不变。但只有以吸光度为纵坐标时，吸收曲线的高度和浓度呈正比关系。

课堂互动

对比不同浓度邻二氮菲合铁（Ⅱ）溶液的吸收曲线，请问：（1）λ_{max}、λ_{min} 的位置是否相同？（2）在 λ_{max} 处的吸光度 A 是否相同？

三、光的吸收定律和标准工作曲线

1. 朗伯-比尔定律

朗伯-比尔（Lambert-Beer）定律是吸收光谱法的基本定律，它描述了在有色稀溶液中被测物质对单色光的吸收强度与溶液中被测物质溶液的浓度和液层厚度的关系，是对物质定量分析的理论依据。

假设一束强度为 I_0 的平行单色光垂直照射到某一均匀、无散射、液层厚度为 l 的有色稀溶液，若一部分光被吸收，透过有色稀溶液后，光的强度将由 I_0 降低为 I_t，如图 16-6 所示。

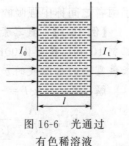

图 16-6　光通过
有色稀溶液

$$T = \frac{I_t}{I_0} \times 100\% \qquad (16\text{-}1)$$

式中，I_0 为入射光强度；I_t 为透过光强度；T 为透光率，常用百分数表示。透光率的倒数反映了有色溶液对光的吸收强度，常用吸光度 A 表示，则朗伯-比尔定律表达式为：

$$A = \lg \frac{1}{T} = -\lg T \qquad (16\text{-}2)$$

若入射光的波长、强度以及溶液的温度等条件保持不变，该溶液的吸光度 A 与溶液的浓度 c 及液层厚度 l 的乘积成正比。朗伯-比尔定律的另一表达式为：

$$A = Elc \qquad (16\text{-}3)$$

式中，A 为吸光度；E 为吸光系数；c 为溶液的浓度；l 为液层厚度。

当试样中同时存在两种或两种以上的吸光物质（a、b、c、…）时，如果共存物质互不影响吸光性质，各组分的吸光度符合朗伯-比尔定律，那么试样在同一波长处的总吸光度等于各物质的吸光度之和，即吸光度具有加和性。即

$$A_{总} = A_a + A_b + A_c + \cdots \qquad (16\text{-}4)$$

朗伯-比尔定律适用于入射光为单色光的可见光、紫外光和红外光；试样为均匀、无散射的稀溶液或均匀、无散射的固体和气体的分子吸收和原子吸收体系。

课堂互动

含有吸光物质的稀溶液浓度 c 增大，其吸光度 A 及透光率 T 有何变化？

2. 吸光系数

光的吸收定律中的比例常数 E 为吸光系数，吸光系数越大，吸收强度越大，测定灵敏度越高。吸光系数是吸光物质在一定条件下的特性常数，与物质的本性有关，与吸光物质的浓度和液层厚度无关。如果溶液的浓度单位不同，吸光系数的意义和表示方法也不同，常用摩尔吸光系数和比吸光系数表示。

（1）摩尔吸光系数　在一定波长下，溶液的浓度 c 单位为 $mol \cdot L^{-1}$，液层厚度 l 单位为 cm，用 ε 表示摩尔吸光系数，单位为 $L \cdot mol^{-1} \cdot cm^{-1}$。此时，光的吸收定律可表示为：

$$A = \varepsilon lc \qquad (16\text{-}5)$$

（2）比吸光系数或百分吸光系数　在一定波长下，溶液的浓度 c 单位为 $g \cdot 100mL^{-1}$，液层厚度 l 单位为 cm，用 $E_{1cm}^{1\%}$ 表示比吸光系数，单位为 $100mL \cdot g^{-1} \cdot cm^{-1}$。此时，光的吸收定律可表示为：

$$A = E_{1cm}^{1\%} lc \qquad (16\text{-}6)$$

摩尔吸光系数 ε 与比吸光系数 $E_{1cm}^{1\%}$ 的换算关系为：

$$\varepsilon = \frac{M}{10} \times E_{1cm}^{1\%} \qquad (16\text{-}7)$$

式中，M 为吸光物质的摩尔质量。吸光系数 ε 或 $E_{1cm}^{1\%}$ 不能直接用 $1mol \cdot L^{-1}$ 或 1% 这样高浓度的溶液来测定，需用准确浓度的溶液稀释后进行测定，然后换算得到。摩尔吸光系数 ε 在 $10^4 \sim 10^5 L \cdot mol^{-1} \cdot cm^{-1}$ 之间为强吸收，小于 $10^2 L \cdot mol^{-1} \cdot cm^{-1}$ 为弱吸收，介于两者之间称中强吸收。

【例 16-1】 氯霉素（$M = 323.15 g \cdot mol^{-1}$）的水溶液在 $278nm$ 处有吸收峰，设用纯品配制 $100mL$ 含有 $2.00mg$ 的溶液，以 $1.00cm$ 厚的吸收池在 $278nm$ 处测得透光率为 24.3%，求氯霉素的水溶液的 ε 或 $E_{1cm}^{1\%}$。

解　$A = -\lg T = -\lg 0.243 = 0.614$

$$E_{1cm}^{1\%} = \frac{A}{lc} = \frac{0.614}{\dfrac{1.00 \times 2.00 \times 10^{-3}}{100}} mL \cdot g^{-1} \cdot cm^{-1} = 307(100mL \cdot g^{-1} \cdot cm^{-1})$$

$$\varepsilon = \frac{M}{10} \times E_{1cm}^{1\%} = \frac{323.15}{10} \times 307 \text{L} \cdot \text{mol}^{-1} \cdot \text{cm}^{-1} = 9921 \text{ L} \cdot \text{mol}^{-1} \cdot \text{cm}^{-1}$$

3. 偏离朗伯-比尔定律的原因

根据朗伯-比尔定律，吸光度 A 与溶液浓度 c 的关系应该是通过原点的一条直线。但是吸光度与浓度的线性关系往往会发生正或负偏离，如图 16-7 中的虚线。引起偏离朗伯-比尔定律的原因很多，主要有化学因素和光学因素。

（1）化学因素　因为吸光物质发生解离、缔合、形成新化合物或互变异构等可引起对朗伯-比尔定律的偏离，所以测定时需要控制溶液的条件。

（2）光学因素　物质对不同波长的光具有不同的吸光系数，入射光为非单色光或存在与所需波长相隔较远的杂散光均会引起吸光度偏离朗伯-比尔定律。此外，当入射光为非平行光时会使得光程变长，影响吸光度值；吸光物质对光的散射、吸收池对入射光的反射等，对透射光强度有直接影响，引起朗伯-比尔定律的偏离。

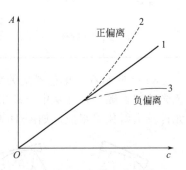

图 16-7　吸光度 A 与溶液
浓度 c 的关系示意图
1—无偏离；2—正偏离；3—负偏离

（3）其他因素　待测溶液若是乳浊液、胶体溶液或有悬浮物质，当入射光通过时，由于吸光物质溶液不均匀，部分光因为被散射而损失，也会引起朗伯-比尔定律的偏离。

四、紫外-可见分光光度计的构造及类型

1. 紫外-可见分光光度计的构造

分光光度计一般按使用的波长范围分类，主要有紫外分光光度计（波长 200～400nm）、可见分光光度计（波长 400～800nm）和紫外-可见分光光度计（波长 200～1000nm，目前常使用）。紫外-可见分光光度计是用于测定紫外-可见吸收光谱信息的仪器，主要由光源、单色器、吸收池、检测器、信号处理与显示装置五个部件组成，如图 16-8 所示。

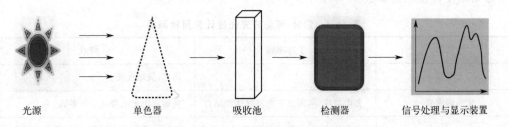

光源　　　　　单色器　　　　　吸收池　　　　　检测器　　　　信号处理与显示装置

图 16-8　紫外-可见分光光度计的构造示意图

（1）光源　紫外-可见分光光度计要求光源能够发射出具有足够强度和稳定性连续波长的光。紫外-可见分光光度计常用光源如表 16-3。

表 16-3　紫外-可见分光光度计常用光源

光源	波长范围/nm	特　点
钨灯	350～2500	钨丝易蒸发,寿命短。用于可见光区
卤钨灯	350～2500	加入卤素比钨灯使用寿命延长,稳定性好
氢灯	180～460	用于紫外光区

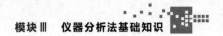

续表

光源	波长范围/nm	特　点
氘灯	180～375	发光强度比氢灯高 3～5 倍
激光光源	特有	近年用氩离子激光器或可调谐染料激光器发射的激光作光源,具有单色性好、光强度大、稳定性好的特点

（2）单色器　单色器是关键的部件,通常置于吸收池之前,其作用是将来自光源的复色光按波长顺序,并从中分离出需要波长的单色光。单色器主要由入射狭缝、准直镜、色散元件及出射狭缝组成,如图 16-9 所示。

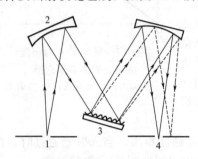

图 16-9　单色器光路示意图
1—入射狭缝；2—准直镜；
3—色散元件；4—出射狭缝

入射狭缝用于限制杂散光的进入。色散元件将复色光分解为单色光,目前常用的色散元件多为光栅。准直镜是以狭缝为焦点的聚光镜,使从入射狭缝发出的光变为平行光,然后使色散后的平行光聚焦于出射狭缝。出射狭缝是将固定波长范围的光射出单色器,出射光的波长和带宽可以在一定范围内进行调节。

（3）吸收池　吸收池也称比色皿、比色杯、样品池或液槽等,是在分光光度法中,用来盛放试样溶液的器皿。吸收池按材质可分为光学玻璃和石英玻璃两种,可见光区宜选用光学玻璃吸收池,紫外光区则选用石英玻璃吸收池。吸收池厚度在 0.1～10cm 之间,其中厚度 1cm 的吸收池最为常用。吸收池的质量直接影响测定结果,如吸收池材质、透光性、清洁程度等。

（4）检测器　检测器的作用是检测光信号,一般利用光电效应,将通过吸收池的光信号转变为电信号。理想的检测器应灵敏,响应快,易于检测、放大,噪声低,常见的紫外-可见分光光度计检测器如表 16-4 所示。

表 16-4　紫外-可见分光光度计常用检测器

检测器	工作原理	特点
光电管	光电效应	简单,灵敏度低
光电倍增管	光电效应,与多级二次发射体相结合	灵敏度比光电管高 200 多倍
光电二极管阵列	光电效应,由一行光敏区和二行读出寄存器构成	可同时检测多个波长的光强度。寿命长、光谱响应范围宽、可靠性高、读出速度快
电荷耦合器件	模拟集成电路芯片	能同时多谱线检测,极大地提高分析速度

（5）信号处理与显示装置　光电管输出的电信号很弱,需要放大后对信号进行转换,然后将测定结果显示出来。显示方式一般有透光率 T 与吸光度 A,有的还可以转换成浓度 c、吸光系数 E 等。现代分光光度计多与微机连接,进行数据自动采集、信号处理、数据分析和报告打印等。

2. 紫外-可见分光光度计的主要类型

紫外-可见分光光度计大致分为单光束、双光束和双波长等几种类型。

（1）单光束分光光度计　单光束分光光度计是最简单的分光光度计,通常用钨灯和氘灯作光源，这类仪器如国产的 722 型、751 型、752 型等。它们的光路如图 16-10 所示。从光源到检测器只有一束单色光。仪器结构简单，但对光源发光强度的稳定性要求较高。

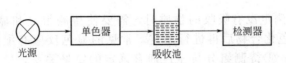

图 16-10　单光束分光光度计光路示意图

（2）双光束分光光度计　双光束光路目前已被普遍采用，这类仪器如国产的 710 型、730 型、740 型等，双光束分光光度计光路如图 16-11 所示。从光源发出的光经过单色器色散后得到的单色光经过一个旋转面镜（又称切光镜）后转变为交替入射参比溶液和试样溶液的两束光，检测器交替接收参比信号和试样信号。双光束分光光度计对参比信号和试样信号的测定几乎同时进行，补偿了光源和检测系统的不稳定性，具有较高的精密度和准确度。

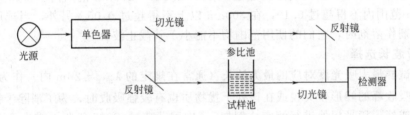

图 16-11　双光束分光光度计光路示意图

拓展阅读 》》　　　　　　　**双波长分光光度计**

　　这类仪器如国产的 WFZ800-S 型、日本岛津的 UV-300 型等，双波长分光光度计光路如图 16-12 所示。从光源发出的光被分成两束，经两个单色器后，得到两束波长分别为 λ_1 和 λ_2 的单色光。λ_1、λ_2 两单色光交替地照射到装有试样溶液的吸收池，获得溶液对 λ_1 及 λ_2 两束单色光的吸光度之差 ΔA：$\Delta A = (E_{\lambda_1} - E_{\lambda_2})lc$。采用双波长分光光度计进行测定，通过波长的选择可以校正背景吸收，消除吸收光谱重叠的干扰，适用于浑浊液和多组分混合物的定量分析。双波长分光光度计对试样的测量过程中只使用一个吸收池，不需要参比溶液，避免了单波长法测定时因试样溶液与参比溶液在组成、均匀性上的差异，以及两个吸收池的差异所引入的误差。

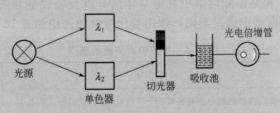

图 16-12　双波长分光光度计光路示意图

五、分析条件的选择

1. 显色反应

在紫外-可见光区测定没有吸收的物质时，需要使待测组分和显色剂发生显色反应，将待测组分转变为有色化合物后再进行测定。常见的显色反应有配位反应、氧化还原反应等。显色反应要求：①待测组分与显色剂有确定的定量关系，生成物的组成恒定，有足够的稳定性；②灵敏度高，生成的有色化合物的摩尔吸光系数大，对低含量组分，一般选择 ε 为 $10^4 \sim 10^5 \, L \cdot mol^{-1} \cdot cm^{-1}$；③显色剂选择性好，干扰小；④显色剂在测定波长处最好无吸收，若有吸收，一般要求反应生成的有色化合物和显色剂的最大吸收波长之差 $\geqslant 60nm$。

2. 溶剂的选择

在测定试样前，应先检查所用的溶剂在测定波长附近是否符合要求。即将溶剂置于 1cm 石英吸收池中，以空气为空白（空白光路中没有任何物质）测定其吸光度。溶剂和吸收池的吸光度，在 $220 \sim 240nm$ 范围内不得超过 0.40，在 $241 \sim 250nm$ 范围内不得超过 0.20，在 $251 \sim 300nm$ 范围内不得超过 0.10，在 300nm 以上不得超过 0.05。另外，当选用含有杂原子的有机溶剂作溶剂时，它们的使用范围均不能小于其截止波长。

3. 入射波长选择

通常以试样最大吸光度对应的最大波长（通常在规定的 $\lambda_{max} \pm 2nm$ 内）作为入射波长。当试样最强吸收峰的峰形较尖锐或在该处干扰物质也有较强吸收时，为了消除干扰可选用次强峰、肩峰或峰形稍平坦处进行测定。例如，《中国药典》（2025 年版）维生素 B_2 注射液，含量测定选择在次强峰 444nm 波长处测定。

4. 吸收池的配对

盛装参比溶液的吸收池与盛装试样溶液的吸收池应互相匹配，即有相同的厚度和相同的透光性，测定条件不变，盛装同一溶液测定透光率，其相对误差应小于 0.5%。在测定吸光系数或利用吸光系数进行定量分析时，还要求吸收池有准确的厚度（或光程），或用同一只吸收池进行测定。

5. 吸光度范围的选择

仪器误差主要是透光率误差，为减小浓度测定的误差，一般精密度的分光光度计可以通过控制溶液的浓度 c 及厚度 l 使吸光度 A 在合适的范围内。一般试样溶液的吸光度值，以在 $0.2 \sim 0.7$ 范围内为宜，使测定结果的相对误差小于 0.2%。

6. 参比溶液的选择

常使用参比溶液或称空白溶液测定吸光度。参比溶液是用来调节工作零点即 $A = 0$ 或 $T = 100\%$ 的溶液，其作用是消除溶液中其他基体组分以及吸收池和溶剂对入射光的吸收和反射所带来的误差。根据测定情况不同，常用参比溶液的选用如表 16-5 所示。

表 16-5 常用参比溶液的选用

参比溶液	适用范围	参比溶液的选用
溶剂空白	当溶液只有待测组分在测定波长下有吸收,而其他组分无吸收时	纯溶剂
试剂空白	显色剂或其他试剂有吸收,而试样溶液无吸收	不加待测组分的其他试剂
试样空白	试样基体有吸收,而显色剂或其他试剂无吸收	不加显色剂及其他试剂的试样溶液

续表

参比溶液	适用范围	参比溶液的选用
平行操作空白	如临床上进行某种药物浓度的监测,取正常人血样和待测血药浓度的血样在相同条件下处理,用前者得到的溶液作为参比溶液	

六、定性和定量分析及纯度检查

微课

定量和定性分析

紫外-可见分光光度法在药学领域主要用于有机化合物的分析。根据吸收光谱的特征可以对纯物质进行定性鉴别及杂质的检查,根据物质对光的吸收定律可以对物质进行定量分析。

1. 定性分析

紫外-可见吸收光谱的特征值(如 λ_{max}、λ_{min}、λ_{sh}、ε、$E_{1cm}^{1\%}$)是进行定性鉴别的依据。根据试样和标准溶液的吸收光谱特征值、吸光度比值和光谱的一致性进行比较,可对试样进行定性鉴别。

(1)光谱特征值对比法 具有多个吸收峰的化合物,可以同时以多个峰值为鉴别依据。当化合物的肩峰或峰谷的吸光度变动较小时也可以用 λ_{max}、λ_{min}、λ_{sh} 同时作为鉴别的依据。例如,《中国药典》(2025 年版),布洛芬的鉴别规定:用 0.4% 氢氧化钠溶液溶解配制成 $0.25mg \cdot mL^{-1}$ 的溶液,摇匀,测定,在 $265nm$ 与 $273nm$ 的波长处有最大吸收,在 $245nm$ 与 $271nm$ 波长处有最小吸收,在 $259nm$ 的波长处有一肩峰。

不同化合物有不同或相同的吸收基团时,也可能有相同的 λ_{max}、λ_{min},但由于其摩尔质量不同,ε、$E_{1cm}^{1\%}$ 也不同,因此 ε、$E_{1cm}^{1\%}$ 也可以作为鉴别的依据。

(2)吸光度比值比对法 有多个吸收峰的化合物,可以取其不同峰(或峰与谷)的吸光度(或吸光系数)与规定值进行比对来进行定性鉴别。

$$\frac{A_1}{A_2} = \frac{E_1 cl}{E_2 cl} = \frac{E_1}{E_2} \tag{16-8}$$

因为吸光度比值是在同一浓度溶液、同一吸收池条件下的,根据式(16-8),吸光度比值比对法可以消除因溶液浓度和吸收池厚度的变化而导致不确定性的影响。例如,《中国药典》(2025 年版),维生素 B_{12} 的鉴别规定:维生素 B_{12} 在 $278nm$、$361nm$、$550nm$ 波长处有最大吸收 $\frac{A_{361}}{A_{278}} = 1.70 \sim 1.88$,$\frac{A_{361}}{A_{550}} = 3.15 \sim 3.45$。

(3)吸收光谱的一致性比对法 用上述两种方法定性时,有时不能发现光谱特征值外的差异。因此,有时需用相同浓度试样和标准溶液在相同实验条件下的谱图进行比对。若试样和标准溶液的谱图相同,则可能为同一物质,若有差异,则不是同一物质。无标准溶液做对照试验时,也可以与文献记载的标准谱图比对。例如,醋酸可的松、醋酸氢化可的松与醋酸泼尼松的光谱特征值 λ_{max}、$E_{1cm}^{1\%}$、ε 几乎相同,但其吸收光谱曲线并不相同。

2. 定量分析

借助被测物质的紫外-可见吸收光谱图和朗伯-比尔定律,可对物质进行定量分析。

单组分分析法是最简单的定量分析方法,常用有以下三种。

(1)标准曲线法 标准曲线法是利用物质浓度与吸光度呈线性关系而建立的一种定量方法。测定步骤:①配制系列浓度的标准溶液;②在一定波长和其他条件下,分别测定标准溶液(浓度一般由低到高)的吸光度;③以浓度 c 为横坐标,吸光度 A 为纵坐标,绘制标准曲线又称工作曲线,如图 16-13 的 A-c 标准工作曲线;④在相同的实验条件下分析试样溶液，由标准曲线查得试样吸光度 A_x 所对应的试样浓度 c_x 或根据线性回归方程求得试样浓度 c_x。若试样为稀释后样品，可由 c_x 乘以相应的稀释倍数计算出稀释前试样的浓度。

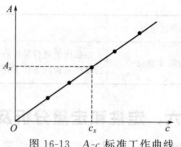

图 16-13　A-c 标准工作曲线

课堂互动

以 Excel 为工具处理分光光度法的实验数据

某分析者将邻菲罗啉亚铁浓溶液稀释配制成一系列标准溶液，用同一厚度的吸收池，在 510nm 处，用 722 型紫外-可见分光光度计，测得它们的吸光度如下：

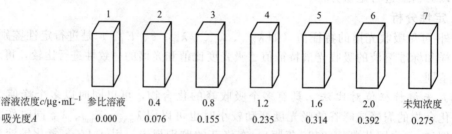

溶液浓度 c/μg·mL^{-1}	参比溶液	0.4	0.8	1.2	1.6	2.0	未知浓度
吸光度 A	0.000	0.076	0.155	0.235	0.314	0.392	0.275

橙红色邻菲罗啉亚铁系列浓度标准溶液

请以标准系列溶液浓度 c 为横坐标，吸光度 A 为纵坐标，用 Excel 工具绘制标准工作曲线，并利用线性回归方程求出溶液 7 的未知浓度。

（2）吸光系数法　当测定条件（包括溶液的浓度、酸度、单色光纯度等）未引起对朗伯-比尔定律的偏离时物质的吸光系数为定值，根据测得的吸光度可求得待测组分的浓度或含量。测定步骤：①查手册（或测定）在相同条件下物质的吸光系数（$E_{1cm}^{1\%}$ 或 ε）；②测定试样溶液的吸光度；③依据朗伯-比尔定律，求得待测组分浓度 c。注意当吸光系数 E 取 $E_{1cm}^{1\%}$ 时，浓度 c 的单位为 g·100mL^{-1}，当吸光系数 E 取 ε 时，浓度 c 的单位为 mol·L^{-1}。

实际工作中也可以将试样溶液的吸光度换算成试样的吸光系数（$\varepsilon_{样}$ 或 $E_{1cm样}^{1\%}$），计算与标准品的吸光系数（$\varepsilon_{标}$ 或 $E_{1cm标}^{1\%}$）的比值，用下式求得待测组分的质量分数。

$$w = \frac{\varepsilon_{样}}{\varepsilon_{标}} \ 或 \ w = \frac{E_{1cm样}^{1\%}}{E_{1cm标}^{1\%}} \tag{16-9}$$

【例 16-2】　精密称取维生素 C 0.0500g，溶于 100mL 的 0.005mol·L^{-1} 的硫酸溶液中，再取此溶液 2.00mL，准确稀释至 100mL，取此溶液置于厚度 1cm 吸收池中，在 245nm 波长处测得吸光度 A 为 0.551。求维生素 C 的质量分数（维生素 C 纯品在上述相同条件下的 $E_{1cm标}^{1\%}=560$）。

解　$c_{样}=\dfrac{0.05000\times2.00}{100\times100}$g·100mL^{-1}＝0.001g·100mL^{-1}

$E_{1cm样}^{1\%}=\dfrac{A}{lc_{样}}=\dfrac{0.551}{1.00\times0.001}$（100mL·g^{-1}·cm^{-1}）＝551（100mL·g^{-1}·cm^{-1}）

$w=\dfrac{E_{1cm样}^{1\%}}{E_{1cm标}^{1\%}}=\dfrac{551}{560}\times100\%=98.39\%$

（3）标准对照法　在相同的实验条件下配制浓度为 $c_{样}$ 的试样溶液和浓度为 $c_{标}$ 的标准溶液，在同一波长处，使用同一台仪器分别测定它们的吸光度 $A_{样}$ 和 $A_{标}$，根据朗伯-比尔定律有 $A_{标}=Ec_{标}l$，$A_{样}=Ec_{样}l$。因为使用同一吸收池，所以 l 相同，同一物质在一定波

长处的 E 相等。所以

$$\frac{A_s}{A_x}=\frac{c_s}{c_x} \text{ 或 } c_x=\frac{c_s A_x}{A_s} \tag{16-10}$$

拓展阅读 》》》 二元组分的定量分析法

吸光度的加和性是测定混合组分含量的依据。若溶液中有 a 和 b 两种组分共存时，可根据各组分吸收光谱重叠的程度分别考虑测定的方法。

（1）a 与 b 吸收光谱的 λ_{max} 互不干扰，如图 16-14（a）所示，可按单组分测定法分别在 λ_1 与 λ_2 处测定 a 与 b 的浓度。

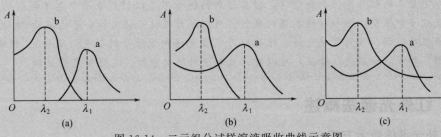

图 16-14 二元组分试样溶液吸收曲线示意图

（2）a 与 b 两组分的吸收光谱有部分重叠，如图 16-14（b）所示，可先在 λ_1 处按单组分测得 a 组分的浓度 c_a，然后在 λ_2 处测试样溶液的总吸光度 A_2^{a+b}，查手册或测定 a 与 b 纯品在 λ_2 处的吸光系数 E_2^a 与 E_2^b，再根据吸光度的加和性计算出 a 组分的浓度 c_a，按式（16-11），可求得 b 组分的浓度 c_b。

$$A_2^{a+b}=A_2^a+A_2^b=E_2^a l c_a+E_2^b l c_b \tag{16-11}$$

（3）a 与 b 两组分的吸收光谱在 λ_{max} 处均有重叠，如图 16-14(c) 所示，分别在 λ_1 和 λ_2 处测得试样溶液的总吸光度 A_1^{a+b} 和 A_2^{a+b}，然后根据吸光度的加和性，根据式(16-12) 计算出 a 与 b 两组分的浓度。

$$A_1^{a+b}=A_1^a+A_1^b=E_1^a l c_a+E_1^b l c_b \text{ 和 } A_2^{a+b}=A_2^a+A_2^b=E_2^a l c_a+E_2^b l c_b \tag{16-12}$$

3. 纯度检查

若化合物在紫外-可见光波长处没有吸收，而所含杂质有较强吸收，那么通过光谱图可检查是否有杂质。例如，苯在 256nm 波长处有吸收，而乙醇在该处无吸收，乙醇中若含少量的苯，试样在 256nm 波长处会出现吸收峰，则说明乙醇中含苯，当乙醇中苯含量为 0.001% 时也能被检出。

杂质在测定波长范围内有吸收时会使化合物的吸收光谱变形，测得的吸光系数改变。因此，根据杂质的特征吸收能灵敏地检测出微量杂质的存在，并对杂质的限量进行检查。

第三节 红外光谱法简介

根据物质对红外光或红外线的特征吸收而建立的分析方法称红外吸收光谱法，简称红外光谱法，又称为红外分光光度法，与紫外-可见分光光度法同属于分子吸收光谱。当具有连续波长的红外光照射物质时，物质的分子会选择性吸收某些频率的红外光。通常所说的红外光谱指的是吸收中红外（波长 2.5～50μm）的光谱，该方法已被广泛应用于药学领域中物质组分分析。

拓展阅读 》》》 　　　　　**红外光谱的分类、原理**

　　在电磁波谱中，红外光谱是介于可见与微波之间的电磁波，其波长范围在 0.77～1000μm 之间。通常将红外光谱划分为三个区，波长 0.77～2.5μm 为近红外区；波长 2.5～50μm 为中红外区；波长 50～1000μm 为远红外区。

　　当一定频率的红外光照射物质时，因其辐射的能量不足以引起分子中电子能级的跃迁，只能实现分子中振动能级和转动能级的跃迁，所以红外吸收光谱又称分子的振动-转动光谱，其吸收峰强度较弱，且为带状光谱。根据红外吸收光谱中吸收峰的位置（峰位）、吸收峰形状（峰形）和吸收峰强度（峰强）可以对有机物进行结构分析、定性和定量分析。

一、红外光谱法概述

1. 红外光谱的表示方法

常见的红外光谱图多采用 T-λ 或 T-σ 绘制吸收曲线，即以波长 λ（μm）或波数 σ（cm^{-1}）为横坐标，其相应的透光率 T 为纵坐标。目前红外光谱中最常用的是波数等距绘制的 T-σ 曲线，如图 16-15 是苯酚的红外光谱图。红外谱图中的"谷"表示红外光谱的吸收峰，即吸收峰的峰顶向下，高度表示吸收峰的强度，波长 λ 或波数 σ 表示吸收峰的峰位。因此，在红外光谱中一般用波长 λ 或波数 σ 描述。

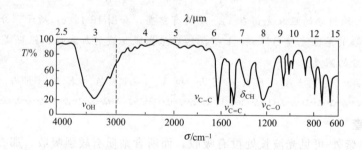

图 16-15　苯酚的红外光谱

2. 红外光谱与紫外光谱的区别

红外光谱与紫外光谱同为分子吸收光谱，它们的区别如表 16-6 所示。

表 16-6　红外光谱与紫外光谱的区别

光谱类型	成因	特征	应用范围
红外光谱	分子的振动和转动能级跃迁，属于分子振动-转动光谱	特征性强，峰较密集，信息量多，与分子结构密切相关	能产生红外吸收的物质，均具有特征红外光谱，被广泛应用于有机物的定性鉴别和结构分析
紫外光谱	分子外层电子能级跃迁，伴随振动转动能级的变化，电子光谱	峰数少，峰形简单，仅反映少数官能团的特征	适用于不饱和化合物，特别是分子中具有共轭体系的有机物

二、红外光谱法的基本原理

1. 红外光谱的产生

对于大多数物质分子，引发分子转动能级跃迁而吸收的红外光几乎观察不到，所以红外光谱主要是由分子的振动能级跃迁产生。但分子并不是吸收任意波长的红外光均可产生分子振动-转动能级的跃迁，这是因为红外光谱的产生需满足两个条件：①红外光能量 E 刚好能满足分子振动能级跃迁时所需的能量 ΔE；②分子被红外光照射时其偶极矩必须有变化，因为只有能引起分子偶极矩变化的振动才能吸收能量相当的红外光，才能在红外光谱图中观测到吸收峰。

2. 分子的振动形式及吸收峰峰位和影响峰位的因素

（1）分子的振动形式　伸缩振动和弯曲振动是分子的两类基本振动形式。伸缩振动分为对称伸缩振动（用 ν_s 或 ν^s 表示）和不对称伸缩振动（用 ν_{as} 或 ν^{as} 表示）。弯曲振动又称变形振动，它包括剪式振动（δ）、面内摇摆振动（β）、面外摇摆振动（ω）及蜷曲振动（τ）。每一种振动具有一定的振动能级，每种振动能级发生跃迁时需要吸收相应频率的红外光。AX_2 基团（以亚甲基为例）的振动模式及解析见表 16-7。

表 16-7　AX_2 基团的振动模式及解析

振动方式	亚甲基	解析	振动频率
对称伸缩振动（ν_s）		两个键同时向一个方向伸长或缩短	$\nu^s_{CH_2}$ 约 $2850cm^{-1}$
不对称伸缩振动（ν_{as}）		两个键一个伸长，另一个缩短；一个缩短，另一个伸长	$\nu^{as}_{CH_2}$ 约 $2925cm^{-1}$
剪式振动（δ）		化学键同时并拢或打开，类似剪刀的开、合	δ_{CH_2} 约 $(1465\pm20)cm^{-1}$
面内摇摆振动（β）		基团作为一个整体，在平面内摇摆	β_{CH_2} 约 $720cm^{-1}$
面外摇摆振动（ω）		化学键同时向所示平面外侧和内侧运动，称为面外摇摆振动。⊕—垂直纸面向里	ω_{CH_2} 约 $1300cm^{-1}$
蜷曲振动（τ）		化学键一个向所示平面外侧运动，另一个向内运动；一个向内运动，另一个向外运动。⊕—垂直纸面向里，⊖—垂直纸面向外	τ_{CH_2} 约 $1250cm^{-1}$

（2）吸收峰峰位及影响峰位的因素

①吸收峰峰位　吸收峰的位置或称峰位，一般以振动能级跃迁时所吸收的红外光的波长 λ_{max}、波数 σ_{max} 或频率 ν_{max} 表示。分子振动频率的大小取决于化学键的强度和原子的质量。不同物质具有不同的结构、化学键力常数和相对原子质量，分子的振动频率也不相同，会产生不同的红外吸收峰。同一基团的同一振动形式，当处于不同的分子和环境时，其振动频率也会有所不同，所产生的峰位也不同，但是会相对稳定地出现在某一段区间内。所以根据物质的红外光谱在某些波数处有无吸收及其微观结构所提供的红外光谱信息可以对有机物

进行定性鉴别和结构分析。

② 影响峰位的因素 诱导效应、共轭效应、氢键的形成和杂化等内部因素以及分子溶剂、测定条件等外部因素均会对分子的振动产生影响，引起吸收峰峰位的移动。

3. 红外吸收峰的类型及影响吸收峰强度的因素

（1）红外吸收峰的类型

① 基频峰 分子吸收一定频率的红外光，其振动能级由基态跃迁至第一激发态所产生的吸收峰，称为基频峰或基频吸收带。基频峰峰数少、强度大，是红外光谱中最主要的一类峰。

② 泛频峰 倍频峰、合频峰和差频峰统称为泛频峰。倍频峰是指由基态直接跃迁到第二、第三等能级时产生弱的吸收峰，称为倍频峰，倍频峰的频率并非基频峰的整数倍，而是略小；合频峰与差频峰由两个或多个振动类型组合而成。泛频峰多数为弱峰，一般在谱图上不易辨别。但在 $2000\sim1650\text{cm}^{-1}$ 之间的取代苯的泛频峰能为苯环上取代位置的判断提供重要信息，且特征性强，在含苯化合物的定性鉴别和结构分析中具有重要意义。

③ 特征峰 用于鉴别官能团的存在，且具有较高强度的吸收峰，称为特征峰。例如，红外光谱中的最强吸收峰羰基的伸缩振动吸收频率在 $1850\sim1650\text{cm}^{-1}$ 间，当物质的红外吸收光谱在此区间出现较强吸收时，通常考虑物质分子中可能存在羰基。

④ 相关峰 红外光谱图中由同一官能团产生，与特征峰具有共存关系的一组吸收峰，互称为相关峰。例如，亚甲基有下列相关峰：$\nu_{CH_2}^{s}$ 约 2850cm^{-1}，$\nu_{CH_2}^{as}$ 约 2925cm^{-1}，δ_{CH_2} 约 $(1465\pm20)\text{cm}^{-1}$，$\rho_{CH_2}$ 约 720cm^{-1}。利用一组相关峰来确定某一官能团是否存在，是红外光谱解析的依据。

（2）影响吸收峰强度的因素 吸收峰的相对强度取决于偶极矩或摩尔吸光系数的大小。分子振动时偶极矩变化愈大，对光的吸收强度愈大。影响偶极矩变化的主要因素有几个方面。

① 原子的电负性 化学键两端原子的电负性相差越大则极性越大，分子振动的偶极矩变化就越大，对应的吸收谱带越强。例如，$\varepsilon_{C=O}>\varepsilon_{C=N}>\varepsilon_{C=C}$，$\varepsilon_{O-H}>\varepsilon_{C-H}>\varepsilon_{C-C}$。

② 振动形式 振动形式不同，吸收峰强度也不相同。通常情况 $\varepsilon_{\nu_{as}}>\varepsilon_{\nu_{s}}>\varepsilon_{\delta}$。

③ 分子对称性 分子结构的对称性愈强，振动时偶极矩变化愈小，对应的吸收谱带愈弱。全对称的分子振动过程中偶极矩为零，不吸收红外线。

④ 其他因素的影响 氢键的形成会引起偶极矩的变化，往往使吸收峰强度增大，谱带变宽；与偶极矩较大的基团共轭，吸收强度增强，例如，C=C 键的偶极矩很小，吸收峰强度很弱，但它与 C=O 键共轭时，上述两个峰的强度都增强。

4. 有机化合物典型基团的红外光谱特征吸收

常见有机化合物基团振动吸收峰出现的范围为 $4000\sim670\text{cm}^{-1}$，依据典型基团所在位置的范围通常将红外光谱分为四个区。

（1）$4000\sim2500\text{cm}^{-1}$ 为 X—H 伸缩振动区 X 为 O、N、C、S 等原子。O—H 的伸缩振动吸收峰在 $3650\sim3200\text{cm}^{-1}$ 范围内。在非极性的稀溶液中，峰形尖锐，吸收较强；非极性高浓度溶液中，峰形较宽。该特征吸收容易识别，是判断物质是否含醇、酚或有机酸结构的重要依据。C—H 的伸缩振动分为两种，饱和 C—H 的伸缩振动吸收峰，一般在 3000cm^{-1} 以下，不饱和 C—H 的伸缩振动吸收峰，一般在 3000cm^{-1} 以上。N—H 的伸缩振动吸收峰在 $3500\sim3100\text{cm}^{-1}$ 区间出现尖锐的吸收峰。伯酰胺在此区间出现强度大致相等的双峰。仲酰胺在此区间出现一个峰。叔酰胺在此区间无峰。

（2）$2500\sim2000\text{cm}^{-1}$ 为三键和累积双键的伸缩振动区 该区主要是三键和累积双键

的反对称伸缩振动的吸收峰，易于判别。

（3）$2000\sim1500cm^{-1}$ 为双键伸缩振动区　主要包括 $C=O$、$C=C$、$C=N$、$N=O$ 等不饱和键的吸收谱带。$C=O$ 的伸缩振动吸收峰在 $1850\sim1600cm^{-1}$。该基团的吸收峰，一般是谱图中的第一强峰，峰形尖锐，是判断有无羰基化合物的主要依据。$C=C$ 的伸缩振动吸收峰在 $1600\sim1660cm^{-1}$。单核芳烃的 $C=C$ 伸缩振动出现在 $1500\sim1480cm^{-1}$（强）和 $1600\sim1590cm^{-1}$（弱）两个区间，是鉴别有无芳核的重要依据。该区间吸收光谱与 $2000\sim1650cm^{-1}$ 之间的取代苯的泛频峰共同分析，是确定苯取代类型的主要依据。

（4）$1500\sim670cm^{-1}$ 为部分 X—Y 单键的伸缩振动和 X—H 键的弯曲振动　该区的光谱图比较复杂，其中 $1300\sim670cm^{-1}$ 区域为指纹区，为区别结构类似的化合物提供有价值的信息。

5. 红外分光光度计简介

红外分光光度计是用于测定红外光谱的仪器，也称作红外吸收光谱仪。红外分光光度计主要有两大类，即色散型和干涉型傅里叶变换红外分光光度计。下面简要介绍色散型红外分光光度计。

色散型红外分光光度计结构与紫外分光光度计相似，主要由光源、单色器、吸收池、检测器和显示系统五部分组成。

（1）光　源　要求能发射高强度连续的红外光，目前常用的为硅碳棒。

（2）单色器　现代红外分光光度计单色器的色散元件常用光栅。

（3）吸收池　中红外光不能透过玻璃和石英，因此红外吸收池是一些无机盐晶体材料如 $NaCl$、KBr 和 CaF_2 等。$NaCl$ 和 KBr 吸收池易吸潮应保持干燥，CaF_2 吸收池可测水溶液。实际测定过程中的吸收池要根据样品性质和吸收池的应用范围来选择。

（4）检测器　常见的为真空热电偶，它是利用不同导体构成回路时的温差现象，将温差转变为电差。

（5）显示系统　目前多配有计算机，显示谱图，并完成数据分析工作。

6. 红外分光光度法的应用

红外光谱图可提供峰的位置、形状、强度等信息，显示丰富的结构信息，享有"有机化合物的指纹图谱"之称，主要用于鉴定有机物的组成，近年来也用于无机化合物，以确定化学结构及定量分析。

重点小结

1. 光谱分析法是利用光电转换或其他电子器件测定"辐射与物质相互作用"之辐射强度等光学特性，进行物质的定性和定量分析的方法。光是一种电磁辐射（电磁波），具有波粒二象性。紫外-可见吸收光谱法属于分子吸收光谱，当电磁辐射被待测物质吸收时，将产生分子吸收，主要发生电子能级的跃迁，同时伴随振动能级和转动能级的跃迁，故紫外-可见吸收光谱表现为带状光谱。

2. 在一定条件下，光的吸收定律符合朗伯-比尔定律，即 $A=\lg\dfrac{1}{T}=-\lg T$（吸光度与透光率的倒数成正比）或 $A=Elc$（吸光度与浓度成正比）。吸收池厚度 l 为 $1.00cm$，浓度 c 单位为 $1mol\cdot L^{-1}$ 或 $1g\cdot100mL^{-1}$，分别称为摩尔吸光系数、比吸光系数，两者关系为：$\varepsilon=\dfrac{M}{10}\times E_{1cm}^{1\%}$。

3. 紫外-可见分光光度计由光源、单色器、吸收池、检测器、信号处理与显示装置等主要部件组成，紫外光波长 $200\sim400nm$，可见光波长 $400\sim760nm$。单组分定量分析有标准曲线法、标准对照（公式）法和吸光系数法。

4. 红外光谱也属于分子吸收光谱，主要由振动能级和转动能级的跃迁引起。红外吸收波长一般在 $0.77\sim1000\mu m$ 之间，根据红外吸收光谱中吸收峰中分子振动形式（伸缩振动、弯曲振动）及峰位、峰形（基频峰、泛频峰、特征峰、相关峰）和峰强，对有机化合物进行结构分析、定性和定量分析。

目标检测

一、单选题

1. 有色物质溶液呈色的原因是（　　）。

A. 吸收可见光　　　　　　　　B. 选择吸收紫外光

C. 选择吸收可见光　　　　　　D. 选择吸收红外光

2. 适合紫外-可见分光光度法检测的波长范围是（　　）。

A. $2.5\sim50\mu m$　　　　　　B. $200\sim400nm$

C. $400\sim760nm$　　　　　　D. $200\sim760nm$

3. 在 $230\sim560nm$ 波长范围内测定某溶液的紫外-可见吸收光谱应选用的吸收池是（　　）。

A. 石英　　　　　　　　　　　B. 光学玻璃

C. NaCl 片　　　　　　　　　　D. KBr 片

4. 符合朗伯-比尔定律的溶液被稀释时，其最大吸收波长的位置（　　）。

A. 向短波移动　　　　　　　　B. 向长波移动

C. 吸收峰值增高，λ_{max} 不移动　　D. 吸收峰值降低，λ_{max} 不移动

5. 符合朗伯-比尔定律的溶液，其浓度、最大吸收波长、吸光度三者的关系是（　　）。

A. 增加、增加、增加　　　　　B. 增加、减小、不变

C. 减小、增加、减小　　　　　D. 减小、不变、减小

6. 摩尔吸光系数指在一定波长时溶液浓度为（　　），$l=1cm$ 时的吸光度。

A. 1‰（质量分数）　　　　　　B. 1‰（w/V）

C. $1mol\cdot L^{-1}$　　　　　　D. $1mol\cdot mL^{-1}$

7. 依据朗伯-比尔定律进行定量分析，采用的入射光为（　　）。

A. 白光　　　　　　　　　　　B. 单色光

C. 可见光　　　　　　　　　　D. 紫外线

8. 红外吸收光谱产生的原因是（　　）。

A. 分子外层电子、振动、转动能级的跃迁

B. 原子外层电子、振动、转动能级的跃迁

C. 分子振动-转动能级的跃迁

D. 分子外层电子的能级跃迁

9. 某含氧化合物的红外光谱图在 $3600\sim3200cm^{-1}$ 有吸收峰，下列化合物最可能的是（　　）。

A. CH_3CHO　　　　　　　　B. CH_3COCH_3

C. $CH_3CH(OH)CH_3$　　　　　D. $CH_3OCH_2CH_3$

10. 现有甲乙两个同一有色物质不同浓度的溶液，用同一厚度的吸收池，在同一波长下测定的吸光度分别为：甲 0.20，乙 0.30，若甲的浓度为 $4.0\times10^{-4}mol\cdot L^{-1}$，则乙的浓度为（　　）$mol\cdot L^{-1}$。

A. 8.0×10^{-4}　　　　　　B. 2.0×10^{-4}

C. 4.0×10^{-4}　　　　　　D. 6.0×10^{-4}

11. 有甲乙两个不同浓度的有色溶液，用同一波长的光测定，当甲溶液用 1cm 的吸收池，乙用 2cm 的吸收池，获得的吸光度值相同，则它们的浓度关系为（　　）。

A. 甲是乙的二倍　　　　　　　　B. 甲是乙的二分之一

C. 甲等于乙　　　　　　　　　　D. 无法确定

12. 当吸光度 $A=0$ 时，$T=$（　　）。

A. 0%　　　　　　　　　　　　B. 10%

C. 100%　　　　　　　　　　　D. ∞

二、多选题

1. 紫外-可见分光光度法定性鉴别的方法有（　　）。

A. 对比标准曲线法　　　　　　　B. 对比吸光度（或吸光系数）的比值

C. 对比吸收光谱的一致性　　　　D. 对比吸收光谱特征数据

E. 标准对照法

2. 紫外光区测定常用的光源是（　　）。

A. 钨灯　　　　　　　　　　　　B. 氢灯

C. 氘灯　　　　　　　　　　　　D. 硅碳棒

E. 激光光源

3. 下列关于吸光系数的叙述正确的是（　　）。

A. 在一定条件下是物质的特征常数

B. 表明物质对某一波长光的吸收能力

C. 不同物质对同一波长单色光吸光系数不同

D. 同一物质对不同波长单色光的吸光系数不同

E. 一定波长时，溶液质量浓度为 1‰（质量分数），液层厚度为 1cm 的吸光度为比吸光系数

4. 下列关于吸光系数的叙述不正确的是（　　）。

A. 电磁辐射波长越长，具有的能量越强

B. 对符合朗伯-比尔定律的有色溶液稀释后，溶液的最大吸收波长不改变，但摩尔吸光系数也不变

C. 两种相同颜色的溶液，如果 λ_{max} 也相同，那么这两种溶液中含有同种组分

D. 分子的紫外-可见吸收光谱呈现带状光谱是因为分子电子能级的跃迁伴随着振动、转动能级的跃迁

E. 红外光谱中，分子吸收红外辐射后，由基态振动能级跃迁至第一振动激发态所产生的吸收峰称为基频峰

5. 用邻菲罗啉法测水中铁的含量，需用下列（　　）来配制试验溶液。

A. 水样　　　　　　　　　　　　B. $NH_2OH \cdot HCl$

C. HAc-NaAc　　　　　　　　　D. 邻菲罗啉

E. 铁

6. 分光光度计的校正应包括（　　）。

A. 波长的校正　　　　　　　　　B. 吸光度的校正

C. 杂散光的校正　　　　　　　　D. 吸收池的校正

E. 以上均需考虑

三、填空题

1. 朗伯-比耳定律的数学表达式为_____。

2. 在分光光度法中，以_____为纵坐标，以_____为横坐标作图，可得光吸收曲线。工作曲线是以_____为纵坐标，以_____为横坐标。

3. 紫外-可见分光光度计主要包括_____、_____、_____、_____和_____五部分。

4. 一个基团产生的一组互相具有依存关系的吸收峰，称为_____。

5. 分子吸收红外辐射而发生能级跃迁的必要条件是_____。

四、计算题

1. 精密称取醋酸可的松片 25.0mg，用无水乙醇溶解，100mL 容量瓶定容，摇匀，过滤。精密量取续滤液 5mL，置于 100mL 容量瓶中，用无水乙醇定容，用 1.00cm 厚度的吸收池，在 238nm 波长处测得其 A 值为 0.478，求醋酸可的松的含量。（醋酸可的松在 238nm 波长处 $E_{1cm}^{1\%}=390$）。

2. 维生素 B_{12} 在 361nm 波长处的 $E_{1cm}^{1\%}=207$，在 1.00cm 厚度的吸收池中测定，如果要控制吸光度在 0.187～0.715 范围内，应使维生素 B_{12} 浓度在什么范围内？此实验应使用什么材质的比色皿？

第十七章 色谱法

电子课件

色谱法

学习目标

知识目标

1. 掌握色谱法的分类、分离原理；色谱流出曲线的各种技术参数；塔板理论和速率理论方程的意义；高效液相色谱仪的基本构造、功能和特点。

2. 熟悉气相色谱仪的组成系统及作用、操作条件的选择，固定相的作用及分类。

3. 了解薄层色谱法和纸色谱法的基本原理及操作方法，固定相和展开剂的选择原则；气相色谱仪中常用检测器的构造、工作原理和应用；高效液相色谱法的分类及应用。

能力目标

1. 能熟练规范使用薄层扫描仪、气相色谱仪和高效液相色谱仪，进行物质的定性和定量分析；准确测定物质含量。

2. 会规范记录实验数据并进行结果处理和分析，出具检验报告。

素质目标

通过学习气相色谱法和高效液相色谱法的原理、操作及应用等知识，树立对科学的尊重，增强对科学指导实践的理解；通过了解卢佩章院士的生平，培养爱国情怀。

案例导入

拳拳爱国之心，坚韧科研精神——中国"色谱学之父"卢佩章

卢佩章是中国科学院院士，毕业于并任教于同济大学化学系，主要从事分析化学与色谱学研究，在气相色谱及液相色谱理论、新技术发展及应用等方面取得不凡成就，并将色谱技术应用于石油化工产品分离、核潜艇密闭舱的气体分析中。他的一生荣获各种科学奖项达 30 余项，发表论文 300 余篇，编写专著近 10 部，这些凝结了他数十年科学探索的丰硕成果和心血。2008年第 1 期 JCA 杂志称卢佩章为"中国色谱学之父"。

思政案例

问题讨论： 你了解色谱的分类、原理及应用吗？

第一节 色谱法概述

色谱分析法简称色谱或层析法，是一种物理或物理化学的分离分析方法。色谱法是分离多组分混合物的最重要的分析技术，在各学科中起着重要作用，广泛应用于药学等领域中。

一、色谱法的产生

俄国植物学家茨维特（Tswett）于 1906 年进行分离植物色素实验，将植物色素的石油醚

（溶剂）提取液倒入装有碳酸钙颗粒的玻璃柱中，用石油醚自上而下淋洗，由于不同的色素在碳酸钙颗粒表面的吸附力和被石油醚溶解能力存在差异，不同色素成分向下移动的速度也不相同。经过一段时间洗脱后，色素成分在柱子中分开，形成不同颜色的色谱带，不同色素成分得到分离，因此这种分离方法称为色谱法，如图 17-1 所示。实验中所用的玻璃柱称为色谱柱，色谱柱中填充的固定不动的碳酸钙称为固定相，使色素被携带一起流动的石油醚称为流动相。

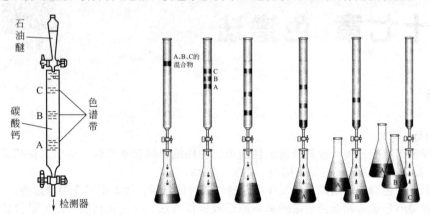

图 17-1　茨维特色谱法分离过程

二、色谱法的分类

1. 按流动相和固定相的状态分类

按流动相的物理状态不同，色谱分析法可分为气体作流动相的气相色谱法（GC）和液体作流动相的液相色谱法（LC）。GC 根据固定相物理状态的不同又可分为气-固色谱法（GSC）和气-液色谱法（GLC）；LC 也可分为液-固色谱法（LSC）和液-液色谱法（LLC）。此外还有超临界流体作色谱流动相的超临界流体色谱法（SFC）。

2. 按操作形式分类

按操作形式分为柱色谱法、平板色谱法等。柱色谱法是将色谱填料装填在色谱柱管内作固定相的色谱法，色谱分离过程在色谱柱中进行。气相色谱法、高效液相色谱法、毛细管电泳法及超临界流体色谱法等都属于柱色谱法。平板色谱法是固定相呈平板状的色谱法，纸色谱法、薄层色谱法属于平板色谱法。

3. 按分离原理分类

按色谱过程的分离原理分为：①吸附色谱法，以吸附剂为固定相，利用吸附剂表面对被分离各组分吸附能力的不同进行分离的方法；②分配色谱法，以液体为固定相，利用不同组分在两相分配系数或溶解度不同进行分离的方法；③离子交换色谱法，以离子交换剂为固定相，利用不同组分对离子交换剂亲和力不同进行分离的方法；④凝胶色谱法，以凝胶（分子筛）为固定相，利用凝胶对分子的大小和形状不同的组分所产生的阻碍作用不同而进行分离的方法。

拓展阅读 》》 将一生的心血倾注于色谱研究的中国科学家

卢佩章院士长期从事以色谱为主的分析化学研究。建国初期，他带领的研究小组设计出我国第一台体积色谱仪，使石油样品的分析速度由 30h 缩短至不到 1h，且样品用量仅为原来的千分之一。20 世纪 60 年代，他发展的腐蚀性气体色谱等一系列国防分析技术和仪器，解决了国防工业的急需，填补了国内空白。到了 70 年代，其团队成功研究 K-1 型细内径高效液相色谱柱，达到世界领先水平。20 世纪 80 年代以来，他在研究色谱峰形等规律基础上提出了选择色谱最佳操作条件的方法，成功应用于发展细管径高效液相色谱，先后研制成功"1000 系列气相智能色谱仪"和"2000 系列液相智能色谱仪"。他将一生的心血全部倾注于中国的科学研究事业，为"科教兴国"作出了杰出贡献。

三、色谱图及常用术语

1. 色谱流出曲线或色谱图

若把混合物样品经色谱柱分离，在柱后安装一个检测器，用于检测被分离的组分，所检测到的响应信号对时间或流动相流出体积作图得到的曲线称为色谱流出曲线，即色谱图。由于检测器上产生的信号强度与物质的浓度成正比，所以色谱图实际上是以流出时间（或洗脱时间）为横坐标，组分的浓度变化为纵坐标的浓度-时间曲线，如图 17-2 所示。

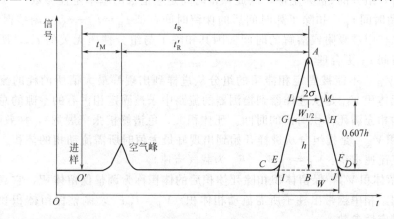

图 17-2　色谱图

2. 常用术语

（1）基线　基线是指正常实验操作条件下，色谱柱后没有组分流出，仅有流动相通过检测器时，仪器检测到的信号。实验条件稳定时基线应该是一条平行于时间横坐标的直线，若基线上下波动称为噪声，基线上斜或下斜称为漂移。

（2）色谱峰　当某组分从色谱柱流出时，检测器对该组分的响应信号，色谱流出曲线随时间变化中的突起部分就是色谱峰。正常的色谱峰为对称的正态分布曲线，如图 17-2 所示。

（3）峰高 h　色谱峰最高点与基线之间的垂直距离称为峰高 h，如图 17-2 中的 AB 两点之间的距离。

（4）宽度　色谱峰的宽度是色谱流出曲线中很重要的参数，它直接和分离效率有关。描述色谱峰宽有三种方法。

① 标准偏差 σ　正态分布曲线两侧的拐点之间距离的一半，即 $0.607h$ 处色谱峰宽的一半，如图 17-2 中 LM 两点之间距离的一半。σ 值的大小表示组分在色谱柱中的分散程度。σ 值越大，流出的组分越分散，柱效越低；反之流出组分越集中，越有利于分离，柱效越高。

② 峰宽 W　通过色谱峰两侧的拐点作切线，在基线上的截距称为峰宽 W，或称基线宽度，见图 17-2 中的 I、J 两点的距离。根据正态分布原理，峰宽和标准差的关系是：

$W = 4\sigma$。

③ 半峰宽 $W_{1/2}$　峰高一半处色谱峰的宽度称为半峰宽，见图 17-2 中 GH 两点之间的距离。$W_{1/2} = 2.354\sigma$。半峰宽测量较方便，最为常用。

（5）峰面积 A　色谱峰与基线间所包围的面积称为峰面积 A，它是色谱法定量分析的依据。色谱峰的面积可由色谱仪中的微处理器（微机）或积分仪求得。亦可以通过计算求得，对称的色谱峰 $A = 1.065h\, W_{1/2}$，而非对称的色谱峰 $A = 1.065h(W_{0.15} + W_{0.85})/2$。

（6）保留值　保留值是色谱法定性分析的依据，它表示组分在色谱柱中停留的数值，可用时间 t 和所消耗流动相的体积 V 来表示，分别称为保留时间和保留体积。组分在固定相中溶解性能越好，或固定相的吸附性越强，在柱中滞留的时间就越长，消耗的流动相体积也越大。

① 死时间 t_M　不能被固定相吸附或溶解的组分从进样开始流经色谱柱到出现峰最大值所需要的时间为死时间，即色谱图上从进样开始到出现色谱峰的时间。例如，气相色谱中惰性气体（空气、甲烷等）流出色谱柱所需的时间就是死时间。

② 保留时间 t_R　组分从进样开始到色谱峰顶点对应的时间称为该组分的保留时间。当操作条件不变时，组分的 t_R 为定值，因此保留时间是色谱法的基本定性参数。

③ 调整保留时间 t_R'　扣除了死时间后的保留时间，即 $t_R' = t_R - t_M$。调整保留时间 t_R' 体现的是组分在柱中被吸附或溶解的时间。因其扣除了与组分性质无关的 t_M，所以作为定性指标比保留时间 t_R 更合理。

④ 死体积 V_M　不能被固定相滞留的组分从进样到出现峰最大值所消耗的流动相的体积。也可以说死体积 V_M 是从进样器到检测器的流路中未被固定相占有的空隙的总体积。死时间相当于流动相充满死体积所需的时间。死体积大，色谱峰扩张（展宽），柱效降低。

⑤ 保留体积 V_R　是指组分从进样开始到出现峰最大值时所需流动相的体积。一般可用保留时间乘载气流速求得：$V_R = t_R F_0$（F_0 为载气流速）。

⑥ 调整保留体积 V_R'　保留体积扣除死体积后的体积称为调整保留体积，它真实地反映将待测组分从固定相中携带出柱子所需流动相体积。$V_R' = t_R' F_0$，调整保留体积和调整保留时间同属于色谱定性参数。

（7）分配系数 K 和容量因子 k

① 分配系数 K　色谱过程是物质相对运动在两相间的分配平衡的过程。混合物中，若两个组分的分配系数不等，则其被流动相携带移动的速率不等而被分离。分配系数是指一定温度下，处于平衡状态时，组分在固定相中的浓度和在流动相中的浓度之比：

$$K = \frac{\text{固定相中组分的浓度}}{\text{流动相中组分的浓度}} = \frac{c_s}{c_m} \tag{17-1}$$

K 随温度变化而变化，与固定相、流动相的体积无关。分配系数的物理意义表示在平衡状态下组分在固定相和流动相中的浓度之比，也叫平衡常数，在不同的色谱中有不同的名称：在吸附色谱中称为吸附系数，在离子交换色谱中称为选择性系数，在空间排阻色谱法中称为渗透系数。色谱过程中不同组分虽然开始时处于同一起跑线上，但由于 K 不同，它们在柱子中的速率就不同，K 大的组分速率慢，保留时间长，后从柱子中出来。

② 容量因子　仅在平衡状态下，组分在固定相与流动相中的质量之比称为容量因子 k（又称分配比、容量比）。

$$k = \frac{\text{组分在固定相中的质量}}{\text{组分在流动相中的质量}} = \frac{m_s}{m_m} = \frac{c_s V_s}{c_m V_m} = K \frac{V_s}{V_m} \tag{17-2}$$

从式(17-2) 看出，容量因子与分配系数存在着内在的联系。组分的容量因子大，也表示组分有较长的保留时间。容量因子与柱效参数及定性参数密切相关，而且比分配系数更易于测定，在色谱分析中一般都是用容量因子代替分配系数。

四、色谱法基本理论

在两组分的色谱分离过程中，随着时间的延长，两组分间的距离逐渐加大，每一组分的分布也趋于分散，即色谱峰变宽。能够解释这一现象的理论首推塔板理论。

1. 塔板理论

塔板理论把色谱柱看作一个分馏塔，把色谱柱中的某一段距离（长度）假设为一层塔板，在此段距离中完成的分离就相当于分馏塔中的一块塔板所完成的分离，在每个塔板间隔内样品混合物在两相中达到分配平衡。经过多次的分配平衡后，分配系数小的组分先达到塔顶流出色谱柱。由于色谱柱内的塔板数很大，在气相色谱柱中高达 $10^3 \sim 10^6$，因此即使组分分配系数只有微小差异，仍然可以获得较好的分离效果。据此理论，色谱柱的某一段长度就称为理论塔板高度。

若色谱柱的总长度为 L，塔板高度为 H，则色谱柱中塔板数 n 为：

$$n = \frac{L}{H} \tag{17-3}$$

由上式可知，若色谱柱长度 L 固定，每一个塔板高度 H 越小，塔板数越大，分离效果就越好，柱效越高。塔板数 n 与 $W_{1/2}$ 的关系为：

$$n = 5.54 \left(\frac{t_R}{W_{1/2}} \right)^2 \tag{17-4}$$

由式(17-4) 发现，在 t_R 一定时，若峰越窄，即 W 或 $W_{1/2}$ 越小，理论塔板数越大，则理论塔板高度越小，柱的分离效率越高。因此，一般把理论塔板数称为柱效指标。

【例 17-1】 某组分半峰宽为 2mm，保留时间为 4.5min，柱长 10cm，纸速 2cm/min。求此色谱柱的理论塔板数和塔高。

解 塔板数 $n = 5.54 \times (t_R / W_{1/2})^2$

$\qquad = 5.54 [4.5/(2/20)]^2 = 11218$（片）

塔高 $H = L/n = 10 \times 10/11218 = 0.0089$（mm）

注：塔板数的单位是片，计算塔板数时，因为保留时间以时间为单位，半峰宽或峰宽也应换算成以时间为单位计算。$W_{1/2} = 2\text{mm}/(10 \times 2\text{cm/min}) = 0.1\text{min}$。

拓展阅读 》》　　**有效理论塔板高度和有效理论塔板数**

若考虑到扣除死时间的影响，用 t'_R 代替 t_R。计算出的理论塔板数称为有效理论塔板数（$n_{有效}$），有效理论塔板数表征色谱柱的实际柱效。对应的理论塔板高度为有效理论塔板高度（$H_{有效}$）：

$$H_{有效} = \frac{L}{n_{有效}} \tag{17-5}$$

$$n_{有效} = 5.54 \left(\frac{t'_R}{W_{1/2}} \right)^2 = 16 \left(\frac{t'_R}{W} \right)^2 \tag{17-6}$$

塔板理论是基于热力学近似的理论，虽然塔板理论在解释流出曲线的形状、浓度极大值的位置及评价柱效等方面是成功的，但其某些假设与实际色谱过程并不相符，因而不能很好地解释色谱峰峰形的变形、理论塔板数与流动相流速的关系等与动力学过程相关的一些现象。

2. 速率理论

1956 年荷兰学者范第姆特（Van Deomter）等在塔板理论基础上，研究了影响塔板高度的因素，提出一个描述色谱柱分离过程中复杂因素使色谱峰变宽而致柱效降低的关系，即范第姆特方程式：

$$H = A + \frac{B}{u} + Cu \tag{17-7}$$

式中，H 为理论塔板高度；A 为涡流扩散系数；B 为分子扩散（纵向扩散项）系数；C 为传质阻力系数；u 为流动相的线速度（cm·s^{-1}）。由式(17-7)可知，当 u 一定时，只有 A、B、C 三个常数越小，塔板高度 H 才越小，色谱峰越尖锐，柱效越高。

（1）涡流扩散 在填充色谱柱中，当组分随流动相向柱口迁移时，流动相由于受到固定相颗粒障碍，不断改变流动方向，组分分子在前进中形成紊乱的类似"涡流"的流动，称为涡流扩散，如图 17-3 所示。

范第姆特方程式中常数 A 称为涡流扩散项系数，表达式为：

$$A = 2\lambda d_p \tag{17-8}$$

式中，d_p 表示固定相的平均粒径大小；λ 为填充不规则因子，λ 项说明由于填充柱中填料颗粒大小、分布范围及填充不均匀性而引起的峰展宽；固定相颗粒越小，d_p 越小，填充越均匀，A 越小，H 越小，柱效 n 越高，表示涡流扩散所引起的色谱峰变宽现象减轻，色谱峰较窄。

（2）分子扩散（纵向扩散） 在色谱过程中，待测组分是以"塞子"的形式被流动相带入色谱柱的，在"塞子"前后存在浓度梯度，由浓向稀进行扩散，产生了纵向扩散，使色谱峰展宽。常数 B 为分子扩散系数或纵向扩散系数，表达式为：

$$B = 2\gamma D \tag{17-9}$$

式中，γ 是弯曲因子，表示填充柱内流动相扩散路径弯曲的因素，它反映了固定相的几何形状对分子扩散的阻碍情况，一般填充柱色谱的 $\gamma < 1$；D 为组分在流动相中扩散系数（cm^2·s^{-1}）。分子扩散主要是针对气相色谱来讨论的，气相色谱中纵向扩散的程度与分子在载气中停留的时间及扩散系数成正比。停留时间越长，则 D 越大，由纵向扩散引起的峰展宽越大，为了缩短组分分子在载气中的停留时间，可采用较高的载气流速。组分在载气中的扩散系数 D 与载气分子量的平方根成反比，还受柱温影响。选择分子量大的重载气（如 N_2），可以降低 D，但由于分子量大时，黏度大，柱压较大。因此，载气线速度较低时用氮气，较高时宜用氦气或氢气。

（3）传质阻力 色谱过程中组分分子与固定相、流动相分子间相互作用，阻碍组分分子快速传递实现平衡，影响此平衡过程进行速度的阻力称为传质阻力。常数 C 称传质阻力系数，在能完全覆盖载体表面的前提下，可适当减少固定液的用量，增加温度有利于增加扩散系数 D，以减小传质阻力系数。

（4）柱效与流速的关系 根据式(17-7)方程，在其他条件不变时测定不同流速下的塔板高度 H，得到 GC 和 LC 的 H-u 两条曲线，如图 17-4 所示。

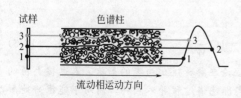

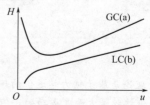

图 17-3 涡流扩散对峰展宽的影响   图 17-4 GC 与 LC 的 H-u 曲线

由图 17-4 可见，气相色谱和液相色谱的塔板高度 H 与流速变化关系有区别也有联系。在气相色谱中，纵向扩散严重，特别是 u 比较小时，纵向扩散尤其明显，在此区域，增大流速可使 H 降低，但随着流速增大，传质阻力也随之增大，因此在 u 比较小时，对 H 的影响更大一些，随着 u 的增加，H 也增大了。GC 中的 H-u 曲线上存在一个最低点，对应于 $H_{最小}$ 和 $u_{最佳}$ 的一点。在 LC 的 H-u 曲线上，由于 LC 的纵向扩散非常小，u 和 H 的关系较为简单，没有最低点。

综上所述，范第姆特方程说明了色谱柱填充均匀程度、载体的性质与粒度、载气种类、载气流速、柱温、固定液层厚及固定液涂渍均匀程度等对柱效的影响，对于分离条件的选择具有指导意义。

3. 色谱分离总效能的衡量

（1）柱效能和选择性　柱效能是指色谱柱在分离过程中的分离效能，常用 n（或 $n_{有效}$）、H 来描述。对单个组分而言，n 越大，H 越小，柱效越高；对多个组分的分离来说，无法用 n、H 来描述，n 大，H 小，几个峰未必分得开。

在色谱法中，常用色谱图上两峰间的距离衡量色谱柱的选择性，其距离越大说明柱子的选择性越好。一般用相对保留值 $\gamma_{2,1}$ 表示两组分在给定柱子上的选择性。相对保留值也称选择性因子，定义为：

$$\gamma_{2,1} = \frac{t'_{R(2)}}{t'_{R(1)}} = \frac{V'_{R(2)}}{V'_{R(1)}} \tag{17-10}$$

相对保留值仅与柱温、固定相性质有关，是比较理想的定性指标。

（2）分离度 R　分离度 R 也称总分离效能指标或分辨率，是同时反映色谱柱效能和选择性的一个综合指标。定义为相邻两组分色谱峰的保留值之差与两组分色谱峰底宽度之半的比值。其数学表达式如下：

$$R = \frac{t_{R2} - t_{R1}}{\frac{1}{2}(W_1 + W_2)} \tag{17-11}$$

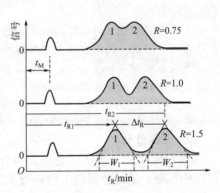

图 17-5　不同分离度的色谱峰分离程度

式（17-11）反映了溶质在两相中分配行为对分离的影响，是色谱分离的热力学因素。分母反映了动态过程组分区带的扩展对分离的影响，是色谱分离的动力学因素。一般来说当 $R < 1.0$ 时，两峰有部分重叠；当 $R = 1.0$ 时，两组分能分开，基本满足分析要求；当 $R \geqslant 1.5$ 时，两个组分能完全分开，分离度可达 99.7%。通常用 $R = 1.5$ 作为相邻两组分已完全分离标志的判断依据（见图 17-5）。

（3）分离度与柱效、选择性的关系　若将 R 与柱效 n、选择性 $r_{2,1}$ 和容量因子 k 联系起来，可以推算出 R 与柱效 n、选择性 $r_{2,1}$ 和 k 的数学关系式（色谱分离方程）：

$$R = \frac{\sqrt{n}}{4} \times \frac{r_{2,1} - 1}{r_{2,1}} \times \frac{k}{k+1} = \frac{\sqrt{n_{有效}}}{4} \times \frac{r_{2,1} - 1}{r_{2,1}} \tag{17-12}$$

式中，$\dfrac{\sqrt{n}}{4}$ 为柱效项；$\dfrac{r_{2,1} - 1}{r_{2,1}}$ 为柱选择项；$\dfrac{k}{k+1}$ 为柱容量项。由式（17-12）看出，可以增加塔板数 n、选择性 $r_{2,1}$ 和容量因子 k，以提高分离度。

五、色谱法的定性和定量分析

1. 定性分析

（1）在相同色谱条件下，将标准物和样品分别进样，若两者保留值相同，可能为同一物质。不适用于不同仪器上获得的数据之间的对比。此方法要求操作条件稳定、一致，必须严格控制操作条件，尤其是流速，且需有样品的标准物。

（2）为了消除控制操作条件的局限，常采用相对保留值 $r_{2,1}$ 定性。因为 $r_{2,1}$ 仅与柱温和固定相性质有关。在色谱手册中都列有各种物质在不同固定液上的保留数据，可以用来进行定性鉴定。

（3）在同一根色谱柱上，不同的物质仍可能有相同的保留值。因此，可分别在选择性不同的两根柱子上进行分离，仍能显示保留值相同的现象，则可证实两者为相同的物质。

（4）若样品复杂，流出峰距离太近或操作条件不易控制，可将已知物加到样品中，混合进样，若被测组分峰高增加了，则可能含有该已知物。

拓展阅读 》 》　　　　　**保留指数法的定性分析**

保留指数又称"Kovats 指数"，是色谱定性分析法的一个重要参数。用 I_x 表示。物质在柱上的保留行为可用两种紧靠它的标准物的正构烷烃来标定。设其中一个碳数为 Z，另一个为 $Z+1$，用 $V'_R(Z)$、$V'_R(Z+1)$ 和 $V'_R(x)$ 分别表示碳数为 Z、$Z+1$ 和待测组分 x 的调整保留体积，并使 $V'_R(x)$ 正好处在 $V'_R(Z)$ 和 $V'_R(Z+1)$ 之间，则待测组分的保留指数 I_x 为：

$$I_x = 100 \times \left[\frac{\lg V'_R(x) + \lg V'_R(Z)}{\lg V'_R(Z+1) + \lg V'_R(Z)} + Z \right] \tag{17-13}$$

通常正构烷烃的保留指数定为它的含碳数乘 100。例如，正己烷为 600，正庚烷为 700。测得的待测组分的保留指数可用适当的正构烷烃的值来表示。一组分在同一根柱子上的保留指数与柱温有线性关系，只要在相同的柱温和固定相条件下操作得到的保留指数，就可与文献上数值对照进行定性分析。

---

2. 定量分析

（1）定量校正因子　色谱定量分析是根据检测器对组分产生的响应信号与组分的量成正比的原理，通过色谱图上的峰面积或峰高，计算样品中溶质的含量。

$$m_i = f_i A_i \quad \text{或} \quad m_i = f_i h_i \tag{17-14}$$

式中，m_i 为被测组分 i 的质量；f_i 为比例系数；A_i、h_i 为被测组分的峰面积及峰高。

色谱定量分析是基于峰面积与组分的量成正比。但由于同一检测器对不同物质具有不同的响应值，相同的峰面积并不意味着有相等的量，两个等量的物质的峰面积往往也不等，这样就不能用峰面积来直接计算物质的含量。所以需对检测器的响应值（峰面积或峰高）进行校正。式(17-14) 中 f_i 就是定量校正因子，其含义是单位峰面积或峰高代表组分的含量，也称绝对校正因子：

$$f_i = \frac{m_i}{A_i} \quad \text{或} \quad f_i = \frac{m_i}{h_i} \tag{17-15}$$

绝对校正因子受操作条件影响较大，要严格控制色谱条件，不易准确测定，没有统一标准，无法直接引用。定量分析中常采用相对校正因子，组分 i 的绝对校正因子与标准物质 s

的绝对校正因子之比，即

$$f'_i = \frac{f_i}{f_s} = \frac{m_i / A_i}{m_s / A_s} = \frac{m_i}{m_s} \times \frac{A_s}{A_i} \qquad (17\text{-}16)$$

当 m_i、m_s 单位为 mol 时，所得相对校正因子称为相对摩尔校正因子，用 f'_M 表示；当 m_i、m_s 为质量时，所得相对校正因子称为相对质量校正因子，用 f'_m 表示。一般文献上提到的校正因子就是相对校正因子。相对校正因子与待测物、基准物和检测器类型有关，与操作条件无关。

（2）定量分析方法

① 归一化法　若试样各组分都出峰，则可用归一化法进行定量分析。假设样品中有 n 个组分，每个组分的量分解为 m_1、m_2、m_3、$\cdots$、m_n，各组分含量总和为 m，则组分的质量为 m_i，质量分数 w_i 为：

$$w_i = \frac{m_i}{m} \times 100\% = \frac{m_i}{m_1 + m_2 + \cdots + m_n} \times 100\% = \frac{f'_i A_i}{\sum\limits_{i=1}^{n}(f'_n A_n)} \times 100\% \quad (17\text{-}17)$$

此方法的优点是简便、准确，不需标准物，不必准确称量和准确进样，操作条件稍有变化对结果影响较小。缺点是试样中所有组分必须全都出峰；必须已知所有组分的校正因子；不适合微量组分的测定。

② 内标法　指加入样品中不含的纯物质作为标准对照物质（内标物），以待测组分和内标物的响应信号对比进行定量分析的方法。准确称量质量为 m 的样品（含 m_i 被测组分），加入准确称量质量为 m_s 的内标物，混匀，进样。假设组分 i 的峰面积为 A_i 及内标物的峰面积为 A_s，则

$$\frac{m_i}{m_s} = \frac{f_i A_i}{f_s A_s} \text{ 或 } m_i = \frac{f_i A_i}{f_s A_s} m_s$$

$$w_i = \frac{m_i}{m} \times 100\% = \frac{f_i A_i m_s}{f_s A_s m} \times 100\% \qquad (17\text{-}18)$$

内标物需满足的要求：内标物应是样品中不存在的纯物质；内标物不与试样发生化学反应；内标物与被测物的保留时间相近但又能完全分开（$R \geqslant 1.5$），即 t_R 相差较小。内标法的准确性较高，操作条件和进样量的稍许变动对定量结果的影响不大。适用于微量组分的测定，应用广泛。但每个试样的分析，都要进行两次称量，不适合大批量试样的快速分析。

③ 外标法　也称为标准曲线法。当样品中各组分不能完全流出，又没有合适内标时，可采用此法。将待测组分的纯物质配制不同浓度的系列标准溶液，在相同操作条件下，定量进样，测定系列标样的峰面积 A 或峰高 h，绘制 $A\text{-}c$ 曲线或 $h\text{-}c$ 曲线，如图 17-6。在完全相同条件下，测待测样品，根据 $A_待$ 或 $h_待$，从曲线上查出待测组分含量。

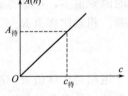

图 17-6　标准曲线

外标法不使用校正因子，不需要所有组分出峰，准确性较高；但操作条件的变化对结果准确性影响较大，对进样量的准确性控制要求较高；适用于大批量试样的快速分析。

课堂互动

某一液体混合物中，含有苯、甲苯、邻二甲苯、对二甲苯。用气相色谱法，以热导池为检测器进行定量，苯的峰面积为 $1.26cm^2$。甲苯为 $0.95cm^2$，邻二甲苯为 $2.55cm^2$，对二甲

苯为 $1.04cm^2$。试用所学定量方法计算各组分的百分含量。

第二节　薄层色谱法

薄层色谱法（TLC）是将细粉状的吸附剂或载体涂布于玻璃板、塑料板或铝箔上，形成一均匀薄层，经点样、展开和显色后，与适宜的对照物质在同一薄层板上所得的色谱斑点作比较，用于进行定性鉴别或含量测定的方法。由于薄层色谱法具有仪器简单、操作方便的特点，因此在实际工作中是一种极有用的分离分析技术，已广泛应用于医药学各研究领域中。

一、分离原理

在吸附薄层色谱法中，固定相主要是吸附剂，如硅胶、氧化铝等。其色谱过程是将混合组分的试样点在薄层板的一端，将薄板竖直放入一个盛有少量展开剂的封闭容器中。展开剂接触到吸附剂涂层，流动相借助毛细作用不断向上移动，使得组分与流动相和固定相的吸附平衡被破坏，即吸附的组分不断地被流动相解吸，被解吸的组分又立即溶解在流动相中并随之向上移动，当遇到新的固定相表面时，又与流动相展开吸附溶解竞争并再次建立瞬间平衡。由于吸附剂对各组分具有不同的吸附能力，展开剂对各组分的溶解、解吸能力也不相同。因此在不断展开的过程中，各组分在两相吸附解吸过程中行进速度不同，而最终被分离开来。吸附色谱对影响吸附的构型差别很敏感，因此很适合异构体的分离。

在薄层色谱法中，常用比移值 R_f 来表示各组分在色谱中的保留行为，如图 17-7 所示。比移值 R_f 的定义为：

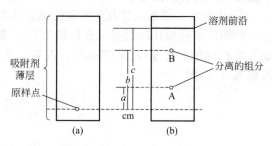

图 17-7　R_f 测量示意图

$$R_f = \frac{原点到斑点中心的距离}{原点到溶剂前沿的距离} \qquad (17-19)$$

$$R_f^A = \frac{a}{c} \qquad R_f^B = \frac{b}{c} \qquad (17-20)$$

在给定条件下，R_f 值为常数，一般要求在 $0.15 \sim 0.85$ 之间。由于薄层色谱中影响 R_f 值的因素很多，很难得到可重复的 R_f 值。为此可采用相对比移值 R_s 代替 R_f 值，以消除系统误差。相对比移值 R_s 的定义为：

$$R_s = \frac{原点到样品组分斑点中心的距离}{原点到对照品斑点中心的距离} \qquad (17-21)$$

用相对比移值 R_s 定性时，必须有参照物作对照。参照物可以是样品中某一组分，也可以是外加的对照品，R_s 值可以大于 1。

二、吸附剂

1. 硅胶

硅胶表面的硅醇基（—Si—OH）呈弱酸性，通过硅醇基（吸附中心）与极性基团形成氢键而表现其吸附性能，由于各组分的极性基团与硅醇基形成氢键的能力不同而被分离。水能与硅胶表面羟基结合成水合硅醇基而使其失去活性，但将硅胶加热至 100℃ 左右，该水能被除去而提高活度，故将此水称为"自由水"。硅胶的活性与含水量有关，含水量高，活度级数高，吸附力弱。若"自由水"含量达 17％ 以上，则吸附能力极低。若将硅胶在 105～

110℃加热30min，则硅胶吸附力增强，这一过程称为"活化"。如果将硅胶加热至500℃，由于硅胶结构内的结构水不可逆地失去，使硅醇基结构变成硅氧烷结构，吸附能力显著下降。

薄层色谱常用的有硅胶 H、硅胶 G、硅胶 HF_{254} 等品种。硅胶 G 是硅胶和煅石膏混合而成的，硅胶 H 为不含黏合剂的硅胶，铺成硬板时需另加黏合剂。硅胶 HF_{254} 表示含有 2％无机荧光物质，在 254nm 的紫外光照射下发出绿色荧光，用含荧光剂的吸附剂制成的荧光薄层板可用于本身不发光且不易显色的物质的研究。

2. 氧化铝

氧化铝可分为碱性、酸性和中性。碱性氧化铝制成的薄板适用于分离碳氢化合物、碱性物质（如生物碱）和对碱性溶液比较稳定的中性物质。酸性氧化铝适合酸性成分的分离。中性氧化铝适用于醛、酮以及对酸、碱不稳定的酯和内酯等化合物的分离。氧化铝的吸附性比硅胶弱，但它能显示出与硅胶不同的分离能力，因此某些在硅胶上不能分离的混合物，能在氧化铝上得到很好的分离，对于某些弱极性的物质如芳香烃类化合物可使用活性大的氧化铝进行分离。值得注意的是某些化合物在氧化铝上发生次级反应。氧化铝使用时一般可不加黏合剂，但有时也加煅石膏或羧甲基纤维素钠（CMC-Na）等黏合剂。

3. 聚酰胺

聚酰胺为有机吸附剂，其分子内的酰胺基能与酚类、酸类、醌类及硝基化合物等形成氢键，由于这些化合物中酚羟基数目及位置的不同，聚酰胺对其产生不同的吸附力，遂使其分离。

三、展开剂

薄层色谱法中展开剂的选择直接关系到能否获得满意的分离效果，是薄层色谱法的关键所在。选择展开剂的原则主要根据被分离物质的极性、吸附剂的活性以及展开剂本身的极性来决定。根据上述三个因素，用图解来表示这三者之间的关系，如图 17-8 所示。当圆中的三角形 A 角指向极性物质，则 B 角就指向极性小的吸附剂，C 角就指向极性展开剂，依此类推。

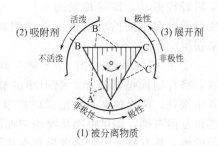

图 17-8　被分离物质的极性、吸附剂的活性和展开剂的极性间的关系

薄层色谱法中常用的溶剂，按极性由强到弱的顺序排列是：水＞酸＞吡啶＞甲醇＞乙醇＞丙醇＞丙酮＞乙酸乙酯＞乙醚＞氯仿＞二氯甲烷＞甲苯＞苯＞三氯乙烷＞四氯化碳＞环己烷＞石油醚。选择展开剂时，除参照溶剂极性来选择外，更多地可采用试验的方法。当一种溶剂不能很好地展开各组分时，常选择用混合溶剂作为展开剂。例如，石油醚：丙酮：二乙胺：水（10：5：1：4）这个混合展开剂，其中石油醚可以降低展开剂的极性；丙酮起着调和水（极性）和石油醚（非极性）的作用及降低展开剂黏度的作用；二乙胺用来调整展开剂的 pH，使分离的斑点清晰集中。

为了在众多的溶剂中选择最佳展开剂的组成和配比，以实现最佳分离效果，许多学者对展开剂系统进行了优化研究。展开剂系统的优化是利用数学方法和计算机技术，选择优化因素，确定优化指标，通过合理的试验设计，以各种优化方法选择出最佳展开剂系统。

四、操作方法

1. 制板

制板前先选好载板材料，一般用玻璃板。要求表面光滑，平整清洁，没有划痕，使用前先把玻璃板用洗液浸泡或用肥皂水洗净，再用水清洗干净，最好用 95％乙醇擦一次，烘干备用。载板的规格一般有 4cm×20cm、10cm×20cm、20cm×20cm 及 2.5cm×7.5cm 等几种。此外，薄层铺板的厚度及均匀性对样品的分离效果和 R_f 值的重复性影响极大。以硅胶、氧化铝为固定相制备的薄板厚度一般以 250μm 为宜，若要分离制备少量的纯物质时，薄层厚度应稍大些，常用的为 500～750μm，甚至 1～2mm。薄层板分为硬板与软板。

（1）软板的制备　直接将吸附剂置于玻璃板上，涂铺成一均匀薄层便制成了一块软板。软板虽然简单方便，但易被吹散，现多用硬板。

（2）硬板的制备　取一定量的吸附剂放入研钵中，以 1 份固定相加 3 份水的量在研钵中沿同一方向研磨混合，去除表面的气泡后，研磨至浓度均一，此时呈胶状物（匀浆），色泽洁白为佳。为防止由于搅拌带入的气泡，可加入少量的乙醇。制备匀浆时为了增强板子的强度有时需要加一些黏合剂，常用羧甲基纤维素钠（CMC-Na）。铺板分为手工铺板和机械铺板。

① 手工铺板

a. 倾注法　将匀浆立即倾入玻璃板上，倾斜薄层板，使吸附剂流至薄层板一侧，待吸附剂蓄积一定量后，再反向倾斜薄层板，使吸附剂回流，然后是另外两个方向，重复操作，然后再稍加振动，使载板薄层均匀。倾注法是最简单的铺板方法，缺点是在铺多块板时，板面的一致性差，只适用于定性和分离制备，不适于定量。

b. 平铺法　在水平玻璃台面上，放上所需玻璃板，两边用比载玻片厚 0.25mm 的长条玻璃板作框边。将调好的吸附剂糊倒在中间玻璃板上，用有机玻璃尺沿一定方向，均匀地一次将糊刮平，成一薄层。去掉两边的玻璃板，薄层板轻轻振动，即得均匀的薄层。所铺薄层的厚度可通过在中间的玻璃板下面垫塑料薄膜的方法来获得。

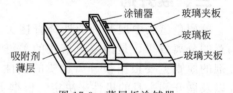

图 17-9　薄层板涂铺器

② 机械涂铺法　图 17-9 是自制薄层板涂铺器，将自制涂铺器洗净，把干净的载玻片在涂铺器中摆好，两边各夹一块比载玻片厚 0.25mm 的玻璃板，在涂铺器槽中倒入匀浆，将涂铺器自左向右推，即可将糊状物均匀地涂在玻璃板上。用涂铺器铺板，一次可铺成几块厚度均匀的板，具有较好的分离效果和重现性，可作定量分析用板。

薄层板制好后，自然晾干，然后将晾干的板子放在烘箱中于 105～110℃活化 0.5～1h，取出，放入干燥器中，备用。一般硅胶活化 1h，而氧化铝活化 30min 即可。

2. 点样

用适当溶剂（甲醇、乙醇、丙酮、氯仿等）溶解样品，尽量使点样后的溶剂能迅速挥发，以减少色斑的扩散。溶剂要尽量避免用水，因为水易使斑点扩散，且不易挥发。水溶性样品，可先用少量水使其溶解，再用甲醇或乙醇稀释定容。适当的点样量，可使斑点集中；点样量过大，易拖尾或扩散；点样量过少，不易检出。点样量的多少应视薄层的性能及显色剂的灵敏度而定，此外还应考虑薄层的厚度。点样管可用内径约 0.5～1mm 的毛细管，管口应平整；定量点样可使用平头微量注射器或自动点样器。

点样前先用铅笔在距薄层底端 1.5～2.5cm 处画一横线，点样管吸取样品后，下端垂直地轻微接触薄层板表面的点样线，使斑点呈圆形。每次点样后，原点扩散的直径以不超过 2～3mm 为宜。若样品浓度较稀，可反复多点几次，每点一次可借助红外线或电吹风使溶剂迅速挥发。点样的体积要尽可能小些，约 2～10μL。多个样品在同一薄板的点样线上点样时，它们相互间隔应大于 15mm。点样不能距边太近，以避免边缘效应而产生误差。点样时间要短，避免薄板暴露在空气中的时间过长而吸水降低活性。

3. 展开

将点好样的薄板与流动相接触，使两相相对运动并带动样品组分迁移的过程称为展开。如图 17-10 所示，先将一定量展开剂放在色谱缸中，盖上缸盖，让缸内溶剂蒸气饱和 5～10min。再将点好试样的薄层板样点一端朝下放入缸内，盖好缸盖，展开剂因毛细管效应而沿薄层板上升，样品中组分随展开剂在薄层板中以不同的速度自下而上移动而导致分离。特别要注意控制器皿中展开剂的量，切勿使样点浸入展开剂中。当展开剂前沿上升到样点上方 8～10cm 时取出薄层板，放平，铅笔标明溶剂前沿位置，冷风吹干溶剂。

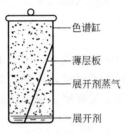

图 17-10　色谱缸示意图

展开剂的饱和度对分离效果影响较大，在饱和情况下，展开时间要比不饱和时的时间短，分离效果好，且可消除边缘效应。所谓边缘效应，是指展开时薄板边缘的 R_f 值高于中部的 R_f 值的现象。在展开过程中最好恒温恒湿，因为温度和湿度的改变都会影响 R_f 值和分离效果，降低重现性。展开的方式多种多样，有上行展开法、下行展开法、径向展开法等。对于复杂组分常常采用双向展开、多次展开。

4. 斑点定位（如显色）

（1）**显色剂法**　可将显色剂直接由喷雾器喷洒在硬板上，立即显色或加热至一定温度显色。除了喷雾法外，也可将薄层板的一端轻轻浸入显色剂中，待显色剂扩散到全部薄层；或者将薄层全部浸入显色剂中，取出晾干使生成颜色稳定、轮廓清楚、灵敏度高的色斑。但浸渍法对软板不适用。

显色剂有通用型和专用型两种。通用型显色剂有碘、硫酸溶液、荧光黄溶液等。碘使许多化合物显色，如生物碱、氨基酸衍生物、肽类、脂类及皂苷等，它的最大特点是与物质的反应是可逆的，当碘升华挥发后，斑点便于进一步处理。硫酸能对大部分有机化合物显色，但它是破坏性显色剂。此外，挥发性的酸、碱，如盐酸、硝酸、浓氨水、乙二胺等蒸气也常用于斑点的检出。专用显色剂是指对某个或某一类化合物显色的试剂，如氯化铁的高氯酸溶液可显色吲哚类生物碱；茚三酮则是氨基酸和脂肪族伯胺的专用显色剂。溴甲酚绿可显色羧酸类物质。各类化合物的显色剂可以在手册或色谱专著中查询。

（2）**光学法**　①化合物本身是有色物质，在阳光下可直接看出斑点定位。②有些化合物能吸收某种波长的光，发射更长波长的光而显出不同颜色的荧光斑点。先在日光下观察，找出色斑大概位置，然后在波长为 254nm 和 365nm 的紫外灯下观察，以紫外吸收或荧光色斑定位。光学检出法方便且不会改变化合物的性质。但对光敏感的化合物要注意避光，并尽量缩短用紫外光照射的时间。

五、定性和定量分析

定性分析通过显色等方法定位后，测出斑点的 R_f 值，与同块板上的已知对照品斑点的 R_f 值对比，R_f 值一致，即可初步定性该斑点与对照品为同一物质。然后更换几种展开系统，如 R_f 值仍然一致，则可得到较为肯定的定性结论。这种定性方法适用于已知范围的未知物。由于 R_f 值重现性差，进行定性困难，因此也常采用相对比移值 R_s 来定性。为了可靠起见，对未知物的定性，应将分离后的区带取下，洗脱后再用其他方法如紫外、红外光谱法进行进一步定性。

薄层色谱的定量分析，使用薄层色谱扫描仪等仪器直接测定较为准确，也可在分离后将斑点进行洗脱，再用紫外-可见分光光度法、气相色谱法等仪器方法进行定量。某些情况下也可用一些简易的定量或半定量分析方法。

1. 目视比较法半定量

将不同量的对照品配成系列溶液和试样溶液定量地点在同一块薄层上展开，点样时要严格控制点样量，可使用微量点样器。显色后以目视法比较色斑的颜色深度和面积的大小，求出试样的近似含量。在严格控制操作条件下，色斑颜色和面积随溶质量的变化而变化。目视比较法分析的精密度可达±10%。

2. 洗脱法进行定量

定位后将薄板中间部位被测物质的区带定量地取下，再以适当的溶剂洗脱后，用其他化学或仪器方法如重量法、分光光度法、荧光法等进行定量。在用洗脱法定量时，注意同时收集洗脱空白作为对照。用于定量的薄层色谱，要求展开后的色斑集中，无拖尾现象。洗脱时要选用对被测物有较大溶解度的溶剂浸泡，进行多次洗脱以达到定量洗脱目的。

3. 薄层扫描法

薄层扫描法（TLCS）是指用一定波长的光照射在薄层板上，对薄层色谱中有紫外或可见吸收的斑点或经照射能激发产生荧光的斑点进行扫描，用扫描得到的图谱及峰面积积分值进行定量的方法。双波长薄层色谱扫描仪是常用的适应薄层色谱的要求而直接专门对斑点扫描的一种分光光度计，其结构与双光束双波长分光光度计相似，原理也相同。图 17-11 是其光学系统结构图。

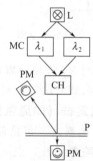

图 17-11　双波长薄层扫描仪
光学系统结构图
L—光源；MC—单色器；CH—斩波器；
P—薄层板；PM—光电倍增管

从光源 L（氘灯、钨灯或氙灯）发出的光，经单色器 MC（由光栅和狭缝组成）分成两束不同波长的光 λ_1 和 λ_2。斩波器 CH 交替遮断这两束光，最后合在同一光路上，通过狭缝照到薄板 P 上。若反射测定时，光束照射到薄层板上斑点以前的光，一部分被石英窗板反射由监测光电管接受，另一部分照射到斑点，除部分光被样品吸收外，其散射光为反射用光电管所接受，两检测器输出信号之比经对数转换器转换后作为吸收度信号；若透射测定时，由透射光电管代替反射光电管，它的输出信号与监测光电倍增管的输出信号之比，经对数转换后得到透射测定的吸收度信号。此信号经仪器处理就可以得到轮廓线或峰面积。

两种波长的选择方法：可先对欲测斑点进行原位光谱扫描，根据斑点的吸收曲线选择其最大吸收峰波长作为测定波长；选择斑点吸收光谱的基线部分即该化合物无吸收的波长为参比波长。用双波长扫描，由于测定波长扫描所得测定值中减去了参比波长扫描测定值（斑点所在位置的空白薄层吸收值），薄层背景不均匀性得到了补偿，扫描曲线的基线较为平稳，测定精度得到改善。

拓展阅读 》》　　　　　　　　　**纸色谱法**

纸色谱法（PC）具有简单、分离效能高、所需仪器设备价廉、应用范围广等特点，因而在分析化学、药物分析等方面得到应用。

1. 分离原理

纸色谱法是以纸为载体，以纸上所含水分或其他物质为固定相，用有机溶剂作为展开剂进行展开的分配色谱。纸纤维素是由葡萄糖分子组成的大分子，其中含有大量亲水性的羟基。当纸吸附了水时，其羟基能与水形成氢键，将水分子牢牢地吸附在纸表面，其中约有6%的水与纸纤维素形成复合物，这部分水和与水相混溶的溶剂形成类似于不相容的两相。固定相除了水外，还可以用甲酰胺、缓冲溶液等。被分离的混合样品在两相之间进行分配时，由于各组分的分配系数不同而得到分离。

将滤纸剪成长条，在纸的一端约 2～3cm 处点上样品，风干后悬于一盛有展开剂的封闭色谱缸中，让点样的一端接触展开剂，展开剂沿纸慢慢爬行，试样中的组分也就随着溶剂流动并不断地在两相之间进行分配。当展开剂爬行到一定高度时，从色谱缸中取出纸条，立即画出展开剂的前沿线，风干。定位斑点后，采用与薄层色谱法相同的方法计算 R_f 值。

2. 影响 R_f 值的因素

（1）R_f 值与物质化学结构的关系　一般纸色谱法属于正相分配色谱法，因此极性强的化合物，在水中的溶解度大，在纸色谱中分配系数也大，R_f 值就小。反之，极性弱的化合物，在纸色谱中 R_f 值就大。例如，葡萄糖和鼠李糖及毛地黄毒糖都属于六碳糖，但由于分子中含有极性基团羟基数不同，含有的疏水基也不同，分子的极性强弱也不同，因此具有不同的 R_f 值。

（2）色谱条件的影响

① 展开剂的极性　展开剂的极性直接影响组分移动的速度，所以影响 R_f 值。例如，展开剂的极性增强，亲水性极性物质的 R_f 值就会增大。展开剂的极性是由其组分决定的。

② 展开剂的蒸气　与薄层色谱相似，在展开前应让展开剂蒸气在色谱缸和纸表面饱和，否则导致 R_f 值改变，难以重现。

③ 展开时的温度　温度对溶解度有显著的影响，因此对 R_f 值有直接的影响，还会影响其他分离参数。此外，滤纸的质量也对 R_f 值有显著影响。总之，为了获得适当的 R_f 值和良好的重现性，应尽可能保持恒定的色谱条件。

3. 操作方法

（1）色谱滤纸的选择　滤纸的质量是影响分离效果的重要因素之一。对滤纸的一般要求为：① 质地均匀、平整无折痕。② 纸质的松紧和厚度适宜。③ 纸质要纯，并无明显的荧光斑点，不含填充剂，灰分及金属离子含量符合要求。④ 不易断裂，有一定的机械强度。滤纸的选择应根据分离对象来考虑，R_f 值相差不大的混合物应选择慢速滤纸；R_f 值相差较大的混合物应选择快速或者中速滤纸。为了适应某些特殊要求，还可以对滤纸进行处理。例如，为了分离酸碱性物质时，常将滤纸在一定 pH 的缓冲溶液中浸泡后使用。

（2）点样　纸色谱点样方法与薄层色谱相似，一般采用平头微量注射器或毛细管垂直点样。点样量取决于纸的性能及显色剂的灵敏度，一般是几到几十微克。

（3）展开　展开剂的选择主要根据被分离物质的性质。在纸色谱中常用的展开剂是用水饱和的正丁醇、正戊醇、酚等。有时为了防止弱酸（弱碱）的解离，在展开剂中加入少量的酸、碱，如乙酸、吡啶等；也可以加入少量甲醇、乙醇等，以改变展开剂的极性，改善分离效果。展开剂在使用前用水预先饱和的目的是防止在展开过程中将固定相中的水带走，影响分离效果和重现性。根据色谱纸的形状，选择合适的层析缸。纸色谱展开方式有上行展开，让展开剂借毛细管效应向上扩展；下行法展开，借助重力使溶剂由毛细管向下移动。对于成分复杂的混合物可以采用双向展开等方式。

　　（4）显色　纸色谱法的定位方法和薄层色谱法相似，常用显色法来确定斑点位置，可采用喷雾或浸渍等方式，显色剂的选择主要决定于分离物质的性质。但是不能使用带有腐蚀性的显色剂（如浓硫酸），以免腐蚀层析滤纸。

　　（5）定性和定量分析方法　参照薄层色谱法，R_f 值是物质定性的基础，但是影响 R_f 值的因素较多，而使 R_f 值不易重现，因此常将样品与对照品同时在同一片滤纸上随行展开进行比较。有时也采用相对比移值 R_r 进行定性。

　　纸色谱定量方法较多应用剪洗法：先将在确定部位的色斑剪下，经溶剂浸泡、洗脱，再用比色法或分光光度法定量。此外，由于纸色谱法只是在需要粗略定量时用，因此常用目测法：在同一张层析纸上点样品及不同浓度的对照品，然后展开、分离、定位，比较斑点的颜色深度和面积大小，确定样品的近似含量。

第三节　气相色谱法

　　气相色谱法（GC）是以气体为流动相的色谱法，主要用于分离分析易挥发的物质。近年来，由于各种固定相、毛细管柱的发展，以及计算机技术在气相色谱中的应用，气相色谱法得到了更加广泛的应用。目前，在药物分析中，它已成为有关杂质检查，原料药和制剂的含量测定，中草药成分分析，药物的纯化、制备等一种重要的手段。

　　气相色谱法能够被广泛应用，主要有分离效能高、灵敏度高、样品用量少、分析速度快且操作简便、应用范围广等特点。气相色谱法的不足之处在于不能直接分析在操作温度下不易挥发或易分解的物质，同时由于色谱法的局限性，不能对未知样品直接进行定性分析，需要用其他分析方法如质谱（气-质联用）的辅助或配合才能实现。

一、气相色谱仪基本构造

　　气相色谱仪是完成气相色谱分离分析的一种装置。一般都由气路系统、进样系统、分离系统、检测系统、温度控制系统和记录系统组成。如图 17-12 所示。

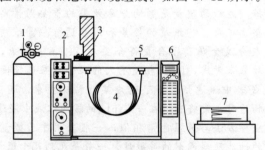

图 17-12　气相色谱仪基本构造示意图
1—气源；2—气路系统；3—进样系统；4—分离系统；
5—检测系统；6—温度控制系统；7—记录系统

1. 气路系统

　　包括气源、气体净化器、气体流速控制和测量器。气体从载气瓶经减压阀、流量控制器和压力调节阀，然后通过色谱柱，由检测器排出，形成气路系统。整个系统应保持密封，不能有气体泄漏。

（1）载气 载气是气相色谱用的流动相，最常用的载气是氦气、氢气、氮气。载气的性质、净化程度及流速对色谱分离效能、检测器的灵敏度、操作条件的稳定性有很大影响。

（2）载气的净化 净化载气的目的是保证基线的稳定性及提高仪器的灵敏度。净化程度主要取决于使用的检测器及分析要求。对一般检测器，可用一根装有硅胶、分子筛、活性炭的净化管，对载气进行净化，载气经过时可以除去微量水及油等。

（3）流速控制 在气相色谱中对流速控制要求很高，主要是保证操作条件的稳定性。由稳压阀、针阀、稳流阀相互配合以完成流速的精确控制。

2. 进样系统

进样系统包括进样器和气化室两部分，其作用是让液体试样在进入色谱柱前瞬间气化，然后快速定量地加到色谱柱中。

（1）进样器 进样通常采用微量注射器或进样阀将样品引入。微量注射器适用于将液体样品注射进气化室；对于气体样品，一般使用旋转式或推拉式六通阀进样；对于固体样品，一般是溶解在适当的溶剂中，配成合适浓度的溶液按液体样品进样。目前的气相色谱仪一般配有自动进样器。

（2）气化室 气化室的作用是将液体样品瞬间气化而不分解，气化时间长引起峰形扩张。因此对气化室的要求是：体积小，热容量大，对样品无催化效应。

3. 分离系统

气相色谱的分离系统是色谱柱，它由柱管和装填在其中的固定相等所组成。色谱柱是色谱仪的核心部件，决定了色谱的分离性能。按色谱柱粗细可分为一般填充色谱柱和毛细管色谱柱两类。

4. 温度控制系统

温度控制系统主要控制色谱柱、气化室、检测室三处的温度，因为气相色谱的流动相为气体，试样仅在气态时才能被载气携带通过色谱柱。此外，温度直接影响色谱柱的选择分离、检测器的灵敏度和稳定性，因此从进样到检测都必须控制温度。一般情况下，气化室的温度比柱温高 $10\sim50\,^\circ\text{C}$。

色谱柱的温度控制方式有恒温和程序升温两种。对于沸点范围很宽的混合物，一般采用程序升温法进行。程序升温是指在一个分析周期内柱温随时间由低温向高温作线性或非线性变化，以达到用最短时间获得最佳分离的目的。

5. 检测系统和记录系统

气相色谱检测系统通常由检测器组成，它是一种指示测量各组分及其浓度变化的装置。这种装置把组分及其浓度变化以不同方式转换成易于测量的电信号。根据检测原理的差别，气相色谱检测器可分为浓度型和质量型两类。浓度型检测器测量的是载气中组分浓度的瞬间变化，即检测器的响应值正比于组分的浓度。如热导检测器（TCD）、电子捕获检测器（ECD）。质量型检测器测量的是载气中所携带的样品进入检测器的速度变化，即检测器的响应信号正比于单位时间内组分进入检测器的质量。如氢火焰离子化检测器（FID）和火焰光度检测器（FPD）。

记录系统是一种能自动记录并处理由检测器输出的电信号的装置，以对试样进行定性、定量分析。记录系统由放大器、记录仪和色谱数据处理机等组成。

二、气相色谱的固定相

气相色谱分离是在色谱柱中完成的，而分离效果主要取决于柱中固定相的性质。气相色谱所用的固定相主要有固体固定相、液体固定相、聚合物固定相三类，对于不同的分离对象，需要根据他们的性质选择合适的固定相。

1. 固体固定相

固体固定相一般是表面具有一定活性的固体颗粒，主要有吸附剂、高分子多孔微球和化学键合相等。用于惰性气体、H_2、O_2、N_2、CO、CO_2 等一般气体及低沸点有机物的分析，特别是对烃类异构体的分离具有很好的选择性和较高的分离效率。其缺点是吸附等温线常常为非线性，所得的色谱峰往往不对称；只有当试样量很小时，才会有对称峰；重现性差。由于在高温下常具有催化活性，因而不宜分析高沸点和有活性组分的试样。

（1）吸附剂 常用石墨化炭黑、硅胶、氧化铝、分子筛等。多用于永久性气体及低分子量化合物的分离分析，在药物分析上远不如高分子多孔微球用途广。

（2）高分子多孔微球 高分子多孔微球是一种人工合成的新型固定相。其优点是没有有害的吸附活性中心，极性组分也能获得正态峰；无流失现象，柱寿命长；具有强疏水性能，特别适合分析混合物中的微量水分；粒度均匀，机械强度高，具有耐腐蚀性能；热稳定性好，最高使用温度为 $200\sim300℃$。

（3）化学键合相 化学键合相是新型气相色谱固定相，具有分配与吸附两种作用，传质快、柱效高、分离效果好、不流失、柱寿命长，但价格较贵。

2. 液体固定相

液体固定相是将固定液均匀涂渍在载体而成，故可分为固定液和载体两部分。

（1）固定液 固定液一般为高沸点的有机物，必须具备下列条件：①热稳定性好，且有较低的蒸气压，通常固定液有一个最高使用温度；②化学稳定性好；③固定液的黏度和凝固点低；④各组分必须在固定液中有一定的溶解度。

（2）载体 载体是固定液的支持骨架，使固定液能在其表面上形成一层薄而匀的液膜，以加大与流动相接触的表面积。载体的特点主要有：①具有多孔性，即比表面积大；②化学惰性，即不与试样组分发生化学反应，但要具有较好的浸润性；③热稳定性好；④具有一定的机械强度，使固定相在制备和填充过程中不易粉碎。

载体大致可分为硅藻土类和非硅藻土类。硅藻土类载体是天然硅藻土经煅烧等处理后而获得的具有一定粒度的多孔性颗粒。非硅藻土类载体品种不一，如有机玻璃微球、聚四氟乙烯、高分子多孔微球载体等，这类载体常用于极性样品和强腐蚀性物质 HF、Cl_2 等分析，但由于表面非浸润性，其柱效低。

硅藻土载体是目前气相色谱中常用的一种载体，按其制造方法不同分为红色载体和白色载体。红色载体因含少量氧化铁颗粒呈红色而得名，其机械强度大，孔径小（约 $2\mu m$），比表面积大（$4m^2 \cdot g^{-1}$），表面吸附性较强，有一定的催化活性，适用于涂渍高含量固定液，分离非极性化合物。白色载体是天然硅藻土在煅烧时加入少量碳酸钠之类的助熔剂，使氧化铁转化为白色的铁硅酸钠。白色载体的比表面积小（$1m^2 \cdot g^{-1}$），孔径较大（$8\sim9\mu m$），催化活性小，适用于涂渍低含量固定液，分离极性化合物。

3. 聚合物固定相

聚合物固定相主要以苯乙烯或乙基苯乙烯为单体，二乙烯基苯为交联剂共聚而成。它既是一种性能优良的吸附剂，可直接作为固定相使用，也可作为载体在表面涂固定液后使用。聚合物固定相的特点主要有：①能控制其孔径大小及表面性质；②聚合物固定相颗粒是均匀的圆球，色谱容易填充均匀，机械强度高，可获得较高的柱效率，重现性好；③由于在直接用作固定相时，无液膜存在，也就无流失问题，可获得稳定的基线，有利于大幅度程序升温操作，用于宽沸点的样品的分离；④与烃类的亲和力极小，基本上按分子量顺序分离，适合样品中水含量的测定；⑤耐腐蚀，能用来分离活泼性气体，如 HCl、HCN、Cl_2、SO_2、

NH_3 等。

三、气相色谱检测器

检测器是将流出色谱柱的载气中被分离组分的浓度或质量的变化转换为电信号变化的装置。色谱仪的灵敏度高低主要取决于检测器性能的好坏。

1. 检测器的主要技术指标

对检测器性能的要求主要有以下几个性能指标：灵敏度高，检出限低，死体积小，响应迅速，线性范围宽和稳定性好。通用性检测器要求适用范围广，选择性检测器要求选择性好。

（1）噪声和漂移　在无样品通过检测器时，由仪器本身及工作条件等偶然因素引起的基线起伏波动称为噪声。噪声的大小用噪声带（峰-峰值）的宽度来衡量。基线随时间朝某一方向的缓慢变化称为漂移。通常用 1h 内基线水平的变化来表示。

（2）灵敏度　又称响应值或应答值。它是指单位物质的含量（质量或浓度）通过检测器时所产生的信号变化率。浓度型检测器用 S_c 表示，质量型检测器用 S_m 表示。

（3）检测限　又称敏感度。信号被放大器放大时，使灵敏度增高，但噪声也同时放大，弱信号仍难以辨认。因此评价检测器不能只看灵敏度，还要考虑噪声的大小。用检测限综合灵敏度与噪声来评价检测器的性能。其定义为某组分的峰高为噪声的两倍时，单位时间内载气引入检测器中该组分的质量（或浓度），如图 17-13 所示。

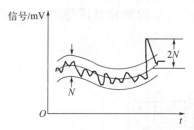

图 17-13　检测器噪声和漂移

2. 热导检测器

热导检测器（TCD）是利用被检测组分与载气热导率的差别来响应的浓度型检测器。具有结构简单、测定范围广、稳定性好、线性范围宽、样品不被破坏等优点，因此在气相色谱中得到广泛的应用；但缺点是灵敏度低，一般适宜作常量分析。

热导检测器的信号检测部分为热导池，热导池由金属池体（由铜块或不锈钢制成）和装入池体内两个完全对称孔道内的热敏元件组成。为提高灵敏度，热敏元件一般选用电阻率高、电阻温度系数大、机械强度高、对各种成分都呈现惰性的钨丝、铼钨丝等制成，其特点是它的电阻随温度的变化而灵敏地变化。

热导池电路采用惠斯登电桥形式，利用一个孔道内的热敏元件作为参比臂 R_1，另外一个孔道内的热敏元件作为测量臂 R_2，在安装仪器时，挑选配对钨丝使 $R_1=R_2$。参比臂接在色谱柱前，只有载气通过；测量臂接在色谱柱后，除有载气通过外，还有经色谱柱分离后的组分气体随载气通过。R_1、R_2 与两个阻值相等的固定电阻 R_3 和 R_4 构成惠斯登电桥，如图 17-14 所示。调节电路电阻值使电桥处于平衡状态，即 $R_1R_4=R_2R_3$，此时无信号输出，记录仪上记录的是一条直线。

通电后热敏元件温度发生改变。当热导池两臂只有载气通过时，两臂发热量和载气所带走的热量均相等，故两臂温度变化恒定，R_1 与 R_2 阻值的改变量 ΔR_1 与 ΔR_2 是相等的。此时电桥平衡，没有电流输出，因此没有信号产生，记录仪上记录的是一条直线（基线）。当参比臂只通过载气，而测量臂有载气和样品通过时，参比臂和测量臂热导率不同，测量臂温度及电阻发生改变，此时 ΔR_1 与 ΔR_2 不相等，则电桥失去平衡，有电信号产生，记录仪上出现色谱峰。当通过热导池池体的气体组成及浓度发生变化时，热敏元件温度改变，由此产生的电阻值变化通过电桥检测，其信号大小和组分浓度成正比。

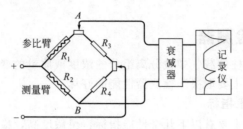

图 17-14 热导检测器工作原理示意图

3. 氢火焰离子化检测器

氢火焰离子化检测器（FID）是利用有机物在氢火焰的作用下，化学解离而形成离子流，借测定离子流强度进行检测。具有结构简单、灵敏度高（能检出 $ng \cdot mL^{-1}$ 级痕量有机物）、稳定性好、线性范围宽等优点，是目前应用最广泛的检测器。其缺点是检测时样品容易被破坏，一般只能测定含碳化合物，对火焰中不解离的物质，如惰性气体、O_2、N_2、CO、CO_2、H_2O、H_2S 等，因不能生成或很少生成离子流，而不能用此检测器直接测定。FID 结构简单，主要部件是一个由不锈钢制成的离子室。离子室由一对电极（收集极和极化极）、气体入口、火焰喷嘴、两极间加有 $150\sim300V$ 的极化电压等组成，如图 17-15 所示。

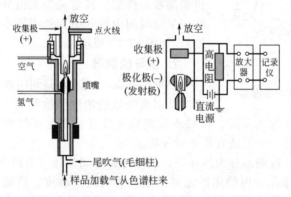

图 17-15 氢火焰离子化检测器结构示意图

在离子室底部，被测组分被载气携带，与氢气混合后，通过喷嘴进入离子室，与空气混合点燃，形成约 2100℃ 的高温火焰，使被测有机物解离成正负离子，在氢火焰附近设有收集极（正极）和极化极（负极），在此两极之间加有 $150\sim300V$ 的极化电压。产生的离子在收集极和极化极的外电场作用下定向运动而形成电流。离子流强度与进入检测器中组分的量及分子中的含碳量有关。当没有物质通过检测器时，氢气在空气中燃烧生成的离子极少，基流很低，一般只有 $10^{-12}\sim10^{-11}A$。当被测物质通过检测器时，火焰中形成的离子增多，电流急剧增大，可达 $10^{-7}A$。电流大小与单位时间内进入离子化室的被测组分质量成正比，通过高电阻取出信号，经放大后用记录仪记录。因此在组分一定时，测定电流（离子流）强度可以对组分进行定量。化学解离理论能较好地解释烃类的离子化机制。该理论认为有机物在氢火焰中先形成自由基，而后与氧产生正离子，再与水反应生成水合氢离子，由这些离子形成的离子流产生电信号。

课堂互动

气相色谱法中，常用英文缩写表示某一器件，你能说出 GC、TCD、FID、ECD、TID、

FPD 缩写的中文名称吗?

四、色谱条件的选择

1. 载气种类的选择

载气种类选择应考虑三个方面：载气对柱效的影响、检测器要求及载气性质。可用作载气的气体较多，如氢气、氦气、氩气、氮气和二氧化碳等，应用最多的是氢气、氮气和氦气。

（1）氢气　用作载气的氢气，其纯度要求在 99.99％ 以上。氢气易燃、易爆，在使用时应特别注意。由于氢气的分子量小、热导率大、黏度小等特点，因此在使用热导检测器时，常用它作为载气。在氢火焰离子化检测器中，氢气是必用的燃烧气。氢气的来源除氢气高压钢瓶外，还可以采用由电解水的原理得到氢气的氢气发生器。

（2）氮气　用作载气的氮气纯度也要求在 99.99％ 以上。氮气的扩散系数小，因此可以得到较高的柱效，常用作除热导检测器外的其他几种检测器的载气。氮气热导率小，使热导检测器的灵敏度降低，不宜采用。

（3）氦气　热导率大，黏度小，使用安全，可用于热导和氢火焰离子化检测器。

2. 载气流速的选择

根据范第姆特方程，载气及其流速对柱效能和分析时间有明显的影响。根据范第姆特方程式 $H = A + \dfrac{B}{u} + Cu$，用在不同流速下测得的塔板高度 H 对流速 u 作图，得 H-u 曲线，如图 17-16 所示。

在曲线的最低点，塔板高度 H 最小，此时柱效最高，该点所对应的流速即为最佳载气流速，在实际分析中，为了缩短分析时间，往往是载气流速稍大于最佳流速。

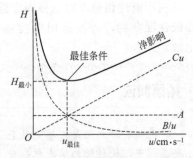

图 17-16　气相色谱的 H-u 曲线

从图 17-16 可看出，当载气流速较小时，纵向扩散项（B/u）是色谱峰扩张的主要因素，为减小纵向扩散，应采用分子量较大的载气，如氮气、氩气；当载气流速较大时，传质阻力项（Cu）为控制因素，此时则宜采用分子量较小的载气，如氢气或氦气。另外，选择载气时还要考虑不同检测器的适应性。

3. 柱温的选择

柱温是一个重要的操作变数，直接影响分离效能和分析速度。选择柱温的根据是混合物的沸点范围、固定液的配比和鉴定器的灵敏度。提高柱温可缩短分析时间；降低柱温可使色谱柱选择性增大，有利于组分的分离和色谱柱稳定性提高，柱寿命延长。一般采用等于或高数十摄氏度于样品的平均沸点的柱温较为合适，对易挥发样品用低柱温，不易挥发的样品采用高柱温。

4. 载体的选择

载体性能的优劣对样品的分离起着重要的作用，实际工作中主要依据分析对象、固定液的性质和涂渍量来选择载体：①当固定液的涂渍量大于 5％ 时，可以选用白色或红色硅藻土载体；若涂渍量小于 5％，则应选用处理过的硅烷化载体。②当样品为酸性时，最好选用酸性载体，样品为碱性时用碱性载体。对于高沸点组分，一般选用玻璃微球载体，分析强腐蚀性组分时应选用氟载体。常用的载体粒度一般在 80～100 目范围，为提高柱效也可使用 100～120 目。

5. 固定液的选择

固定液的极性直接影响组分与固定液分子间的作用力的类型和大小，因此对于给定的待测组分，固定液的极性是选择固定液的重要依据。一般可以根据相似性原则，即按被分离组分的极性或官能团与固定液的相似原则来选择。由于分离组分和固定液的极性或官能团等性质相似，它们之间的相互作用力较强，组分在固定液中的溶解度大，分配系数也大，保留值大，待测组分分开的可能性也大。

（1）分离非极性物质，一般选用非极性固定液，组分与固定液分子间的作用力是色散力。这时各组分按沸点顺序流出色谱柱，沸点低的组分先出峰。若试样中有极性组分，相同沸点的极性组分先流出色谱柱。

（2）分离中等极性物质，选用中等极性固定液，分子间作用力为诱导力和色散力。基本上仍按沸点顺序流出色谱柱。但对沸点相同的极性与非极性组分，极性组分后出柱。

（3）分离极性物质，选用极性固定液，分子间作用力主要为静电力。组分按极性顺序流出色谱柱，非极性组分先流出色谱柱。

（4）对于能形成氢键的试样，如醇、酚、胺和水等的分离，可选择氢键型固定液，它们之间的作用力是氢键力。这时试样中各组分按与固定液分子形成氢键的能力大小先后流出，不易形成氢键的化合物先流出色谱柱。

利用极性相似原则选择固定液时，还要注意混合物中组分性质差别情况，若分离非极性和极性混合物，一般选用极性固定液。分离沸点差别较大的混合物，一般选用非极性固定液。

拓展阅读 》》　毛细管柱色谱

毛细管柱色谱是在填充柱色谱的基础上提出的，它的出现是气相色谱发展中的一个重要里程碑，使传统的填充柱在分离速率和分析速度两方面都提高到一个新的水平，对于分析复杂的有机混合物样品，如石油化工、环境污染、天然产品、生物样品、食品等方面开辟了广阔的前景，已成为色谱学科中一个独具特色的分支。

1. 毛细管柱的特点

毛细管色谱柱内径一般只有 0.1～0.50mm，长度可达 100m，甚至更长，柱内空心。虽然每米理论塔板数与填充柱相近，但可以使用 50～100m 的柱子，总理论塔板数可达 10 万～30 万。因此与填充柱相比，其显著的特点是柱容量小、柱效高、柱渗透率大。

（1）柱容量　小毛细管柱的体积相对比较小，只有几毫升，固定液含量只有几十毫克，因此柱容量小，进样量也小，可以采用分流进样。

（2）柱效高　一根毛细管色谱柱的理论塔板数最高可达 10^6，最低也有几万，而填充柱仅为几千。柱效高的原因主要是：无涡流扩散项、传质阻力小及比填充柱长。毛细管柱一般为 30～100m，但填充柱一般为 2～6m。

（3）柱渗透率大　毛细管柱一般是开管柱或空心柱，柱的阻力较小，可以在较高的载气流速下进行快速分析。

由于进样量甚微，因此毛细管柱定量重复性差。常用于分离和定性分析，而不适合进行定量分析。

2. 毛细管柱的类型

毛细管柱一般由均匀的金属管、玻璃管或石英管制成。根据它的制备方法，毛细管色谱柱可分为开管型毛细管柱和填充型毛细管柱。

（1）开管型毛细管柱　开管型毛细管柱按内壁的状态可分为以下几类。①涂壁层毛细管柱（WCOT）：将固定液直接涂在毛细管内壁上。②载体涂渍开管柱（SCOT）：将非常细的固体微粒粘接在管壁上，再涂固定液。柱效较 WCOT 高。③多孔层毛细管柱（PLOT）：在毛细管内壁上附着一层多孔固体。其特点是容量大、柱效高。④化学键合或交联柱：将固定液通过化学反应键合在管壁上或交联在一起。使柱效和柱寿命进一步提高。这是目前应用最广的毛细管色谱柱。

（2）填充型毛细管柱　将载体、吸附剂等均匀但松散地装入玻璃管中，然后拉制成毛细管。

3. 毛细管柱色谱系统

毛细管柱和填充柱的色谱系统基本上是一样的。但由于毛细管柱内径很细，柱容量很小，色谱峰流出很快、很窄，因此对色谱仪的进样系统、色谱柱连接、尾吹、检测器有些特殊的要求。

（1）进样系统　毛细管气相色谱的发展主要取决于毛细管柱的制作和进样系统。现在多采用分流进样技术。一般气相色谱的气化室体积为 $0.5 \sim 2mL$，而毛细管色谱分离的载气流量只有 $0.5 \sim 2mL \cdot min^{-1}$，载气将样品全部冲洗到色谱柱中需要 $0.25 \sim 4min$，这样会导致严重的峰展宽，影响分离效果。而且毛细管柱的柱容量低，通常只能进样几微升的样品，用微量注射器无法准确进样，分流进样器就是为毛细管气相色谱进样而专门设计的。

（2）色谱柱连接　为了减小色谱系统的死体积，毛细管柱和进样器的连接应将色谱柱伸直，插入分流器的分流点。色谱柱出口直接插入检测器内。

（3）尾吹　由于毛细管柱载气流速低，进入检测器后突然减速，会引起色谱峰展宽，为此，在色谱柱出口加一个辅助尾吹气，以加速样品通过检测器。当检测池体积较大时，尾吹更是必要的。

（4）检测器　各种气相色谱检测器都可使用，不过最常用的为灵敏度高、响应速度和死体积小的氢火焰离子化检测器。也可和各种微型化的气相色谱检测器匹配。

第四节　高效液相色谱法

以高压液体为流动相的液相色谱分析法称高效液相色谱法（HPLC）。早在 1903 年液相色谱法就已经发明，但其初期发展比较慢，到了 20 世纪 60 年代后期，将气相色谱的理论与技术应用到液相色谱上来，液相色谱得到了迅速的发展。特别是填料制备技术、检测技术和高压输液泵性能的不断改进，使液相色谱分析实现了高效化和高速化。这种分离效率高、分析速度快的液相色谱就被称为高效液相色谱法。由于高效液相色谱法具有分离效能高，选择性好，灵敏度高，分析速度快，样品不需气化，只需制成溶液即可，适用范围广，以及色谱柱可反复使用的特点，在《中国药典》中有多种中成药的定量分析采用该法，已成为中药制剂含量测定最常用的分析方法。

一、高效液相色谱仪基本构造

高效液相色谱仪由高压输液系统、进样系统、分离系统和检测系统四个主要部分组成。高效液相色谱仪的基本构造和工作流程如图 17-17 所示。

1. 高压输液系统

高效液相色谱仪输液系统包括储液瓶、脱气装置、高压输液泵、梯度洗脱装置等。

（1）储液瓶　储液瓶用于存放流动相。储液瓶材料要耐腐蚀，对所存放的流动相呈化

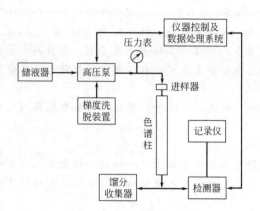

图 17-17　高效液相色谱仪典型构造示意图

学惰性。常用的材料为玻璃、不锈钢或表面喷涂聚四氟乙烯的不锈钢等。储液瓶的容积一般为 0.5～2L，应可用于存放足够量的流动相，确保重复测定时的需要，以完成分离分析的任务。储液瓶应配有溶剂过滤器，以防止流动相中的颗粒进入泵内。溶剂过滤器一般用耐腐蚀的镍合金制成，空隙一般为 2mm。

（2）脱气装置　流动相使用前需要先脱气。脱气的目的是防止流动相从高压柱内流出时，释放出气泡进入检测器而使噪声剧增，甚至不能正常检测。脱气方式有吹氦脱气、超声波脱气、真空脱气等。

（3）高压输液泵　高压输液泵是高效液相色谱仪的重要组成部分，提供流动相和样品通过色谱柱、进入检测器所需的动力，其性能好坏直接影响分析结果的可靠性。高压输液泵应流量稳定，以保证重复测定结果的重复性和定量定性分析的精度；输出压力高，最高输出压力为 50MPa；流量范围宽，可在 0.01～10mL·min^{-1} 范围任选；耐酸、碱、缓冲液腐蚀；压力波动小；死体积小。

往复式柱塞泵是目前高效液相色谱仪使用最广泛的，如图 17-18 所示。其工作原理是：电动机带动凹轮转动，驱动柱塞在液缸内往复运动。当柱塞向前运动时，流动相输出，流向色谱柱；柱塞向后运动，将流动相吸入缸体；前后往复运动，流动相源源不断输送至色谱柱。柱塞往复泵的特点是流量不受柱阻等因素影响，易于调节控制流量；液缸容积小，便于清洗和更换流动相等。但是它的输液脉冲较大，常采用串联柱塞泵并加脉冲阻尼器以克服脉冲。由于这种泵的柱塞往复式运动频率高，对密封环的耐磨性、单向阀的刚性及精度要求都很高。

（4）梯度洗脱装置　高效液相色谱法的洗脱方式分为等度和梯度洗脱两种。等度洗脱是在同一分析周期内流动相的组成保持恒定，适合组分少、性质差别小的样品。梯度洗脱是在同一个分析周期内，利用两种或两种以上的溶剂，按照一定时间程序连续或阶段地改变配比浓度，以改变流动相极性、离子强度或 pH 等。梯度洗脱可以改善峰形、缩短分析时间、提高分离度等，其缺点是易引起基线漂移和重现性降低。当分析一个多组分且性质差别大的复杂样品时，用等度洗脱时间太长，且后出的峰形扁平不便检测时，可以使用梯度洗脱的方式使分离变得更加容易。

梯度洗脱分为高压梯度洗脱（内梯度洗脱）和低压梯度洗脱（外梯度洗脱）：①高压梯度洗脱是用泵（通常要两台泵）将溶剂预先加压之后输入色谱系统的梯度混合室，进行混合后再输送至色谱柱；②低压梯度洗脱是采用在常压下预先按一定的程序将溶剂混合后再用泵输入色谱系统。

2. 进样系统

进样系统的作用是将样品输送进色谱柱。对进样器的要求是：密封性好，死体积小，重复性好，进样时对色谱系统的压力和流量影响小，便于自动化。有进样阀和自动进样装置两种。一般高效液相色谱仪常用带有定量管的六通进样阀，如图 17-19 所示。

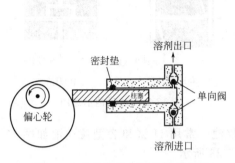

图 17-18　往复式柱塞泵结构示意图

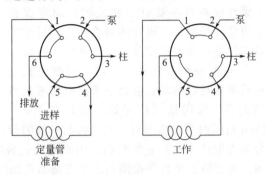

图 17-19　六通进样阀结构示意图

较先进的仪器带有自动进样装置，有利于数量较多的样品的自动进样。自动进样器在程序控制器或微机控制下可自动完成取样、进样、清洗等一系列操作。操作者只需将样品瓶按顺序装入即可，如图 17-20 所示。

3. 分离系统

色谱柱是高效液相色谱仪的重要部件，由柱管和固定相组成，起着分离的作用。色谱柱的柱管通常为内壁抛光的不锈钢管，几乎全为直型，能承受高压，对流动相呈化学惰性。按主要用途可分为分析型色谱柱和制备型色谱柱。常用分析型色谱柱内径为 2～5mm，长为 10～30cm。实验室制备型色谱柱的内径为 20～40mm，柱长 10～30cm。色谱柱如图 17-21 所示。

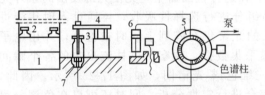

图 17-20　坐标式自动进样装置结构示意图
1—坐标式贮样架；2—样品瓶；
3—取样针；4—取样升降机；5—方式切换阀；
6—吸样泵；7—取样针插入口

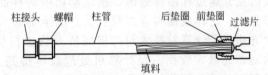

图 17-21　液相色谱柱结构示意图

4. 检测系统

高效液相色谱仪中的检测器是通过将组分的量转变成为电信号，用于监测经色谱柱分离后的组分浓度的变化，并由工作站（或记录仪）绘出谱图来进行定性、定量分析。理想的高效液相色谱检测器应具备灵敏度高、响应对流动相流量及温度变化都不敏感、死体积小、线性范围宽、适用范围广、重现性好的特点。常用的检测器有紫外吸收检测器（UVD）、蒸发光散射检测器（ELSD）、示差折光检测器（RID）、荧光检测器（FLD）、电导检测器（ECD）和质谱检测器（MSD）。

（1）紫外检测器（UVD）　紫外检测器是高效液相色谱仪中使用最广泛的一种检测器。紫外检测器是通过测定样品在检测池中吸收紫外-可见光的大小来确定样品含量的，其吸光度与组分的浓度的关系服从朗伯-比尔定律。它具有以下特点：灵敏度较高，噪声低，最小检出量可达 $10^{-7} \sim 10^{-12}$ g，适合大多数药物的质量分析；为浓度型检测器；为选择性检测器，仅对有紫外吸收的物质有响应；可用于制备，或与其他检测器串联使用；对温度和流动相流量波动不敏感，可用于梯度洗脱。

紫外检测器主要有三种类型：固定波长型、可变波长型及二极管阵列检测器。目前使用最多的是可变波长型及二极管阵列检测器。

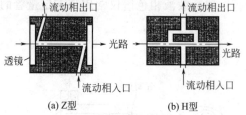

图 17-22　流通池示意图

① 可变波长型紫外检测器　可变波长型紫外检测器是目前高效液相色谱仪中配置最多的检测器，采用氘灯作光源，波长在 $190 \sim 600$ nm 范围内可连续调节。其结构与一般的紫外分光光度计一致，主要差别是用流通池代替吸收池。常用 H 型和 Z 型流通池如图 17-22 所示。可变波长型紫外检测器工作光路示意如图 17-23 所示。

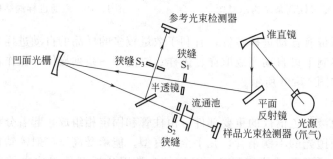

图 17-23　可变波长型紫外检测器工作光路示意图

② 二极管阵列检测器　二极管阵列由 211 个光电二极管组成，每个二极管宽 50μm，各自完成一窄段的光谱测量，如图 17-24 所示。在这种检测器中，先使光源发出的紫外光或可见光通过样品流通池，被流动相中的样品组分进行选择性吸收，再通过入射狭缝进行分光，这样就使得含有吸收信息的全部波长的光聚焦在阵列上同时被检测，并用电子学方法以及计算机技术对二极管阵列快速扫描采集数据，观察色谱柱流出物的各个瞬间的动态光谱吸收图。经计算机处理后可得到三维色谱-光谱图，如图 17-25 所示。因此，可利用色谱保留值规律及光谱特征吸收曲线综合进行定性分析。同时还可以在色谱分离的同时，对每个色谱峰的指定位置实时记录吸收光谱图并进行比对，从而判断色谱峰的纯度以及分离状况。

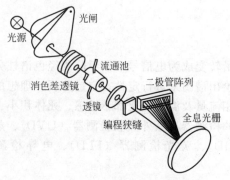

图 17-24　光电二极管阵列检测图

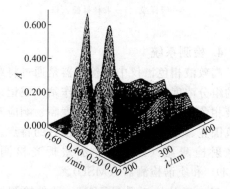

图 17-25　二极管阵列检测的三维色谱图

在目前的药品检验工作中，二极管阵列检测器在测定药物中的非法添加物的成分初步检测中，可利用色谱保留值规律及光谱特征吸收曲线综合进行定性分析。

（2）示差折光检测器（RID） 示差折光检测器也称折射指数检测器，是通过连续监测参比池和测量池中溶液的折射率之差来测定试样浓度的检测器。样品在流动相中的浓度就是溶有样品的流动相和流动相本身之间的折射率之差。示差折光检测器一般按工作原理分为三种：反射式、偏转式、干涉式示差折光检测器。图 17-26 所示是一种偏转式示差折光检测器的光路图。

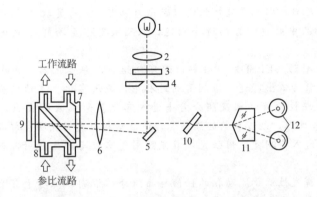

图 17-26　偏转式示差折光检测器光路图
1—光源；2,6,10—透镜；3—滤光片；4—遮光板；5—反射镜；
7—工作池；8—参比池；9—平面反射镜；11—棱镜；12—光电管

示差折光检测器具有通用性强、操作简单的特点，但是灵敏度低，流动相的变化会引起折射率的变化，不适用于痕量分析，也不适用于梯度洗脱。凡具有与流动相折射率不同的样品组分，均可使用示差折光检测器。目前，糖类化合物的检测大多使用 RID。

（3）荧光检测器（FLD） 荧光检测器的原理是基于某些物质吸收一定波长的紫外光后能发射出荧光，荧光强度与荧光物质浓度的关系服从朗伯-比尔定律。通过测定荧光强度对样品进行检测。荧光检测器需要比紫外检测器强的光源作激发光源。常采用氙灯作光源，可在 $250\sim260\mathrm{nm}$ 范围内发出强烈的连续光谱。图 17-27 为荧光检测器光路图。

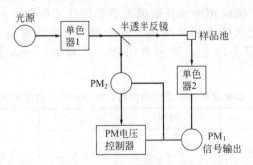

图 17-27　荧光检测器光路图

荧光检测器具有灵敏度高，检测限可达到 $10^{-10}\mathrm{g\cdot mL^{-1}}$，选择性好，样品用量少等特点。具有荧光的有机化合物（如多环芳烃、氨基酸、胺类、维生素和某些蛋白质等）都可用荧光检测法检测。适合药物及生化分析，但并非所有的物质都能产生荧光，因而其应用范围相对较窄。

二、高效液相色谱的类型

1. 液-固吸附色谱

　　基于吸附效应，以固体吸附剂为固定相，以液体为流动相的色谱法，称为液-固吸附色谱法（LSC）。

　　溶质分子官能团的极性决定了它在液固色谱中的保留顺序，对结构为 RX（X 为官能团）的混合物有：烷基＜卤素（F＜Cl＜Br＜I）＜醚＜硝基化合物＜腈＜叔胺＜酯＜酮＜醛＜醇＜酚＜伯胺＜酰胺＜羧酸＜碳酸。同系物的出峰非常接近，甚至出现重叠。

　　在液固吸附色谱中，流动相的选择依据主要是样品的极性。极性大的样品用极性大的流动相，极性小的样品用极性小的流动相。流动相的极性强度常用强度参数 ε° 表示。ε° 是溶剂分子在单位固定相表面上的吸附自由能。ε° 越大，表示流动相的极性越大（见表 17-1）。

表 17-1　以氧化铝为固定相吸附时，常用流动相的洗脱强度次序

溶剂	ε°	溶剂	ε°	溶剂	ε°
氟代烷烃	−0.25	甲苯	0.29	乙酸乙酯	0.58
正戊烷	0.00	苯	0.32	乙腈	0.65
异辛烷	0.01	氯仿	0.40	吡啶	0.71
正庚烷	0.04	二氯甲烷	0.42	二甲亚砜	0.75
环己烷	0.04	二氯乙烷	0.44	异丙醇	0.82
四氯化碳	0.18	四氢呋喃	0.45	乙醇	0.88
二甲苯	0.26	丙酮	0.56	甲醇	0.95

　　液固吸附色谱中，一般以一种极性强的溶剂和一种极性弱的溶剂按一定比例混合来制成二元混合溶剂作为流动相。在实验进样前，为防止流动相的各组分分层，必须要使流动相充

分连续地流过柱子，直到进入柱内与流出柱外的流动相的组成相同。

液固吸附色谱，常用于分离极性不同的化合物。有些样品具有相同极性基团，但是基团数量不同，固定相对其吸附能力不同，也可用液固吸附色谱来分离。异构体具有不同的空间排列方式，固定相对其吸附能力也不同，同样也可以用液固吸附色谱法来分离。

2. 液-液分配色谱

流动相和固定相均为液体，基于样品组分在固定相和流动相之间分配系数不同而分离的色谱法称为液-液分配色谱法（LLC）。

液-液分配色谱是依据样品在两种互不相溶的液体中溶解度的不同，具有不同的分配系数的原理进行分离的。样品进入色谱柱后，各组分按照各自的分配系数，在固定相和流动相之间达到分配平衡。由于分配系数不相同，各组分随流动相的迁移速度不相同，从而使样品中各组分得到分离。

液-液分配色谱的固定相由惰性载体和涂布在载体上的固定液组成。当样品为极性时，选择极性固定液和非极性流动相；当样品为非极性时，选择非极性固定液和极性流动相。常用的固定液有 β,β'-氧二丙腈（强极性）、聚乙二醇（中等极性）、角鲨烷（非极性）等。这一类的固定液优点是分离重现性好、样品容量高、分离的样品范围广。但是由于在洗脱过程中，固定液易被流动相带走使得柱效能降低，大大地限制了该色谱法的应用，已经逐渐被化学键合相色谱所替代。

在液-液色谱中，除一般要求外，还要求流动相对固定相的溶解度尽可能小。因此，固定液和流动相的性质往往处于两个极端。例如当选择固定液是极性溶剂时，所选用的流动相则通常是极性很小的溶剂或非极性溶剂。这种以极性物质作固定相，非极性溶剂作流动相的液-液分配色谱，被称为正相分配色谱，适合分离极性化合物；反之，如选用非极性物质为固定相，而极性溶剂为流动相的液-液色谱称为反相分配色谱，这种色谱方法适合分离芳烃、稠环芳烃及烷烃等化合物。

3. 化学键合相色谱

借助于化学反应的方法将有机分子以共价键连接在色谱担体（硅胶）上而获得的固定相称为化学键合相。以化学键合相为固定相，利用样品组分在化学键合相和流动相中的分配系数不同而得以分离的色谱法，称为化学键合相色谱法（BPC），简称键合相色谱。

键合相色谱法具有稳定性好，耐溶剂冲洗，使用周期长；柱效高；重现性好；可使用的流动相和键合相种类多，分离的选择性高等特点，因此在高效液相色谱的整个应用中占到了80％以上。

根据键合相与流动相极性的相对强弱，键合相色谱法分为正相键合相色谱法和反相键合相色谱法。正相键合相色谱法（NBPC）中的固定相上键合了极性基团，如氰基（—CN）、氨基（—NH$_2$）、二羟基等，流动相是非极性或弱极性溶剂。该色谱法的固定相的极性比流动相极性强，适合分离溶于有机溶剂的极性至中等极性的分子型化合物。其分离原理是：样品中的各组分在键合相和流动相之间进行分配，极性强的组分分配系数大，保留时间长，后被洗脱出来。反相键合相色谱法（RBPC）中采用非极性键合相，如十八烷基硅烷、辛烷基硅烷等，有时也用弱极性或是中等极性的键合相。流动相则是水和一定量的与水互溶的极性调节剂组成，如甲醇、乙腈等。该色谱法的固定相极性比流动相极性弱，适合分离溶于有机溶剂的非极性至中等极性的分子型化合物。其分离原理是：利用非极性溶质分子或溶质分子中非极性基团与极性溶剂接触时的排斥力，产生疏溶剂作用，促使溶质分子与键合相表面的非极性的烷基发生疏水缔合，而使溶质分子保留在固定相中。当溶质分子的极性越弱，其疏溶剂作用越强，其保留时间越长，后出柱。当溶质分子的极性一定时，增大流动相的极性，溶质分子的疏溶剂作用也增强，其保留时间也变长；反之亦然。键合烷基碳链越长，其疏水性越强，与非极性溶质分子的缔合作用越强，保留时间越长；当碳链长度一定时，硅胶表面键合烷基的浓度越大，保留时间也越长。

4. 离子交换色谱

以离子交换剂为固定相，以缓冲液为流动相，借助于试样中解离组分对离子交换剂亲和力的不同而达到分离离子型或可离子化的化合物的目的的方法称为离子交换色谱法（IEC）。

在离子交换色谱中，样品离子与离子交换剂上带固定电荷的活性交换基团之间发生离子交换。不同的样品离子对离子交换剂的亲和力不同，或者说相互作用不同，作用弱的溶质不易被保留，先从柱中被冲洗出来；反之，作用强的，保留较长，较晚淋洗出来。

离子交换色谱法主要用来分离离子或可解离的化合物，它不仅用于无机离子的分离，还用于有机物的分离，因此在生物化学领域中已得到广泛应用。

5. 凝胶色谱法

凝胶色谱法又称尺寸排阻色谱法，是20世纪60年代初发展起来的一种快速而又简单的分离分析技术，是以表面具有不同大小（一般为几纳米到数百纳米）孔穴的凝胶为固定相，以有机溶剂为流动相或以水为流动相的色谱法。

溶质分子依靠自身体积大小的不同在固定相和流动相之间得以分离。样品进入色谱柱后，随流动相在凝胶外部间隙以及孔穴间通过。样品中的一些分子由于体积太大不能通过凝胶孔穴，直接离开色谱柱，首先被检测器接收出现在色谱图上；另外一些体积太小的分子可以进入凝胶空穴而渗透到颗粒中，这些组分经过色谱柱所需的时间最长，在色谱柱上的保留值最大，最后被检测器接收出现在色谱图上。

凝胶色谱法广泛用来测定高聚物的分子量分布和各种平均分子量，可以分离从小分子至分子量达10^6以上的高分子，可以很容易地分离低分子量基体中的高分子量添加剂及反应物。例如对蛋白质、核酸、油脂、油类、添加剂等样品进行分离分析。但此方法要求样品中不同组分的分子量必须有较大的差别。

重点小结

1. 色谱法是一种分离技术。色谱法按流动相和固定相的状态分为气相色谱法和液相色谱法；按操作形式分为柱色谱法、平面色谱法；按色谱分离原理分为吸附色谱法、分配色谱法、离子交换色谱法和凝胶色谱法等。

2. 色谱法基本理论包括塔板理论和速率理论。塔板理论——n、H分别代表塔板数和塔板高度，$n=\frac{L}{H}$或$n=5.54\left(\frac{t_R}{W_{1/2}}\right)^2$。速率理论——范第姆特方程式：$H=A+\frac{B}{u}+Cu$。

3. 峰高h、峰宽W、半峰宽$W_{1/2}$、保留时间和峰面积A是色谱法的常用术语。保留时间是色谱法的基本定性参数，峰面积A是色谱法定量分析的依据。分离度R是反映色谱柱效能和选择性的一个综合指标，$R \geqslant 1.5$时，两个组分能完全分开，分离度可达99.7%。

4. 色谱定性方法是利用保留时间与标样进行比较；定量方法有归一化法、外标法、内标法等。

5. 色谱法基本原理：分配系数$K=\frac{\text{固定相中组分的浓度}}{\text{流动相中组分的浓度}}=\frac{c_s}{c_m}$。

薄层色谱法分离原理：比移值$R_f=\frac{\text{原点到斑点中心的距离}}{\text{原点到溶剂前沿的距离}}$。

薄层色谱法常用比移值R_f对组分进行定性分析，定量分析方法为目视比色法、斑点溶解法、薄层扫描法等。

6. 气相色谱仪一般由气路系统、进样系统、分离系统、检测系统、记录系统、温度控制系统组成，检测器类型主要有热导池检测器和氢火焰离子化检测器，载气为氢气、氮气和氦气。

7. 高效液相色谱仪主要由高压输液系统、进样系统、分离系统和检测系统组成。

目标检测

一、单选题

1. 在液相色谱中，某组分的保留值大小实际反映了下列（　　）的关系。

A. 组分与流动相　　　　　　　　　　B. 组分与固定相

C. 组分与流动相和固定相　　　　　　D. 组分与组分

2. 组分在固定相中的质量为 $m_A(g)$，在流动相中的质量为 $m_B(g)$，而该组分在固定相中的浓度为 $c_A(g \cdot mL^{-1})$，在流动相中浓度为 $c_B(g \cdot mL^{-1})$，则此组分的分配系数是（　　）。

A. m_A/m_B　　　　　　　　　　　　B. m_B/m_A

C. c_B/c_A　　　　　　　　　　　　D. c_A/c_B

3. 色谱法按照两相的状态分类，若流动相是液体，固定相是液体，则称为（　　）。

A. 气-固吸附色谱法　　　　　　　　　B. 气-液分配色谱法

C. 液-固吸附谱法　　　　　　　　　　D. 液-液分配色谱法

4. 色谱分析中，与被测物浓度成正比的是（　　）。

A. 保留时间　　　　　　　　　　　　B. 保留体积

C. 相对保留值　　　　　　　　　　　D. 峰面积

5. 用于评价固定液选择得是否适宜的物理量是（　　）。

A. 组分的保留时间　　　　　　　　　B. 各组分间的相对保留值

C. 组分的峰形　　　　　　　　　　　D. 有效塔板数

6. 降低固定液传质阻力以提高柱效的措施有（　　）。

A. 增加柱温、适当降低固定液膜厚度　B. 增加柱压

C. 提高流动相流速　　　　　　　　　D. 增加流动相体积

7. 衡量色谱柱选择性的指标是（　　）。

A. 理论塔板数　　　　　　　　　　　B. 容量因子

C. 相对保留值　　　　　　　　　　　D. 分配系数

8. 衡量色谱柱柱效的指标是（　　）。

A. 理论塔板数　　　　　　　　　　　B. 容量因子

C. 相对保留量　　　　　　　　　　　D. 分配系数

9. 色谱分析中，要求两组分达到基线分离，分离度应是（　　）。

A. $R \geqslant 0.7$　　　　　　　　　　B. $R \geqslant 1$

C. $R \geqslant 1.5$　　　　　　　　　　D. $R \geqslant 2$

10. 色谱定量中的应用归一化法的条件是（　　）。

A. 样品中被测组分有响应，产生色谱峰

B. 大部分组分都有响应，产生色谱峰

C. 所有组分都有响应，并都产生色谱峰

D. 以上都不对

11. 在薄层色谱中，一般要求 R_f 值范围在（　　）。

A. 0.1～0.2　　　　　　　　　　　　B. 0.1～3.5

C. 0.15～0.85　　　　　　　　　　　D. 1.0～1.5

12. 纸色谱法属于（　　）。

A. 分配色谱法　　　　　　　　　　　B. 吸附色谱法

C. 离子交换色谱法　　　　　　　　　D. 尺寸排阻色谱法

13. 纸色谱法适用于分离物质的是（　　　）。

A. 非极性物质　　　　　　　　　　　B. 极性物质、糖类

C. 氨基酸　　　　　　　　　　　　　D. 烃类

14. 样品在薄层色谱上展开，10min 时测得其比移值为 R_f，则 20min 时的展开结果是（　　　）。

A. R_f 值加倍　　　　　　　　　　　B. R_f 值不变

C. 样品移行距离不变　　　　　　　　D. 样品移行距离增加，但大于 2 倍

15. 纸色谱法与薄层色谱法常用正丁醇-乙酸-水（4∶1∶5，体积比）作为展开剂，正确的操作方法是（　　　）。

A. 三种溶剂混合后直接用作展开剂

B. 三种溶剂混合、静置分层后，取上层作展开剂

C. 三种溶剂混合、静置分层后，取下层作展开剂

D. 依次用三种溶剂作展开剂

16. 对于高效液相色谱中的梯度洗脱，下列说法不正确的是（　　　）。

A. 峰形好，且很少拖尾　　　　　　　B. 重现性好

C. 分析周期短　　　　　　　　　　　D. 分离效果好

17. 启动气相色谱仪时，若使用热导池检测器，有如下操作步骤：1—开载气；2—气化室升温；3—检测室升温；4—色谱柱升温；5—开桥电流；6—开记录仪。下面（　　　）操作次序是绝对不允许的。

A. 2—3—4—5—6—1　　　　　　　　B. 1—2—3—4—5—6

C. 1—2—3—4—6—5　　　　　　　　D. 1—3—2—4—6—5

二、多选题

1. 气相色谱柱的载体可分为（　　　）两大类。

A. 硅藻土类载体　　　　　　　　　　B. 红色载体

C. 白色载体　　　　　　　　　　　　D. 非硅藻土类载体

E. 氧化铝

2. 气相色谱仪样品不能分离，原因可能是（　　　）。

A. 柱温太高　　　　　　　　　　　　B. 色谱柱太短

C. 固定液流失　　　　　　　　　　　D. 载气流速太高

E. 组分分子量相等

3. 常用的液相色谱检测器有（　　　）。

A. 氢火焰离子化检测器　　　　　　　B. 紫外检测器

C. 示差折光检测器　　　　　　　　　D. 荧光检测器

E. 热导检测器

4. 高效液相色谱仪与气相色谱仪相比，增加了（　　　）。

A. 贮液器　　　　　　　　　　　　　B. 恒温器

C. 高压泵　　　　　　　　　　　　　D. 程序升温

E. 柱温箱

5. 气相色谱法中一般选择气化室温度（　　　）。

A. 比柱温高 30%～70%　　　　　　　B. 比样品组分中最高沸点高 30～50℃

C. 比柱温高 30～50℃　　　　　　　　D. 比样品组分中最高沸点高 30～70℃

E. 比检测器温度高 30～50℃

6. 高压输液系统一般包括（　　　）。

A. 储液器　　　　　　　　　　　　　B. 过滤器

C. 高压泵　　　　　　　　　　　　　D. 梯度洗脱装置

E. 六通阀

三、判断题

1. 柱色谱中组分的分配系数越大，保留时间越长。（　　　）

2. 色谱法定量的依据是保留时间。（　　　）

3. 相对校正因子不受操作条件的影响，只随检测器的种类而改变。（　　　）

4. 在色谱法中，各组分的分配系数差别愈大，则各组分分离的可能性也愈大。（　　　）

5. 半峰宽是指峰底宽度的一半。（　　　）

6. 外标法定量简便，定量结果与进样量无关，操作条件对结果影响较小。（　　　）

7. 纸色谱中固定相一般为水；其分离原理与分配色谱柱是相同的。（　　　）

8. 铺好的薄层色谱板必须自然晾干经活化后才能使用。（　　　）

9. 在薄层色谱和纸色谱的点样过程中，点样量越少越好。（　　　）

10. 在纸色谱法中，被分离的组分极性越大，移动的速度越快，R_f值越大。（　　　）

四、填空题

1. 调整保留时间是保留时间减去 _____ 的保留时间。

2. 按流动相的物态，可将色谱分为 _____ 和 _____。前者的流动相是 _____，后者的流动相是 _____。液相色谱包括 _____、_____。

3. 相对保留值仅与 _____、_____ 有关，与其他色谱操作条件无关。

4. R_f 一般要求在 _____ 之间。与 R_f 相比，R_s 的优势在于 _____。

5. 硅胶的活性与含水量有关，含水量越高，活度级数越 _____，吸附力越 _____。故常在使用前将硅胶在 $105\sim110$℃加热 30min，这一过程称为 _____。

五、计算题

1. 在色谱柱上分离一个样品，测得死时间是 2.0min，组分 A、B 的保留时间分别为 15.0min、18.0min，A、B 两色谱峰的峰宽均为 0.5cm，色谱打印纸速为 $0.5\text{cm}\cdot\text{min}^{-1}$。请分析：（1）组分 A 的调整保留时间。（2）计算分离度 R。

2. 某色谱柱长 2m，死时间 0.5min，组分 B 的保留时间为 4.5min，测得该组分的峰宽为 0.8cm，已知记录纸速为 $4\text{cm}\cdot\text{min}^{-1}$，求有效理论塔板数和有效理论塔板高度。

3. 已知某组分在薄层板上从样品原点迁移 5.3cm，溶剂前沿离样品原点 10.6cm。（1）求该组分的 R_f 值。（2）在同一条件下，若溶剂前沿离样品原点 16.4cm，则组分斑点应在该薄层板上何处？

模块 Ⅳ

实训项目

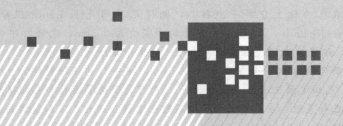

项目一　化学基本技能实训

　　药用基础化学是药学及药品类专业群的核心基础课程，实训是实践教学的重要环节，根据专业群人才培养目标和职业岗位能力的要求，学生必须掌握一定的基础化学实训基本知识和技能，为后续专业课程的学习以及为药品的生产、检验、储存与养护、流通和销售等实际工作奠定基础。

实训一　化学实训基础知识

一、化学实训室规则

　　第一，实训课前要认真预习实训内容，明确实训目标，领会实训原理，了解实训内容、方法、步骤和注意事项，并写好实训预习报告，经实训指导教师检查签字方可进行实训。

　　第二，实训课不得迟到、早退，进入实训室，对号入座，不准嬉戏、打闹，不得擅自摆弄或搬动仪器，应保持良好的实训秩序。禁止将食物带入实训室，实训期间应关闭手机，不得做与实训课无关的事情，实训课期间不得擅自离开实训室。

　　第三，实训课必须穿白色实训服，否则不允许进实训室。实训前应认真清洗需用到的仪器，并按顺序整齐排放。检查仪器的数量、破损情况，发现问题应及时报告实训指导教师。

　　第四，实训指导教师讲解时，要认真听讲，熟悉实训目标、原理、操作步骤和注意事项，积极思考。实训时严格按照操作规程进行，仔细观察实训并及时、详细地记录实训数据和现象，积极思考分析实训结果。所有实训中的数据必须如实记录在实训记录本上，不得涂改、编造实训数据，不得相互抄袭实训记录。

　　第五，自觉遵守实训室的各项规章制度，保持实训室内安静，不得大声喧哗，保持实训台面的清洁整齐，爱护药品、器材，节约用水用电，使用精密仪器后应在使用登记本上签字，养成良好的实训室工作习惯。一切药品、器材，未经允许不得私自带出实训室。

　　第六，爱护实训室的公物，未按实训操作规程而损坏的器材要及时填写仪器破损单，经指导教师签字后及时领取新仪器并酌情赔偿。若隐瞒不报，一经发现，照价赔偿并加以批评教育。

　　第七，实训中的废纸、废液、火柴梗以及玻璃碎片等杂物不得随便抛扔或倒入水槽。废纸、火柴梗和碎玻璃等应倒入垃圾箱内，酸碱性、强氧化性废液应倒入废液缸内，切勿倒入水槽，以防下水管道堵塞、锈蚀及造成环境污染。

　　第八，实训中应按规定量取用药品和试剂，如无规定用量，应适量取用，注意节约。取用药品后应及时盖好原瓶盖，不得混淆。

　　第九，使用精密仪器时，必须严格按操作规程进行操作，应细心谨慎，避免因粗心大意而损坏仪器。如发现仪器故障，应立即停止使用，并报告指导教师，及时排除故障。使用后必须填写使用记录本。

　　第十，实训完毕，学生应清洗并整理好实训仪器、装置。实训操作台及试剂架必须擦净，实训原始数据请实训指导教师检查、签字。实训后由课代表或班级生活委员安排轮流值日，负责打扫和整理实训室，并检查水龙头、煤气、电闸、门窗是否关紧，以保证实训室的整洁和安全。值日生打扫干净后应报告实训指导教师，经检查合格后方允许离开。

第十一，认真书写实训报告，并及时上交给实训指导教师批改。报告中应写清楚姓名、学号、组次、专业、日期，内容包括项目名称、目标、原理（简单地用文字、反应式和计算式说明）、主要仪器和试剂、步骤、数据处理及结果分析和问题讨论等。

第十二，实训中若发生意外事故应保持镇静，不要惊慌失措；遇有烧伤、烫伤、割伤时应立即报告指导教师，以便及时急救和治疗。

二、化学实训安全知识

（一）实训室安全规则

第一，学生在实训前务必了解实训室内及周围环境、灭火和救护设备的安放位置，以及水电闸及安全门的位置；熟悉各类灭火器的性能和正确使用方法。

第二，学生在进入实训室前必须熟悉并遵守实训室规则。应了解实训室的主要设施及布局，了解实训室水、电、气（煤气）总开关的位置，消防器材（消火栓、灭火器等）、急救箱、紧急淋洗器、洗眼装置、主要仪器设备以及通风柜等的位置、开关和安全使用方法以及安全通道。

第三，实训期间必须穿戴整齐，并穿实训服（过膝、长袖），戴防护镜或自己的近视眼镜［包括戴接触镜（隐形眼镜）］。过衣领的长发必须扎短或藏于帽内，不准穿拖鞋。

第四，实训时严禁将灼热物品直接放在实训操作台上；产生危险和难闻气体的实训必须在通风柜中进行。

第五，必须小心取用化学试剂，在使用腐蚀性、有毒、易燃、易爆试剂（特别是有机试剂）之前，必须仔细阅读有关安全说明，不要直接用手触及药品。使用移液管取液时，必须用洗耳球。

第六，必须将实训中的一切废弃物投入指定的废物缸内；使用玻璃仪器必须小心操作，以免打碎、划伤自己或他人。

第七，使用电器时要谨防触电。不要用湿手、湿物等接触电器设备。使用完应及时关闭电器开关；加热试管时，试管口不得对着自己或他人，不得俯视正在加热的液体，以免液体溅出而受到伤害。

第八，禁止在实训室内吃一切食品。实训后、吃饭前必须洗手。实训室使用所有药品不得携带出外。

第九，实训后要将实训仪器清洗干净，关好水、电、气总开关，并做好清洁卫生。实训室备有公用手套供学生使用。

第十，实训中一旦出现实训事故，如烧伤、化学试剂溅洒在皮肤上，应及时用药处理或立即用冷水冲洗，被污染的衣服要尽快脱掉。任何有关实训安全问题，皆可询问指导教师。发生事故，必须立即报告，即时处理。

（二）实训室意外事故的处理及救护措施

在基础化学实训中，经常接触一些有毒性试剂，且在实训中有些反应也产生某些有毒性气体或烟雾。此外，实训中还会偶然发生割伤、烧伤、烫伤、炸伤及触电等事故。因此，应具备一定的毒物知识和安全防护知识，尽量避免发生事故，而当事故一旦发生后，能采取紧急处理措施，减少损失与伤害。

1. 实训室外伤、试剂腐蚀伤害和急救措施

实训室外伤主要是由进行玻璃仪器操作、接触到高温物质或腐蚀性化学物质而致，也可由火焰、爆炸、电及放射性物质而引起。

（1）割伤　应及时用消毒棉花浸 75％酒精把伤口清理干净，用 3.5％的碘酒涂在伤口四周，在伤处撒上止血消炎粉并用消毒纱布包扎或贴上止血贴。若为玻璃扎伤，则应先挑出伤口里的玻璃碎片再进行包扎。

（2）烫伤、烧伤、冻伤　一度烫伤和烧伤，若皮肤红肿发痛，可用冷水疗法止痛，并在伤处涂紫药水或獾油烫伤膏等，或可在伤处涂抹高锰酸钾饱和溶液或撒碳酸氢钠药粉；二度烫伤和烧伤，若皮肤红肿起疤，皮肤红肿处可用酒精消毒，也可涂搽獾油膏，或用 3％～5％的高锰酸钾溶液或用 5％单宁酸处理，最后用消毒纱布轻轻包扎；三度烫伤和烧伤，若皮肤脱落，露出肉芽时，衣服常粘贴在烧伤的皮肤上。施行急救时，可将衣服剪开，用消毒纱布敷在受伤部位，立即送医院治疗。

（3）受酸腐蚀　应立即用大量清水冲洗，再用饱和碳酸氢钠溶液或稀氨水冲洗，最后再用水冲洗。若有酸液溅入眼内，亦可用此法处理，后送医院检查治疗。

（4）受碱腐蚀　应立即用大量清水冲洗，再用 $20g \cdot L^{-1}$ 的醋酸溶液或硼酸稀溶液清洗，最后再用清水冲洗。

（5）有毒气体　吸入刺激性气体如氯气、氯化氢气体时，可吸入少量乙醇和乙醚的混合蒸气进行解毒。吸入硫化氢气体时，应立即到室外呼吸新鲜空气缓解不适症状。

（6）毒物入口　应立即用 3％～5％小苏打溶液或 1∶5000 高锰酸钾溶液洗胃，洗胃时要大量地喝，边喝边吐，压舌根或使用 15～25mL 1％硫酸铜或硫酸锌，反复多次洗胃，直至洗出物中基本无毒物，再服解毒剂如鸡蛋清、牛奶、淀粉糊等，并送医院治疗。

（7）触电　应立即切断电源，并根据具体情况在必要时进行人工呼吸。

2. 实训室火灾事故处理及急救措施

实训室起火后，应立即采用正确方法进行灭火，并立即切断电源，停止加热操作，停止通风，移走室内的易燃、易爆物品等。灭火方法要根据起火原因采取正确的措施。

（1）一般的小火可用湿布、石棉布或沙土覆盖在燃烧物上；若火势较大，则可用泡沫灭火器喷射起火处。

（2）若由电器设备引起的火灾，则不能用泡沫灭火器，只能用四氯化碳或二氧化碳灭火器扑灭，若由某些化学药品如金属钠和水反应引起的火灾，则应用沙土扑灭。

（3）若发生衣服着火时，切勿惊慌乱跑，应立即脱下衣服，用石棉布或湿布覆盖着火处，或就地卧倒打滚，可起灭火作用。

实训室常用灭火器及其适用范围见实训表 1-1。

实训表 1-1　实训室常用灭火器及其适用范围

灭火器类型	主要成分	适用范围
泡沫灭火器	$Al_2(SO_4)_3$ 和 $NaHCO_3$	适用于油类起火
二氧化碳灭火器	液态 CO_2	适用于扑灭电器设备小范围油类及忌水的化学物品的失火
四氯化碳灭火器	液态 CCl_4	适用于扑灭电器设备，小范围汽油、丙酮等失火；不能用于活泼金属钾、钠的失火，电石、CS_2 的失火
干粉灭火器	碳酸氢钠等盐类物质和适量的润滑剂、防潮剂	适用于油类、可燃性气体、电器设备、精密仪器、图书和遇水易燃物品的轻度火灾

三、实训预习报告和实训报告的书写要求

1. 实训预习报告的书写要求

为了使实训达到预期效果，并保证实训安全顺利进行，学生在实训之前必须做好充

分的预习和准备。在预习过程中，每个学生都必须准备一本实训记录本，认真完成实训预习报告，要求文字简练明确，书写整齐，字迹清楚。只有认真做好实训预习，仔细书写预习报告，做到心中有数，才能保证实训既安全、快速进行，又达到预期的实训效果。预习报告应包括以下内容：①实训名称；②实训目标；③实训原理（反应式或简要的文字说明）；④实训仪器和试剂（主要试剂用量及规格）；⑤实训步骤及现象（准确、清晰地画出实训装置图及实训步骤）。特别注意本实训的关键步骤和实训安全事项，要求实训步骤用图表形式表示。

【例 1】 实训八 盐酸标准溶液的配制与标定的预习报告

一、实训目标

1. 掌握盐酸标准溶液的配制和用无水碳酸钠基准物质标定盐酸标准溶液浓度的方法。

2. 学会正确判断溴甲酚绿-甲基红混合指示剂或甲基橙指示剂的滴定终点。

3. 巩固电子天平、酸式滴定管的操作。

二、实训原理

浓盐酸易挥发，常用间接配制法。首先将浓盐酸稀释成近似浓度的稀盐酸，再用无水碳酸钠（基准物质）标定，计算其准确浓度。

实训以混合指示剂溴甲酚绿-甲基红或甲基橙指示剂指示滴定终点，终点颜色由绿变暗紫色或黄色变为橙色。其标定反应为：

$$2HCl + Na_2CO_3 =\!=\!= 2NaCl + H_2O + CO_2\uparrow$$

盐酸标准溶液浓度 c_{HCl}（单位 $mol \cdot L^{-1}$），计算公式为：

$$c_{HCl} = \frac{2m_{Na_2CO_3} \times 10^3}{M_{Na_2CO_3} V_{HCl}}$$

注：$M_{Na_2CO_3} = 105.99 g \cdot mol^{-1}$；$V$ 的单位为 mL。

三、实训仪器和试剂

（1）仪器　电子天平、酸式滴定管（25mL）、锥形瓶（250mL）、量筒（50mL）、小烧杯、试剂瓶和电热套等。

（2）试剂　浓盐酸（A.R.）、无水碳酸钠（A.R.）、溴甲酚绿-甲基红混合指示剂或甲基橙指示剂。

四、实训步骤

实训标准操作规程（SOP）：

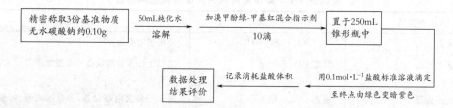

2. 实训数据记录及处理

学生必须备有一个实训记录本，实训时做到操作认真、观察仔细，并随时将测定的数据或观察到的现象写在实训记录本上，养成边实训边记录的好习惯。记录时必须真实详尽，不能弄虚作假、编造实训数据。实训记录内容应包括实训的全过程，如加入药品的数量、仪器装置，每一步操作的时间、内容和所观察到的现象（包括温度，颜色，体积，有无浑浊、沉淀或质量变化的数据等）。实训记录应实事求是，能准确反映真实情况，特别是当观察到的现象和预期的不同，以及操作步骤与教材不一致时，要按照实际情况记录清楚，作为总结讨论时的依据。其他各项，如实训过程中的一些准备工作，现象解释，称量数据，以及其他备忘事项，可以记在备注栏内。实训记录是原始资料，学生必须重视。

【例2】　盐酸标准溶液标定的实训数据记录及处理

五、实训数据记录

项目内容	测定次数			备注
	1	2	3	
敲样前(瓶＋基准物)质量 m_1/g				
敲样后(瓶＋基准物)质量 m_2/g				
基准物无水 Na_2CO_3 的质量 m/g				
消耗 HCl 标准溶液的体积 V/mL				
HCl 标准溶液的浓度 c/(mol·L^{-1})				
平均值 $\bar{c}$/(mol·L^{-1})				
平均偏差				
相对平均偏差/%				
结果评价	□符合要求　　□不符合要求(选项前打√)			

六、实训数据处理计算过程（需列出公式）

（略）

七、分析结果报告

样品名称		样品性状	
平行测定次数			
HCl 标准溶液浓度/(mol·L^{-1})			

八、结果评价与讨论

（略）

3. 实训报告的书写要求

实训报告是学生完成实训的一个重要步骤和标志，通过书写实训报告，可以培养学生判断问题、分析问题和解决问题的能力。实训报告应在实训完成后及时完成，一份合格的实训报告应包括以下内容：一～五参照预习报告的书写要求；六、实训数据记录及处理或现象（如实记录观察到的结果）；七、实训结果报告（实训现象的解释最好用反应式表示，定量分析实训要写明样品的特征、含量）；八、结果评价与讨论（对实训中遇到的疑难问题提出自己的见解。分析产生误差的原因，对实训内容、方法、步骤及现象，实训装置等提出建议，回答实训思考）。

四、化学实训常用仪器及使用方法

（一）常用普通玻璃仪器

1. 玻璃仪器的洗涤和干燥

（1）玻璃仪器的洗涤　玻璃仪器透明且耐腐蚀，是最常用的盛装化学试剂的仪器。玻璃仪器使用时应洁净，判断的标准为外观无异物，内外壁透明且能被水均匀润湿，不挂水珠（见实训图1-1）。

清洗玻璃仪器时应以"少量多次"为宜。

① 对于一般的玻璃仪器，如烧杯、锥形瓶、量筒、量杯和表面皿等，清洗的时候可用毛刷蘸取洗衣粉或其他合成洗涤剂刷洗，再用自来水冲洗干净，然后再用纯化水或去离子水淋洗 3 次。

② 对于滴定管、移液管、吸量管和容量瓶等具有精确体积刻度的仪器，不能用毛刷刷洗，以免器壁受损。可将合成洗涤液倒入容器中，摇动数分钟后弃去洗涤液，用自来水冲洗干净后，再用纯化水或去离子水淋洗 3 次。如果不能清洗干净，可考虑用铬酸洗液浸泡数小时后，再用自来水和纯化水清洗。

③ 荡洗烧瓶一般是手持瓶颈，运用手腕的力量，使烧瓶沿着一个方向做圆周运动。荡洗试管时，试管中的液体不能超过试管体积的三分之一，用拇指、食指和中指捏住试管上部，用手腕的力量进行振荡（见实训图 1-2）。依次用合成洗涤剂、自来水和纯化水，反复荡洗几次，可达到充分洗涤的目的。

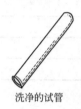
洗净的试管

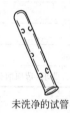
未洗净的试管

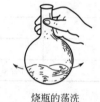
烧瓶的荡洗

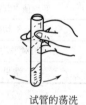
试管的荡洗

实训图 1-1　洗净与未洗净的试管　　　　　　　　实训图 1-2　烧瓶和试管的荡洗

（2）**玻璃仪器的干燥**　清洗干净的仪器，玻璃壁上仍有水分，在化学分析中对于玻璃仪器的干燥通常有以下几种方法。

① 晾干　将洗净的玻璃仪器倒置于仪器架上，自然滴水、晾干（见实训图 1-3）。由于其干燥过程较慢，所以通常适用于不急用的器皿干燥。

② 吹干　对于急用的玻璃器皿，首先将瓶口倒置，尽可能去除水分，然后加入适量的易挥发的有机溶剂如丙酮、酒精荡洗后倾出，再用电吹风按冷风-热风-冷风的顺序吹干（见实训图 1-4）。

③ 烘箱烘干　将洗净的器皿开口朝上，放入烘箱，温度保持在 105～120℃内进行烘干（见实训图 1-5），使用烘箱时应注意，移液管、滴定管等计量玻璃仪器不可用烘箱烘干。

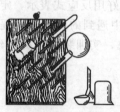

实训图 1-3　晾干

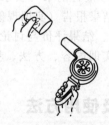
实训图 1-4　吹干

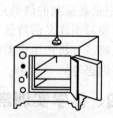
实训图 1-5　烘箱

2. 试管和试管夹

（1）**试管**　用于盛装少量液体或作为少量试剂反应的容器。试管内盛放液体的量不得超过 1/2，若加热不得超过 1/3。加热前试管外壁要擦干，加热时要用试管夹夹持或固定在铁架台上。

（2）试管夹　用于夹持受热的试管，有长、短两个柄，使用时，将试管夹从试管底部套入，夹在试管的中上部。加热时，应手握长柄，勿将试管口朝向人体。

3. 烧杯和锥形瓶

（1）烧杯　常用的烧杯有低型烧杯、高型烧杯和三角烧杯等 3 种 ［见实训图 1-6(a)～(c)］，主要用于配制溶液，煮沸、蒸发、浓缩溶液，进行化学反应以及少量物质的制备等。烧杯用硬质玻璃制造，可承受 500℃以下的温度，在火焰上可直接或隔石棉网加热，也可选用水浴、油浴或砂浴等加热方式。烧杯顶部的一侧开有一个槽口，便于倾倒液体。有些烧杯外壁还标有刻度，可以粗略估计烧杯中液体的体积。烧杯的规格从 25mL 至 5000mL 不等。

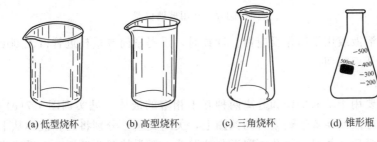

| (a) 低型烧杯 | (b) 高型烧杯 | (c) 三角烧杯 | (d) 锥形瓶 |

实训图 1-6　烧杯和锥形瓶

（2）锥形瓶　锥形瓶 ［见实训图 1-6(d)］不能直接用火加热，需在热源与烧瓶之间加石棉网。锥形瓶在滴定操作中常用作容器，使用时，右手持瓶颈，边滴边摇动，使被滴定的液体做圆周运动。

4. 水银温度计

实训室中常用的水银温度计，是由一个盛有水银的玻璃泡、毛细管、刻度和温标组成的。使用温度计时，首先要根据被测物温度的高低选择具有合适量程（测定范围）的温度计，测定时温度计的液泡应与被测物体充分接触，且玻璃泡不能碰到被测物体的侧壁或底部。读数时，温度计不要离开被测物体，且眼睛的视线应与温度计内的液面相切在同一水平线。

使用水银温度计时，应注意以下事项：

① 使用前应进行校验，可以采用标准液温多支比较法进行校验或采用精确度更高的温度计校验。

② 不允许使用温度超过该种温度计的最大刻度值的测定值。

③ 温度计有热惯性，应在温度计达到稳定状态后读数。读数时应在温度凸形弯月面的最高切线方向读取，目光直视。

④ 水银温度计应与被测物质流动方向相互垂直或呈倾斜状。

⑤ 切不可将温度计当搅拌器使用。

5. 表面皿

表面皿为一圆形具有曲面的玻璃板 ［见实训图 1-7(a)］。通常盖在烧杯上使用。其目的为防止加热的液体太快蒸发或是遮蔽掉落的灰尘。使用时应使凹面向上。如此蒸发上来的蒸气在表面皿上冷凝时，可以滴回杯内而不致沿杯壁外流。外流的冷凝水有时会聚在烧杯的底部造成烧杯因温差过大而破裂。表面皿也可用来取代称量纸或是称量盘，来盛装固体称重。

6. 量筒和量杯

量筒和量杯是测量液体体积的玻璃仪器 ［见实训图 1-7(b)］。量筒和量杯的精确度不高，适用于不需要准确知道所取液体体积的普通实训。量筒或量杯在使用时不能加热，也不

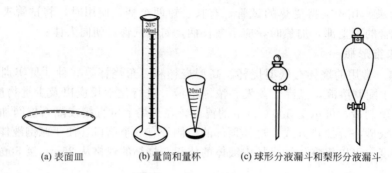

(a) 表面皿 (b) 量筒和量杯 (c) 球形分液漏斗和梨形分液漏斗

实训图 1-7　常用玻璃仪器

能在量筒中配制溶液或用量筒作反应器。读数时，手提量筒或量杯近管口无刻度处，视线与液体凹液面的最低点相切。

7. 分液漏斗

分液漏斗主要用于萃取操作和分离两种互不相溶的液体［见实训图 1-7(c)］。进行萃取混合操作时，将分液漏斗置于铁架台的铁圈上，关闭旋塞，分别将两相液体从上口倒入分液漏斗内，之后盖紧顶塞并封闭气孔，取下分液漏斗，两手持漏斗振摇。左手略高，虎口顶住玻璃活塞，右手略低，捏住漏斗口颈部，抵住磨口玻璃塞并托住漏斗的玻璃球体，漏斗颈向上倾斜约 30°，来回旋转振摇得以混合，左手适时打开活塞放气。混合振摇结束后，将分液漏斗置于铁圈上静置分层，待两层液体界面清晰时，将分液漏斗下端靠在接收液体容器内壁，打开旋塞。下层液体由下口放出，上层液体由上口倒出。

使用时注意事项：

① 使用前玻璃活塞应涂一薄层凡士林，但不可太多，以免阻塞小孔。可参阅酸式滴定管涂抹凡士林的方法。

② 两相液体混合时会产生气体使分液漏斗内压升高，需注意不时转开玻璃活塞将气体释放。混合结束后，放置于铁圈上等待分层。

③ 小心不要使上层液体从下端流出，以免污染下层液体。

④ 分液漏斗长期不使用时，应在活塞面加夹一纸条防止粘连。并用一橡皮筋套住活塞，以免掉落。

8. 瓷坩埚及坩埚钳

（1）瓷坩埚　瓷坩埚［见实训图 1-8(a)］为一深底的陶瓷碗状容器，一般配有盖子，主要用途是溶液的蒸发、浓缩、结晶或灼烧固体物质，当样品需要灼烧时，就必须使用瓷坩埚，因为它比玻璃器皿更能承受高温。坩埚使用时通常会将坩埚盖斜放在坩埚上，以防止受热物跳出，并让空气能自由进出以进行可能的氧化反应。坩埚因其底部

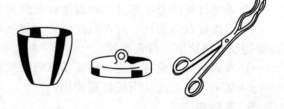

(a) 瓷坩埚　　　　　(b) 坩埚钳

实训图 1-8　瓷坩埚及坩埚钳

很小，一般需要架在泥三角上才能用火直接加热。坩埚在铁三脚架上正放或斜放皆可，可以视实训的需求自行放置。坩埚加热后不可立刻将其置于冷的金属桌面上，以避免它因急剧冷却而破裂。也不可立即放在木质桌面上，以避免烫坏桌面或是引起火灾。正确的做法为留置在铁三脚架上自然冷却，或是放在石棉网上令其慢慢冷却。坩埚应使用坩埚钳取用。

使用时应注意：

① 可直接受热，加热后不能骤冷，用坩埚钳取下；

② 坩埚受热时放在泥三角上；

③ 蒸发时要搅拌，将近蒸干时用余热蒸干。

（2）坩埚钳　坩埚钳［见实训图1-8(b)］主要用来夹持坩埚或往热源（煤气灯、电炉、马弗炉、酒精灯）上取、放坩埚。其使用方法和注意事项为：

① 使用时必须用干净的坩埚钳；

② 用坩埚钳夹取灼热的坩埚时，必须先将钳尖预热，以免坩埚因局部冷却而破裂，用后钳尖应向上放在桌面或石棉网上；

③ 实训完毕后，应将钳子擦干净，放入实训柜中，干燥放置；

④ 夹持坩埚使用弯曲部分。

9. 研钵

研钵用于研磨固体（见实训图1-9），研磨可以加快固体物质的溶解和反应。操作如下：

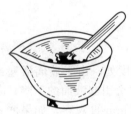

实训图 1-9　研钵

先按固体的性质和硬度选择合适的研钵，把研钵洗净晾干（或擦干），放入待研磨的固体。研磨时左手稳住研钵，右手握住研杵，先用研杵把较大的固体压碎，再用研杵在研钵内稍加用力地边压边转动，随时把粘在研杵和研钵壁上的固体刮下研碎。研磨完毕，用药匙把研磨好的固体全部刮出。

使用时应注意：

① 潮湿的固体要先干燥，冷却后再研磨；研磨的量不能超过研钵体积的三分之一。

② 大块的固体需先在外面用布或纸包好捶细后方可进行研磨。

③ 不能把相互发生反应的物质混在一起研磨。

④ 研磨易燃易爆的物质时要特别小心，研磨易挥发、易产生刺激性气味或有毒蒸气的物质时，应该用纸盖上。

⑤ 用研钵混合固体粉末时，应用药匙而不能用研杵。研钵一般不能作反应的容器，不允许用火直接加热。

（二）滴定分析常用仪器

1. 滴定管

滴定管是容量分析中最基本的测定仪器，它由具有准确刻度的细长玻璃管及开关组成。由滴定管可准确获知所消耗的滴定液体积。常见的滴定管可分为酸式、碱式、棕色和酸碱通用滴定管（见实训图1-10）。

微课
滴定管的使用

（1）滴定管的分类

① 酸式滴定管　下端口为玻璃活塞，使用前要检查玻璃活塞是否旋转自如并检漏。酸性、中性和氧化性标准溶液均可用酸式滴定管，而碱性滴定液常使活塞与塞孔黏合，以致难以转动，故不适用于碱性滴定液。

② 碱式滴定管　管下端连接一段橡胶管，管内有一玻璃珠控制管内溶液流出，一般只用于盛装碱性标准溶液。在使用前，应检查橡胶管是否老化破裂及玻璃珠大小是否合适，无渗漏者才可使用。

③ 棕色滴定管　结构与酸式滴定管相似，见光不稳定、易分解、易挥发的滴定液，可用棕色滴定管。

④ 酸碱通用滴定管　结构与酸式滴定管相似，控制滴定液流出开关是用耐酸耐碱、抗

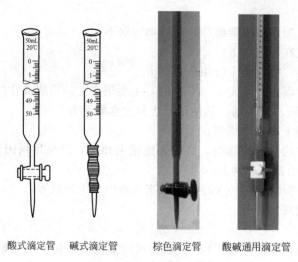

酸式滴定管　碱式滴定管　棕色滴定管　酸碱通用滴定管

实训图 1-10　滴定管

腐蚀性强的有机材料制成的，酸性或碱性滴定液都可用酸碱通用滴定管。

（2）使用方法

① 滴定管的检漏　关闭滴定管活塞，装入自来水至滴定管零刻度处，由于玻璃活塞或橡胶管、玻璃珠等的原因，液体可从滴定管尖嘴处渗出，明显的漏水会引起液面的下降；若滴定管活塞有轻微渗水，可用干滤纸检漏。将活塞旋转 180°后静待 2min 再观察，如果酸式滴定管、棕色滴定管漏水，活塞与塞孔应重新擦干涂油，碱式滴定管应更换橡胶管或玻璃珠。

② 酸式滴定管涂抹凡士林（见实训图 1-11）　将滴定管平放桌面，将固定活塞的橡皮圈取下，再取出活塞，用干净的纸或布擦干活塞和塞套内壁，如果活塞孔内有旧油垢堵塞，可用金属丝轻轻剔去。涂抹凡士林方法：用手指蘸少量凡士林（或真空脂）在活塞孔的两头沿圆周涂上薄薄一层，在紧靠活塞孔两旁不要涂凡士林，以免堵住活塞孔。涂完，把活塞放回塞套内，同一方向转动活塞，使凡士林均匀，旋转时应向活塞小头部分用力，以免来回移动活塞，使塞孔发生堵塞，直到从外面观察时全部透明。然后用橡皮圈套住，防止活塞脱落。涂好凡士林的酸式滴定管活塞与塞套应密合不漏水，并且旋转灵活自如。如果管尖被油堵塞可先用水充满全管，将管尖置热水中，使溶化，突然打开活塞，然后将其冲走。

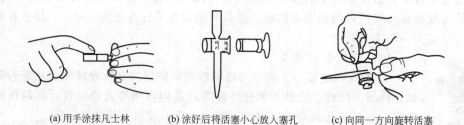

(a)用手涂抹凡士林　　　(b)涂好后将活塞小心放入塞孔　　　(c)向同一方向旋转活塞

实训图 1-11　酸式滴定管涂抹凡士林方法

③ 滴定管的洗涤和润洗　初次使用或长时间未使用的滴定管由于内壁藏灰尘或污垢，酸式滴定管可倾倒入约 10mL 铬酸洗液（$K_2Cr_2O_7$ 和 H_2SO_4 溶液），管口稍朝上顺时针转动滴定管，使内壁洗涤充分；碱式滴定管应除去橡胶管及玻璃珠，用洗耳球吸取少量洗液，洗液上下走动，玻璃珠则泡在洗液中，进行洗涤。然后滴定管依次用自来水、纯化水分别洗

涤 3 次，直至滴定管内壁不挂水珠。

　　为保证滴定管内壁及有关部位与待吸滴定液处于同一浓度状态，需要进行润洗操作，方法如下：将试剂瓶中滴定液摇匀，使凝结在瓶内壁的水混入溶液，再用该滴定液润洗滴定管，每次用量约 10mL，从下口放出约 1/3 以洗涤尖嘴部分，然后关闭活塞横持滴定管并慢慢转动，使溶液与管内壁处接触，最后将溶液从管口倒出，但不要打开活塞，以防活塞上的油脂冲入管内，尽量倒空后再润洗第二次，每次都要冲洗尖嘴部分，如此洗 2～3 次，即可除去滴定管内残留的水分，确保滴定液浓度不变。装液时要直接从试剂瓶倾入滴定管，不要再经过漏斗等其他容器。

　　④ 滴定管的排气泡　当滴定液装入滴定管时，滴定管的出口处还没有充满溶液，此时将酸式滴定管倾斜约 30°，左手迅速打开活塞使溶液冲出，使滴定管的出口处全部充满滴定

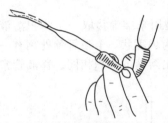

液，除去气泡。气泡排除后，加入滴定液至"0"刻度以上，等待 30s，再转动活塞，把液面调节在 0.00mL 刻度处。排除碱式滴定管气泡（见实训图 1-12），一般为右手捏拿滴定管的上端，并使滴定管稍向右倾斜，用左手中指托起橡胶管向上弯曲翘起，使滴定管出口尖嘴斜向上方，再用左手拇指和食指挤捏橡胶管，使玻璃珠移至手心一侧，气泡随溶液冲出。重新补充滴定液，调至"0"刻度，即可进行滴定。

实训图 1-12　碱式滴定管的排气泡操作

　　⑤ 滴定管的滴定操作　酸式滴定管用右手的拇指、食指和中指拿住锥形瓶，其余两指辅助在下侧，使瓶底离滴定台约 2～3cm，使滴定管下端伸入瓶口内约 1cm。左手握住滴定管，边滴加溶液，边用右手摇动锥形瓶，边滴边摇动，使溶液向同一方向做圆周运动旋转，同时注意观察溶液颜色变化（见实训图 1-13）。滴定速度的控制：开始时，滴定速度稍快，呈"见滴不成线"（虚线），这时为 $10mL \cdot min^{-1}$，即 3～4 滴/s 左右，而不要滴成"水线"（直线），这样滴定速度太快。临近终点时，应改为一滴一滴加入，即滴加一滴摇几下，再滴加再摇。最后是进行半滴操作，每加半滴，靠入锥形瓶，用纯化水冲洗，溶液出现明显的颜色变化为止。

　　碱式滴定管与酸式滴定管的操作基本相同，不同之处在于碱式滴定管通过控制玻璃珠与橡胶管之间缝隙大小，从而控制滴定速度。滴定时大拇指和食指捏住橡胶管内玻璃珠正确部位，以防止倒吸现象，向右挤橡胶管使玻璃珠移向手心，根据玻璃珠与橡胶管之间缝隙大小控制滴定速度（见实训图 1-14）。

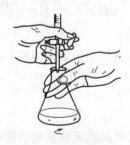
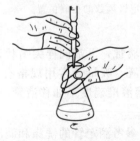
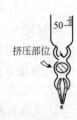

挤压部位

实训图 1-13　酸式滴定管的滴定操作　　　　　　实训图 1-14　碱式滴定管的滴定操作

　　滴定时，左手不能离开活塞，而任溶液自流。同时要观察滴落点周围颜色的变化。不要去看滴定管上的刻度变化，而不顾滴定反应的进行。

　　⑥ 终点读数　滴定至终点时，等待 2min 左右，将滴定管从滴定管架上取下，用右手大拇指和食指捏住滴定管上部无刻度处，使滴定管保持垂直，然后再读数。终点读数通常有几

种情形。

a. 由于液体的吸附力和内聚力的作用，无色或浅色滴定管内液面成弯月形，读数可读凹液面，即以平视的角度，视线、刻度和凹液面应在一水平线上，俯视会使滴定管的读数偏低，而仰视则使滴定管的读数偏高（见实训图 1-15）。

b. 可将黑白板放在滴定管背后，使黑色部分在凹液面下面约 1cm 处，此时即可看到弯月面反射层全部变为黑色，读数至黑色凹液面下缘最低点。

c. 对于有色或双弯月形的滴定管，视线应与双弯月形两侧最高点或双弯月形的交叉处"蓝线"相切。

使用时注意事项：滴定管夹在滴定管架上读数的方法，一般不宜采用，因为这样很难确保滴定管的垂直；读数必须估读至小数点第二位。

2. 移液管和吸量管

（1）移液管和吸量管的分类　移液管（见实训图 1-16）是用来准确移取一定体积溶液的计量仪器，它是一根中间有一膨大部分的细长玻璃管，下端为尖嘴状，上端管颈处刻有一圈标线，并标明有温度，标志该温度下所移取溶液的体积与流出溶液的体积相同。移液管常用规格有 20mL、25mL、50mL。

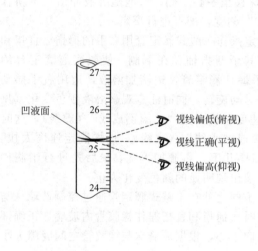

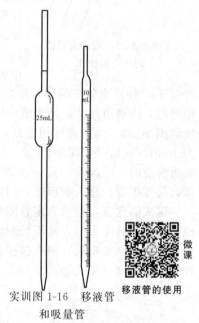

微课

移液管的使用

实训图 1-15　滴定管读数的正确位置

实训图 1-16　移液管和吸量管

吸量管为一直玻璃管，下端同样尖嘴状，管部有标示溶液体积的多条刻度。吸量管一般只用于量取小体积溶液，吸量管常用规格有 0.1mL、0.2mL、0.5mL、1mL、2mL、5mL、10mL，吸量管吸取溶液准确度不如移液管。

（2）使用方法

① 洗涤和润洗　参考滴定管的洗涤和润洗方法，不同之处是洗液或被测溶液必须用洗耳球吸取。为保证移液管的内壁及有关部位与待测被测溶液处于同一浓度状态，需要进行润洗操作。润洗操作方法：摇匀被测溶液，将被测溶液倒一小部分于一洗净并干燥的小烧杯中，用滤纸将洗涤洁净的移液管尖嘴端内外的水分吸干，并插入小烧杯中吸取溶液，当吸至移液管容量的 1/3 时，立即用右手食指按住管口，取出，横持并转动移液管，使溶液流遍移液管的内壁，将溶液从下端尖口处排入废液杯内。如此循环操作，润洗 3～4 次后，即可吸取溶液。

② 吸取溶液　摇匀被测溶液，将润洗过的移液管插入液面下 1～2cm 处，右手握住移液

管，左手用吸耳球吸取溶液，注意移液管插入溶液不能太深，并边吸边往下插入，始终保持此深度。当管内液面上升至标线以上约 1～2cm 处时，迅速用右手食指堵住管口，此时若溶液下落至标线以下，可重新吸取，将移液管提出液面，并使管尖端接触被测溶液容器内壁片刻后提起，靠一下容器内壁，或用滤纸擦干移液管或吸量管下端黏附的少量溶液。在移动移液管或吸量管时，应将移液管或吸量管保持垂直，不能倾斜。

③ 调节液面　左手另取一干净小烧杯，将移液管管尖紧靠小烧杯内壁，小烧杯保持倾斜，移液管垂直，使刻度线和视线保持水平，左手不能接触移液管。微微转动移液管或吸量管，可稍松开食指，溶液沿着管壁慢慢流出，液面将至刻度线时，按紧右手食指，停顿片刻，再按上法将溶液的弯月面底线放至与标线上缘相切，立即用食指压紧管口。将尖口处紧靠烧杯内壁，向烧杯口移动少许，挂掉管尖口处的液滴。迅速将移液管或吸量管小心移至锥形瓶等接收器中。

④ 放出溶液　将移液管或吸量管直立，锥形瓶倾斜 45°角，管下端紧靠锥形瓶内壁，松开食指，让溶液沿锥形瓶内壁自由流出，管内溶液流完后，停留 15s，将移液管或吸量管尖端在锥形瓶靠壁处轻轻滑动几下，或将移液管尖端靠接收器内壁旋转一周，移走移液管（见实训图 1-17）。残留在管尖处的最后一滴溶液，不可用外力使其流出，因校准移液管或吸量管时，已考虑了尖端处保留溶液的体积。在管身上标有"吹"字的，方可用吸耳球吹出。用完洗净，放置在移液管或吸量管架上。

3. 容量瓶

容量瓶是细颈、梨形的平底玻璃瓶，瓶口配有磨口玻璃塞或塑料塞。容量瓶上标有温度和体积，表示在该温度下，当溶液凹液面与容量瓶颈部的刻度相切时，溶液体积恰好与标注体积相同。容量瓶常用于配制一定体积浓度准确的溶液。常用的规格有 50mL、100mL、200mL 和 1000mL 等多种。

（1）容量瓶的使用方法　容量瓶的使用方法见实训图 1-18。

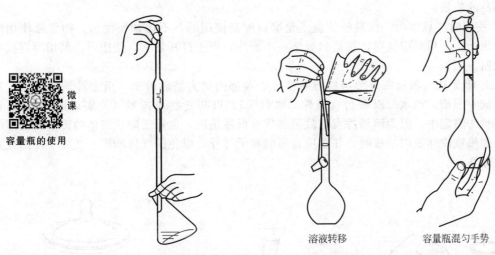

微课
容量瓶的使用

实训图 1-17　移液管放液手势　　　溶液转移　　　容量瓶混匀手势
　　　　　　　　　　　　　　　　　　实训图 1-18　容量瓶的使用方法

① 检漏　往瓶内加入一定量水，塞好瓶塞。用食指摁住瓶塞，另一只手托住瓶底，把瓶倒立过来，观察或用滤纸检查瓶塞周围是否有水漏出或渗水。如果不漏水，将瓶正立并将瓶塞旋转 180° 后塞紧，仍把瓶倒立过来，再检查是否漏水。经检查不漏水的容量瓶才能使用。

② 定容　在使用容量瓶配制溶液时，如果是固体试剂，应将称好的试剂先放在烧杯里

用适量的纯化水溶解后，再转移到容量瓶中。如果是液体试剂，可用移液管直接转移入容量瓶中，或将所需体积的液体先移入烧杯中，加入适量纯化水稀释后，再转移到容量瓶里。当稀释定容至 2/3 处时，水平摇动容量瓶。距离刻度线 1~2cm，改用胶头滴管滴加溶剂到达刻度线，即视线与液面最低处相切。关闭活塞，翻转容量瓶摇匀 10 次以上，使其混匀。

（2）使用注意事项

① 不宜长期储存配好的溶液，应装入试剂瓶中。不能直接在容量瓶内溶解固体，应先在烧杯中溶解再用玻璃棒引流转入容量瓶中。

② 不能配制热的溶液，如果样品在溶解或稀释时有明显的放热现象，就必须待溶液的温度恢复到室温后才能向容量瓶中转移。

③ 容量瓶使用完毕应立即用水冲洗干净。如果长期不用，磨口处应洗净擦干，并用纸片将磨口隔开。

4. 称量瓶和碘量瓶

（1）称量瓶　称量瓶为一带磨口塞的筒形玻璃瓶，一般用于准确称量一定质量的粉末状固体。因磨口塞可以防止瓶中的样品吸收空气中的水分和二氧化碳等，故可适用于称量易吸潮的样品。称量瓶使用前须洗净并烘干，放置在干燥器中备用；使用时须以纸带包裹夹持（见实训图 1-19），不能用手直接接触称量瓶和瓶盖，以避免手指污垢黏附于玻璃表面影响测定结果。

① 使用称量瓶称取样品时常使用减量法　操作方法：从干燥器中取出称量瓶，加入适量固体样品，盖上盖子，置于分析天平盘上称量，记录称量瓶和样品准确质量 m_1，用清洁的纸条叠成三层纸带套在称量瓶上，将称量瓶从分析天平取出，纸片夹住盖柄，打开瓶盖，瓶口慢慢往容器倾斜，用称量瓶盖轻轻敲击瓶口内边缘，使样品慢慢滑落到容器中。一边继续用盖轻敲瓶口，一边逐步将瓶身竖直，使附着在瓶口附近的样品落入称量瓶中，盖好瓶盖，在分析天平中称量，准确称取其质量 m_2，两次称取样品的质量之差 $m = m_1 - m_2$，即所需样品的质量。

② 使用时注意事项　称量瓶的盖子是磨口配套使用的，不得调换使用。称量瓶使用前应洗净烘干，不用时应洗净，在磨口处垫一小纸片，便于打开盖子，使用时严禁用手直接拿取称量瓶。

（2）碘量瓶　碘量瓶外形与锥形瓶接近，颈部内侧为磨砂玻璃，盖上玻璃塞子后，边缘处形成一凹槽，加水可以密封（简称"水封"），以防止物质挥发（见实训图 1-20）。在间接碘量法测定中，因为碘易挥发，故可替代锥形瓶使用，也用于防止液体的蒸发或固体的升华。加热或冷却瓶内溶液时，注意应将瓶的塞子打开，以免因气体膨胀，使塞子冲出或意外发生爆炸。

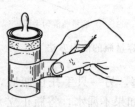 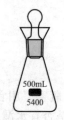 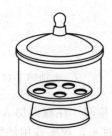

实训图 1-19　用纸带夹持称量瓶　　　实训图 1-20　碘量瓶　　　　实训图 1-21　干燥器

5. 干燥器

干燥器（见实训图 1-21）是具有磨口盖子的密闭厚壁玻璃器皿，常用作实训室中的干燥器，对少量物质进行脱水或保持干燥，是化学实训室中不可缺少的仪器。干燥器中需放置干燥剂，才能达到脱水或保持干燥的目的。

使用时应注意：

① 干燥剂不可放得太多，以免污染被干燥物；不可将太热的物体放入干燥器中。

② 打开干燥器时，用左手扶着干燥器身部，右手大拇指紧紧按住盖子，水平推移干燥器盖子。

③ 不能碰翻干燥器内的器皿及其中放置的物品。盖子必须仰放在桌子上，不能正放，以免盖上磨口处的凡士林吸尘而盖不严。

④ 灼烧或烘干后的坩埚和沉淀晶体，在干燥器内不宜放置过久，否则会因吸收一些水分而使重量略有增加。

⑤ 硅胶干燥剂为蓝色（无水 Co^{2+} 的颜色），吸水受潮后变为粉红色（水合 Co^{2+} 的颜色）。当干燥器中的硅胶变为红色，应将其置于烘箱中，升温至 120℃烘干，变为蓝色后可重复使用，破碎的硅胶不能使用。

五、基础化学实训基本操作

（一）加热与冷却

1. 加热

根据热能的获得方式，加热可分为直接加热和间接加热两类。直接加热是将热能直接作用于物料，如热气流加热、电流加热和太阳辐射能加热等。间接加热是将上述直接热源的热能作用于中间载热体，然后由中间载热体将热能再传给物料，如蒸汽加热、空气加热、水浴加热、矿物油加热等。

（1）直接加热　适用于对温度无准确要求且需快速升温的实训，包括隔石棉网加热和不隔石棉网加热。

（2）间接加热　直接加热造成被加热物受热不均匀或温度难以控制时，可采用间接加热。间接加热包括水浴、油浴和砂浴加热。水浴的作用是易于控制温度及使被加热物受热均匀。

2. 冷却

冷却的方法通常有直接冷却法和间接冷却法两种。

（1）直接冷却法　直接将冰或冷水加入被冷却的物料中，最简便有效，也最迅速。但只能在不影响被冷却物料的品质或不致引起化学变化时才能使用。也可将热物料置于敞槽中或喷洒于空气中，使其在表面自动蒸发而达到冷却的目的。

（2）间接冷却法　将物料放在容器中，其热能经过器壁向周围介质自然散热。被冷却物料如果是液体或气体，可在间接冷却器中进行。夹套、蛇管、套管、列管等形式的热交换器都适用。冷却剂一般是冷水和空气，或根据生产实际情况来确定。

（二）过滤

常用的过滤方法一般有常压过滤和减压过滤两种。

1. 常压过滤

常压过滤也称普通过滤，操作方法：取大小合适的圆形滤纸，对折两次，然后打开滤纸，使其成一边为三层，而另一边为一层的圆锥形，撕掉三层滤纸片的小外角，将折叠好的滤纸置于短颈漏斗中，此时滤纸边缘比漏斗壁稍低约 0.5cm（如实训图 1-22 所示）。然后用少量的纯化水润湿滤纸，使它与漏斗壁紧贴在一起，中间不要留有气泡，并使漏斗颈形成水柱，否则会影响过滤的速度。过滤时，先将漏斗放在漏斗架或铁架台的铁圈上，调整高度，使漏斗的颈部伸到烧杯内，为避免滤液溅出，应使漏斗颈尖端下口紧靠烧杯内壁。然后将玻璃棒下端靠在三层滤纸侧，将准备过滤的溶液沿玻璃棒转移至漏斗（如实训图1-23所示）。漏斗内液面应低于滤纸的边缘约1cm，以免溶液从滤纸与漏斗之间流出，影响过滤效果。先转移溶液，后转移沉淀，然后用少量纯化水淋洗盛放沉淀的容器和玻璃棒，将洗涤液倾入漏斗中。如此反复淋洗几次，直至沉淀全部转移至漏斗中。

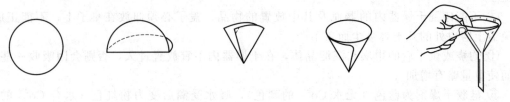

实训图1-22　普通过滤的滤纸折叠

　　常压热过滤是利用折叠滤纸和预热的短颈玻璃漏斗进行的重力过滤法，其基本要求是避免在过滤过程中出现结晶，因此，应尽可能缩短过滤时间和采取过滤过程中的溶液保温措施。漏斗预热方法有两种：沸腾溶剂直接预热，适用于水溶剂，装置如实训图1-24(a)；用保温热水漏斗套保温过滤，适用于所有溶剂，装置及加热方法如实训图1-24(b)。保温漏斗夹层中的水量一般为其容积的2/3，过滤前应预先将其加热到所需要的温度，然后熄灭火源即可起到保温过滤作用。

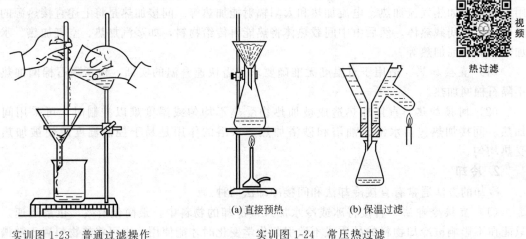

视频

热过滤

(a) 直接预热　　　　(b) 保温过滤

实训图1-23　普通过滤操作　　　　实训图1-24　常压热过滤

2. 减压过滤

　　减压过滤又称抽滤，其装置如实训图1-25所示。其特点是过滤快，但缺点是容易引起低沸点溶液的沸腾而改变溶液浓度，导致结晶过早析出，所以要尽量减少热过滤过程中的溶剂损失。抽滤使用的是布氏漏斗，滤纸大小应和布氏漏斗尺寸吻合，以盖住布氏漏斗小孔并稍大些为宜，用纯化水润湿滤纸，使滤纸与漏斗底部贴紧。如果抽滤样品需要在无水条件下过滤时，需先用纯化水贴紧滤纸，用无水溶剂洗去滤纸上水分，确认已将水分除净后再进行过滤。减压抽紧滤纸后，迅速将热溶液倒入布氏漏斗中，在过滤过程中漏斗里应一直保持有较多的溶液。在未过滤完以前不要抽干，同时瓶内压力不宜过低，为防止由于压力过低，溶液沸腾而沿抽气管流出，可用手稍稍捏住抽气管，使抽滤瓶中仍保持一定的真空度，才可继续抽滤。

　　为了提高过滤速度，滤纸需要经过折叠以增加其过滤的比表面积。滤纸的折叠形状很

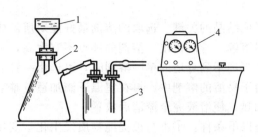

实训图 1-25　减压过滤装置

1—布氏漏斗；2—吸滤瓶；3—安全瓶；4—抽气水泵

多，扇形（菊花状）滤纸是其常用的一种，其折叠方法是：将圆形滤纸连续对折两次，使其形成边 1、2 和 3；打开滤纸至 1/2 对折状即半圆状，继而分别将边 2 和 3、边 1 和 3 对折，使其形成边 4 和 5 ［实训图 1-26(a)］，再打开至半圆状，依次再将每等分对折，使其分别形成边 6、7、8、9 ［实训图 1-26(b) 和（c)］。将半圆状的八等分依次按折痕交替向相反方向对折成 16 等分，得到像扇形一样的排列 ［实训图 1-26(d)］，将其打开成实训图 1-26(e) 状，最后，将边 1 和 2 处的折痕相同的折面分别向相反方向对折一次，得到扇形（菊花状）滤纸 ［实训图 1-26(f)］。使用前应将滤纸翻转并整理好后再放入漏斗中，以避免被手指弄脏的一面接触过滤过的滤液。

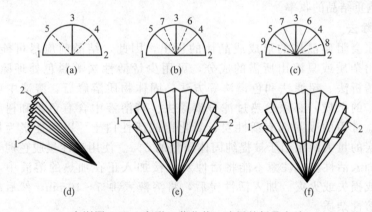

实训图 1-26　扇形（菊花状）滤纸的折叠方法

（三）结晶

物质从液态（液体或熔融体）或气态形成晶体的过程，称为结晶。结晶法是分离纯化固体成分的重要方法之一。一般情况下结晶的形成标志着化合物的纯度达到了相当程度，故获得结晶可得到单体纯品。

结晶方法主要可分为浓缩结晶法、降温结晶法两类。

（1）浓缩结晶法　使溶剂一部分蒸发或气化，溶液浓缩达到过饱和而结晶。用于溶解度随着温度下降未明显减小的物质，如氯化钠、氯化钾、碳酸钾等。通常将化合物溶于适当溶剂中，过滤、浓缩至适当体积后，塞紧瓶塞，静置或低温下放置，使原来溶解的溶质成为有一定几何形状的固体（晶体）析出。

（2）降温结晶法　使溶液冷却达到过饱和而结晶。用于溶解度随着温度下降而显著减小的物质，如硝酸钾、硝酸钠、硫酸镁等。结晶主要分两个阶段，二者通常是同时进行的，但多少可独立地加以控制。第一阶段是结晶核（晶体微粒）的形成，第二阶段是晶核的成长。如果能控制晶核的数目，就能调节最终形成的晶体大小。

1. 结晶溶剂的选择

选择合适的溶剂是形成结晶的关键。选取的溶剂最好能对所需成分的溶解度随温度不同而有显著的差别，即热时溶解，冷时析出。溶剂的沸点不宜太高，一般常用甲醇、乙醇、丙酮、氯仿、乙酸乙酯等。当选不到合适的单一溶剂时，可选用一种或两种以上溶剂组成混合溶剂。一般先将化合物溶于易溶的溶剂中，再在室温下滴加适量难溶的溶剂，直至溶液呈微浑浊，并将此溶液微微加热，使溶液完全澄清后放置。

选择的溶剂最好具备以下条件：①不与被提纯物质发生化学变化；②温度较高时容易溶解化合物，而温度较低时溶解很少；③对杂质的溶解度较大或几乎不溶；④能析出较好的晶形；⑤便于晶体分离且容易挥发，沸点低于被提纯物质析出较好的晶体；⑥廉价易得，无毒或低毒。

2. 固体物质的溶解

溶解固体常用锥形瓶或圆底烧瓶作容器。在使用可燃性溶剂或需要进行较长时间的加热溶解操作时，应装上回流冷凝管，并根据使用溶剂的沸点选择合适的热浴，应强调指出的是，使用易燃溶剂时，禁止直接用火加热。操作时，将待纯化的固体样品放入烧瓶中，加入部分溶剂，加热至沸，若固体未全部溶解，再分批添加溶剂。每次加入溶剂后均需搅拌加热至沸，直至样品全部溶解或几乎全部溶解。溶剂用量在整个重结晶操作中甚为重要，溶剂用量太少，可能造成趁热过滤时过早地在滤纸上析出结晶；溶剂用量太多，则溶质遗留在母液中也多，会影响重结晶的收率。

3. 杂质的除去

杂质的存在会阻碍晶体的形成或晶体的析出，因此，结晶前应尽可能地除去杂质。可选用溶剂溶出杂质或只溶出所需的成分，可用少量活性炭等脱色处理除去有色杂质，或用沉淀法、透析法、超滤法和色谱法等方法。固体物质溶解后，溶液中可能残留一些难溶（或不溶）的杂质，必须趁热过滤分离除去。若溶液中含有色素和树脂状杂质，可用吸附剂除去。常用的吸附剂有活性炭、氧化铝或活性白土。以活性炭为例，一般情况下，加入活性炭的量大约相当于被提纯固体质量的 5%。使用活性炭脱色时，必须等待热溶液稍冷后才加入活性炭。注意不能将活性炭直接加入正在加热的溶液中，否则会引起暴沸冲溢，造成损失或火灾。加入活性炭后，将溶液煮沸 5～10min，然后趁热过滤，除去活性炭和不溶性杂质。

4. 结晶的析出

滤液室温冷却，溶液将慢慢析出结晶。迅速冷却将导致结晶颗粒较细，结晶会吸附杂质，结晶速度过慢，将导致晶体颗粒过大，结晶中会包藏溶液和杂质，不仅降低纯度，还会给干燥带来麻烦。如果溶液冷却后仍未有结晶析出，可用玻璃棒摩擦瓶壁促使晶体形成，也可以加入几粒不纯的晶体，或取出少量溶液，使其挥发得到结晶，再加到溶液中去，进行诱导，使结晶析出。如果溶液中析出油状物，这时用玻璃棒摩擦器壁促使结晶或固化，否则需要改换溶剂或用量，再进行结晶。

5. 结晶的过滤和洗涤

用抽滤法将结晶和溶液分离，所得滤液称为母液，瓶中残留的结晶可用少量母液冲洗数次并转移至布氏漏斗中，把母液抽尽，必要时可用玻璃棒或镍刮刀把结晶压紧，以便抽干结晶吸附的含杂质的母液。然后打开安全瓶活塞停止抽气，滴加少量的洗涤液。如果结晶较多且又紧密时，加入洗涤液后，可用镍刮刀将结晶轻轻掀起并加以搅动（切勿使滤纸松动或破裂），使全部结晶湿润，然后抽干以增加洗涤效果。用刮刀将结晶移至干净的表面皿上进行干燥。

6. 重结晶

重结晶是为了得到纯度更高的晶体。把结晶出来的晶体重新加热溶解在溶剂中，配制成饱和溶液，然后趁热过滤，以除去不溶性杂质。滤液冷却后，使它再一次结晶。减压抽滤后，可溶性杂质留在母液中。如果可溶性杂质留在滤纸上，对母液蒸发除去溶剂，可得到较纯净的结晶，这是常用的分离提纯物质方法之一。

（四）蒸发

将滤液转移至蒸发皿中，把蒸发皿置于铁架台的铁圈上，用酒精灯加热，并不断用玻璃棒搅拌，直到快要蒸干时停止加热，利用余热将残留的少量水分蒸干，即得固体（如实训图1-27所示）。

蒸发操作时应注意：

① 蒸发皿中的溶液不能超过其容积的三分之二，以免加热时溶液溅出；

② 加热后的蒸发皿不得骤冷，以防炸裂。

实训图1-27　蒸发操作

（五）回流

回流是指沸腾液体的蒸气经过冷凝管冷凝，冷凝液又重返回原容器中的过程。许多有机制备反应，要在加热的条件下才能完成，为了防止蒸气逸出，就要安装回流装置。一般的回流装置由圆底烧瓶和冷凝管组成。根据液体沸腾温度可以选用直形或球形冷凝管或空气冷凝管，以及适当的加热方式。

为了防止空气中水分侵入反应器或吸收反应中所产生的刺激性气体，可在冷凝管上口连接无水氯化钙干燥管或气体吸收装置。实训图1-28和实训图1-29是几种常用的回流装置。实训图1-28（a）是最简单的回流装置；实训图1-28（b）是防潮回流装置，在冷凝管上口接装氯化钙干燥管，以防止空气中潮气的侵入；实训图1-28（c）是带有尾气吸收的回流装置，如果反应中会放出有害气体，可接气体吸收装置。实训图1-29是回流滴加装置，为了防止某些放热反应失控或控制反应物的选择性，需要逐渐将某一反应物加入反应器中，此时，可采用带有恒压滴液漏斗的回流装置。

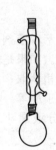 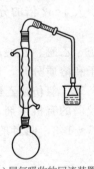 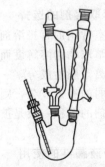

(a)回流装置　　(b)防潮回流装置　　(c)尾气吸收的回流装置
实训图1-28　回流冷凝装置　　　　　　　　　　实训图1-29　回流滴加装置

（六）萃取与洗涤

萃取是一种简单快速，应用又相当广泛的分离方法。它利用物质在两种不互溶（或微溶）溶剂中溶解度或分配比的不同来达到分离、提纯或纯化的目的。这种分离方法以各种物质在不同溶剂中分配系数的大小不等为基础。

1. 分配定律

当某一溶质 A 同时接触两种互不相溶的溶剂时，例如一种是水，另一种是苯，则溶质 A 就分配在这两种溶剂中，在分配达到平衡后，溶质 A 在两种溶剂中平衡浓度之比，在一定温度下是不因浓度而改变的常数，称为分配系数。分配系数 $K = \dfrac{c_o}{c_w}$，c_o 表示溶质在有机相溶剂中的浓度，c_w 表示溶质在水相溶剂中的浓度。

上式只适用于溶质的浓度极低，而且溶质 A 以同样化学状态在两相中存在时才成立，若溶液中不止一种溶质，对于每个溶质有一个确定的分配系数值，各溶质间的分配系数不因其他溶质的存在而改变。

实际上溶质 A 在两相中往往出现不同的化学状态，但溶质 A 在苯相中的总浓度和在水相中的总浓度之比仍是一个常数，称为分配比，以 D 表示，这是一个容易测得的值。

$$D = \frac{溶质\,A\,在有机相中的总浓度}{溶质\,A\,在水相中的总浓度}$$

只有溶质是一种而且在两相中存在的化学状态相同且浓度又极低的情况，分配比才等于分配系数。混合物中各成分在两相溶剂系统中的分配系数越大，则分离效果越好。

2. 仪器的选择

液体萃取最常使用的仪器是分液漏斗，常用的分液漏斗有圆球形、圆筒形和梨形三种，见实训图 1-30。分液漏斗从圆球形到长的梨形，其漏斗越长，振摇后两相分层所需时间越长。因此，当两相密度相近时，采用圆球形分液漏斗较合适。对于少量或半微量操作，则经常选用容量小的圆筒形分液漏斗。由于整个分液漏斗呈圆筒状，细而长，因此，不会因液体量少而看不到液层，有利于两相明显地分出有一定厚度的层次，便于操作。分液漏斗的规格有 50mL、100mL、

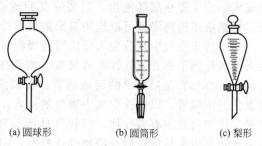

(a) 圆球形 　　(b) 圆筒形 　　(c) 梨形

实训图 1-30　圆球形、圆筒形和梨形分液漏斗

150mL、250mL，一般选择较被萃取液体积大 1～2 倍的分液漏斗。

3. 萃取溶剂的选择

实训室常用的有机溶剂有石油醚、氯仿、乙醚、乙酸乙酯、正丁醇等。萃取溶剂的选择应根据被萃取物的溶解度而定，同时要易于和溶质分开，最好用低沸点溶剂。如果是从水提液中欲分离亲脂性成分，一般多用石油醚、苯、氯仿或乙醚等与水相进行两相萃取；如果是亲脂性较弱的有效成分，则应该用亲脂性较弱的有机溶剂，如乙酸乙酯、正丁醇等。每次使用萃取溶剂的体积一般是被萃取液体的 1/5～1/3，两者的总体积不应超过分液漏斗总体积的 2/3。

4. 分液漏斗的使用

将分液漏斗固定在铁圈上，并调整适当高度。分液漏斗先检漏，如果漏水，擦干涂上凡士林（方法参照实训一滴定管），并用小橡皮圈套住活塞尾部的小槽，防止活塞滑脱。关好活塞，加入待萃取物和萃取溶剂，旋紧塞子，先用右手指末节顶住漏斗上端玻璃塞子，再用大拇指及食指和中指握住漏斗，用左手的食指和中指蜷握在活塞的柄上，上下轻轻振摇分液漏斗（实训图 1-31），使两相之间充分接触，以提高萃取效率。每振摇几次后，打开活塞放气，漏斗尾部向上倾斜，以解除漏斗中的压力。再振摇 2～3min，放气，如此重复，静置，待两相完全分离后，打开上面的玻璃塞子，再将活塞缓缓旋开，下层液体自活塞放出，然后

将上层液体从分液漏斗上口倒出。要避免猛烈振摇，以免发生乳化而影响分层。若已乳化，可分出乳化层，再用新的溶剂萃取，或将乳化层抽滤，或热敷将乳化层加温使之破坏，也可放置较长时间并用玻璃棒不时旋转搅拌，有时加入适量氯化钠或滴入数滴戊醇也有助于分层。如乳化现象严重，也可以采取两相溶剂逆流连续萃取装置。

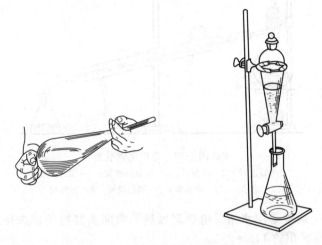

实训图 1-31　分液漏斗的振摇和静置分层

在两相萃取操作中，一般萃取 3～4 次即可，每次两相溶剂应保持一定的比例，如是从水提液中分离成分，第一次萃取时溶剂用量要多一些，一般为水相的 1/3，以后用量可以少一些，一般为 1/6～1/4。

洗涤就是向盛有沉淀的过滤器中用玻璃棒加纯化水至刚好淹没沉淀，待纯化水流尽后，重复上述操作 2～3 次。

（七）蒸馏

蒸馏是分离、提纯和净化液体有机物常用的方法之一。用此方法可以使挥发性的物质与难挥发性的物质分离，可以把沸点不同的物质及有色杂质分离，也可将沸点相差 30℃ 以上的两种液体分离开，此外，蒸馏也用于回收溶剂和浓缩溶液。

液体在一定温度下具有一定的蒸气压。液体物质受热时，蒸气压随着温度的升高而增大，其蒸气压增大到与外界大气压相等时，则有大量气泡从液体内部逸出，即液体沸腾，此时的温度称为该液体的沸点。沸点的高低与外界压力有关。通常所说的沸点是指大气压为 100kPa 沸腾的温度。

液体加热至沸腾变为蒸气，再将蒸气冷凝为液体的过程称为蒸馏。将液体混合物放入蒸馏烧瓶中加热，沸腾时液体上面的蒸气组成与液体混合物的组成不同，由于沸点较低者先挥发，所以蒸气中低沸点的组分较多。

蒸馏时馏出液开始滴出时的温度和最后一滴馏出液流出时的温度范围，称为沸点范围，也叫沸程。纯净物的沸程很小，一般为 0.5～1℃；混合物没有固定的沸点，沸程也较大。所以，利用蒸馏方法可以测定有机化合物的沸点，并确定物质是否纯净。

液体在加热时，会出现"过热"现象，即温度已超过沸点而未沸腾，此时会产生"暴沸"现象。为防止此类现象产生，通常需要加入表面疏松多孔的止暴剂沸石，如素瓷片、玻璃屑、人工沸石等，在液体中形成气化中心，避免液体暴沸。沸石应在加热前投入，切忌在加热中途补加，以防暴沸；若要补加，则应在液体冷却后再加，使用后的沸石不可再循环使用。

1. 蒸馏装置

常压蒸馏装置如实训图 1-32 所示。由蒸馏烧瓶、冷凝管、接收器三部分组成。

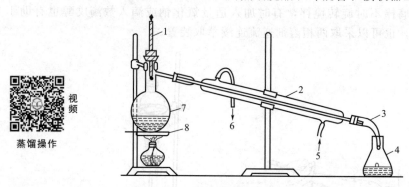

视频

蒸馏操作

实训图 1-32　常压蒸馏装置
1—温度计；2—冷凝管；3—真空接收管；4—锥形瓶；
5—进水口；6—出水口；7—圆底烧瓶；8—石棉网

（1）蒸馏烧瓶　通常采用水浴、电热套加热。根据蒸馏物的量选择蒸馏烧瓶，蒸馏物的体积应占蒸馏烧瓶容积的 1/3～2/3。

（2）冷凝管　蒸馏烧瓶支管与冷凝管相连，冷凝管的选择取决于蒸馏物的沸点，沸点高于 140℃时用空气冷凝管；沸点低于 140℃时用直形冷凝管；若液体沸点很低，则要用球形冷凝管。安装冷凝管时，用冷凝管夹夹在冷凝管中部，使之固定于铁架台上，并调整好位置，使冷凝管与烧瓶支管在同一轴线上，然后沿轴线移动冷凝管使之与蒸馏烧瓶相连。冷凝时，在冷凝管外套中通水，冷凝水从下口进入，从上口流出引入水槽。冷凝水的流速以能保证蒸气充分冷凝即可，蒸气以不超过冷凝管的 1/3 为宜。

（3）温度计　温度计水银球的上缘与蒸馏烧瓶支管接口的下缘在同一水平线上，这样才能保证在蒸馏时水银球完全被蒸气所包围，以便正确测出气液平衡时蒸气的温度。

（4）接收器　冷凝管通过接液管与接收器相连。两者之间不能用塞子塞住，要保证整个蒸馏系统与大气相通。接收器可选锥形瓶或圆底烧瓶。

（5）仪器安装　仪器安装的顺序一般是自左而右，自下而上，依次为酒精灯或恒温电热套、三脚架或铁圈、石棉网及蒸馏瓶等，蒸馏瓶用铁夹垂直夹好，冷凝管与蒸馏头支管应调节在同一直线上，然后松开冷凝管铁夹，移动冷凝管，使与蒸馏头支管相接，最后接上接液管和接收瓶。整个装置要求准确、端正、稳固夹在铁架上（铁夹夹玻璃仪器时不宜过紧）。拆卸装置时次序相反，即先拆接收器，然后接液管、冷凝器，最后是蒸馏瓶。同一台面有两套蒸馏装置时，应热源靠热源或接收器对接收器。

2. 蒸馏操作及沸点测定

用量筒量取待蒸馏的工业酒精 30mL，通过漏斗加到蒸馏烧瓶中，投入 2～3 粒沸石，按要求装好仪器，先通入冷凝水，后加热，开始蒸馏。注意蒸馏烧瓶中蒸气和温度计读数的变化。当蒸气上升至温度计水银球时，温度计的读数急剧上升，此时适当调节热源大小，控制蒸馏速度为 1～2 滴/s 为宜。

在蒸馏前至少要准备两只接收器，因为被蒸出物质之前，常有低沸点的物质先蒸出，这部分馏出液称"前馏分"。前馏分蒸完后，温度趋于平稳，再蒸出的物质才是较纯的物质，这时需更换一只洁净干燥的接收器。当温度计读数突然下降时，停止蒸馏，记下这部分液体开始馏出和最后一滴的温度，即为该馏分的沸程。测定所收集馏分的体积，计算回收率。

蒸馏完毕，先停止加热，后停水。再按以下顺序拆下仪器，先拆接收器、冷凝管，然后再拆热源、热浴、蒸馏瓶等。

实训二　粗食盐的提纯与质量检验

一、实训目标

1. 掌握粗食盐的提纯和纯度的检验方法。
2. 学会称量、研磨、溶解、过滤、蒸发、浓缩、结晶和干燥等基本操作。

视频
热过滤

二、实训原理

粗食盐中除了含有泥沙等不溶性杂质外，还有 K^+、Ca^{2+}、Mg^{2+}、Fe^{3+}、SO_4^{2-}、CO_3^{2-}、Br^-、I^- 等可溶性杂质。不溶性杂质可采用过滤的方法除去，可溶性杂质则选用适当的沉淀剂使其生成难溶性沉淀，然后过滤除去。少量可溶性杂质（如 K^+、Br^-、I^- 等），由于含量很少，可根据溶解度的不同，在结晶时使其残留在母液中而除去。

三、实训仪器和试剂

（1）仪器　台秤、研钵、烧杯（100mL、150mL、200mL）、长颈玻璃漏斗、保温漏斗、酒精灯、量筒（50mL）、蒸发皿、布氏漏斗、抽滤瓶、铁架台、石棉网、滤纸（中速 $\phi9cm$、$\phi11cm$）、铁圈、坩埚钳、称量纸。

（2）试剂　$1mol \cdot L^{-1}BaCl_2$ 溶液、饱和 Na_2CO_3 溶液、$2mol \cdot L^{-1}NaOH$ 溶液、$2mol \cdot L^{-1}HCl$、溴麝香草酚蓝指示剂、$0.02mol \cdot L^{-1}NaOH$ 溶液、$0.02mol \cdot L^{-1}HCl$、$1mol \cdot L^{-1}H_2SO_4$、$1mol \cdot L^{-1}$ 氨试液、$1mol \cdot L^{-1}$ 草酸铵试液、pH试纸、粗食盐。

四、实训步骤

（一）实训内容

粗食盐的研磨、溶解、过滤、重结晶和纯度检验。

（二）实训方法

1. 粗食盐的提纯

（1）称量、研磨和灼烧　称取粗食盐10.0g，置于研钵中研磨细。将研磨好的食盐置于蒸发皿中，并放在石棉网上，加热，用小火炒至无爆裂声，冷却。

（2）溶解和过滤　将上述处理过的食盐转移到150mL烧杯中，加入40mL水，搅拌使溶解，为了加快溶解，可边加热边搅拌。用保温漏斗趁热过滤，保温漏斗放入扇形（菊花状）滤纸并事先加热，除去不溶性杂质，保留滤液。滤液处理：①加热滤液，在接近沸腾温度下，边搅拌边逐滴加入 $1mol \cdot L^{-1}BaCl_2$ 溶液2mL，停止加热和搅拌，等待约5min，待沉淀完全使溶液变澄清后，沿烧杯壁滴加1～2滴上述 $BaCl_2$ 溶液，观察溶液是否沉淀完全。如有白色沉淀，说明 SO_4^{2-} 尚未除尽，继续滴加 $BaCl_2$ 溶液，直至上层清液再加入一滴 $BaCl_2$ 溶液无沉淀。确定沉淀完全后，继续加热煮沸3min，减压过滤。②将滤液转移至另一烧杯中，加热至沸腾，在此过程中要注意补充纯化水，保持溶液的体积基本不变，以防止

NaCl 晶体析出，边搅拌边逐滴加入饱和 Na_2CO_3 溶液，直至不再有沉淀生成，用上述检验 SO_4^{2-} 是否除尽的方法检验 Ca^{2+}、Mg^{2+}、Fe^{2+} 以及过量的 Ba^{2+} 是否除尽。加入 $2mol \cdot L^{-1}NaOH$ 使溶液 pH 值在 $10\sim11$。继续煮沸 $2\sim3min$，冷却后用普通漏斗过滤。

（3）中和、蒸发和炒干　将滤液转入蒸发皿中，滴加 $2mol \cdot L^{-1}HCl$ 使溶液 pH 值约为 3。加热蒸发并不断搅拌，当液面出现一层结晶膜时，改用小火加热并不断搅拌，至滤液浓缩为糊状稠液，冷却后用布氏漏斗减压抽滤至干。将抽干的食盐置于干净并已称重的蒸发皿中，小火加热炒干，冷却，称重。

（4）计算食盐的提纯率

$$提纯率 = \frac{精盐的质量（g）}{粗盐的质量（g）} \times 100\%$$

2. 质量检验

（1）溶液的澄清度　取上述产品 $0.5g$ 溶于 $2.5mL$ 水中，观察溶液的澄清度。

（2）酸碱度　取上述产品 $0.5g$ 溶于 $5mL$ 水中，加溴麝香草酚蓝指示剂 2 滴，观察颜色。如显黄色，加入 $0.02mol \cdot L^{-1}NaOH$ 2 滴，观察颜色的变化；如显蓝色或绿色，加入 $0.02mol \cdot L^{-1}HCl$ 4 滴，观察颜色的变化。

（3）Ca^{2+} 的检验　取上述产品 $1g$ 溶于 $5mL$ 水中，加 $1mol \cdot L^{-1}$ 氨试液 $1mL$，摇匀，再加草酸铵试液 $1mL$，在 $5min$ 内观察溶液是否浑浊。

（4）Ba^{2+} 的检验　取上述产品 $1g$ 溶于 $5mL$ 水中，溶液分为两份，一份加入 $1mol \cdot L^{-1}H_2SO_4 2mL$，另一份加入水 $2mL$，静置约 $15min$，分别观察两溶液的澄清度。

五、实训提示

1. 菊花状滤纸的折叠参照实训一。

2. 为了加快粗食盐的溶解，可采用研磨、振荡、搅拌、加热等措施。

3. 为了防止 NaCl 晶体在滤纸上析出，采用保温过滤的方式过滤。过滤前，保温漏斗的夹层加入 $7\sim8$ 成满的热水，放入普通玻璃漏斗，玻璃漏斗中再放入折叠好的菊花状滤纸，提前预热保温漏斗，直到保温过滤完。烧杯中的溶液，如果一次过滤不完，剩下的溶液也要继续加热。

4. 在烧杯中混合液体或溶解固体时，常用玻璃棒进行搅拌。搅拌时，应使玻璃棒做均匀的圆周运动，不要使玻璃棒碰到容器的边缘和底部。玻璃棒转速不宜太快，以免使液体溅出或击破烧杯。

5. 减压过滤是利用抽气泵将抽滤瓶中的空气抽出，造成布氏漏斗内外产生压力差，而达到快速过滤并抽干沉淀的溶液的目的。但它不适用于细小颗粒晶体和胶体沉淀的过滤，前者会堵塞滤纸孔而难以过滤，而后者会透过滤纸且堵塞滤纸孔。

6. 减压过滤操作

（1）铺滤纸　过滤前，先将直径略小于布氏漏斗内径的圆形滤纸平铺在布氏漏斗瓷板上，用少量的纯化水润湿滤纸，然后将布氏漏斗颈套上橡胶垫圈，放在抽滤瓶上，注意布氏漏斗的颈口应与抽滤瓶的支管相对，便于吸滤，同时避免滤液被吸入安全瓶。打开抽气泵开关，轻按布氏漏斗，使滤纸紧贴在瓷板上。

（2）抽滤　先将溶液用玻璃棒引流倒入布氏漏斗中，溶液的量不要超过漏斗体积的 2/3。然后打开抽气泵，用手紧按布氏漏斗，待溶液滤完后再将沉淀转入漏斗。然后用少量纯化水淋洗，盛放沉淀的容器和玻璃棒，将洗涤液倾入漏斗中。如此反复淋洗几次，直至沉淀全部转移至漏斗中，抽滤至干。

（3）沉淀的洗涤和抽干　停止抽滤，加入少量的纯化水，让其缓缓通过沉淀进入抽滤瓶，再打开抽气泵，按紧布氏漏斗，将沉淀抽吸干燥。如沉淀需洗涤多次，则重复以上操作，直至达到要求。

（4）沉淀的干燥　把布氏漏斗取下，将漏斗颈口向上，用手轻轻敲打布氏漏斗的边缘或用玻璃棒轻揭滤纸边，把沉淀转移至预先准备好的滤纸上。再根据沉淀物的性质，选用晾干或烘干的方法使其干燥。

六、实训思考

1. 除杂质时，先后加入 $BaCl_2$ 溶液、饱和 Na_2CO_3 溶液和 HCl 的作用是什么？能否改变试剂加入的先后次序？

2. 为什么加入 $BaCl_2$ 溶液或 Na_2CO_3 溶液时，需将溶液加热至沸腾？

实训三　缓冲溶液的配制及缓冲作用

一、实训目标

1. 掌握缓冲溶液的配制方法。
2. 了解缓冲溶液的缓冲作用。

二、实训原理

缓冲溶液具有抵抗外加少量强酸、强碱或稀释，而其 pH 基本上保持不变的能力。缓冲溶液由缓冲对组成，其中共轭酸是抗碱成分，共轭碱是抗酸成分。

缓冲对一般分为三类：

（1）弱酸及其盐（共轭酸及共轭碱），例如，HAc-NaAc；

（2）弱碱及其盐（共轭碱及共轭酸），例如，$NH_3 \cdot H_2O$-NH_4Cl；

（3）多元酸的酸式盐及其次一级盐（共轭酸及共轭碱），例如，$NaHCO_3$-Na_2CO_3、NaH_2PO_4-Na_2HPO_4。

缓冲对在溶液中存在如下平衡：

$$HB \Longrightarrow H^+ + B^-$$

缓冲溶液的 pH 可通过亨德森-哈塞尔巴尔赫方程计算。

$$pH = pK_a + \lg \frac{[B^-]}{[HB]}$$

从上述解离平衡及亨-哈方程式可看出，当少量强酸、强碱加入缓冲溶液中后，虽然引起平衡移动，但由于此时的 $[B^-]/[HB]$ 变化不大，又因比值是以其对数值影响缓冲溶液的 pH，故 pH 的变化就更小了。当缓冲溶液加入少量水稀释时，由于缓冲比不发生变化，故 pH 无影响。这就是缓冲溶液抗酸、抗碱、抗稀释的原因。

在配制缓冲溶液时，为了简便，往往使用相同浓度的共轭酸和共轭碱。则亨-哈方程式为：

$$pH = pK_a + \lg \frac{V_{B^-}}{V_{HB}}$$

配制一定 pH 的缓冲溶液的原则是：选择合适的缓冲系，使缓冲系共轭酸的 pK_a 尽可能与所配缓冲溶液的 pH 相等或接近，以保证缓冲系在总浓度一定时，具有较大的缓冲能力；配制的缓冲溶液要有适当的总浓度，一般情况下，缓冲溶液的总浓度宜选在 $0.05\sim0.2mol \cdot L^{-1}$ 之间。

三、实训仪器和试剂

（1）仪器 吸量管（10mL）、小烧杯（50mL）、量筒（50mL）、小试管。

（2）试剂 $0.1mol \cdot L^{-1}$ HAc 溶液、$2mol \cdot L^{-1}$ HAc 溶液、$0.1mol \cdot L^{-1}$ NaAc 溶液、$0.1mol \cdot L^{-1}$ NaH_2PO_4 溶液、$0.1mol \cdot L^{-1}$ Na_2HPO_4 溶液、$0.1mol \cdot L^{-1}$ HCl、$0.1mol \cdot L^{-1}$ NaOH 溶液、$2mol \cdot L^{-1}$ NaOH 溶液。

四、实训步骤

（一）实训内容

缓冲溶液体积的计算、配制和缓冲作用。

（二）实训方法

1. 缓冲溶液的配制

（1）HAc-NaAc 缓冲溶液的配制 计算配制 pH＝5.00，20mL HAc-NaAc 的缓冲溶液所需 $0.1mol \cdot L^{-1}$ HAc（pK_a＝4.75）溶液和 $0.1mol \cdot L^{-1}$ NaAc 溶液的体积，用吸量管移取所需的 HAc 溶液和 NaAc 溶液，分别置于 50mL 小烧杯中，摇匀，用精密 pH 试纸测定其 pH，并用 $2mol \cdot L^{-1}$ NaOH 溶液或 $2mol \cdot L^{-1}$ HAc 溶液调节 pH 为 5.00，备用。

（2）NaH_2PO_4-Na_2HPO_4 缓冲溶液的配制 分别用吸量管按下列比例移取 $0.1mol \cdot L^{-1}$ NaH_2PO_4（pK_a＝7.21）和 $0.1mol \cdot L^{-1}$ Na_2HPO_4 溶液于 5 个编号的 50mL 小烧杯中，摇匀，计算它们的 pH。

编 号	1	2	3	4	5
NaH_2PO_4/mL	18.00	14.00	10.00	6.00	2.00
Na_2HPO_4/mL	2.00	6.00	10.00	14.00	18.00

2. 缓冲溶液的性质

（1）缓冲溶液的抗酸作用 取 3 支洁净的小试管，各加入 2mL HAc-NaAc 溶液、2mL NaH_2PO_4-Na_2HPO_4 溶液（编号3）和 2mL 纯化水，分别加入 $0.1mol \cdot L^{-1}$ HCl 溶液 3 滴，摇匀，用精密 pH 试纸测定其 pH，并解释实训结果。

（2）缓冲溶液的抗碱作用 取 3 支洁净的小试管，各加入 2mL HAc-NaAc 溶液、2mL NaH_2PO_4-Na_2HPO_4 溶液（编号3）和 2mL 纯化水，分别加入 $0.1mol \cdot L^{-1}$ NaOH 溶液 3 滴，摇匀，用精密 pH 试纸测定其 pH，并解释实训结果。

（3）缓冲溶液的抗稀释作用 取 2 支洁净的小试管，各加入 2mL HAc-NaAc 溶液、2mL NaH_2PO_4-Na_2HPO_4 溶液（编号3）分别加入 2mL 纯化水稀释，摇匀，用精密 pH 试纸测定其 pH。另取 2 支洁净的小试管，各加入 0.5mL $0.1mol \cdot L^{-1}$ HCl 溶液、0.5mL $0.1mol \cdot L^{-1}$ NaOH 溶液，分别加入 2mL 纯化水稀释，摇匀，用精密 pH 试纸测定其 pH，并解释上述实训结果。

五、实训提示

1. 取用 NaH_2PO_4 和 Na_2HPO_4 等体积时，缓冲容量最大。

2. 配制 pH 为 5.00，20mL HAc-NaAc 的缓冲溶液时，也可以参照实训十七，利用 pH 计调节 pH。pH 小于 5.00，滴加 NaOH 溶液；pH 大于 5.00，则滴加 HAc 溶液。

六、实训思考

配制 pH = 7.00 缓冲溶液，所需 $0.1mol \cdot L^{-1} NaH_2PO_4$（$pK_a = 7.21$）溶液和 $0.1mol \cdot L^{-1} Na_2HPO_4$ 溶液的体积各为多少？

实训四　酸碱滴定练习

微课
酸碱滴定操作

一、实训目标

1. 掌握酸碱滴定法的滴定操作。
2. 学会酸式滴定管、碱式滴定管和移液管等滴定分析仪器的使用和操作。
3. 正确判断酸碱滴定指示剂的滴定终点。

二、实训原理

在酸碱滴定法中，酸和碱之间质子传递反应简写为：

$$H^+ + OH^- \longrightarrow H_2O$$

反应化学计量点为 pH = 7.00，滴定突跃范围为 pH = 4.30～9.70，常用酚酞、甲基橙为指示剂。

滴定终点时，$c_{HCl}V_{HCl} = c_{NaOH}V_{NaOH}$ 或 $c_{HCl} = c_{NaOH} \times \dfrac{V_{NaOH}}{V_{HCl}}$

通过酸和碱溶液的比较滴定，可以知道两种溶液的体积比，如果其中一种溶液的浓度准确，就可以算出另一种溶液的准确浓度。

三、实训仪器和试剂

（1）仪器　酸式滴定管（25mL）、碱式滴定管（25mL）、滴定架、锥形瓶（250mL）、20mL 移液管、洗耳球、量筒（10mL）。

（2）试剂　酚酞指示剂、甲基橙指示剂、$0.1mol \cdot L^{-1} HCl$ 溶液、$0.1mol \cdot L^{-1} NaOH$ 溶液。

四、实训步骤

（一）实训内容

NaOH 溶液和 HCl 溶液的互滴操作、移液管的使用、滴定终点的判断及相对平均偏差的计算。

（二）实训方法

1. $0.1mol \cdot L^{-1} NaOH$ 溶液滴定 $0.1mol \cdot L^{-1} HCl$ 溶液练习

（1）取碱式滴定管一支，洗涤，试漏，然后用纯化水淋洗 2～3 次，再用配制好的 $0.1mol \cdot L^{-1} NaOH$ 溶液润洗碱式滴定管 3 次，装入 $0.1mol \cdot L^{-1} NaOH$ 溶液，排除气泡，调零（至 0.00mL 刻度线）。

（2）取 20mL 移液管 1 支，洗涤，然后用纯化水荡洗，再用少量配制好的 $0.1mol \cdot L^{-1}$ HCl 溶液润洗 3 次，从试剂瓶移取 20.00mL $0.1mol \cdot L^{-1}$ HCl 溶液置于 250mL 锥形瓶中，加入纯化水 20mL，酚酞指示剂 2 滴，用 $0.1mol \cdot L^{-1}$ NaOH 溶液滴定至溶液显微红色即为终点，记录消耗 NaOH 溶液的体积，平行滴定 3 次。

2. $0.1mol \cdot L^{-1}$ HCl 溶液滴定 $0.1mol \cdot L^{-1}$ NaOH 溶液练习

（1）取酸式滴定管一支，洗涤，试漏，然后用纯化水冲洗 2～3 次，再用配制好的 $0.1mol \cdot L^{-1}$ HCl 溶液润洗酸式滴定管 3 次，装入 $0.1mol \cdot L^{-1}$ HCl 溶液，排除气泡，调零（至 0.00mL 刻度线）。

（2）取 20mL 移液管 1 支，洗涤，然后用纯化水荡洗，再用少量配制好的 $0.1mol \cdot L^{-1}$ NaOH 溶液润洗 3 次，从试剂瓶移取 20.00mL $0.1mol \cdot L^{-1}$ NaOH 溶液于锥形瓶中，加入纯化水 20mL、甲基橙指示剂 2 滴，用 $0.1mol \cdot L^{-1}$ HCl 溶液滴定至溶液由黄色变为橙黄色即为终点，记录消耗 HCl 溶液的体积，平行滴定 3 次。

五、实训提示

1. 由于浓盐酸易挥发，常配制成 $0.01～0.1mol \cdot L^{-1}$ HCl 溶液，再用基准物质无水 Na_2CO_3 标定，盐酸标准溶液的配制参照实训八。

2. 由于氢氧化钠容易吸收空气中的水分和二氧化碳，也不能直接配制准确浓度的溶液，先配制成近似浓度的 NaOH 溶液，再用基准物质邻苯二甲酸氢钾标定，氢氧化钠标准溶液的配制参照实训九。

六、实训思考

1. NaOH 溶液滴定 HCl 溶液的酸碱指示剂能否用甲基橙？对滴定结果有何影响？

2. 用移液管移取 NaOH 溶液，残留在移液管管尖的少量溶液用洗耳球吹出，对滴定结果有何影响？

3. 碱式滴定管装液前忘了用 NaOH 标准溶液润洗，会造成什么后果？能否借助小烧杯、量筒或胶头滴管等其他途径装入标准溶液？

实训五 直接称量法练习

一、实训目标

1. 掌握直接称量法称取固体物质的操作技能。
2. 学会正确使用半机械加码电光天平或电子天平。

二、实训原理

每一项定量分析工作都直接或间接地需要使用分析天平。分析天平一般是指全机械加码电光天平、半机械加码电光天平、全自动电光天平、单盘电光天平、单盘精密天平和电子分析天平等。

分析天平的灵敏度一般是指分析天平盘上增加 1mg 所引起的指针在读数标尺偏移的格数，灵敏度（E）的单位为分度 $\cdot mg^{-1}$，在实际工作中，常用灵敏度的倒数来表示天平的灵敏程度，即 $s=1/E$（mg·分度$^{-1}$），s 称为分析天平的分度值，也称感量，单位为 mg·分度$^{-1}$。因此，分度值是使分析天平的平衡位置产生一个分度变化时所需的质量值（mg）。可见，分度值越小的天平，其灵敏度越高。

半机械加码电光天平是根据杠杆原理设计而成的，砝码的总质量等于被称样品的质量。半机械加码电光天平由天平横梁、立柱、悬挂系统、光学读数系统、升降枢纽、机械加码装置和砝码等组成，其主要结构部件如实训图 1-33 所示。

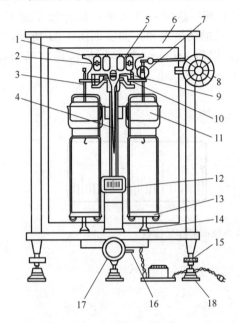 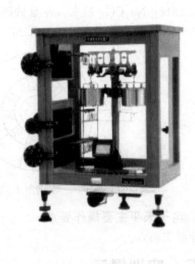

实训图 1-33　半机械加码电光天平的结构图

1—横梁；2—平衡螺丝；3—吊耳；4—指针；5—支点刀；6—天平箱；7—圈码；8—指数盘；9—承重刀；
10—翼翅板；11—空气阻尼器外筒；12—投影屏；13—称量盘；14—盘托；15—螺旋脚；
16—投影屏调节杆；17—升降枢纽；18—垫脚

三、实训仪器和试剂

（1）仪器　TG-328 半机械加码电光天平或 AUY120 岛津电子天平、小烧杯、称量纸。

（2）试剂　无水 Na_2CO_3 粉末。

四、实训步骤

（一）实训内容

用直接称量法练习无水 Na_2CO_3 粉末的称量操作。

（二）实训方法

1. 半机械加码电光天平主要操作要点

（1）称量前检查，调节天平零点。

（2）称量未知样品的质量时，一般要用托盘天平粗称。这样既可以加快称量速度，又可避免被称样品超过最大载荷和加减砝码时天平摆动太大，损伤天平的刀口。

（3）左物右码，称量样品和砝码必须放在称量盘中央，避免称量盘左右摆动，试重需半开天平。观察指针偏移方向或标尺移动方向，标尺投影向左移动，表明样品重，要考虑加砝码或圈码；标尺投影向右边移，表明砝码或圈码重，要考虑减砝码或圈码。

（4）加减砝码必须用镊子夹取，不可用手直接拿取，以免污染砝码。砝码只能放天平称量盘或砝码盒内，不得随意乱放。在使用机械加码旋钮时，要轻轻逐格旋转，避免圈码脱落。

（5）加减砝码的顺序是：由大到小，中间截取（折半加入），逐级试重。在取、放称量样品或加减砝码时（包括圈码），必须关闭天平。启动开关旋钮时，一定要缓慢均匀，避免天平剧烈摆动，以保护天平刀口。

（6）当标尺投影缓慢移动，表明天平趋于平衡。这时全开天平，待标尺稳定下来后，即可读数。被称样品的质量等于砝码、圈码和标尺的质量之和，如实训图 1-34 所示，例如，称量 $1.2318g$ Na_2CO_3 粉末，左盘砝码 1 个 1g，圈码 230mg，投影屏标尺读数 1.8mg，则被称 Na_2CO_3 粉末的质量 $=(1+0.230+0.0018)g=1.2318g$。

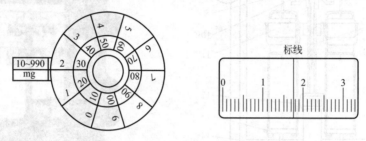

实训图 1-34　指数盘和投影屏标尺读数

2. 电子天平主要操作要点

参照实训六。

五、实训提示

1. 直接称量法一般适用于称量洁净干燥的器皿、块状的金属及不易潮解或升华的整块固体样品。称量时不得用手直接拿被称物，可戴干净的手套或者用纸条或用镊子取放。

2. 称量过程中加、减砝码，试重称量时要半开天平；使用砝码要由大到小，中间截取（降一个数量级时由 5 试用）逐级试验；关闭天平后才能取放砝码。

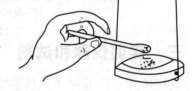

实训图 1-35　弹加固体样品示意图

3. 如实训图 1-35 所示，用左手持盛有药品的药匙，伸向天平左盘中心上方 2～3cm，匙柄顶住掌心，用左手拇指、中指及掌心拿稳药匙，以食指轻弹药匙柄，让样品轻轻滑落入表面皿，直至天平读数显示刚好为所需样品的质量。

4. 同一实训中，所有的称量要使用同一架天平，以减少称量的系统误差。天平称量不能超过最大载重，以免损坏天平。

5. 不能称量过冷或过热的样品，以免引起空气对流，使称量的结果不准确。称取具腐蚀性、易挥发样品时，必须放在密闭容器内称量。

六、实训思考

1. 加减砝码，取放样品及打开天平侧门必须关闭天平，而试重砝码要半开天平，这是为什么？

2. 试重砝码，怎样最快找到平衡点？

3. 分析天平的灵敏度与感量（分度值）有什么关系？

实训六　减量称量法练习

一、实训目标

微课

电子分析
天平的使用

1. 掌握减量称量法称取粉末固体的操作技能。
2. 学会正确使用电子天平和称量瓶。

二、实训原理

人们将采用电磁平衡传感器称取物体质量的天平称为电子天平。其特点是称量准确可靠，显示快速清晰并且具有自动检测系统、简便的自动校准装置以及超载保护等装置。

电子天平主要由天平主体、称量盘、重量显示器（数字显示式）和键开关部件等组成，各部件和结构如实训图 1-36 所示。

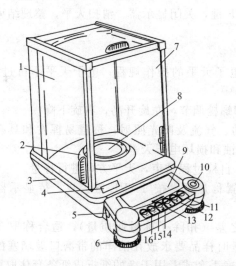
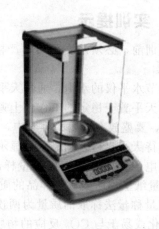

实训图 1-36　电子天平的结构图

1—称量室；2—防对流圈；3—主体；4—标牌；5—封印；6—水平调整螺丝；
7—玻璃门；8—称量盘；9—读数显示；10—水平仪；11—1d/10d 键；
12—PRINT 键；13—UNIT 键；14—O/T 键；15—CAL 键；16—POWER 键

三、实训仪器和试剂

（1）仪器　AUY120 岛津电子天平、锥形瓶或小烧瓶、称量瓶。
（2）试剂　Na_2CO_3 粉末。

四、实训步骤

（一）实训内容

用减量称量法练习精密称取 Na_2CO_3 粉末 3 份，每份约 0.1g（要求在 0.095～0.105 之间）。

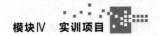

（二）实训方法

电子天平主要操作要点如下。

（1）检查天平水平、清洁　观察水平仪内的水泡是否位于中心；检查天平各部件是否处于正常状态，用软毛刷轻扫称量盘上残余的粉末。

（2）开机　接通电源，预热30min。轻轻按下天平开关ON键（或POWER键），系统完成自检，显示器称量模式显示为"0.0000"。

（3）称量　称量时，按下去皮键TARE（或O/T键），天平自动校对为零点。取一洁净称量瓶，装入Na_2CO_3粉末，将称量瓶置于称量盘中央，待显示器数字稳定后，记录称量瓶＋样品的质量m_1。

轻敲称量瓶，小心从称量瓶中倾倒出约0.1g Na_2CO_3粉末于锥形瓶或小烧瓶中，准确称其质量，记录称量瓶＋样品的质量m_2。

按照上述步骤的操作，分别称取第2份、第3份Na_2CO_3粉末，并分别记录称量瓶＋样品的质量m_3、m_4。

（4）数据处理　计算样品Na_2CO_3固体粉末质量。第一份（g）：m_1-m_2。第二份（g）：m_2-m_3。第三份（g）：m_3-m_4。

（5）天平复原　称量完毕，按ON/OFF键，关闭显示器。清扫天平，整理结束工作。

五、实训提示

1. 实训前，必须认真预习，严格遵守电子天平的操作规程；电子天平不可过载使用，以免损坏。

2. 调节水平仪的水泡，通过天平的地脚螺栓调节，左旋升高，右旋下降。

3. 将天平置于稳定的工作台上避免震动、气流及阳光照射；称量易挥发和具有腐蚀性的物品时，要盛放在密闭的容器中，以免腐蚀和损坏电子天平。

4. 等待天平自检。当显示器显示零时，自检过程结束，天平方可进行称量。

5. 用电子天平也可直接称量样品，放置称量纸，按TARE键去皮，待显示器显示零时，在称量纸上加所要称量样品的质量。

6. 减量称量法称取的质量为两次称量之差（扣除了称量瓶质量），适合称取多份易吸水、易氧化或易于与CO_2反应的物质，称量时样品要求放在洁净的带磨口玻璃塞的称量瓶内。称量瓶不能直接用手拿取，要戴白色干净手套或者用干净的纸折成纸条套住取用。

六、实训思考

1. 采用减量称量法时，电子天平也需要调零吗？

2. 如果要求称量误差小于0.2%，用减量称量法，称量样品的质量至少应为多少克？

3. 用减量称量法称取样品，若称量瓶内的样品吸湿，将对称量结果造成什么误差？若样品倾倒入烧杯内以后再吸湿，对称量是否有影响？

实训七　溶液配制

一、实训目标

1. 掌握溶液的配制方法及其相关计算。

2. 巩固电子天平、容量瓶等仪器的使用方法。

二、实训原理

根据稀释前后溶质的质量不变（或溶质的量相等）原则。相关的计算公式如下

$$cV = \frac{m}{M} \times 1000$$

$$c_1 V_1 = c_2 V_2$$

若将固体物质配成一定体积的溶液，可按式一计算；将溶液稀释，则按式二计算。

三、实训仪器和试剂

（1）仪器　容量瓶（100mL）、烧杯（50mL、100mL）、量筒（10mL）、玻璃棒、胶头滴管、电子天平、称量瓶、试剂瓶。

（2）试剂　无水 Na_2CO_3 固体粉末、浓 HCl（37%）。

四、实训步骤

1. 实训内容

无水 Na_2CO_3 固体粉末溶解配制一定浓度的溶液；浓盐酸稀释为一定体积的稀盐酸。

2. 实训方法

（1）100mL 0.01mol·L^{-1} Na_2CO_3 溶液的配制　用电子天平准确称取所需 Na_2CO_3 0.10～0.11g（精确至 0.0001g），置于 50mL 烧杯中，加 20mL 蒸馏水溶解后，用玻璃棒引流转移至 100mL 容量瓶中，洗涤转移，初步混匀，定容，摇匀，贴上标签，备用。

（2）100mL 0.1mol·L^{-1} HCl 溶液的配制　计算配制 100mL 0.1mol·L^{-1} HCl 溶液，所需浓度为 37%、密度为 1.18g·mL^{-1} 的（$c_{HCl} \approx 12$mol·L^{-1}）浓盐酸体积。用 10mL 量筒量取所需体积的浓盐酸，倒入 100mL 烧杯，加蒸馏水至 100mL，搅拌，混合均匀，倒入试剂瓶，贴上标签，备用。

五、实训提示

1. 无水 Na_2CO_3 固体粉末具有腐蚀性，称量时要盛放在称量瓶中，以免腐蚀和损坏电子天平。

2. 为保证结果的准确性，称量瓶不能直接用手拿取，要戴白色干净手套或者用干净的纸条套住取用。

3. 配制稀 HCl 溶液时，因为浓盐酸易挥发，所以应在通风橱中操作。

六、实训思考

1. HCl 溶液能直接配制成准确浓度吗？
2. 若固体物质含结晶水，配制溶液时该如何计算？
3. 使用容量瓶配制溶液应注意什么？

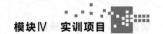

项目二　化学分析技能实训

实训八　盐酸标准溶液的配制与标定

一、实训目标

1. 掌握盐酸标准溶液的配制和用无水碳酸钠基准物质标定盐酸标准溶液浓度的方法。
2. 学会正确判断溴甲酚绿-甲基红混合指示剂的滴定终点。
3. 巩固电子天平、酸式滴定管的操作。

二、实训原理

微课

HCl 标准溶液的
配制与标定

市售盐酸为无色透明液体，HCl 含量为 $36\%\sim38\%$（质量分数），相对密度约为 $1.18\mathrm{g}\cdot\mathrm{mL}^{-1}$。由于浓盐酸易挥发放出 HCl 气体，直接配制准确度差，因此配制盐酸标准溶液时需用间接配制法。

标定盐酸的基准物质常见有无水碳酸钠和硼砂等，本实训采用无水碳酸钠作为基准物质，以溴甲酚绿-甲基红为混合指示剂，滴定终点颜色由绿色变为暗紫色。用碳酸钠作为基准物质，其标定反应为：

$$2\mathrm{HCl}+\mathrm{Na_2CO_3}\longrightarrow 2\mathrm{NaCl}+\mathrm{H_2O}+\mathrm{CO_2}\uparrow$$

反应本身由于产生 $\mathrm{CO_2}$ 会使滴定突跃不明显，指示剂颜色变化不够敏锐，因此，在接近滴定终点之前，最好把溶液加热煮沸，并摇动以赶走 $\mathrm{CO_2}$，冷却后再滴定。

三、实训仪器和试剂

（1）仪器　电子天平、酸式滴定管（25mL）、锥形瓶（250mL）、量筒（50mL）、小烧杯、试剂瓶和电热套等。

（2）试剂　浓盐酸（A.R.）、无水碳酸钠（A.R.）、溴甲酚绿-甲基红混合指示剂。

四、实训步骤

1. 实训内容

$0.1\mathrm{mol}\cdot\mathrm{L}^{-1}$ 盐酸标准溶液的配制、标定和盐酸标准溶液浓度的计算。

2. 实训方法

（1）$0.1\mathrm{mol}\cdot\mathrm{L}^{-1}$ 盐酸标准溶液的配制　①将质量分数为 37%，密度为 $1.18\mathrm{g}\cdot\mathrm{mL}^{-1}$ 的浓盐酸溶液，配制成近似浓度的盐酸储备液（约 $2\sim3\mathrm{mol}\cdot\mathrm{L}^{-1}$，此项工作可通过实训室教师协助完成）；②计算配制 200mL $0.1\mathrm{mol}\cdot\mathrm{L}^{-1}$ 盐酸标准溶液所需体积的盐酸储备液；③然后用洁净的量筒量取一定体积的盐酸储备液，倒入事先装有一定量纯化水的小烧杯中，再加纯化水，搅拌稀释至 200mL，摇匀，置于 250mL 试剂瓶中，贴标签，备用。

（2）$0.1\mathrm{mol}\cdot\mathrm{L}^{-1}$ 盐酸标准溶液的标定　用减量称量法精密称取 3 份在 $270\sim300℃$ 干燥至恒重的基准物质无水碳酸钠约 0.10g，分别置于 250mL 锥形瓶中，加 50mL 纯化水溶解后，加溴甲酚绿-甲基红混合指示剂 10 滴，用待标定的盐酸标准溶液滴定至溶液由绿变暗紫红色，煮沸约 2min。冷却至室温（或旋摇 2min）继续滴定至暗紫色，即为终点。记录消耗 HCl 标准溶液的体积，平行测定 3 次。

（3）计算盐酸标准溶液的浓度 c_{HCl}，单位为 mol·L^{-1}（注：$M_{Na_2CO_3} = 105.99$ g·mol^{-1}）。

$$c_{HCl} = \frac{2m_{Na_2CO_3} \times 10^3}{M_{Na_2CO_3} V_{HCl}}$$

五、实训提示

1. 0.1mol·L^{-1} 盐酸溶液的标定也可以用甲基橙作指示剂，加入 2～3 滴，滴定终点由黄色变为橙黄色，但由于橙黄色是黄色和红色的过渡颜色，不易判断，且 CO_2 又会使溶液酸度提高，这样易对终点的正确判断造成影响，使结果偏高。

2. 配制稀盐酸溶液时，因为浓盐酸的挥发性，取用量比实际计算的体积要大一些，而且用容量瓶精密定容的直接配制法，比在小烧杯中稀释粗略配制（间接配制法）的盐酸溶液浓度与结果真实值的偏差要小。所以一般还是采用精密吸取一定量浓盐酸后用容量瓶定容配制比较好。

六、实训思考

1. 本实训为什么要煮沸约 2min？
2. 若本实训采用甲基橙为指示剂，终点应为什么颜色？
3. 无水碳酸钠吸湿之后，用它标定盐酸溶液，对标定结果的影响如何？

实训九　氢氧化钠标准溶液的配制与标定

（2023 年全国高等职业院校技能大赛高职组化学实验技术赛项实践考核赛题）

一、实训目标

1. 掌握氢氧化钠标准溶液的配制和用邻苯二甲酸氢钾基准物质标定氢氧化钠溶液浓度的方法。
2. 学会正确判断酚酞指示剂的滴定终点。
3. 巩固减量法称量，碱式滴定管的操作。

微课

NaOH 标准
溶液的配制
与标定

二、实训原理

由于氢氧化钠固体易吸收 CO_2 和水分，因此，不能采用直接配制法配制氢氧化钠标准溶液，而需要用间接配制法，再用基准物进行标定。氢氧化钠中含有少量 Na_2CO_3，配制不含碳酸盐的氢氧化钠溶液按如下方法：

（1）先将氢氧化钠固体配制成 50％氢氧化钠溶液。在此溶液中，Na_2CO_3 几乎不溶解。待 Na_2CO_3 沉降后，吸取上层清液，用新煮沸并冷却的纯化水稀释至所需的浓度。

（2）1L 氢氧化钠标准溶液中，加入 1～2mL 20％$BaCl_2$ 溶液，摇匀后用橡皮塞密塞，静置过夜，待碳酸钡完全沉淀后，将上层清液转入另一试剂瓶。

标定氢氧化钠标准溶液常用邻苯二甲酸氢钾或草酸作为基准物，标定反应为：

$$\text{（邻苯二甲酸氢钾结构式）} + NaOH \longrightarrow \text{（邻苯二甲酸钾钠结构式）} + H_2O$$

化学计量点时溶液 pH 约为 9.1，可用酚酞作指示剂。

三、实训仪器和试剂

（1）**仪器**　5mL 吸量管、碱式滴定管（25mL）、锥形瓶（250mL）、量筒（5mL、50mL）、塑料试剂瓶（500mL）、电子天平。

（2）**试剂**　氢氧化钠（A. R.）、酚酞乙醇溶液（0.1%）、邻苯二甲酸氢钾（A. R.）。

四、实训步骤

1. 实训内容

0.1mol·L^{-1} 氢氧化钠标准溶液的配制、标定和盐酸标准溶液浓度的计算。

视频

NaOH 标准溶液的标定

2. 实训方法

（1）0.1mol·L^{-1} 氢氧化钠标准溶液的配制　用 5mL 吸量管吸取 50% 氢氧化钠溶液（事先配好）3.5mL，倒入装有 500mL 新煮沸并冷却的纯化水的试剂瓶中，用橡皮塞密塞，摇匀，贴标签，备用。

（2）0.1mol·L^{-1} 氢氧化钠标准溶液的标定　用减量称量法精密称取 3 份在 110～120℃干燥 2h 至恒重的基准物质邻苯二甲酸氢钾约 0.35g，分别置于 250mL 锥形瓶中，分别加入 50mL 新煮沸温热的纯化水，小心摇匀，使其溶解。加入酚酞指示剂 2 滴，用待标定的氢氧化钠溶液滴定至溶液呈粉红色，30s 不褪色为终点，记录消耗 NaOH 标准溶液的体积 V（mL），平行测定 3 次。同时做空白校正试验，记录空白试验消耗 NaOH 标准溶液的体积 V_0（mL）。

（3）计算氢氧化钠标准溶液的浓度 c_{NaOH}，单位为 mol·L^{-1}（注：$M_{KHP} = 204.22$ g·mol^{-1}）。

$$c_{NaOH} = \frac{m_{KHP} \times 10^3}{M_{KHP}(V - V_0)_{NaOH}}$$

五、实训提示

1. 由于氢氧化钠固体容易吸收水分和 CO$_2$，同时，其中可能含有部分碳酸钠，所以 NaOH 标准溶液不能用直接配制法进行配制。配制 50% NaOH 溶液时固体不能直接在称量纸上称量，应在表面皿上或者小烧杯中称量。

2. 配制 0.1mol·L^{-1} 氢氧化钠溶液时，一定要用干燥的 5mL 量筒（或吸量管），量取后立即倒入水中，随即密塞，以防吸收二氧化碳。

3. 在滴定过程中，滴定管尖嘴外留有液滴或者尖嘴内留有气泡或锥形瓶内壁上部溅有滴定液，都会对滴定结果造成影响，所以滴定的姿势、手势、摇瓶动作及滴定快慢等都非常重要。

六、实训思考

1. 为什么本实训要称取基准物质邻苯二甲酸氢钾 0.35～0.40g？

2. 本实训为什么要用新煮沸冷却的纯化水配制氢氧化钠溶液和溶解邻苯二甲酸氢钾？

3. 已标定好的氢氧化钠标准溶液，在存放过程中若吸收了二氧化碳，用它来标定盐酸溶液，若以酚酞为指示剂对标定结果有何影响？如用甲基橙为指示剂又如何？

实训十　药用硼砂的含量测定

一、实训目标

1. 掌握酸碱滴定法测定药用硼砂的含量方法。
2. 学会正确判断溴甲酚绿-甲基红混合指示剂的滴定终点。
3. 巩固电子天平、酸式滴定管的操作。

二、实训原理

由于 $Na_2B_4O_7 \cdot 10H_2O$ 是易溶于水的强碱弱酸盐，具有较强的碱性，可用 HCl 标准溶液直接滴定，其反应式为：

$$Na_2B_4O_7 + 2HCl + 5H_2O \longrightarrow 2NaCl + 4H_3BO_3$$

以溴甲酚绿-甲基红为混合指示剂指示终点。

三、实训仪器和试剂

(1) 仪器　电子天平、酸式滴定管（25mL）、锥形瓶（250mL）、量筒（50mL）。
(2) 试剂　药用硼砂、盐酸标准溶液（已标定）、溴甲酚绿-甲基红混合指示剂。

四、实训步骤

1. 实训内容
药用硼砂的含量测定和结果计算。

2. 实训方法
(1) 药用硼砂的含量测定　精密称取 3 份药用硼砂样品约 0.4g，分别置于 250mL 锥形瓶中，用 50mL 温热纯化水溶解，冷却后，加入溴甲酚绿-甲基红混合指示剂 2 滴，溶液显绿色。用 $0.1mol \cdot L^{-1}$ HCl 标准溶液滴定至溶液由绿色变为暗灰色，即为终点。记录消耗 HCl 标准溶液的体积 V （mL），平行测定 3 次。

(2) 计算药用硼砂的含量 $w_{Na_2B_4O_7 \cdot 10H_2O}$ （注：$M_{Na_2B_4O_7 \cdot 10H_2O} = 381.37g \cdot mol^{-1}$）。

$$w_{Na_2B_4O_7 \cdot 10H_2O} = \frac{1}{2} \times \frac{c_{HCl} V_{HCl} M_{Na_2B_4O_7 \cdot 10H_2O} \times 10^{-3}}{m_s} \times 100\%$$

式中，m_s 为硼砂样品质量。

五、实训提示

1. 硼砂颗粒大，不易溶解，必要时需要加热溶解，放冷后再滴定。
2. 硼砂是弱碱，能用 HCl 标准溶液直接滴定，类似于硼砂的易溶于水的一元弱酸或多元弱酸盐，如碳酸钠、醋酸钠、碳酸氢钠、磷酸钠和碳酸钾等，这些都符合被强酸滴定的条件，也可以用本实训直接滴定法进行滴定，所用指示剂根据滴定曲线和滴定突跃范围来选择。

六、实训思考

1. 本实训用甲基橙或者酚酞作为指示剂可以吗？

2. $Na_2B_4O_7 \cdot 10H_2O$ 用 HCl 标准溶液（$0.1mol \cdot L^{-1}$）滴定时，化学计量点的 pH 值如何？

3. $Na_2B_4O_7 \cdot 10H_2O$ 若部分风化，则测定结果偏高还是偏低？

实训十一　硫酸锌的含量测定

一、实训目标

1. 掌握用配位滴定法测定硫酸锌含量的方法。

2. 学会正确判断二甲酚橙金属指示剂的滴定终点。

3. 巩固电子天平、移液管和通用滴定管的操作。

二、实训原理

硫酸锌在临床上作为补锌剂和收敛剂。采用配位滴定法测定其含量，是因其溶于水解离出 Zn^{2+}，通过测定 Zn^{2+} 可以测定硫酸锌的含量。Zn^{2+} 的测定采用配位滴定法，以 EDTA 为滴定液，在 HAc-NH_4Ac（pH≈5.5）缓冲溶液中，以二甲酚橙为指示剂，对硫酸锌进行含量测定，滴定时溶液由红色变为黄色即为终点。

三、实训仪器和试剂

（1）仪器　电子天平、通用滴定管（25mL）、锥形瓶（250mL）。

（2）试剂　$0.05mol \cdot L^{-1}$EDTA 滴定液、二甲酚橙指示液、HAc-NH_4Ac（pH≈5.5）缓冲溶液、药用硫酸锌（$ZnSO_4 \cdot 7H_2O$）。

四、实训步骤

1. 实训内容

药用硫酸锌的含量测定和结果计算。

2. 实训方法

（1）药用硫酸锌的含量测定　精密称取硫酸锌样品约 0.3g，置于 250mL 锥形瓶中，加纯化水 30mL 溶解后，加 HAc-NH_4Ac（pH≈5.5）缓冲溶液 10mL 与二甲酚橙指示液 2 滴。用 EDTA 滴定液（$0.05mol \cdot L^{-1}$）滴定至溶液由红色变为黄色，即为终点。记录消耗 EDTA 滴定液的体积 V（mL），平行测定 3 次。

（2）计算药用硫酸锌的含量 $w_{ZnSO_4 \cdot 7H_2O}$（注：$M_{ZnSO_4 \cdot 7H_2O} = 287.56g \cdot mol^{-1}$）。

$$w_{ZnSO_4 \cdot 7H_2O} = \frac{c_{EDTA} V_{EDTA} M_{ZnSO_4 \cdot 7H_2O} \times 10^{-3}}{m_{样}} \times 100\%$$

五、实训提示

1. 样品如溶解较慢，可加热溶解，冷却至室温再滴定。
2. EDTA 在 pH＝5～8 范围内，能与 Zn^{2+} 形成十分稳定的配合物，其干扰元素 Fe^{3+}、Al^{3+}、Cu^{2+} 等，可用氟化铵、抗坏血酸、硫脲等掩蔽。

六、实训思考

1. 如果样品产生风化，对结果产生什么影响？
2. 本实训为什么不用铬黑 T 作为指示剂？

实训十二　水的总硬度的测定

一、实训目标

1. 掌握配位滴定法测定水硬度的方法。
2. 学会正确判断铬黑 T（EBT）指示剂的滴定终点。

二、实训原理

水中钙镁离子的含量也称硬度，是指水中碱金属之外全部金属离子的浓度，由于其中 Ca^{2+}、Mg^{2+} 远比其他金属离子含量高，故通常以水中 Ca^{2+}、Mg^{2+} 总量表示水的硬度。一般采用配位滴定法，用 EDTA 标准溶液滴定水中的 Ca^{2+}、Mg^{2+} 总量。

用 EDTA 溶液滴定 Ca^{2+}、Mg^{2+} 总量时，一般在 pH≈10.0 的 NH_3-NH_4Cl 缓冲溶液中进行，用 EBT 作指示剂。化学计量点前，Ca^{2+}、Mg^{2+} 和 EBT 生成酒红色配合物，当用 EDTA 溶液滴定至化学计量点时，游离出指示剂，溶液呈现纯蓝色。

滴定前：　　　　　　　　Mg^{2+}＋铬黑 T ⟶ Mg^{2+}-铬黑 T

滴定过程：　　　　　　　Ca^{2+}＋Y ⟶ CaY

滴定终点：　　　　　　　Mg^{2+}-铬黑 T＋Y ⟶ MgY＋铬黑 T

　　　　　　　　　　　（酒红色）　　　　　　　　（纯蓝色）

测定时，水样中若有干扰离子存在，可用三乙醇胺掩蔽 Fe^{3+}、Al^{3+} 等干扰离子，Cu^{2+}、Zn^{2+}、Ni^{2+}、Pb^{2+} 等重金属离子则用 KCN、Na_2S 或羟基乙酸掩蔽。

本实训以 $CaCO_3$ 的质量浓度表示水的硬度。我国生活饮用水规定，总硬度以 $CaCO_3$ 计，不得超过 $450mg \cdot L^{-1}$。

三、实训仪器和试剂

（1）仪器　通用滴定管（25mL）、移液管（25mL 或 50mL）、锥形瓶（250mL）、烧杯、量筒。

（2）试剂　$0.05mol \cdot L^{-1}$ EDTA 滴定液、NH_3-NH_4Cl 缓冲溶液（pH≈10.0）、铬黑 T 溶液。

四、实训步骤

1. 实训内容

水的总硬度的测定和结果计算。

2. 实训方法

（1）自来水样的采集　打开自来水龙头，先放水数分钟，使积留在水管中的杂质及陈旧水排出。用已洗涤干净的烧杯接取水样 500～1000mL。

（2）水的硬度测定　用移液管准确移取 50mL 水样，置于 250mL 锥形瓶中，加入 5mL NH_3-NH_4Cl 缓冲溶液（pH≈10.0），加 EBT 指示剂 5 滴，立即用 EDTA 标准溶液滴定至溶液由酒红色变为纯蓝色，即为终点。记录消耗 EDTA 标准溶液的体积 V（mL），平行测定 3 次。同时做空白校正试验，记录空白消耗体积 V_0（mL）。

（3）计算水的总硬度　以 ρ_{CaCO_3} 表示，单位 mg·L^{-1}，并判断该水样的总硬度是否符合生活饮用水的卫生标准（注：$M_{CaCO_3}=100.09$g·mol^{-1}）。

$$\rho_{CaCO_3}=\frac{c_{EDTA}V_{EDTA}M_{CaCO_3}\times10^3}{V_{水样}}$$

五、实训提示

1. 自来水样较纯，杂质少，可省去水样酸化、煮沸的步骤，也不必加三乙醇胺、氰化钾或硫化钠等掩蔽剂。

2. EBT 与 Mg^{2+} 显色灵敏度高，与 Ca^{2+} 显色灵敏度低，若 EBT 指示剂在水样中变色缓慢，可能是由于 Mg^{2+} 含量低，这时应在滴定前加入少量的 Mg-EDTA 混合溶液，以增加溶液中 Mg^{2+} 的含量，使终点变色敏锐。开始滴定时滴定速度宜稍快，接近终点时滴定速度宜慢，每加一滴 EDTA 溶液，应充分摇匀。

六、实训思考

1. 配位滴定中为什么要加入缓冲溶液？

2. 用 EDTA 测定水的总硬度时，存在哪些离子的干扰？如何排除？

3. 为什么采用铬黑 T 作指示剂？能否使用二甲酚橙指示剂？为什么？

实训十三　高锰酸钾标准溶液的配制与标定

（2018 年全国高等职业院校技能大赛高职组工业分析检验赛项实践考核赛题）

一、实训目标

1. 掌握高锰酸钾标准溶液的配制和用草酸钠基准物质标定高锰酸钾标准溶液浓度的方法。

2. 巩固电子天平、移液管和棕色滴定管的操作。

二、实训原理

市售 $KMnO_4$ 试剂含有少量 MnO_2 和其他杂质，如硫酸盐、氯化物及硝酸盐等，此外，蒸馏水中常含有少量的还原性有机物质，能使 $KMnO_4$ 还原，且产物能促进 $KMnO_4$ 自身分解，反应式如下：

$$4MnO_4^- + 2H_2O \longrightarrow 4MnO_2 + 3O_2\uparrow + 4OH^-$$

视频

$KMnO_4$ 标准溶液的标定和双氧水含量的测定

同时，$KMnO_4$ 在光作用下易分解。因此，$KMnO_4$ 标准溶液浓度不稳定，不能用直接配制法配制其准确浓度，必须称取稍多于理论计算的量，溶解在一定体积的纯化水中，并加热煮沸约 1h，静置 5～7 天后，过滤，并储存于棕色试剂瓶中，置于暗处，以待标定。

常用基准物质 $Na_2C_2O_4$ 标定 $KMnO_4$ 标准溶液的浓度，因为它不含结晶水，不吸湿，易精制，性质稳定，在 105～110℃烘干 2h，放入干燥器中冷却后，即可使用。

在 H_2SO_4 介质中，MnO_4^- 与 $C_2O_4^{2-}$ 的反应式如下：

$$2MnO_4^- + 5C_2O_4^{2-} + 16H^+ \longrightarrow 2Mn^{2+} + 10CO_2\uparrow + 8H_2O$$

反应在强酸性、较高温度（75～85℃）和 Mn^{2+} 催化剂存在下进行。滴定开始，反应缓慢，$KMnO_4$ 标准溶液必须逐滴慢慢加入，如滴加过快，部分 $KMnO_4$ 将在热的酸溶液中发生分解反应，导致标定结果偏低。

$$4KMnO_4 + 2H_2SO_4 \longrightarrow 4MnO_2 + 2K_2SO_4 + 2H_2O + 3O_2\uparrow$$

随着滴定过程中，生成的有催化作用的 Mn^{2+} 浓度逐渐增大，滴定速度可以逐渐加快；接近终点时，滴定要缓慢逐滴加入。

$KMnO_4$ 溶液本身具有特殊的紫红色，极易察觉，故用它作为滴定剂时，不需要另加指示剂，利用 MnO_4^- 本身的紫红色指示终点，称为自身指示剂。

三、实训仪器和试剂

（1）仪器　电子天平、棕色滴定管（25mL）、锥形瓶（250mL）、大烧杯（250mL）、电热炉或电热套、棕色细口瓶、微孔玻璃漏斗、小烧杯（100mL）、容量瓶（250mL）、移液管（25mL）、量筒。

（2）试剂　$KMnO_4$（A.R.）、$Na_2C_2O_4$（A.R.）、3mol·L^{-1} H_2SO_4。

四、实训步骤

1. 实训内容

$KMnO_4$ 标准溶液的配制、标定及 $KMnO_4$ 标准溶液浓度的计算。

2. 实训方法

（1）0.02mol·L^{-1} $KMnO_4$ 标准溶液的配制　称取 0.8g 固体 $KMnO_4$ 于 250mL 大烧杯中，加 80mL 纯化水溶解，煮沸约 1h，由于煮沸使水蒸发，可适当多加些水。冷却静置 5～7 天后，用微孔玻璃漏斗或玻璃棉漏斗过滤，滤液加纯化水稀释至 250mL，装入棕色细口瓶中保存。贴标签，备用，待标定。

（2）0.02mol·L^{-1} $KMnO_4$ 标准溶液的标定　用减量法准确称取 2.0g，精确至 0.0001g，于 105～110℃烘至恒重的基准草酸钠（不得用去皮的方法，否则称量为零分）于 100mL 小烧杯中，用 50mL 硫酸溶液（1+9）溶解，定量转移至 250mL 容量瓶中，用水稀释至刻度，摇匀。用移液管准确量取 25.00mL 上述溶液放入锥形瓶中，加 75mL 硫酸溶液（1+9），用配制好的高锰酸钾滴定，近终点时加热至 65℃，继续滴定到溶液呈粉红色保持 30s。平行测定 3 次，同时做空白试验。

（3）计算 $KMnO_4$ 标准溶液浓度

$$c_{\frac{1}{5}KMnO_4} = \frac{\frac{25.00}{250.00} \times m_{Na_2C_2O_4} \times 10^3}{M_{\frac{1}{2}Na_2C_2O_4}(V_{KMnO_4} - V_0)}$$

式中，$c_{\frac{1}{5}KMnO_4}$ 为 $\frac{1}{5}$ KMnO$_4$ 标准滴定溶液的浓度，$mol \cdot L^{-1}$；V_{KMnO_4} 为滴定时消耗 KMnO$_4$ 标准溶液的体积，mL；V_0 为空白试验滴定时消耗 KMnO$_4$ 标准溶液的体积，mL；$m_{Na_2C_2O_4}$ 为基准物质 Na$_2$C$_2$O$_4$ 的质量，g；$M_{\frac{1}{2}Na_2C_2O_4}$ 为 $\frac{1}{2}$ Na$_2$C$_2$O$_4$ 摩尔质量，67.00g $\cdot$ mol^{-1}。

五、实训提示

1. 蒸馏水中常含有少量的还原性物质，使 KMnO$_4$ 还原为 MnO$_2 \cdot n$H$_2$O，MnO$_2 \cdot n$H$_2$O 能加速 KMnO$_4$ 的分解，故通常将 KMnO$_4$ 溶液煮沸一段时间，冷却后，还需放置 5～7 天，使之充分作用，然后将沉淀物过滤除去。

2. 在室温条件下，KMnO$_4$ 与 C$_2$O$_4^-$ 之间的反应速率缓慢，故加热可提高反应速率。但温度又不能太高，如温度超过 85℃ 则有部分 H$_2$C$_2$O$_4$ 分解。

3. 严格控制滴定速度，慢—快—慢，开始反应慢，第一滴红色消失后再加第二滴，当反应生成的 Mn^{2+} 浓度逐渐增加后，可适当加快滴定速度，至颜色褪去较慢时再放慢速度。注意滴定过快则 KMnO$_4$ 局部过浓而分解产生 O$_2$ 放出或引起杂质的氧化，可造成误差。

4. KMnO$_4$ 标准溶液滴定时的终点较不稳定，当溶液出现微红色，30s 不变色时，即为滴定终点。若对滴定终点有疑问，可先将滴定管读数，再加入 1 滴 KMnO$_4$ 标准溶液，出现紫红色则该终点判断正确。

六、实训思考

1. 配制 KMnO$_4$ 标准溶液为什么要煮沸并放置一周后过滤？能否用滤纸过滤？

2. 标定 KMnO$_4$ 标准溶液时，为什么加入第一滴 KMnO$_4$ 溶液后红色较慢褪去，以后褪色则加快？

实训十四　消毒液中过氧化氢的含量测定

（2018 年全国高等职业院校技能大赛高职组工业分析检验赛项实践考核赛题）

一、实训目标

1. 掌握 KMnO$_4$ 直接滴定法测定过氧化氢的含量方法。
2. 学会正确判断 KMnO$_4$ 自身指示剂的滴定终点。
3. 巩固电子天平、吸量管和棕色滴定管的操作。

二、实训原理

H$_2$O$_2$ 化学名称为过氧化氢，又称双氧水，在医药上广泛用作消毒剂。在酸性条件下，可用 KMnO$_4$ 标准溶液直接滴定法测定过氧化氢的含量，其反应式如下：

$$2MnO_4^- + 5H_2O_2 + 6H^+ \longrightarrow 2Mn^{2+} + 5O_2 \uparrow + 8H_2O$$

反应在室温下进行。由于过氧化氢不稳定，反应不能加热，滴定的速度也不宜太快。测定时，移取或称取一定量或体积过氧化氢的稀释液，用 KMnO$_4$ 标准溶液滴定至淡红色即为终点，根据 $KMnO_4$ 标准溶液的浓度和所消耗的体积，计算过氧化氢的含量。

三、实训仪器和试剂

（1）仪器　电子天平、棕色滴定管（25mL）、锥形瓶（250mL）、吸量管（1mL）、烧杯。

（2）试剂　$0.02mol \cdot L^{-1}$ $KMnO_4$ 标准溶液、$3mol \cdot L^{-1}$ H_2SO_4、3% H_2O_2 消毒液样品。

四、实训步骤

1. 实训内容

H_2O_2 的含量测定及结果计算。

2. 实训方法

（1）H_2O_2 的含量测定（赛前模拟）　用吸量管移取 1.00mL 样品溶液，置于盛有 20mL 纯化水的锥形瓶中，加入 $3mol \cdot L^{-1}$ H_2SO_4 5mL，用 $KMnO_4$ 标准溶液滴定至溶液由无色转变为淡红色，且 30s 内不褪色即为终点。记录消耗 $KMnO_4$ 标准溶液的体积 V（mL），平行测定 3 次。按下式计算消毒液中 H_2O_2 的含量。

$$\rho_{H_2O_2} = \frac{5}{2} \times \frac{c_{KMnO_4} V_{KMnO_4} M_{H_2O_2}}{V_{H_2O_2}}$$

式中，$\rho_{H_2O_2}$ 为消毒液中 H_2O_2 含量，$g \cdot L^{-1}$；$M_{H_2O_2} = 34.02 g \cdot mol^{-1}$。

（2）H_2O_2 的含量测定（考核赛题）　用减量法准确称取 x g 双氧水试样，精确至 0.0001g，置于已加有 100mL 硫酸溶液（1+15）的锥形瓶中，用 $KMnO_4$ 标准滴定溶液（$c_{\frac{1}{5}KMnO_4} = 0.1 mol \cdot L^{-1}$）滴定至溶液呈淡红色，保持 30s 不褪色即为终点。平行测定 3 次，同时做空白试验。按下式计算消毒液中 H_2O_2 的含量。

$$w_{H_2O_2} = \frac{c_{\frac{1}{5}KMnO_4}(V_{KMnO_4} - V_0) M_{\frac{1}{2}H_2O_2}}{m_s}$$

式中，$w_{H_2O_2}$ 为过氧化氢的质量分数，$g \cdot kg^{-1}$；$c_{\frac{1}{5}KMnO_4}$ 为 $\frac{1}{5}KMnO_4$ 标准滴定溶液的浓度，$mol \cdot L^{-1}$；V_{KMnO_4} 为滴定时消耗 $KMnO_4$ 标准溶液的体积，mL；V_0 为空白试验滴定时消耗 $KMnO_4$ 标准溶液的体积，mL；$M_{\frac{1}{2}H_2O_2}$ 为 $\frac{1}{2}H_2O_2$ 的摩尔质量，$17.01 g \cdot mol^{-1}$；m_s 为称取的双氧水试样的质量，g。

五、实训提示

1. 过氧化氢易分解，滴定时不需要加热。
2. 用硫酸作介质，不能用其他酸如盐酸和硝酸等。
3. 滴定速度要加以控制，当第一滴颜色消失后再加入第二滴，此后反应由于 Mn^{2+} 存在可加快滴定速度。

六、实训思考

1. 用 $KMnO_4$ 标准溶液滴定 H_2O_2 时为什么不能加热？
2. 用 $KMnO_4$ 法测定 H_2O_2 含量时，能否用 HNO_3、HCl 和 HAc 控制酸度？为什么？

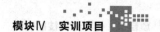

实训十五 碘标准溶液的配制和维生素 C 的含量测定

一、实训目标

1. 掌握碘标准溶液的配制和直接碘量法测定维生素 C 含量的方法。
2. 学会正确判断淀粉指示剂的滴定终点。

视频

维生素 C 含量的测定

二、实训原理

I_2 标准溶液使用前，一般用基准物质 As_2O_3 或 $Na_2S_2O_3$ 标准溶液标定。I_2 微溶于水而易溶于 KI 溶液，所以配制碘溶液时应先将 I_2 和 KI 混合，用少量水充分研磨，溶解完全后再加水稀释。由于 I_2 在稀的 KI 溶液中溶解得很慢，所以配制 I_2 溶液时不能过早加水稀释。

游离 I_2 容易挥发损失，这是影响碘溶液稳定性的原因之一。因此，溶液中应维持适当过量的 I^-，以减少 I_2 的挥发。I_2 与 KI 间存在如下平衡：

$$I_2 + I^- \longrightarrow I_3^-$$

空气能氧化 I^-，引起 I_2 浓度增加：

$$4I^- + O_2 + 4H^+ \longrightarrow 2I_2 + 2H_2O$$

此氧化作用缓慢，但在光、热的作用下而加速，因此，I_2 溶液应保存于棕色瓶中，冷暗处放置。

用直接碘量法可测定药片、注射液、饮料、蔬菜和水果等维生素 C 的含量。维生素 C 又称抗坏血酸，分子式为 $C_6H_8O_6$，含烯醇式结构，具有还原性，能被氧化剂 I_2 定量氧化，因此，可用 I_2 标准溶液直接滴定法测定含量。滴定反应式如下：

由于维生素 C 的还原性很强，较容易被空气中的氧氧化，在碱性介质中这种氧化作用更强，因此，滴定宜在酸性介质中进行，以减少副反应的发生。但 I_2 在强酸性中也易被氧化，故一般选在弱酸性的醋酸溶液中进行滴定。

三、实训仪器和试剂

（1）仪器　棕色滴定管（25mL）、锥形瓶（250mL）、移液管（25mL）、量筒、研钵。
（2）试剂　$0.05mol \cdot L^{-1} I_2$ 标准溶液、淀粉溶液、$2mol \cdot L^{-1} HAc$、固体碘、碘化钾、固体维生素 C 样品。

四、实训步骤

1. 实训内容

I_2 标准溶液的配制和维生素 C 的含量测定及结果计算。

2. 实训方法

（1）I_2 标准溶液的配制　称取 3.3g I_2 和 5g KI，置于研钵中加少量水，在通风橱中研磨。待 I_2 全部溶解后，将溶液转入棕色瓶，加水稀释至 250mL，摇匀，暗处放置保存，用基准物质 As_2O_3 或 $Na_2S_2O_3$ 标准溶液标定，贴标签，备用。

（2）维生素 C 的含量测定　用减量称量法准确称取 3 份样品 0.2g，分别置于 250mL 锥形瓶中，加入 2mol·L^{-1} HAc 溶液 10mL 和 5mL 淀粉溶液，加入新煮沸过并冷却的纯化水 50mL 溶解，用 I_2 标准溶液滴定至出现浅蓝色，且 30s 内不褪色，记录消耗 I_2 标准溶液体积 V（mL），平行测定 3 次。按下式计算样品中维生素 C 的含量：

$$w_{维生素C} = \frac{c_{I_2} V_{I_2} M_{维生素C} \times 10^{-3}}{m_s} \times 100\%$$

注：$M_{维生素C} = 176.12 g·mol^{-1}$。

五、实训提示

1. 在配制 I_2 标准溶液时，将 I_2 加入浓 KI 溶液后，必须搅拌至 I_2 完全溶解后，才能加水稀释。若过早稀释，碘极难完全溶解。

2. 碘有腐蚀性，应在干净的表面皿上称取，避免碰到皮肤。

3. 维生素 C 溶解后，易被空气氧化而引入误差。所以应称取 1 份滴定 1 份，不要 3 份同时称取。

六、实训思考

1. 溶解样品时为什么要用新煮沸并冷却的纯化水？

2. 加醋酸的目的是什么？

实训十六　银量法测定生理盐水中氯化钠的含量

一、实训目标

1. 掌握银量法测定生理盐水中氯化钠含量的方法。

2. 学会正确判断铬酸钾指示剂的滴定终点。

二、实训原理

银量法是指以沉淀反应生成难溶性银盐为基础的滴定分析法，根据所选指示剂的不同，银量法可分为莫尔法、佛尔哈德法和法扬斯法。

本实训在中性溶液中，以 K_2CrO_4 为指示剂，用 $AgNO_3$ 标准溶液，直接滴定法测定含 Cl^- 卤化物的含量。

滴定 Cl^- 时，由于 AgCl 的溶解度小于 Ag_2CrO_4 的溶解度，首先析出 AgCl 白色沉淀，当 Cl^- 被 Ag^+ 定量沉淀完全后，稍过量的 Ag^+ 与 CrO_4^{2-} 生成砖红色沉淀，从而指示滴定终点。滴定反应式如下：

终点前：$Ag^+ + Cl^- \Longrightarrow AgCl\downarrow$ （白色）

终点时：$Ag^+ + Cr_2O_4^{2-} \Longrightarrow Ag_2CrO_4\downarrow$ （砖红色）

实训过程应注意以下两点：

（1）指示剂的用量 莫尔法以出现 Ag_2CrO_4 砖红色沉淀来判断滴定终点，如果 K_2CrO_4 浓度过大，终点将提前出现；浓度过小，滴定终点将拖后，均影响滴定误差。实训证明，K_2CrO_4 浓度以 $0.005mol\cdot L^{-1}$ 为宜。

（2）应控制好溶液 pH 值 莫尔法只适用于中性或弱碱性（pH＝6.5～10.5）条件下进行，在酸性溶液中，Ag_2CrO_4 会分解。

$$Ag_2CrO_4 + H^+ \Longrightarrow 2Ag^+ + HCrO_4^-$$
$$2HCrO_4^- \Longrightarrow Cr_2O_7^{2-} + H_2O$$

在碱性溶液中，Ag^+ 会生成 Ag_2O 沉淀。

$$Ag^+ + OH^- \Longrightarrow AgOH\downarrow$$
$$2AgOH \Longrightarrow Ag_2O\downarrow + H_2O$$

三、实训仪器与试剂

（1）仪器 棕色滴定管（25mL）、锥形瓶（250mL）、移液管（25mL）、容量瓶（100mL）、电子天平。

（2）试剂 $AgNO_3$（A.R.）、NaCl（A.R.）、K_2CrO_4（w 为 5％）。

四、实训步骤

1. 实训内容

$0.1mol\cdot L^{-1}AgNO_3$ 标准溶液的配制与标定、NaCl 的含量测定及结果计算。

2. 实训方法

（1）$0.1mol\cdot L^{-1}AgNO_3$ 标准溶液的配制 将分析纯 $AgNO_3$ 固体在 280℃下干燥 1～2h，用直接法配制。但由于 $AgNO_3$ 不稳定，见光易分解，若要得到准确浓度的 $AgNO_3$ 标准溶液，则需用基准物 NaCl 标定。

配制方法：准确称量 1.7g 的 $AgNO_3$（A.R.）于烧杯中，加适量的纯化水溶解，定量转移到 100mL 容量瓶中，再加纯化水稀释至刻度，摇匀，待标定。

（2）$0.1mol\cdot L^{-1}AgNO_3$ 标准溶液的标定 准确称取 3 份 NaCl（A.R.）（每份 0.10～0.15g）分别置于锥形瓶中，各加 25mL 水使其溶解。加入 $1mL K_2CrO_4$ 溶液。在充分摇动下，用 $AgNO_3$ 溶液滴定至溶液刚好出现砖红色。记录 $AgNO_3$ 标准溶液消耗的体积，平行测定 3 次。按下式计算 $AgNO_3$ 标准溶液的浓度：

$$c_{AgNO_3} = \frac{m_{NaCl}\times 1000}{M_{NaCl}V_{AgNO_3}}$$

（3）生理盐水中 NaCl 含量的测定 将生理盐水稀释 1 倍后，用移液管精确移取已稀释的生理盐水 25.00mL 置于锥形瓶中，加入 $1mL K_2CrO_4$ 指示剂，用 $AgNO_3$ 标准溶液滴定至溶液刚好出现砖红色。记录 $AgNO_3$ 标准溶液消耗的体积，平行测定 3 次。按下列公式计算生理盐水中 NaCl 的含量：

$$w_{NaCl} = \frac{c_{AgNO_3}V_{AgNO_3}M_{NaCl}}{V_{样}d\times\frac{1}{2}}\times 100\%$$

式中，d 为生理盐水的密度，$g \cdot L^{-1}$。

五、实训提示

1. 莫尔法只适用于测定含 Cl^- 和 Br^- 的卤化物。测定时，溶液中不能有 Pb^+、Ba^{2+}、Hg^+ 等阳离子和 PO_4^{3-}、AsO_4^{3-} 等阴离子存在，否则干扰测定。

2. 由于 AgCl 对 Cl^- 有吸附作用，因此在滴定过程中要充分振荡溶液，才不致影响测定的准确度。

六、实训思考

1. K_2CrO_4 指示剂浓度的大小对 Cl^- 测定有何影响？

2. 莫尔法测定酸性氯化物溶液中的氯，事先应采取什么措施？

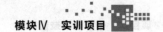

项目三 仪器分析技能实训

实训十七 饮用水和药用葡萄糖 pH 的测定

一、实训目标

1. 掌握用 pH 计测定溶液 pH 的方法。
2. 学会 pH 计的使用，标准缓冲溶液的配制。

二、实训原理

直接电位法测定溶液 pH 常用玻璃电极作为指示电极（负极），饱和甘汞电极作为参比电极（正极），浸入被测溶液中组成原电池。当玻璃电极的玻璃膜的两端溶液氢离子活度不同时，产生膜电位，从而使玻璃电极与甘汞电极的电动势随着 H^+ 活度的变化而变化，根据 Nerst 方程式可推导出电动势与 pH 的关系：

（一）玻璃膜电极｜待测 pH 试液‖KCl（饱和），Hg_2Cl_2（s）｜Hg（＋）

25℃时，原电池电动势为：

$$E = \varphi_{饱和甘汞} - \varphi_{玻} = K' + \frac{2.303RT}{F} pH = K' + 0.0592 VpH$$

由上式可见，原电池的电动势与溶液的 pH 呈线性关系，斜率为 $\frac{2.303RT}{F}$，它是指溶液 pH 变化一个单位时，电池的电动势变化 $\frac{2.303RT}{F}$（V）（25℃时改变为 0.0592V）。为直接读出溶液的 pH，pH 计上相邻两个读数间隔相当于 $\frac{2.303RT}{F}$（V）的电位，此值随温度的改变而变化，故以温度调节旋钮调节对应温度，消除温度对测定结果的影响。

上式中 K' 受诸多不确定因素影响，难以准确测定或者计算得到，因此在实际测定时，常采用两次测定法测定溶液的 pH 值以消除 K'。首先用已知 pH 的标准缓冲溶液来校正 pH 计，称为定位，则：

$$E_S = K' + \frac{2.303RT}{F} VpH_S$$

然后，在相同条件测定待测溶液的 pH_X。

$$E_X = K' + \frac{2.303RT}{F} VpH_X$$

而 E_S、E_X 与 pH_S、pH_X 的关系式为：

$$pH_X = pH_S + \frac{E_X - E_S}{0.0592V}$$

这样就可以消除影响，在校正时，应该选用与待测溶液 pH 接近的标准缓冲溶液，可以减少测定过程中由残余液接电位引起的误差。在实际工作中，利用测定电极和参比电极对待测溶液不同酸度所产生的直流电动势，输入到一台用高输入阻抗集成运算放大器组成的直流放大器，达到指示 pH 的目的。新式数字式 pH 计，其设定温度和 pH 都在屏幕上以数字的形式显示。

酸度计的计量性能应按国家标准进行检定，包括酸度计的示值准确性、示值重现性、指示器刻度正确性、温度补偿器的正确性和仪器输入阻抗误差等的检查。

三、实训仪器和试剂

（1）仪器　PHS-25 数显 pH 计、pH 玻璃电极、饱和甘汞电极或者 pH 复合电极、温度计、烧杯等。

（2）试剂　邻苯二甲酸氢钾标准溶液（pH＝4.00）、磷酸盐标准溶液（pH＝6.86）、药用葡萄糖、饮用水。

四、实训步骤

1. 实训内容

pH 计的使用、药用葡萄糖和饮用水的 pH 测定。

2. 实训方法

（1）安装电极　按照 pH 计（PHS-25 数显 pH 计见实训图 3-1 所示）的使用和电极的说明书操作方法将玻璃电极、甘汞电极或者复合电极分别插入 pH 计相应的插座中。

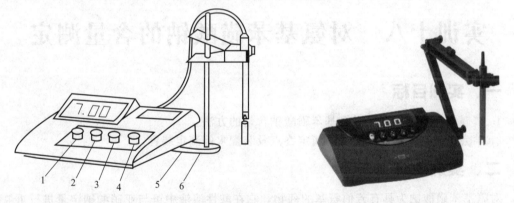

实训图 3-1　PHS-25 数显 pH 计

1—温度补偿旋钮；2—斜率调节旋钮；3—定位调节旋钮；4—选择开关旋钮；5—电极梗插座；6—电极梗

（2）预热　接通电源，将 pH 计预热约 30min，使之稳定。

（3）功能选择　将"选择开关"旋钮旋到"pH"挡。

（4）温度补偿　测定标准缓冲溶液温度，确定该温度下的 pH_S 值，调节仪器的温度补偿旋钮至溶液温度。

（5）pH 计的调零与校正　按 pH 计使用方法操作。

（6）定位　将电极插入已知 pH_S 的标准缓冲溶液中，斜率调节旋钮按顺时针旋到最大值，电极插入 pH＝6.86 的缓冲溶液中，调节定位调节旋钮，使仪器显示值与该缓冲溶液当时温度下的 pH 一致。将电极插入 pH＝4.00 的缓冲溶液中，也使仪器显示该缓冲溶液的 pH，如果不一致，则调节斜率调节旋钮，直至一致。重复上述步骤 2～3 次。

（7）待测溶液 pH 的测定　将电极取出，用纯化水冲洗，滤纸吸干，然后分别插入待测溶液中，轻轻晃动溶液使其均匀，显示屏上的读数即为药用葡萄糖溶液或饮用水的 pH_X。

（8）测定完毕，仪器旋钮复位，切断电源，将电极洗净妥善保存。

五、实训提示

1. 一般若测定的溶液偏碱性时，应用 pH6.86 和 pH9.18 标准缓冲溶液来校正仪器；测定偏酸性溶液时，则用 pH4.00 和 pH6.86 的标准缓冲溶液。校正时标准缓冲溶液的温度与被测定溶液温度一致。

2. 对于中性溶液如水的测定，应选用邻苯二甲酸氢钾标准缓冲溶液校准后，重复测定样品溶液，直至读数在 1min 内的改变不超过 0.05pH。然后再用硼砂标准缓冲溶液校正仪器，如上法测定。取两次测定的平均值即为该溶液的 pH。

3. 由于玻璃电极的感应部分特别薄，安装时，玻璃电极相对于甘汞电极的底端而言要高一些，以防搅拌时碰到玻璃电极。甘汞电极下端瓷芯有阻塞，电极内饱和 KCl 溶液有时也会不足而产生短路，注意加以处理。

六、实训思考

1. 用 pH 计测定 pH 时为什么必须用标准缓冲溶液校正仪器？校正时应注意什么？
2. 复合电极使用前应该如何处理？使用和安装时，应注意哪些问题？
3. 为什么定位时应使用与被测溶液 pH 接近的标准缓冲溶液？
4. 如果被测溶液温度和定位标准缓冲溶液温度不相同时，应如何操作？

实训十八　对氨基苯磺酸钠的含量测定

一、实训目标

1. 掌握永停滴定法测定对氨基苯磺酸钠含量的方法。
2. 学会正确判断永停滴定法的滴定终点及装配永停滴定装置。

二、实训原理

对氨基苯磺酸钠为具有芳伯氨基的药物，它在酸性溶液中可与亚硝酸钠定量进行重氮化反应，生成氯化重氮盐，反应如下：

$$H_2N-\!\!\!\bigcirc\!\!\!-SO_2NHR +NaNO_2+2HCl \longrightarrow [\overset{+}{N}\!\!\equiv\!\!N-\!\!\!\bigcirc\!\!\!-SO_2NHR]\cdot Cl^- +NaCl+2H_2O$$

用永停滴定法指示终点，化学计量点前，溶液中不存在不可逆电对，故电池中无电流通过，电流计指针停在零点或者接近于零点；反应到达化学计量点时，当亚硝酸钠稍过量，溶液中少量的亚硝酸及其分解产物 NO 在有数十毫伏外加电压下，两个铂电极上发生如下的电极反应：

阳极　　　　　　　　$NO+H_2O-e^- \longrightarrow HNO_2+H^+$

阴极　　　　　　　　$HNO_2+H^++e^- \longrightarrow NO+H_2O$

滴定电池中由原来无电流通过变为有电流通过即为滴定终点，电流指针偏转并不再恢复，从而指示滴定终点。

三、实训仪器和试剂

（1）仪器　自动永停滴定仪、铂电极、电位计（或者 pH 计）、搅拌磁子、电子天平、酸式滴定管（25mL）、小烧杯（100mL）、量筒。

（2）**试剂** 对氨基苯磺酸钠（A.R.）、溴化钾、1~2mol·L^{-1}盐酸（1:2）、0.1mol·L^{-1}
亚硝酸钠滴定标准溶液。

四、实训步骤

1. 实训内容

永停滴定仪器装置的安装和对氨基苯磺酸的含量测定。

2. 实训方法

（1）**仪器的安装** 开启永停滴定仪电源开关，将手动-自动转换开关拨到手动挡，按下
慢滴开关，则黄灯亮，向前推开快滴开关，则黄灯、绿灯同时亮（永停滴定仪装置如实训图
3-2）。检查搅拌装置，观察是否运作正常。将极化电压置50mV、灵敏度置10^{-9}A、门限值
置60。将手动开关置自动挡，再将门限值置10时，黄灯先亮，约5~7s后绿灯亮；再将门
限值置0，黄灯绿灯一并熄灭，再过90s左右红灯亮，同时发出蜂鸣声。将自动开关拨至手
动挡，红灯熄灭，蜂鸣声停止。通过以上检查，则说明仪器正常，可以测定样品。

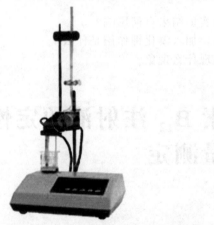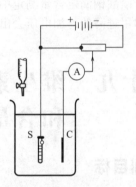

实训图 3-2　永停滴定仪装置

S—参比电极；C—指示电极；A—电流计

装上酸式滴定管，管尖插入电磁阀上端的硅橡胶管中，电磁阀下端的两根硅橡胶管接到
Y形管上，并固定之。滴定管中装上滴定液，打开手动挡并按下快滴开关，使滴定液流下，
赶走管中的气泡。滴出的溶液收集在烧杯中，不得洒在仪器上。拧动电磁阀左侧螺丝，顺时
针拧，流速慢；逆时针拧，流速变快。当快滴时滴定液成线状流下，关闭快滴开关。按下慢
滴开关，拧动电磁阀右侧螺丝，使慢滴时滴定液逐滴流下，一般控制按慢滴开关3~4次滴
出一滴为宜。用慢滴开关将滴定管液面调节为零。

（2）精密称取对氨基苯磺酸钠约0.5g，置于小烧杯中，加入盐酸（1:2）15mL，待溶
解后加水40mL，将搅拌磁子放入样品溶液中，再加溴化钾2g打开搅拌器使其溶解。关闭
搅拌器，将铂-铂电极插入样品溶液中，将Y形管尖端插入样品溶液中，将电极插头插入后
侧板的插座中。将极化电压调为50mV，灵敏度调为10^{-9}A，门限值调为60。

再打开搅拌器开关，将手动自动开关拨到自动挡，开始自动滴定。最初绿灯亮，进行快
滴，电流表指针缓慢向右摆动。接近终点时，绿灯灭，黄灯亮，进行慢滴。电流表指针迅速
向右摆动，超过60格后黄灯灭，停止滴定，反应一段时间后，指针小于60格后黄灯亮，再
次进行慢滴。如此反复数次，直至指针超过60格不再减少后，反应1min红灯亮，发出蜂
鸣声，表示到达终点。同时用外指示剂淀粉-KI试剂（或试纸）确定终点，并将两种确定终

点的方法加以比较。

（3）将手动自动开关拨到手动挡，记录消耗滴定液体积。拿下烧杯，取出电极、Y形管、搅拌磁子，用装有纯化水的烧杯将电极、管尖、搅拌磁子洗净，并用滤纸吸干，将滴定液放空，并用纯化水洗净硅橡胶管，拧松电磁阀上左右两侧的螺丝。关闭仪器开关，拔下各个插头，将仪器收好。

五、实训提示

1. 滴定至终点时，应注意滴定速度要慢，仔细观察电流的变化。

2. 滴定前，进行电极活化，检查永停滴定仪线路连接和外加电压。

3. 盐酸酸度：一般以 $1\sim2\mathrm{mol\cdot L^{-1}}$ 盐酸为好。温度不宜过高（30℃以下），滴定管插入液面2/3处使滴定速度略快，则重氮化反应完全。

4. 待样品用盐酸溶液溶解后，再加水及溴化钾。为防止亚硝酸逸失，滴定管尖端必须插入液面下三分之二处。

六、实训思考

1. 永停滴定法中反应速率和温度对实训结果有何影响？

2. 对氨基苯磺酸钠滴定含量测定中，加入溴化钾作用是什么？

3. 滴定中如用过高的外加电压会出现什么现象？

实训十九　维生素 $\mathbf{B_{12}}$ 注射液的定性鉴别和含量测定

一、实训目标

1. 掌握紫外-可见分光光度法测定维生素 B_{12} 注射液的含量和定性鉴别方法。

2. 学会 UV-1800PC-DS 紫外-可见分光光度计的使用。

二、实训原理

维生素 B_{12} 为含钴的有机药物，其注射液为粉红色至红色的澄明液体，用于治疗贫血等疾病。维生素 B_{12} 注射液在 (278 ± 1) nm、(361 ± 1) nm 与 (550 ± 1) nm 波长处有吸收峰，根据其吸收光谱的形状和最大吸收波长下的吸光度值，可进行定性鉴别。测定最大吸收波长下的吸光度可计算出样品的浓度。

《中国药典》（2025 年版）中维生素 B_{12} 的鉴别规定为：维生素 B_{12} 在 278nm、361nm、550nm 波长处有最大吸收峰。

$$\frac{E_{1cm,361nm}^{1\%}}{E_{1cm,278nm}^{1\%}}=1.78\sim1.88,\quad \frac{E_{1cm,361nm}^{1\%}}{E_{1cm,550nm}^{1\%}}=3.15\sim3.45$$

若测定同一溶液，用同一吸收池，则不同波长处吸光度之比等于吸光系数之比。维生素 B_{12} 在 361nm 波长处的 $E_{1cm}^{1\%}$ 为 207。

维生素 B_{12} 标示量：

$$w_{维生素B_{12}}=\frac{(E_{1cm}^{1\%})_样}{(E_{1cm}^{1\%})_标}\times100\%\quad（规定为 90.0\sim110.0）$$

三、实训仪器和试剂

（1）仪器　UV-1800PC-DS 型紫外-可见分光光度计、容量瓶（100mL）、吸量管（5mL）。

（2）试剂　$0.5\text{mg} \cdot \text{mL}^{-1}$ 维生素 B_{12} 注射液。

四、实训步骤

1. 实训内容

维生素 B_{12} 注射液吸收曲线的绘制、定性鉴别方法和含量测定。

2. UV-1800PC-DS 紫外可见分光光度计操作流程

（1）开启电源开关，预热 20min。仪器自检完成，在主菜单界面按"2"键选择光谱扫描选项。

（2）打开样品室盖子，将装有参比溶液的吸收池置于 1 号位置，装有样品的吸收池置于 2 号位置，关闭样品室盖子。按"F1"键进入参数设定项，选择测定方式为"Abs"，选择合适的测定速度、取样间隔、波长范围和吸光度范围，设置好参数并确认。

（3）按"RETURN"键返回波长扫描主操作界面。按"F2"键，将参比溶液拉入光路。

（4）按"AUTO ZERO"键进行基线存储，即参比溶液校正功能。

（5）按"F2"键，将样品溶液拉入光路，按"START/STOP"键进行光谱扫描。按"F3"键进入图谱处理界面，峰检并打印谱图。

（6）仪器使用完毕，取出吸收池洗净，关闭主机电源。注意盛放参比溶液和样品的吸收池应配对。

3. 实训方法

（1）维生素 B_{12} 注射液的配制　准确移取 $0.5\text{mg} \cdot \text{mL}^{-1}$ 维生素 B_{12} 注射液 5.00mL 于 100mL 容量瓶中，加纯化水稀释，定容至刻度线，摇匀，备用。$c_{样}=0.0025\text{g} \cdot 100\text{mL}^{-1}$。

（2）吸收曲线绘制及定性鉴别　将样品溶液置于 1cm 吸收池中，以纯化水作为参比溶液，在合适的波长范围内（220～600nm）对样品溶液进行光谱扫描，根据样品吸收曲线对样品溶液进行定性鉴别。

（3）注射液含量测定　维生素 B_{12} 在 361nm 波长处的 $E_{1\text{cm}}^{1\%}$ 为 207，计算维生素 B_{12} 注射液的标示量（%）。

根据朗伯-比尔定律，样品溶液的百分吸光系数为：

$$(E_{1\text{cm}}^{1\%})_{样} = \frac{A_{样}}{c_{样} l} = \frac{A_{样}}{0.0025 \times 1}$$

则维生素 B_{12} 注射液的标示量为：

$$w_{维生素B_{12}} = \frac{(E_{1\text{cm}}^{1\%})_{样}}{(E_{1\text{cm}}^{1\%})_{标}} \times 100\% = \frac{(E_{1\text{cm}}^{1\%})_{样}}{207} \times 100\%$$

五、实训提示

在每次测定前，首先应做吸收池配套性试验。即将同样厚度和透光性的 2 个吸收池都装相同溶液，在所选波长处测定透光率，其相对误差应小于 0.5%。

六、实训思考

1. 紫外-可见分光光度计分为哪几部分？

2. 本次实训需要使用的吸收池材质是什么？为什么？

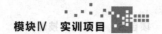

项目四　综合技能实训

实训二十　混合碱的含量测定

一、实训目标

1. 掌握双指示剂法测定混合碱各组分的原理和方法。
2. 学会正确判断双指示剂法的滴定终点。
3. 能正确进行混合碱含量的计算及结果分析。

二、实训原理

混合碱通常是 Na_2CO_3 与 NaOH 或 Na_2CO_3 与 $NaHCO_3$ 的混合物，可选用双指示剂法测定其各组分含量。

试样为 $NaCO_3$ 与 NaOH 混合物时，在混合碱的试液中加入酚酞指示剂（变色范围 $8.0\sim10.0$），用 HCl 标准溶液滴定至溶液由红色变为微红色。此时试液中 NaOH 与 HCl 完全反应，Na_2CO_3 被滴定生成 $NaHCO_3$，为第一化学计量点。记录消耗的 HCl 标准溶液的体积 V_1（mL）。反应式如下：

$$NaOH+HCl\longrightarrow NaCl+H_2O$$
$$Na_2CO_3+HCl\longrightarrow NaCl+NaHCO_3$$

再往试液中加入甲基橙指示剂，溶液呈现黄色，继续用 HCl 标准溶液滴定至溶液由黄色变为橙色即为终点，即为第二化学计量点。记录消耗的 HCl 标准溶液的体积 V_2（mL）。此时试液中 $NaHCO_3$ 均完全反应，反应式如下：

$$NaHCO_3+HCl\longrightarrow NaCl+H_2O+CO_2\uparrow$$

根据 V_1 和 V_2 可以判断出混合碱的组成，当 $V_1>V_2$ 时，试样为 NaOH 和 Na_2CO_3 的混合物；当 $V_1<V_2$ 时，试液为 Na_2CO_3 和 $NaHCO_3$ 的混合物。

三、实训仪器与试剂

（1）仪器　电子天平、称量瓶、烧杯（100mL）、玻璃棒、容量瓶（250mL）、移液管（25mL）、酸碱两用滴定管（25mL）、锥形瓶（250mL）。

（2）试剂　混合碱试样、$0.1mol\cdot L^{-1}$ HCl 标准溶液（已标定）、酚酞指示剂、甲基橙指示剂。

四、实训步骤

1. 实训内容
混合碱的含量测定和结果计算。
2. 实训方法

（1）混合碱的准备　准确称取混合碱 1.0g，置于 100mL 烧杯中，加 50mL 蒸馏水溶解，并定量转移到 250mL 容量瓶中，加蒸馏水定容至刻度，摇匀，即得混合碱溶液。

（2）混合碱的含量测定　用 25.00mL 移液管移取上述混合碱溶液置于锥形瓶中，加入 2 滴酚酞指示剂，用 $0.1mol \cdot L^{-1}$ HCl 标准溶液滴定至溶液由红色变为微红色或红色恰好消失（第一化学计量点），记录消耗的 HCl 标准溶液的体积 V_1（mL）；继续往锥形瓶中加入 2 滴甲基橙指示剂，用 HCl 标准溶液滴定至溶液由黄色变为橙色（第二化学计量点），记录消耗的 HCl 标准溶液的体积 V_2（mL），计算混合物中各组分的含量。平行测定 3 次。

（3）混合碱 NaOH 和 Na_2CO_3 或 Na_2CO_3 和 $NaHCO_3$ 的含量计算（注：$M_{NaOH}=40.00g \cdot mol^{-1}$，$M_{Na_2CO_3}=105.99g \cdot mol^{-1}$，$M_{NaHCO_3}=84.01g \cdot mol^{-1}$）。

当 $V_1 > V_2$ 时，可用下列公式计算 NaOH 和 Na_2CO_3 的含量：

$$w_{NaOH} = \frac{c_{HCl}(V_1-V_2)M_{NaOH} \times 10^{-3}}{m_{样}} \times 100\%$$

$$w_{Na_2CO_3} = \frac{\frac{1}{2}c_{HCl} \times 2V_2 M_{Na_2CO_3} \times 10^{-3}}{m_{样}} \times 100\%$$

当 $V_1 < V_2$ 时，可用下列公式计算 Na_2CO_3 和 $NaHCO_3$ 的含量：

$$w_{Na_2CO_3} = \frac{\frac{1}{2}c_{HCl} \times 2V_1 M_{Na_2CO_3} \times 10^{-3}}{m_{样}} \times 100\%$$

$$w_{NaHCO_3} = \frac{c_{HCl}(V_2-V_1)M_{NaHCO_3} \times 10^{-3}}{m_{样}} \times 100\%$$

五、实训数据记录和计算

称量数据记录如下：

倾样前混合碱及称量瓶质量 m_1/g	
倾样后混合碱及称量瓶质量 m_2/g	
混合碱质量 m/g	
测定时混合碱质量 $m_{样}$/g（$m_{样}=m \times 25/250$）	

滴定数据记录和含量计算：

项目内容 / 测定次数		1	2	3
c_{HCl}/mol·L^{-1}				
第一化学计量点	初读数/mL			
	终读数/mL			
	V_1/mL			
第二化学计量点	初读数/mL			
	终读数/mL			
	V_2/mL			
根据 V_1 和 V_2 判断混合碱组成为				
各组分含量	$w_{Na_2CO_3}$/%			
	w_{NaHCO_3} 或 w_{NaOH}/%			
平均含量	$w_{Na_2CO_3}$/%			
	w_{NaHCO_3} 或 w_{NaOH}/%			
相对平均偏差	Na_2CO_3 相对平均偏差/%			
	$NaHCO_3$ 或 NaOH 相对平均偏差/%			

六、实训提示

1. 接近第二计量点时，应放慢滴定速度并充分振摇，防止生成的 CO_2 形成过饱和溶液使溶液的酸度稍有增大，而使终点提前。

2. 第一计量点颜色为无色或微红色，可配制浓度相当的 $NaHCO_3$ 酚酞溶液作参比。

七、实训思考

1. 本实验中，滴定试样溶液接近终点时为什么要剧烈振摇？

2. 滴定过程中，所记录的数据为 $V_总 < 2V_1$，说明什么情况？

3. 采用双指示剂法测定混合碱的含量，下列五种滴定体积情况下，判断混合碱中各组分是什么：(1) $V_1 = 0$ (2) $V_2 = 0$ (3) $V_1 > V_2$ (4) $V_1 < V_2$ (5) $V_1 = V_2$。

实训二十一　食醋中总酸的含量测定

(2023 年全国高等职业院校技能大赛高职组化学实验技术赛项实践考核赛题)

一、实训目标

视频

食醋中总酸
含量的测定

1. 掌握酸碱滴定法测定食醋中总酸的含量方法。

2. 学会正确判断酚酞指示剂的滴定终点。

3. 巩固碱式滴定管、移液管的使用和滴定操作过程。

二、实训原理

乙酸俗名醋酸，是食醋中的主要成分；乙酸化学式为 HAc，是一种有机弱酸，$K_a = 1.76 \times 10^5$，可用 $NaOH$ 标准溶液直接滴定测定其含量。滴定反应如下：

$$HAc + NaOH \longrightarrow NaAc + H_2O$$

化学计量点（$NaHAc$）$pH = 8.73$，可用酚酞作指示剂，终点颜色从无色变为淡红色。

三、实训仪器和试剂

(1) 仪器　碱式滴定管（25mL）、锥形瓶（250mL，3 个）、移液管（5mL）、洗耳球、烧杯。

(2) 试剂　食醋、$0.1mol \cdot L^{-1} NaOH$ 标准溶液、酚酞指示剂。

四、实训步骤

1. 实训内容

食醋中总酸的含量测定和结果计算。

2. 实训方法

(1) 食醋中总酸的含量测定　用移液管移取食醋 4.00mL 于 250mL 锥形瓶中，加 20mL 蒸馏水稀释，加酚酞指示剂 2 滴，用 $0.1mol \cdot L^{-1} NaOH$ 标准溶液滴定至溶液呈淡红色，30s 内不褪色为终点。平行测定 3 次。

(2) 食醋中总酸的含量计算　食醋中总酸量可用乙酸的含量表示，测定结果一般以一定体积食醋中所含乙酸的质量来表示，单位为 $g \cdot mL^{-1}$。计算公式如下：

$$食醋的总酸量 = \frac{c_{NaOH} V_{NaOH} M_{HAc} \times 10^{-3}}{V_样}$$

五、实训提示

1. 碱式滴定管在操作过程中，应避免捏玻璃珠下方的乳胶管，否则容易使空气进入而形成气泡。

2. 注意食醋的挥发性，测定时应现取现滴，取用后及时将试剂瓶盖好。

3. 若使用的食醋颜色较深，且乙酸浓度较大时，可将食醋稀释后再进行滴定分析。

六、实训思考

1. 移液管和锥形瓶滴定前是否需要用食醋溶液润洗？为什么？

2. 如果实训以甲基橙为指示剂，对滴定误差有何种影响？

3. 该实训可能产生哪些偏差？如何减少这些偏差？

实训二十二　乙酰水杨酸的含量测定

一、实训目标

1. 掌握酸碱滴定法测定乙酰水杨酸含量的原理和方法。

2. 学会准确进行滴定终点的颜色判断。

3. 能正确进行乙酰水杨酸的含量计算，结果表示及分析。

二、实训原理

乙酰水杨酸俗称阿司匹林，分子式为 $C_9H_8O_4$，是一种广泛使用的具有解热镇痛、抗血小板聚集作用的非甾体抗炎药。乙酰水杨酸易溶于乙醇，在水或无水乙醚中微溶，在氢氧化钠溶液或碳酸钠溶液中溶解，但同时发生分解。乙酰水杨酸具有游离羧基，具有酸性，可用标准碱滴定液直接滴定。本实验选用 $0.1 mol \cdot L^{-1}$ NaOH 标准溶液作为滴定液，反应式如下：

三、实训仪器和试剂

（1）仪器　电子天平、称量瓶、锥形瓶（250mL）、量筒、滴定管（25mL）。

（2）试剂　乙酰水杨酸样品、$0.1 mol \cdot L^{-1}$ NaOH 标准溶液（已标定）、酚酞指示剂、中性乙醇。

四、实训步骤

1. 实训内容

乙酰水杨酸的含量测定和结果计算。

2. 实训方法

（1）乙酰水杨酸的含量测定　称取乙酰水杨酸样品 0.4g，精确至 0.0001g，加中性乙醇

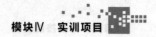

（对酚酞指示液显中性）20mL 溶解后，加酚酞指示液 3 滴，用 0.1mol·L⁻¹NaOH 标准溶液滴定至溶液由无色变为微红色，记录消耗的 NaOH 标准溶液的体积 V（mL），平行测定 3 次。

每 1mLNaOH 标准溶液（0.1mol·L⁻¹）相当于 18.02mg 的乙酰水杨酸（$C_9H_8O_4$）。

（2）乙酰水杨酸 $w_{C_9H_8O_4}$ 的含量计算（注：$M_{C_9H_8O_4} = 180.15g·mol^{-1}$）计算公式如下：

$$w_{C_9H_8O_4} = \frac{c_{NaOH}V_{NaOH}M_{C_9H_8O_4} \times 10^{-3}}{m_s} \times 100\%$$

五、实训数据记录和计算

乙酰水杨酸含量数据记录和计算：

项目内容	测定次数		
	1	2	3
敲样前(瓶＋样)质量 m_1/g			
敲样后(瓶＋样)质量 m_2/g			
乙酰水杨酸质量 $m_{样}$/g			
NaOH 浓度 c_{NaOH}/(mol·L⁻¹)			
消耗 NaOH 体积 V/mL			
乙酰水杨酸含量/%			
平均值/%			
相对平均偏差/%			

六、实训提示

1. 因为乙酰水杨酸在水中的溶解度小，而易溶于乙醇中，故选用中性乙醇为溶剂。

2. 为防止乙酰水杨酸结构中的酯键在滴定过程中因局部 NaOH 浓度过大而水解，应在不断摇动下快速滴定。

3. 滴定终点后，微红色反应液在放置过程中，因乙酰水杨酸逐渐水解，颜色会逐渐褪去，要注意判断滴定终点。

七、实训思考

1. 乙酰水杨酸晶体为什么要用中性乙醇溶解？

2. 乙酰水杨酸还可以采用什么检测方法进行含量测定？

项目五　技能大赛和考证

实训二十三　EDTA标准溶液的配制与标定

（2016年全国高等职业院校技能大赛高职组工业分析检验赛项实践考核赛题）

一、实训目标

1. 掌握EDTA标准溶液的配制和用氧化锌基准物质标定EDTA标准溶液浓度的方法。
2. 学会正确判断铬黑T指示剂的滴定终点。
3. 巩固电子天平、移液管和通用滴定管的操作。

微课

EDTA标准
溶液的配制
与标定

二、实训原理

乙二胺四乙酸二钠简称EDTA，由于EDTA与大多数金属离子形成稳定的1:1配位化合物，故常用作配位滴定的标准溶液。

因为乙二胺四乙酸在水中的溶解度小，所以常用其含有两个结晶水的二钠盐（$Na_2H_2Y \cdot 2H_2O$）来配制。对于纯度较高的EDTA可用直接配制法配制标准溶液，但其提纯方法较复杂，且常含有湿存水及少量其他杂质，所以EDTA标准溶液一般采用间接法配制。

标定EDTA标准溶液常用的基准物质为氧化锌。先把氧化锌溶解制成锌标准溶液，用铬黑T（EBT）作指示剂，在氨-氯化铵缓冲溶液（pH≈10.0）中进行标定，反应式如下：

$$滴定前：Zn^{2+} + 铬黑 T \longrightarrow Zn^{2+}\text{-}铬黑 T$$

$$滴定过程：Zn^{2+} + Y \longrightarrow ZnY$$

$$滴定终点：Zn^{2+}\text{-}铬黑 T + Y \longrightarrow ZnY + 铬黑 T$$

$$\qquad\qquad\quad（酒红色）\qquad\qquad\qquad\qquad（纯蓝色）$$

终点时，溶液从酒红色变为纯蓝色。

三、实训仪器和试剂

（1）仪器　通用滴定管（25mL）、锥形瓶（250mL）、量筒（5mL、50mL）、塑料试剂瓶（500mL）、电子天平。

（2）试剂　EDTA（AR）、基准试剂氧化锌（AR）、$6mol \cdot L^{-1}$盐酸溶液、氨试液、$NH_3\text{-}NH_4Cl$缓冲溶液（pH≈10.0）、铬黑T指示剂。

四、实训步骤

1. 实训内容

$0.05mol \cdot L^{-1}$EDTA标准溶液的配制、标定和EDTA标准溶液浓度的计算。

2. 实训方法

（1）$0.05mol \cdot L^{-1}$EDTA标准溶液的配制　称取4.7g EDTA于250mL烧杯中，加入适量的水，加热溶解，冷却后转移至试剂瓶中，用纯化水稀释至250mL，摇匀后放置，贴标签，备用，待标定。

（2）EDTA 标准溶液的标定 精密称取约 1.5g 在（850±50）℃灼烧至恒重的基准试剂氧化锌，置于 100mL 小烧杯中，用少量水润湿，加入 20mL 6mol·L^{-1} 稀盐酸使其溶解，定容于 250mL 容量瓶中。准确移取 25.00mL 上述溶液于 250mL 的锥形瓶中，加 75mL 水，用 1∶1 氨水调至溶液 pH7～8，加入 10mL 的 NH_3-NH_4Cl 缓冲溶液（pH≈10）及 5 滴铬黑 T（5g·L^{-1}），用待标定的 EDTA 溶液滴定至溶液由紫色变为纯蓝色，记录消耗 EDTA 标准溶液的体积 V（mL），平行测定 3 次。同时做空白校正试验，记录空白消耗体积 V_0（mL）。

（3）计算 EDTA 标准溶液的浓度 c_{EDTA} 单位 mol·L^{-1}（注：M_{ZnO}＝81.39g·mol^{-1}）。

$$c_{EDTA}=\dfrac{\dfrac{25.00}{250.0}\times m_{ZnO}\times 10^3}{M_{ZnO}\ (V-V_0)_{EDTA}}$$

五、实训提示

1. 本实训项目 EDTA 标准溶液（0.05mol·L^{-1}）相当于 4.069mg 的氧化锌。根据本液的消耗量与氧化锌的取用量，也可以计算本液的浓度。

2. 加入氨水目的是中和盐酸至 pH 为 7～8，呈弱碱性，使 Zn^{2+} 变成白色的 $Zn(OH)_2$ 絮状沉淀。实训中也可利用氨水与盐酸反应的产物为 NH_4Cl，其化学计量点在弱酸性区，以甲基红（变色范围是 4.4～6.2）作为指示剂（由红色变为微黄色），调节溶液的酸碱度。

3. 在滴定的反应过程中，会有 H$^+$ 产生，而产生的 H$^+$ 不利于反应的进程，主要原因是，在酸性条件下不利于指示剂铬黑 T 的显色，不能很好地确定反应终点。加入氨试液调节 pH 后，再加入氨-氯化铵缓冲溶液，使反应能维持在碱性条件下进行。

六、实训思考

1. 标定 EDTA 溶液时，选用 EBT 指示剂的原因是什么？
2. 用氧化锌标定 EDTA 溶液时，用缓冲溶液的目的是什么？

实训二十四 硫酸镍试样中镍含量的测定

（2016 年全国高等职业院校技能大赛高职组工业分析检验赛项实践考核赛题）

一、实训目标

1. 掌握 EDTA 滴定法测定硫酸镍试样中镍含量的方法。
2. 学会正确判断紫脲酸铵指示剂的滴定终点。

二、实训原理

本实验以紫脲酸铵为指示剂，在碱性条件下，用 EDTA 标准滴定溶液测定硫酸镍试样中镍含量，其原理是基于 EDTA（乙二胺四乙酸二钠）与镍离子形成稳定配合物的性质。EDTA 是一种螯合剂，它的 4 个羧基（—COOH）和 2 个氨基（—NH$_2$）可以与金属离子形成稳定的配合物。首先指示剂与镍离子形成紫色配合物，随着 EDTA 标准溶液滴加到反应体系中，EDTA 会与溶液中的镍离子竞争配体，与镍离子形成更稳定的配合物，从而释放出游离指示剂，溶液由紫色变为纯蓝色。

通过滴定过程中消耗 EDTA 标准溶液的体积及浓度，可以计算镍含量。

三、实训仪器和试剂

（1）仪器 岛津 AUY-220 电子天平（精度 0.0001g）、滴定管（50mL，聚四氟乙烯）、单标线吸量管、锥形瓶（250mL）、量筒（10mL、100mL）、烧杯（100mL）。

（2）试剂 氨水溶液、氨-氯化铵缓冲溶液（pH≈10）、紫脲酸铵指示剂、EDTA 标准溶液、去离子水。

四、实训步骤

1．样品分析

根据提供的浓度范围，准确称取硫酸镍液体样品 xg，精确至 0.0001g，加水 70mL，加入 10mLNH$_3$-NH$_4$Cl 缓冲溶液（pH≈10）及 0.2g 紫脲酸铵指示剂，摇匀，用 EDTA 标准滴定溶液（$c_{EDTA}=0.05$mol·L^{-1}）滴定至溶液呈蓝紫色。平行测定 3 次。

2．结果处理、分析和报告

（1）镍含量的计算 按下式计算样品溶液中镍的质量分数 w_{Ni}，单位为 g·kg^{-1}。

$$w_{Ni}=\frac{c_{EDTA}V_{EDTA}M_{Ni}}{m_样}$$

式中，c_{EDTA} 为 EDTA 标准滴定溶液浓度，mol·L^{-1}；V_{EDTA} 为 EDTA 消耗标准滴定溶液体积，mL；$m_样$ 为称取的样品质量，g；M_{Ni} 为镍的摩尔质量，$M_{Ni}=58.69$g·mol^{-1}。

（2）误差分析 对结果的精密度进行分析，以相对极差 A（%）表示，计算公式如下：

$$A=\frac{(X_1-X_2)}{\bar{X}}\times100$$

式中，X_1 为平行测定的最大值；X_2 为平行测定的最小值；$\bar{X}$ 为平行测定的平均值。

五、实训提示

1．滴定管处理步骤：检漏、洗涤、润洗、装液、排气泡、调零点。
2．测定时，终点由紫色变为蓝紫色，注意观察变色情况，刚好变为蓝紫色时就是终点。

六、实训思考

1．EDTA 是一种有机弱酸，在配制其标准溶液时通常使用其二钠盐，为什么？
2．样品测定时终点应该怎么控制？要注意什么？

实训二十五 重铬酸钾标准溶液的配制和铁的含量测定

（2019 年全国高等职业院校技能大赛高职组工业分析检验赛项实践考核赛题）

一、实训目标

1. 掌握重铬酸钾标准溶液的配制和铁的含量测定方法。

2. 学会正确判断二苯胺磺酸钠指示剂的滴定终点。

二、实训原理

在热 HCl 溶液中，以 $SnCl_2$-$TiCl_3$ 为还原剂，先用 $SnCl_2$ 将大部分 Fe^{3+} 还原为 Fe^{2+}，继而用 $TiCl_3$ 定量还原剩余部分的 Fe^{3+}，过量一滴 $TiCl_3$，即可使溶液中作为指示剂的钨酸钠溶液（无色，六价）还原为蓝色的五价钨化合物，俗称"钨蓝"，故指示溶液呈现蓝色，滴入 $K_2Cr_2O_7$ 溶液使钨蓝刚好褪色。

$$SnCl_2 + 2Fe^{3+} + 2Cl^- \longrightarrow 2Fe^{2+} + SnCl_4$$

$$Ti^{3+} + Fe^{3+} + H_2O \longrightarrow Fe^{2+} + TiO^{2+} + 2H^+$$

在硫-磷混酸介质中，以二苯胺磺酸钠为指示剂，用 $K_2Cr_2O_7$ 标准溶液滴定至溶液出现紫色，即为终点，滴定反应式如下：

$$Cr_2O_7^{2-} + 6Fe^{2+} + 14H^+ \longrightarrow 6Fe^{3+} + 2Cr^{3+} + 7H_2O$$

随着滴定的进行，Fe^{3+} 浓度增大，$FeCl_4^-$ 的黄色不利于终点判断，可借助加入的 H_3PO_4 与 Fe^{3+} 生成无色 $Fe(HPO_4)^+$ 配离子而易于观察，同时生成的 $Fe(HPO_4)^+$ 降低了电对 Fe^{3+}/Fe^{2+} 的电极电势，使化学计量点附近的突跃范围增大，增加了指示剂二苯胺磺酸钠变色范围与突跃范围的重叠，提高了滴定的准确度。

三、实训仪器和试剂

（1）仪器 电子天平、滴定管（25mL）、锥形瓶（250mL）、移液管（25mL）、容量瓶（250mL）、量筒。

（2）试剂 $0.1mol \cdot L^{-1} K_2Cr_2O_7$ 标准溶液、10% $SnCl_2$ 溶液、1.5% $TiCl_3$ 溶液、10% Na_2WO_4 溶液、HCl（1+3）溶液、H_2SO_4-H_3PO_4 混酸（1+1）、$2g \cdot L^{-1}$ 二苯胺磺酸钠水溶液。

四、实训步骤

1. 实训内容

重铬酸钾标准溶液的配制和铁的含量测定及结果计算。

2. 实训方法

（1）重铬酸钾标准溶液的配制 用减量法称取在120℃±2℃的电烘箱中干燥至恒量的基准试剂重铬酸钾适量，溶于纯化水，移入250mL容量瓶中，定容并摇匀，得到未知铁试样溶液（Ⅰ），按下式计算重铬酸钾标准溶液浓度。

$$c_{\frac{1}{6}K_2Cr_2O_7} = \frac{m_{K_2Cr_2O_7} \times 10^3}{M_{\frac{1}{6}K_2Cr_2O_7} V_{实}}$$

式中，$c_{\frac{1}{6}K_2Cr_2O_7}$ 为 $\frac{1}{6}K_2Cr_2O_7$ 标准溶液的浓度，$mol \cdot L^{-1}$；$V_{实}$ 为 250mL 容量瓶实际体积，mL；$m_{K_2Cr_2O_7}$ 为基准物质 $K_2Cr_2O_7$ 的质量，g；$M_{\frac{1}{6}K_2Cr_2O_7}$ 为 $\frac{1}{6}K_2Cr_2O_7$ 摩尔质量，$49.03g \cdot mol^{-1}$。

（2）铁的含量测定 移取未知铁试样溶液（Ⅰ）25mL 于250mL锥形瓶中，加入12mL盐酸，加热至沸，趁热滴加氯化亚锡溶液还原三价铁，并不时摇动锥形瓶中溶液，直到溶液保持淡黄色，加水约100mL，然后加入钨酸钠指示液10滴，用三氯化钛溶液还原至溶液呈蓝色，再滴加稀重铬酸钾溶液至钨蓝色刚好消失。冷却至室温，立即加 30mL 硫-磷混酸和 15 滴二苯胺磺酸钠指示液，用重铬酸钾标准溶液滴定至溶液刚呈紫色时为终点，记录重铬酸钾标准溶液消耗的体积，平行测定 3 次，同时做空白试验。空白试验用未知铁试样溶液（Ⅰ）进行测定，取样 1mL，其余步骤同上。

（3）被测未知铁试样溶液（Ⅰ）中铁浓度的计算

空白试验消耗的重铬酸钾标准溶液的体积按下式计算：

$$V_0 = V_{空实} - \frac{V_{实（实际消耗重铬酸钾体积的平均值）}}{V_{实（25mLFe实际体积的平均值）}} \times V_{实（1mLFe实际体积）}$$

未知铁试样溶液（I）中铁的浓度按下式计算：

$$c_{Fe} = \frac{c_{\frac{1}{6}K_2Cr_2O_7}(V_{实（实际消耗重铬酸钾体积）} - V_0)}{V_{实（25mLFe实际体积的平均值）}}$$

五、实训提示

1. 用 $SnCl_2$ 还原 Fe^{3+} 时，温度不能太低，否则还原 Fe^{3+} 速度慢，黄色褪去不易观察，使 $SnCl_2$ 过量过多，在下步中不易完全除去。
2. 二苯胺磺酸钠指示剂能消耗一定量的 $K_2Cr_2O_7$ 标准溶液，故不宜多加，并做空白试验。
3. 在硫-磷混酸中，电对 Fe^{3+}/Fe^{2+} 的电极电势降低，Fe^{2+} 更易被氧化，必须立即滴定。

六、实训思考

1. 为什么可以用直接配制法配制 $K_2Cr_2O_7$ 标准溶液？
2. $SnCl_2$ 还原 Fe^{3+} 的条件是什么？怎样控制 $SnCl_2$ 溶液不过量？
3. 本实训中二苯胺磺酸钠起什么作用？
4. 以 $K_2Cr_2O_7$ 标准溶液滴定 Fe^{2+} 时，加入 H_3PO_4 的作用是什么？

实训二十六　邻二氮菲分光光度法测定微量铁的含量

（2019 年全国高等职业院校技能大赛高职组工业分析检验赛项实践考核赛题）

一、实训目标

1. 掌握用分光光度法测定微量铁含量的方法。
2. 学会 722 型分光光度计的使用。

二、实训原理

微课

分光光度测定水中微量铁的含量

铁在天然水中普遍存在，是人体不可缺少的营养元素，但含铁量超标，对人的身体也将产生一定的副作用。因此，各国对饮用水的含铁量都作了严格的规定。我国规定，饮用水中含铁量不应超过 $0.3\mu g \cdot mL^{-1}$。

分光光度法测定铁，显色剂比较多，其中邻二氮菲作为显色剂测定铁含量，灵敏度高，稳定性好，干扰容易消除，因而是目前普遍采用的测定方法。

在 pH＝2～9 的溶液中，邻二氮菲与 Fe^{2+} 反应生成稳定的橙红色配合物。

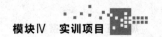

$$Fe^{2+} + 3 \quad \longrightarrow \quad \left[\left(\begin{array}{c} N \\ N \end{array} \right)_3 Fe \right]^{2+}$$

生成的邻二氮菲合铁（Ⅱ）配合物 $\lg\beta_3 = 21.3$，在 510nm 波长处有一最大吸收峰，摩尔吸光系数 $\varepsilon = 1.1 \times 10^4 L \cdot mol^{-1} \cdot cm^{-1}$，反应灵敏。在最大吸收波长处，测定橙红色配合物的吸光度，根据朗伯-比尔定律，测定微量铁的含量。

当铁为 Fe^{3+} 时，可用盐酸羟胺还原为 Fe^{2+}，反应式如下：

$$2Fe^{3+} + 2NH_2OH \cdot HCl \longrightarrow 2Fe^{2+} + N_2 \uparrow + 4H^+ + 2H_2O + 2Cl^-$$

反应在 pH$=4.5 \sim 5.0$ 的缓冲溶液中进行，铁含量在 $0.1 \sim 6\mu g \cdot mL^{-1}$ 范围时，吸光度与浓度具有良好的线性关系，可用标准工作曲线测定。

三、实训仪器和试剂

（1）仪器　紫外可见分光光度计、吸收池（1cm）、棕色容量瓶（50mL、1000mL）、吸量管（1mL、5mL）、量筒（100mL）、洗瓶、吸水纸、镜头纸。

（2）试剂　铁铵矾 $[NH_4Fe(SO_4)_2 \cdot 12H_2O]$ 基准物质（A.R.）、10％盐酸羟胺水溶液（临用时配制）、0.15％邻二氮菲水溶液（临用时配制）、1mol·L^{-1}NaAc 溶液。

四、实训步骤

1. UV-mini1240 型紫外可见分光光度计操作规程

（1）开机预热　开启仪器电源开关，指示灯（POEWER）亮，仪器进入初始化自检，直至全部部件显示为"OK"，并预热 20min。

（2）参数的设置　仪器自检完成后，提示音响，显示"模式菜单"界面，按数字键"3"进入定量菜单，再按数字键"1"选择吸光度值（Abs）功能，按"Goto Wavelength"键，光标闪烁，输入测量波长，例如，输入测量波长 490nm，再按"ENTER"键确认。

（3）空白溶液的吸光度值（Abs）测定　样品池装空白溶液，例如，铁浓度为 $0.0\mu g \cdot mL^{-1}$，装好后，将样品池按光面向光路放入样品槽，关闭仪器盖子，按"AUTO ZERO"键，使空白溶液的吸光度值（Abs）为"0.000"。

（4）标准溶液的吸光度值（Abs）测定　样品池另装铁标准溶液，例如，铁浓度为 $2.0\mu g \cdot mL^{-1}$，装好后，将样品池按光面向光路放入样品槽，关闭仪器盖子，按"START"键，吸光度 Abs 显示为"0.195"。

2. 实训内容

铁系列标准溶液的配制、吸收曲线和标准工作曲线的绘制及铁含量的计算。

3. 实训方法

（1）$100\mu g \cdot mL^{-1}$ 铁储备标准溶液的配制　精密称取 0.8634g 基准物质 $NH_4Fe(SO_4)_2 \cdot 12H_2O$ 置于烧杯中，用 20mL 6mol·L^{-1}HCl 溶液和适量纯化水溶解后，定量转移至 1000mL 容量瓶中，以纯化水稀释至刻度，摇匀，即得 $100\mu g \cdot mL^{-1}$ 的铁储备标准溶液。

（2）系列浓度（$0.0\mu g \cdot mL^{-1}$、$0.4\mu g \cdot mL^{-1}$、$0.8\mu g \cdot mL^{-1}$、$1.2\mu g \cdot mL^{-1}$、$1.6\mu g \cdot mL^{-1}$、$2.0\mu g \cdot mL^{-1}$）铁标准溶液的配制　用吸量管移取 0.00mL、0.20mL、0.40mL、0.60mL、0.80mL、1.00mL 的铁储备标准溶液（$100\mu g \cdot mL^{-1}$），分别置于 50mL 容量瓶中，然后分别加入 1mL 10％盐酸羟胺溶液、5mL 1mol·L^{-1}NaAc 溶液、2mL 0.15％邻二氮菲水溶液，每加入一种试剂后都要摇匀，再用纯化水稀释至刻度，摇匀，放置 10min，贴标签，备用。

（3）吸收曲线的绘制和最大吸收波长的确定　用 1cm 吸收池，以不含铁的溶液（即 $0.0\mu g\cdot mL^{-1}$ 铁标准溶液）为参比溶液，在 490～530nm 之间，每隔 5nm（吸收峰附近 ±2nm）测定 $2.0\mu g\cdot mL^{-1}$（即加入 1.00mL 铁储备标准溶液）铁标准溶液的吸光度。以 λ（nm）为横坐标，以 A 为纵坐标，绘制吸收曲线。从吸收曲线上找出最大吸光度（A）相应的最大吸收波长 λ_{max}。

（4）标准工作曲线的绘制　用 1cm 吸收池，以浓度 $0.0\mu g\cdot mL^{-1}$（0.00mL 铁储备标准溶液）为参比溶液，选择 λ_{max} 作为测定波长，测定系列浓度标准溶液的吸光度。以铁含量为横坐标，以吸光度 A 为纵坐标，绘制标准工作曲线。

（5）样品中铁含量的测定　用吸量管移取 2.00mL 含 Fe^{2+} 水样于 50mL 容量瓶中，按上述实训方法（2）的步骤，加入各种试剂，测定其吸光度。从标准工作曲线上查出或计算出样品中铁的含量 $\rho_{Fe^{2+}}$（$\mu g\cdot mL^{-1}$）。

五、实训提示

1. 722 型分光光度计的使用流程

（1）打开电源开关，预热 30min，722 型分光光度计预热时需打开样品室盖子。

（2）手拿洁净吸收池的毛面，用待装溶液润洗 2～3 次，装溶液至 2/3 处，先用吸水纸吸水，然后用镜头纸按一个方向擦干吸收池的透明面，放入样品室的吸收池架上，透明的两面对着光路。

（3）调节测定波长旋钮至测定波长示值。

（4）选择"功能"选择开关调至"T"，光路不通时，调节"0%"旋钮，使读数显示 00.0；将参比溶液移至光路，盖上样品室盖子调节"100%"旋钮，使读数显示 100.0。重复操作几遍，使读数稳定。

（5）把"功能"选择开关调至"A"，依次拉出吸收池架推拉杆，读取相应溶液的吸光度 A 值，并记录在报告上。

（6）实训完毕取出吸收池清洗，并关闭主机电源。

（7）每次变换波长后均需调"T"为"100%"，方可测定相应的吸光度 A。

2. 盛标准溶液及水样的容量瓶应编号，以免混淆。

3. 由浓到稀配制标准溶液，由稀到浓测定实训数据。

4. 绘制图表时，间隔要适当。

5. 仪器不在工作状态时，应切断电源，以保护光电管。

六、实训思考

1. 参比溶液的作用是什么？

2. 本实训哪些溶液的取量需要非常准确？哪些不必很准确？

3. 绘制标准工作曲线时，各点不一定全部在同一直线上，应该怎样作图？

实训二十七　硫酸亚铁铵的制备与质量评价

（2022 年全国高等职业院校技能大赛高职组化学实验技术赛项实践考核赛题）

一、实训目标

1. 掌握硫酸亚铁铵的合成原理和方法，以及产品的等级分析标准。

2．学会硫酸亚铁铵的纯度、产率分析方法。

二、实训原理

硫酸亚铁铵，俗称摩尔盐，是一种复盐，为浅蓝绿色透明晶体，溶于水，不溶于乙醇。由于存放时不易被空气中氧化，比一般的亚铁盐稳定，应用十分广泛，工业上常用作废水处理的混凝剂，在农业上既是农药又是肥料，硫酸亚铁铵还是实验室中常用的试剂，在定量分析中常用它来制备亚铁离子的标准溶液。

可由铁溶于稀硫酸生成硫酸亚铁，再往硫酸亚铁溶液中加入与硫酸亚铁等物质的量（以mol 计）的硫酸铵制备。反应式如下：

$$Fe+H_2SO_4 \longrightarrow FeSO_4 + H_2 \uparrow$$
$$FeSO_4+(NH_4)_2SO_4+6H_2O \longrightarrow (NH_4)_2SO_4 \cdot FeSO_4 \cdot 6H_2O$$

产品等级分析可采用限量分析—目测比色法，该方法基于酸性条件下，三价铁离子可以与硫氰酸根离子生成红色配合物，将产品溶液与标准色阶进行比较，可以评判产品溶液中三价铁离子的含量范围，以确定产品等级。

产品纯度分析可采用 1,10-菲啰啉分光光度法，该方法基于特定 pH 条件下，二价铁离子可以与 1,10-菲啰啉生成有色配合物。依据朗伯-比尔定律（Lambert-Beer law），可以通过测定该配合物最大吸收波长处的吸光度，计算二价铁离子含量，判定产品纯度。

三、实训仪器和试剂

（1）仪器 电子天平（精度 0.01g、0.0001g）、电炉（配石棉网）、恒温水浴装置、通风设备、减压抽滤装置、紫外-可见分光光度计（1cm 石英比色皿 2 个）、烧杯（50mL、100mL）、量筒（5mL、10mL、25mL、100mL）、普通漏斗、蒸发皿、表面皿、抽滤瓶、布氏漏斗、分刻度吸量管（2mL、5mL、10mL）、比色管（25mL）、容量瓶（100mL、250mL）。

（2）试剂 铁粒、硫酸铵、硫酸、无水乙醇、盐酸、氢氧化钠、硫氰化钾溶液、氨基乙酸、氨三乙酸、1,10-菲啰啉盐酸盐（盐酸邻菲啰啉）、铁（Ⅱ）离子储备溶液、铁（Ⅲ）离子标准溶液、去离子水、除氧水（去离子水热力除氧）。

四、实训步骤

1．产品制备

（1）硫酸亚铁的制备 称取一定质量的铁原料于锥形瓶，加入一定体积的硫酸溶液，水浴加热至不再有气泡放出，动态调控反应温度以确保反应过程温和。反应结束后，用硫酸溶液调节 pH 值不大于 1，趁热过滤至蒸发皿中。

（2）硫酸亚铁铵的制备 根据铁原料的质量，按反应式计算并称取所需硫酸铵的质量。在室温下将硫酸铵配成饱和溶液，然后加入盛有硫酸亚铁溶液的蒸发皿中（或缓缓加入固体硫酸铵），混合均匀并用硫酸溶液调节 pH 值不大于 1。

所得混合溶液用沸水浴或蒸汽浴加热浓缩，至溶液表面刚出现结晶薄层。静置，自然冷却至室温，待硫酸亚铁铵晶体完全析出。减压过滤，用少量无水乙醇洗涤晶体，取出晶体，用滤纸吸除晶体表面残留的水和乙醇，滤液回收。称量晶体质量并记录。产品保存在自封袋或称量瓶中，备用。

2．产品等级分析

称取 0.50g 硫酸亚铁铵产品，置于 25mL 比色管中，加入一定体积的除氧水溶解晶体，然后加入一定体积的盐酸溶液和硫氰化钾溶液，最后用除氧水定容，摇匀。同法平行配制

3 份。

填写待测样品送样单，由专项裁判组将样品与标准色阶进行目视比色，并根据下表确定产品等级：

规格	一级	二级	三级
Fe^{3+} 含量/$(mg \cdot g^{-1})$	<0.1	$0.1 \sim 0.2$	$0.2 \sim 0.4$

3. 溶液准备

（1）**铁（Ⅱ）离子标准溶液**　准确移取一定体积的铁（Ⅱ）离子储备溶液注入容量瓶中，加入一定体积硫酸溶液，用除氧水稀释至刻度，摇匀。

（2）**缓冲试剂混合溶液的准备方法**　缓冲试剂混合液：盐酸邻菲啰啉溶液、氨基乙酸溶液、氨三乙酸溶液按体积比 5：5：1 混合。

4. 产品纯度分析

（1）工作曲线绘制

① 配制标准溶液系列：用吸量管准确移取不同体积的铁（Ⅱ）离子标准溶液至一组 7 个容量瓶中，然后加入一定体积的缓冲试剂混合溶液，用除氧水稀释至刻度，摇匀、静置。

② 测定最大吸收波长：以相同方式制备不含铁（Ⅱ）离子的溶液为空白溶液，任取一份已显色的铁（Ⅱ）离子标准系列溶液转移到比色皿中，选择一定的波长范围进行测量，确定最大吸收波长。

③ 绘制标准曲线：在最大吸收波长处，测定各铁（Ⅱ）离子标准系列溶液的吸光度。以浓度为横坐标，以相应的吸光度为纵坐标绘制标准曲线。

（2）**产品纯度分析**　准确称取一定质量的硫酸亚铁铵产品（自制），加入一定体积的硫酸溶液，搅拌、溶解，然后定量转移至容量瓶中，用除氧水稀释至刻度，摇匀。

确定产品溶液的稀释倍数，配制待测溶液于所选用的容量瓶中，按照工作曲线绘制时的溶液显色方法和测定方法，在最大吸收波长处进行吸光度测定。产品纯度分析平行测定 3 次。

由测得吸光度从工作曲线查出待测溶液中铁（Ⅱ）离子的浓度，计算得出产品纯度。

5. 结果处理、分析和报告

（1）**产品纯度**　按下式计算出产品纯度，取 3 次测定结果的算术平均值作为最终结果，结果保留 4 位有效数字。

$$纯度 = \frac{\rho \times n \times V \times M_2}{m \times M_1} \times 100\%$$

式中，ρ 为从工作曲线查得的待测溶液中铁浓度，$mg \cdot L^{-1}$；n 为产品溶液的稀释倍数，V 为产品溶液定容后的体积，mL；m 为准确称取的产品质量，g；M_1 为铁元素的摩尔质量，$55.84 g \cdot mol^{-1}$；M_2 为六水合硫酸亚铁铵的摩尔质量，$392.14 g \cdot mol^{-1}$。

（2）**产率**　按下式计算产率，结果保留 3 位有效数字。

$$产率 = \frac{实际产量(g) \times 纯度}{理论产量(g)} \times 100\%$$

（3）**误差分析**　对产品纯度测定结果的精密度进行分析，以相对极差 A 表示，结果精确至小数点后 2 位。

计算公式如下：

$$A = \frac{(X_1 - X_2)}{\overline{X}} \times 100\%$$

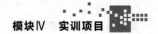

式中，X_1 为平行测定的最大值；X_2 为平行测定的最小值；$\bar{X}$ 为平行测定的平均值。

（4）记录原始数据，撰写报告

五、实训提示

1. 3 种硫酸盐在水中的溶解度：

温度/℃	$FeSO_4/(g \cdot 100g^{-1})$	$(NH_4)_2SO_4/(g \cdot 100g^{-1})$	$(NH_4)_2SO_4 \cdot FeSO_4 \cdot 6H_2O/(g \cdot 100g^{-1})$
10	20.5	73.0	18.1
20	26.6	75.4	21.2
30	33.2	78.0	24.5
50	48.6	84.5	31.3
70	56.0	91.0	38.5

2. 实验流程较长，注意合理安排实验顺序。

3. 注意区分纯度和产率的区别。

六、实训思考

1. 硫酸亚铁铵的制备过程，为什么采用水浴或蒸汽加热？

2. 在定量分析中，误差按照性质可分为哪几类？

3. 在采用紫外-可见分光光度法进行产品纯度分析的过程中，参比为"以相同方式制备的不含铁（Ⅱ）离子的空白溶液"，为什么？

4. 完成 3 次平行实验的目的是什么？

附　录

一、一些常见化合物的分子量

分子式	化合物	分子量	分子式	化合物	分子量
AgCl	氯化银	143.32	$Mg(OH)_2$	氢氧化镁	58.32
$AgNO_3$	硝酸银	169.87	NaBr	溴化钠	102.89
Al_2O_3	三氧化铝	101.96	NaCl	氯化钠	58.44
As_3O_2	三氧化砷	197.84	Na_2CO_3	碳酸钠	105.99
$BaSO_4$	硫酸钡	233.39	$Na_2C_2O_4$	草酸钠	134.00
$CaCO_3$	碳酸钙	100.09	$NaHCO_3$	碳酸氢钠	84.01
CaO	氧化钙	56.08	$Na_2H_2Y \cdot 2H_2O$	EDTA 二钠	372.26
$CHCl_3$	氯仿	119.37	NaOH	氢氧化钠	40.00
$CuSO_4 \cdot 5H_2O$	结晶硫酸铜	249.68	NH_4Cl	氯化铵	53.49
FeO	氧化亚铁	71.85	$NH_3 \cdot H_2O$	氨水	35.05
Fe_2O_3	氧化铁	159.69	Zn	锌	65.39
$FeSO_4 \cdot 7H_2O$	硫铁矿	278.01	ZnO	氧化锌	81.39
HCl	盐酸	36.46	$ZnSO_4 \cdot 7H_2O$	硫酸锌	287.56
HNO_3	硝酸	63.02	CH_3COOH	醋酸	60.05
H_2O_2	过氧化氢	34.02	$H_2C_2O_4 \cdot 2H_2O$	草酸	126.07
H_2SO_4	硫酸	98.09	$KBrO_3$	溴酸钾	167.00
$K_2Cr_2O_7$	重铬酸钾	294.18	KIO_3	碘酸钾	214.00
KI	碘化钾	166.00	$KHC_8H_4O_4$	邻苯二甲酸氢钾	204.22
$KMnO_4$	高锰酸钾	158.03	$C_6H_8O_6$	维生素 C	176.12
$MgCl_2$	氯化镁	95.21	$C_9H_8O_4$	阿司匹林	180.15
$MgCO_3$	碳酸镁	84.31	$Na_2B_4O_7 \cdot 10H_2O$	硼砂	381.37
MgO	氧化镁	40.30	$NH_4Fe(SO_4)_2 \cdot 12H_2O$	铁铵矾	482.18

二、一些常见质子酸碱的解离常数

分子式	化合物	K_a(或 K_b)	pK_a(或 pK_b)	分子式	化合物	K_a(或 K_b)	pK_a(或 pK_b)
无机酸				H_2SO_3	亚硫酸	$K_{a1}=1.54\times10^{-2}$	1.81
H_3AsO_3	亚砷酸	$K_1=5.1\times10^{-10}$	9.29			$K_{a2}=1.02\times10^{-7}$	6.99
H_3BO_3	硼酸	$K_a=7.30\times10^{-10}$	9.14	有机酸			
H_2CO_3	碳酸	$K_{a1}=4.30\times10^{-7}$	6.37	HCOOH	甲酸	$K_a=1.77\times10^{-4}$	3.75
		$K_{a2}=5.61\times10^{-11}$	10.25	CH_3COOH	醋酸	$K_a=1.76\times10^{-5}$	4.75
HCN	氢氰酸	$K_a=4.93\times10^{-10}$	9.31	$H_2C_2O_4$	草酸	$K_{a1}=6.5\times10^{-2}$	1.19
HF	氢氟酸	$K_a=3.53\times10^{-4}$	3.45			$K_{a2}=6.1\times10^{-5}$	4.21
H_3PO_4	磷酸	$K_{a1}=7.52\times10^{-3}$	2.12	$C_4H_4O_4$	顺丁烯	$K_{a1}=1.42\times10^{-2}$	1.85
		$K_{a2}=6.23\times10^{-8}$	7.21		二酸	$K_{a2}=8.57\times10^{-7}$	6.07
		$K_{a3}=4.40\times10^{-13}$	12.35	C_6H_5COOH	苯甲酸	$K_a=6.46\times10^{-5}$	4.19
HNO_2	亚硝酸	$K_a=4.6\times10^{-4}$	3.36	C_6H_5OH	石炭酸	$K_a=1.14\times10^{-10}$	10.0
H_2S	氢硫酸	$K_{a1}=9.5\times10^{-8}$	7.02	$C_6H_8O_7$	枸橼酸	$K_{a1}=1.1\times10^{-3}$	2.96
		$K_{a2}=1.3\times10^{-14}$	13.89			$K_{a2}=4.1\times10^{-5}$	4.39
NH_4^+		$K_a=5.68\times10^{-10}$	9.25			$K_{a3}=2.1\times10^{-6}$	5.68

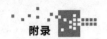

分子式	化合物	K_a(或 K_b)	pK_a(或 pK_b)	分子式	化合物	K_a(或 K_b)	pK_a(或 pK_b)
$C_7H_6O_3$	水杨酸	$K_{a1}=1.07\times10^{-3}$	2.97	HCO_3^-		$K_{b2}=2.33\times10^{-8}$	7.63
		$K_{a2}=4\times10^{-14}$	13.40	en	乙二胺	$K_b=8.5\times10^{-5}$	4.07
$C_6H_3N_3O_7$	苦味酸	$K_a=4.2\times10^{-1}$	20.38	$C_6H_5NH_2$	苯胺	$K_b=4.26\times10^{-10}$	9.37
碱				C_6H_5N	吡啶	$K_b=2.21\times10^{-10}$	9.65
Ac^-		$K_b=5.68\times10^{-10}$	9.25		吗啡	$K_b=8.5\times10^{-5}$	4.07
$NH_3\cdot H_2O$	氨水	$K_b=1.76\times10^{-5}$	4.75				
CO_3^{2-}		$K_{b1}=1.78\times10^{-4}$	3.75				

三、常见难溶化合物的溶度积常数

分子式	化合物	K_{sp}	分子式	化合物	K_{sp}
AgBr	溴化银	5.35×10^{-13}	CuS	硫化铜	1.27×10^{-36}
AgCl	氯化银	1.77×10^{-10}	$Fe(OH)_2$	氢氧化亚铁	8.0×10^{-16}
AgCN	氰酸银	1.2×10^{-16}	$Fe(OH)_3$	氢氧化铁	2.34×10^{-38}
Ag_2CO_3	碳酸银	8.45×10^{-12}	FeS	硫化亚铁	1.59×10^{-19}
Ag_2CrO_4	铬酸银	1.12×10^{-12}	Hg_2Cl_2	氯化亚汞	1.45×10^{-18}
AgI	碘化银	8.51×10^{-17}	$MgCO_3$	碳酸镁	6.82×10^{-6}
Ag_2S	硫化银	6.3×10^{-50}	$Mg(OH)_2$	氢氧化镁	1.8×10^{-11}
Ag_2SO_4	硫酸银	1.4×10^{-5}	$PbCl_2$	氯化铅	1.6×10^{-5}
$Al(OH)_3$	氢氧化铝	1.3×10^{-33}	$PbCO_3$	碳酸铅	7.4×10^{-14}
AgSCN	硫氰酸银	1.0×10^{-12}	$PbCrO_4$	铬酸铅	1.77×10^{-14}
$BaCO_3$	碳酸钡	2.58×10^{-9}	PbS	硫化铅	8.0×10^{-28}
$BaSO_4$	硫酸钡	1.07×10^{-10}	PbI_2	碘化铅	7.1×10^{-9}
$BaCrO_4$	铬酸钡	1.6×10^{-10}	$Pb(OH)_2$	氢氧化铅	1.2×10^{-15}
$CaCO_3$	碳酸钙	4.96×10^{-9}	$Zn(OH)_2$	氢氧化锌	1.2×10^{-17}
CaC_2O_4	草酸钙	2.34×10^{-9}	ZnS	硫化锌	1.2×10^{-23}

四、常见金属配合物的稳定常数

配离子	$K_稳$	lg$K_稳$	配离子	$K_稳$	lg$K_稳$
$[Ag(CN)_2]^-$	1.3×10^{20}	20.1	AgY^{3-}	2.1×10^7	7.32
$[Ag(NH_3)_2]^+$	1.1×10^7	7.04	AlY^-	1.3×10^{16}	16.1
$[Ag(SCN)_2]^-$	3.7×10^7	7.57	CaY^{2-}	1.0×10^{11}	11.0
$[Co(NH_3)_6]^{2+}$	1.3×10^5	5.11	CdY^{2-}	2.5×10^{16}	16.4
$[Co(NH_3)_6]^{3+}$	2.0×10^{35}	35.3	CoY^{2-}	2.0×10^{16}	16.3
$[Cu(CN)_4]^{2-}$	2.0×10^{30}	30.3	FeY^{2-}	2.0×10^{14}	14.3
$[Cu(en)_2]^{2+}$	1.0×10^{21}	21.0	FeY^-	1.6×10^{24}	24.2
$[Cu(NH_3)_4]^{2+}$	2.1×10^{13}	13.3	HgY^{2-}	6.3×10^{21}	21.8
$[Fe(CN)_6]^{4-}$	1.0×10^{35}	35.0	MgY^{2-}	4.4×10^8	8.64
$[Fe(CN)_6]^{3-}$	1.0×10^{42}	42.0	MnY^{2-}	6.3×10^{13}	13.8
$[Fe(C_2O_4)_3]^{3-}$	2.0×10^{20}	20.3	NiY^{2-}	4.0×10^{18}	18.6
$[Pb(CH_3COO)_4]^{2-}$	2.0×10^8	8.30	PbY^{2-}	2.0×10^{18}	18.3
$[Ni(CN)_4]^{2-}$	2.0×10^{31}	31.3	SnY^{2-}	1.3×10^{22}	22.1
$[Zn(NH_3)_4]^{2+}$	2.9×10^7	7.46	ZnY^{2-}	2.5×10^{16}	16.4

五、常见电极电对的标准电极电势

电极反应	$\varphi^{\ominus}/V$	电极反应	$\varphi^{\ominus}/V$
酸性介质		$I_2+2e^-\longrightarrow 2I^-$	$+0.5355$
$Ag^++e^-\longrightarrow Ag$	$+0.799$	$K^++e^-\longrightarrow K$	-2.931
$AgCl+e^-\longrightarrow Ag+Cl^-$	$+0.2223$	$Li^++e^-\longrightarrow Li$	-3.024
$Br_2+2e^-\longrightarrow 2Br^-$	$+1.066$	$Mn^{2+}+2e^-\longrightarrow Mn$	-1.185
$Cd^{2+}+2e^-\longrightarrow Cd$	-0.402	$MnO_4^-+e^-\longrightarrow MnO_4^{2-}$	$+0.54$
$Ce^{4+}+e^-\longrightarrow Ce^{3+}$	$+1.72$	$MnO_4^-+8H^++5e^-\longrightarrow Mn^{2+}+4H_2O$	$+1.51$
$Cl_2+2e^-\longrightarrow 2Cl^-$	$+1.3595$	$Na^++e^-\longrightarrow Na$	-2.71
$Co^{3+}+e^-\longrightarrow Co^{2+}$	$+1.83$	$Pb^{2+}+2e^-\longrightarrow Pb$	-0.1262
$Cr^{3+}+3e^-\longrightarrow Cr$	-0.71	$Pb^{4+}+2e^-\longrightarrow Pb^{2+}$	$+1.69$
$Cr_2O_7^{2-}+14H^++6e^-\longrightarrow 2Cr^{3+}+7H_2O$	$+1.232$	$Rb^++e^-\longrightarrow Rb$	-2.943
$Cs^++e^-\longrightarrow Cs$	-3.027	$Sn^{2+}+2e^-\longrightarrow Sn$	-0.140
$Cu^{2+}+e^-\longrightarrow Cu^+$	$+0.153$	$Sn^{4+}+2e^-\longrightarrow Sn^{2+}$	$+0.151$
$Cu^{2+}+2e^-\longrightarrow Cu$	$+0.3419$	$Zn^{2+}+2e^-\longrightarrow Zn$	-0.7618
$F_2+2e^-\longrightarrow F^-$	$+2.656$	碱性介质	
$Fe^{2+}+2e^-\longrightarrow Fe$	-0.447	$AsO_4^{3-}+2H_2O+2e^-\longrightarrow AsO_2^-+4OH^-$	-0.71
$Fe^{3+}+e^-\longrightarrow Fe^{2+}$	$+0.771$	$Fe(OH)_3+e^-\longrightarrow Fe(OH)_2+OH^-$	-0.56
$2H^++2e^-\longrightarrow H_2$	0.0000	$2H_2O+2e^-\longrightarrow H_2+2OH^-$	-0.8277
$H_2O_2+2H^++2e^-\longrightarrow 2H_2O$	$+1.776$	$Mg(OH)_2+2e^-\longrightarrow Mg+2OH^-$	-2.690
$Hg^{2+}+2e^-\longrightarrow Hg$	$+0.851$	$MnO_4^-+2H_2O+3e^-\longrightarrow MnO_2+4OH^-$	$+0.595$
$Hg_2Cl_2+2e^-\longrightarrow 2Hg+2Cl^-$	0.2412	$Ni(OH)_2+2e^-\longrightarrow Ni+2OH^-$	-0.72

六、2019 年全国职业院校技能大赛工业分析检验赛项（高职组）实践操作考核评分细则

考场：_____　赛位号：_____　考核时间：2019 年____月____日

（1）过程性评分

序号	作业项目	配分	操作要求	考核记录	扣分说明	扣分	得分
一	基准物的称量	2	检查天平水平		倾样次数＞3 次扣 1 分，其他每错一项扣 0.5 分，按配分项扣完为止		
			清扫天平				
			倾样次数≤3 次				
			复原天平				
			放回凳子				
二	溶液配制	5	正确试漏		每错一个扣 0.5 分，按配分项扣完为止（其中容量瓶不试漏，扣 0.5 分；转移动作不规范扣 0.5 分）		
			转移动作规范				
			三分之二处水平摇动				
			准确稀释至刻线				
			摇匀动作正确				

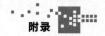

续表

序号	作业项目	配分	操作要求	考核记录	扣分说明	扣分	得分
三	移取溶液	3.5	润洗方法正确		每错一项扣 0.5 分,扣完为止		
			重吸				
			调刻线前擦干外壁				
			调节液面操作熟练				
			移液管竖直				
			移液管尖靠壁				
			放液后停留约 15s				
四	滴定操作	5	正确试漏		不试漏扣 0.5 分		
			终点控制熟练		每错一个扣 1 分,按配分项扣完为止		
			终点判断正确				
			按照规范要求完成空白试验		不规范扣 1 分,扣完为止		
			读数正确		以读数差在 ±0.02mL 为正确,每错一个扣 1 分,按配分项扣完为止		
			正确进行滴定管体积校正		现场裁判应核对校正体积校正值,否则取消考试资格		
五	紫外-可见分光光度计仪器操作	2.5	仪器不预热,或预热时间不到 20min		每错一项扣 0.5 分,扣完为止		
			不进行吸收池校正或配对				
			手拿吸收池透光面或用滤纸擦吸收池透光面				
			吸收池中溶液量不当(未达到池体积的 2/3 至 4/5)或溢出				
			参比溶液选择不正确				
六	原始数据记录	1	原始数据记录不用其他纸张记录,及时准确记录		每错一项扣 0.5 分,扣完为止		
			测量数据保存和打印				
七	结束工作	1	玻璃仪器、吸收池不清洗或未清洗干净		每错一项扣 0.5 分,按配分项扣完为止		
			紫外-可见分光光度计不关				
			废液不处理或不按规定处理				
			工作台不整理或摆放不整齐				
			使用天平或紫外-可见分光光度计后不进行登记				

序号	作业项目	配分	操作要求	考核记录	扣分说明	扣分	得分
八	重大失误倒扣分项		基准物的称量		称量失败,每重称一次倒扣2分		
			溶液配制		溶液配制失误,重新配制的,每次倒扣3分		
			移取溶液		移取溶液后出现失误,重新移取,每次倒扣3分;从容量瓶或原瓶中直接移取溶液,每次倒扣5分		
			滴定操作		重新滴定,每次倒扣5分		
					篡改(如伪造、凑数据等)测量数据的,总分以零分计		
			损坏仪器		每次倒扣5分		
			开始吸光度测量后溶液不得重配		每次倒扣5分		
			七个点均匀分布且合理		不均匀或不合理,均扣20分(均匀合理:移取的体积为0.00mL、1.00mL、2.00mL、4.00mL、6.00mL、8.00mL、10.00mL)		
			未知溶液的稀释方法		出现假平行扣10分		

说明:得分数值不能超过配分项数值;因仪器故障,补时记录。

项目完成交卷时间:＿＿＿＿＿＿＿＿＿＿

(2)结果评分

序号	作业项目	考核内容	配分	操作要求	考核记录	扣分说明	扣分	得分
九	数据记录及处理	记录	1	不缺项		每错一个扣0.5分,扣完为止		
				使用法定计量单位				
		计算	3	计算过程及结果正确(由于第一次错误影响到其他不再扣分)				
		有效数字保留	1	有效数字位数保留正确或修约正确				
十	化学分析	称量范围/g	2	0.5976≤称量值<0.6282		扣0分		
				0.5822≤称量值<0.5976		扣1分		
				0.6282≤称量值<0.6435		扣1分		
				0.6435≤称量值		扣2分		
				称量值<0.5822		扣2分		
				说明:如果重称,不能重复扣分				

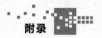

续表

序号	作业项目	考核内容	配分	操作要求	考核记录	扣分说明	扣分	得分
十	化学分析	未知铁试样溶液（Ⅰ）的铁浓度平行测定的精密度	10	相对极差≤0.10%		扣0分		
				0.10%＜相对极差≤0.20%		扣2分		
				0.20%＜相对极差≤0.30%		扣4分		
				0.30%＜相对极差≤0.40%		扣6分		
				0.40%＜相对极差≤0.50%		扣8分		
				相对极差＞0.50%		扣10分		
		未知铁试样溶液（Ⅰ）测定的准确度	15	｜相对误差｜≤0.10%		扣0分		
				0.10%＜｜相对误差｜≤0.20%		扣3分		
				0.20%＜｜相对误差｜≤0.30%		扣6分		
				0.30%＜｜相对误差｜≤0.40%		扣9分		
				0.40%＜｜相对误差｜≤0.50%		扣12分		
				｜相对误差｜＞0.50%		扣15分		
十一	仪器分析	未知样吸光度A在工作曲线的位置	3	在工作曲线的延长线上，扣全分值				
		未知铁试样溶液（Ⅱ）中铁含量测定的精密度	5	未知液吸光度值的极差≤0.001		扣0分		
				未知液吸光度值的极差＝0.002		扣1分		
				未知液吸光度值的极差＝0.003		扣2分		
				未知液吸光度值的极差＝0.004		扣3分		
				未知液吸光度值的极差＝0.005		扣4分		
				未知液吸光度值的极差＞0.005		扣5分		
		工作曲线线性	5	$R \geqslant 0.99999$		扣0分		
				$0.999995 > R \geqslant 0.99999$		扣4分		
				$0.99999 > R \geqslant 0.99995$		扣8分		
				$0.99995 > R \geqslant 0.9999$		扣12分		
				$0.9999 > R \geqslant 0.9995$		扣16分		
				$R < 0.9995$		扣20分		
		未知铁试样溶液（Ⅱ）中铁含量测定的准确度	20	｜相对误差｜≤0.25%		扣0分		
				0.25%＜｜相对误差｜≤0.5%		扣4分		
				0.5%＜｜相对误差｜≤0.75%		扣8分		
				0.75%＜｜相对误差｜≤1.0%		扣12分		
				1.0%＜｜相对误差｜≤1.25%		扣16分		
				｜相对误差｜＞1.25%		扣20分		
十二	否决项			称量数据、滴定管读数、吸光度读数未经裁判同意不可更改，否则以作弊、伪造数据论处				

一～八项总得分：_____ 　　　　九～十二项总得分：_____

总得分：_____

阅卷裁判签字：_____ 　　　　复核裁判签字：_____

现场裁判签字：_____ 　　　　总裁判长签字：_____

目标检测部分参考答案

第二章 物质结构

一、单选题

1. A 2. B 3. C 4. B 5. C 6. A 7. D 8. C 9. D 10. D 11. C 12. C

二、多选题

1. ABD 2. AE 3. BCD 4. BCDE 5. CDE

三、判断题

1. √ 2. × 3. × 4. √ 5. √ 6. √ 7. × 8. ×

四、填空题

1. 原子序数、核电荷数、质子数

2. n、l、m、m_s

3. $1s^2 2s^2 2p^6 3s^2 3p^6 3d^8$

4. 3、2、0、$+1/2$ 或 $-1/2$

5. 略

6. 取向力、诱导力、色散力

7. 一方含 H；另一方含 O 或 N 或 F

8. 升高；降低

第三章 元素及其化合物

一、单选题

1. A 2. A 3. B 4. D 5. C 6. B 7. D 8. B 9. B 10. A 11. B 12. A
13. D 14. C 15. B

二、多选题

1. ABDE 2. ABC 3. BC

三、判断题

1. √ 2. √ 3. × 4. × 5. × 6. × 7. √ 8. √ 9. √ 10. × 11. ×

四、填空题

1. S、I_2、Br_2

2. 浓硫酸、SO_3

3. 吸收紫外线

4. 3：1

5. 不稳定性

6. P_4O_6 或三氧化二磷、P_4O_{10} 或五氧化二磷

7. HF 可腐蚀玻璃、$SiO_2 + 4HF \longrightarrow SiF_4 \uparrow + 2H_2O$

8. 褐、被空气中的 O_2 氧化成 $MnO(OH)_2$

五、完成下列反应式（略）

六、推测题

(1) $CaCO_3$、CO_2、CaO、CO、CuO、Cu。

(2) $CaCO_3 + 2HCl \longrightarrow CaCl_2 + H_2O + CO_2\uparrow$　　$CO_2 + Ca(OH)_2 \longrightarrow CaCO_3\downarrow + H_2O$

$CaCO_3 \xrightarrow{\text{高温}} CaO + CO_2\uparrow$　　$CO_2 + C \xrightarrow{\text{高温}} 2CO$　　$CO + CuO \xrightarrow{\triangle} Cu + CO_2\uparrow$

第四章　配位化合物

一、单选题

1. D　2. C　3. B　4. A　5. D　6. A　7. C　8. B　9. C

二、多选题

1. CE　2. BC　3. DE　4. BCD　5. ACDE

三、判断题

1. ×　2. ×　3. √　4. √　5. ×　6. ×　7. √　8. ×

四、填空题

1. Co^{3+}，NH_3，Cl^-，N，Cl，6，$[Co(NH_3)_4Cl_2]^+$

2. 四氯二氨合铂（Ⅳ），$[Zn(NH_3)_4]Br_2$

3. Cl^-

4. 小，大，$[AlF_6]^{3-}$，6，$[AlCl_4]^-$，4

第五章　氧化还原反应和原电池

一、单选题

1. A　2. C　3. D　4. B　5. C　6. B　7. D　8. C　9. A　10. B　11. C

二、多选题

1. BCD　2. BE　3. CD　4. BC　5. BDE

三、判断题

1. ×　2. √　3. ×　4. √　5. √

四、填空题

1. 还原型物质的还原性、氧化型物质的氧化性

2. $+5$，-3

3. $KMnO_4$，K_2SO_4

五、计算题

1. 1.1037V

2. 0.5885V

第六章　化学反应速率和化学平衡

一、单选题

1. C　2. A　3. A　4. C　5. D　6. C　7. B　8. C　9. D　10. A

二、多选题

1. BD　2. BCD　3. ABCD　4. AC　5. AB

三、判断题

1. ×　2. ×　3. √　4. ×　5. √

四、填空题

1. $K_c = \dfrac{[CO_2]^3}{[CO]^3}$

2. 增大、正反应、逆反应

3. 加快、缩短

五、计算题

1. $[H_2]=[I_2]=0.44\ mol\cdot L^{-1}$ $[HI]=3.12\ mol\cdot L^{-1}$ 转化率78%

2. 2.3×10^{-3}、7×10^{-4}

第七章　分　散　系

一、单选题

1. A　2. B　3. B　4. C　5. D　6. D　7. A　8. D　9. C　10. B　11. A　12. C

二、多选题

1. BDE　2. AD　3. ABC

三、判断题

1. ×　2. ×　3. ×　　4. ×　5. √

四、填空题

1. 溶液的蒸气压降低、溶液的沸点升高、溶液的凝固点降低、溶液的渗透压；溶液的蒸气压降低

2. 半透膜存在、半透膜的两侧溶液存在浓度差

3. 280～320

4. 向右

5. 1～100；丁达尔效应、布朗运动、电泳

6. 布朗运动、胶粒带电、水化膜

7. 加入电解质、加入带相反电荷的溶胶、加热

8. 稳定性高、黏度较大

五、计算题

1. 略

2. 9.89g

3. 3.63

4. 720kPa

第八章　电解质溶液

一、单选题

1. D　2. A　3. C　4. B　5. C　6. D　7. A　8. B　9. C　10. B　11. A　12. C　13. A　14. D　15. B

二、多选题

1. ABCD　2. BCDE　3. ABC　4. CD　5. ACE　6. ACD

三、判断题

1. √　2. ×　3. √　4. √　5. ×　6. ×　7. ×

四、填空题

1. 10^4

2. 1

3. 两性物质、H_2CO_3、CO_3^{2-}

4. 降低、增大

5. 增大、减小、不变

6. 1.0×10^{-8} mol $\cdot$ L^{-1}、8、1.0×10^{-14}

7. $NH_3\cdot H_2O$、NH_4Cl

五、计算题

1. 7.51

2. （1）pH＝4.75 （2）pH＝4.754，$\beta=0.25$

第九章　定量分析法概述

一、单选题

1. B 2. B 3. D 4. B 5. C 6. B 7. B 8. D 9. C 10. D 11. C 12. B 13. B 14. C

二、多选题

1. AE 2. BD 3. CE

三、判断题

1. √ 2. × 3. × 4. √ 5. √ 6. ×

四、计算题

1. 0.00077mol $\cdot$ L^{-1}，1.6％

2. 44.00％，0.08％，0.19％，0.10％，0.23％

3. 4.08％

第十章　滴定分析法概述

一、单选题

1. A 2. B 3. A 4. D 5. D 6. D 7. B 8. C 9. B 10. C 11. D 12. C

二、多选题

1. ABCDE 2. ABC 3. AE 4. BC 5. ABCE

三、判断题

1. √ 2. × 3. × 4. √ 5. × 6. ×

四、填空题

1. 容量分析法

2. 酸碱滴定法、配位滴定法、氧化还原滴定法、沉淀滴定法

3. 小于0.1％

4. 左、右

5. 物质的量比、等物质的量、等物质的量

五、计算题

1. 0.1132mol $\cdot$ L^{-1}

2. 0.11～0.13g

3. 0.002804g $\cdot$ mL^{-1}，0.1003mol $\cdot$ L^{-1}

4. 0.1017 mol $\cdot$ L^{-1}

5. 38.22％

第十一章　酸碱滴定法

一、单选题

1. B 2. B 3. A 4. B 5. B 6. A 7. A 8. C 9. A 10. D 11. A

二、多选题

1. ADE 2. ACDE 3. CD 4. ABCE 5. AC 6. ABDE

三、判断题

1. × 2. √ 3. × 4. × 5. × 6. √

四、填空题

1. $1.33 \times 10^{-3} \, mol \cdot L^{-1}$

2. 偏低

3. 无水碳酸钠、偏高

4. $K_{a1} / K_{a2} \geqslant 10^5$

5. $1.88 \times 10^{-3} \, mol \cdot L^{-1}$

6. 9.70

五、计算题

1. pH = 5.12

2. pH = 1.56；pH = 4.67；pH = 9.78

3. 产物 HCOONa，pH = 8.23

4. $w_{NaOH} = 31.09\%$，$w_{Na_2CO_3} = 21.57\%$

5. $w_{CaCO_3} = 49.19\%$

第十二章　配位滴定法

一、单选题

1. C 2. D 3. C 4. B 5. B 6. B 7. D 8. C 9. A 10. D 11. D 12. B 13. A 14. D

二、多选题

1. BCDE 2. ABCD 3. ABC 4. ABCE 5. ABCDE

三、判断题

1. √ 2. × 3. √ 4. × 5. √ 6. √

四、填空题

1. N 原子、O 原子、配位原子

2. 7.1×10^{-4}、$2 \, mol \cdot L^{-1}$

3. 酸效应、其他配位效应

4. H^+、EDTA、其他配位剂、待测金属离子

5. 封闭、三乙醇胺、$NH_3 \cdot H_2O\text{-}NH_4Cl$

五、计算题

1. $0.001122 g \cdot mL^{-1}$

2. $4.51 \times 10^{-4} \, mol \cdot L^{-1}$

3. 提示：当 $\lg K''_稳 = \lg K_稳 - \lg \alpha_{Y(H)} \geqslant 8$ 时，可以滴定。

4. $0.04933 mol \cdot L^{-1}$

5. $290.03 \, mg \cdot L^{-1}$，$2.898 mmol \cdot L^{-1}$

第十三章　氧化还原滴定法

一、单选题

1. C 2. D 3. B 4. B 5. C 6. D 7. A 8. C 9. A 10. D 11. B 12. D

13. C

二、多选题

1. ABDE　2. ABD　3. ACE　4. ACD　5. ABC

三、判断题

1. ×　2. √　3. √　4. √　5. ×

四、填空题

1. 增大、减小、大

2. 氧化性、还原性物质；还原性、氧化性物质

3. 近终点时加入、黑暗

五、计算题

1. 99.44%

2. $33.33g \cdot L^{-1}$

3. $0.1021mol \cdot L^{-1}$

第十四章　沉淀滴定法和重量分析法

一、单选题

1. B　2. C　3. C　4. B　5. A　6. B　7. A　8. C　9. A　10. C

二、多选题

1. ACD　2. ABCE　3. ABE

三、填空题

1. 分离、称量

2. 0.3mg

3. 任意状态下、沉淀溶解平衡（饱和溶液）、常数

4. 莫尔法、佛尔哈德法、法扬斯法

5. 中性或弱碱性、铬酸钾、硝酸银

四、计算题

1. $Q_c > K_{sp}$，为过饱和溶液，有沉淀析出。

2. 12.73g

3. 以 NaCl 表示：98.58%，以 Cl^- 表示 59.80%

第十五章　电化学分析法

一、单选题

1. D　2. A　3. A　4. B　5. C　6. C　7. D　8. D　9. D　10. A

二、多选题

1. ACD　2. ABE　3. ACDE

三、填空题

待测溶液、电动势

四、简答题（略）

第十六章　光　谱　法

一、单选题

1. C　2. D　3. A　4. D　5. D　6. C　7. B　8. C　9. C　10. D　11. A　12. C

二、多选题

1. BCD　2. BC　3. ABC　4. AC　5. ABCD　6. ABCDE

三、填空题

1. $A = Elc$

2. 吸光度或透光率、波长或波数、吸光度、浓度

3. 光源、单色器、吸收池、检测器、信号处理与显示装置

4. 相关峰

5. $\Delta E = \Delta E_v + \Delta E_r + \Delta E_e = h\nu$

四、计算题

1. 98.05%

2. $0.903 \sim 3.45 \text{mg} \cdot 100 \text{mL}^{-1}$　　石英比色皿

第十七章　色　谱　法

一、单选题

1. C　2. D　3. D　4. D　5. B　6. A　7. C　8. A　9. C　10. C　11. C　12. A　13. B　14. B　15. B　16. B　17. A

二、多选题

1. AB　2. BCD　3. BCD　4. AC　5. ABCD　6. ACD

三、判断题

1. √　2. ×　3. √　4. √　5. ×　6. ×　7. √　8. √　9. ×　10. ×

四、填空题

1. 死时间

2. 气相色谱、液相色谱、气体、液体、液-固色谱、液-液色谱

3. 柱温、固定相的性质

4. $0.15 \sim 0.85$、消除了系统误差

5. 高、弱、活化

五、计算题

1. (1) 13min　(2) 3

2. 6400；0.3mm

3. (1) 0.5　(2) 8.2cm

参 考 文 献

[1] 李月梅，傅佃亮，江英志. 无机化学. 2 版. 武汉：华中科技大学出版社，2017.
[2] 傅春华，黄月君. 基础化学. 3 版. 北京：人民卫生出版社，2018.
[3] 黄一石，黄一波，乔子荣. 定量化学分析. 4 版. 北京：化学工业出版社，2020.
[4] 任玉红，闫冬良. 仪器分析. 北京：人民卫生出版社，2018.
[5] 蔡自由，钟国清. 基础化学实训教程. 2 版. 北京：科学出版社，2021.
[6] 国家药典委员会. 中华人民共和国药典. 北京：中国医药科技出版社，2025.

元素周期表

IUPAC 2013

图例说明：
- 95 — 原子序数
- Am — 元素符号（红色的为放射性元素）
- 镅 — 元素名称（注÷的为人造元素）
- $5f^77s^2$ — 价层电子构型
- 243.06138(2) — 以 $^{12}C=12$ 为基准的原子量（注÷的是半衰期最长同位素的原子量）
- 氧化态（单质的氧化态为0，未列入；常见的为红色）

分区： s区元素 ／ p区元素 ／ ds区元素 ／ d区元素 ／ f区元素 ／ 稀有气体

电子层： K L M N O P Q ／ **族** ／ **周期**

主表

原子序数	符号	名称	价层电子构型	原子量
1	H	氢	$1s^1$	1.008
2	He	氦	$1s^2$	4.002602(2)
3	Li	锂	$2s^1$	6.94
4	Be	铍	$2s^2$	9.0121831(5)
5	B	硼	$2s^22p^1$	10.81
6	C	碳	$2s^22p^2$	12.011
7	N	氮	$2s^22p^3$	14.007
8	O	氧	$2s^22p^4$	15.999
9	F	氟	$2s^22p^5$	18.998403163(6)
10	Ne	氖	$2s^22p^6$	20.1797(6)
11	Na	钠	$3s^1$	22.98976928(2)
12	Mg	镁	$3s^2$	24.305
13	Al	铝	$3s^23p^1$	26.9815385(7)
14	Si	硅	$3s^23p^2$	28.085
15	P	磷	$3s^23p^3$	30.973761998(5)
16	S	硫	$3s^23p^4$	32.06
17	Cl	氯	$3s^23p^5$	35.45
18	Ar	氩	$3s^23p^6$	39.948(1)
19	K	钾	$4s^1$	39.0983(1)
20	Ca	钙	$4s^2$	40.078(4)
21	Sc	钪	$3d^14s^2$	44.955908(5)
22	Ti	钛	$3d^24s^2$	47.867(1)
23	V	钒	$3d^34s^2$	50.9415(1)
24	Cr	铬	$3d^54s^1$	51.9961(6)
25	Mn	锰	$3d^54s^2$	54.938044(3)
26	Fe	铁	$3d^64s^2$	55.845(2)
27	Co	钴	$3d^74s^2$	58.933194(4)
28	Ni	镍	$3d^84s^2$	58.6934(4)
29	Cu	铜	$3d^{10}4s^1$	63.546(3)
30	Zn	锌	$3d^{10}4s^2$	65.38(2)
31	Ga	镓	$4s^24p^1$	69.723(1)
32	Ge	锗	$4s^24p^2$	72.630(8)
33	As	砷	$4s^24p^3$	74.921595(6)
34	Se	硒	$4s^24p^4$	78.971(8)
35	Br	溴	$4s^24p^5$	79.904
36	Kr	氪	$4s^24p^6$	83.798(2)
37	Rb	铷	$5s^1$	85.4678(3)
38	Sr	锶	$5s^2$	87.62(1)
39	Y	钇	$4d^15s^2$	88.90584(2)
40	Zr	锆	$4d^25s^2$	91.224(2)
41	Nb	铌	$4d^45s^1$	92.90637(2)
42	Mo	钼	$4d^55s^1$	95.95(1)
43	Tc	锝	$4d^55s^2$	97.90721(3)
44	Ru	钌	$4d^75s^1$	101.07(2)
45	Rh	铑	$4d^85s^1$	102.90550(2)
46	Pd	钯	$4d^{10}$	106.42(1)
47	Ag	银	$4d^{10}5s^1$	107.8682(2)
48	Cd	镉	$4d^{10}5s^2$	112.414(4)
49	In	铟	$5s^25p^1$	114.818(1)
50	Sn	锡	$5s^25p^2$	118.710(7)
51	Sb	锑	$5s^25p^3$	121.760(1)
52	Te	碲	$5s^25p^4$	127.60(3)
53	I	碘	$5s^25p^5$	126.90447(3)
54	Xe	氙	$5s^25p^6$	131.293(6)
55	Cs	铯	$6s^1$	132.90545196(6)
56	Ba	钡	$6s^2$	137.327(7)
57~71	La~Lu	镧系		
72	Hf	铪	$5d^26s^2$	178.49(2)
73	Ta	钽	$5d^36s^2$	180.94788(2)
74	W	钨	$5d^46s^2$	183.84(1)
75	Re	铼	$5d^56s^2$	186.207(1)
76	Os	锇	$5d^66s^2$	190.23(3)
77	Ir	铱	$5d^76s^2$	192.217(3)
78	Pt	铂	$5d^96s^1$	195.084(9)
79	Au	金	$5d^{10}6s^1$	196.966569(5)
80	Hg	汞	$5d^{10}6s^2$	200.592(3)
81	Tl	铊	$6s^26p^1$	204.38
82	Pb	铅	$6s^26p^2$	207.2(1)
83	Bi	铋	$6s^26p^3$	208.98040(1)
84	Po	钋	$6s^26p^4$	208.98243(2)
85	At	砹	$6s^26p^5$	209.98715(5)
86	Rn	氡	$6s^26p^6$	222.01758(2)
87	Fr	钫	$7s^1$	223.01974(2)
88	Ra	镭	$7s^2$	226.025412(2)
89~103	Ac~Lr	锕系		
104	Rf	𬬻	$6d^27s^2$	267.122(4)
105	Db	𬭊	$6d^37s^2$	270.131(4)
106	Sg	𬭳	$6d^47s^2$	269.129(3)
107	Bh	𬭛	$6d^57s^2$	270.133(2)
108	Hs	𬭶	$6d^67s^2$	270.134(2)
109	Mt	鿏	$6d^77s^2$	278.156(5)
110	Ds	𫟼		281.165(4)
111	Rg	𬬭		281.166(6)
112	Cn	鿔		285.177(4)
113	Nh	鿭		286.182(5)
114	Fl	𫓧		289.190(4)
115	Mc	镆		289.194(6)
116	Lv	𫟷		293.204(4)
117	Ts	鿬		293.208(6)
118	Og	𫠨		294.214(5)

★ 镧系

原子序数	符号	名称	价层电子构型	原子量
57	La	镧	$5d^16s^2$	138.90547(7)
58	Ce	铈	$4f^15d^16s^2$	140.116(1)
59	Pr	镨	$4f^36s^2$	140.90766(2)
60	Nd	钕	$4f^46s^2$	144.242(3)
61	Pm	钷	$4f^56s^2$	144.91276(2)
62	Sm	钐	$4f^66s^2$	150.36(2)
63	Eu	铕	$4f^76s^2$	151.964(1)
64	Gd	钆	$4f^75d^16s^2$	157.25(3)
65	Tb	铽	$4f^96s^2$	158.92535(2)
66	Dy	镝	$4f^{10}6s^2$	162.500(1)
67	Ho	钬	$4f^{11}6s^2$	164.93033(2)
68	Er	铒	$4f^{12}6s^2$	167.259(3)
69	Tm	铥	$4f^{13}6s^2$	168.93422(2)
70	Yb	镱	$4f^{14}6s^2$	173.045(10)
71	Lu	镥	$4f^{14}5d^16s^2$	174.9668(1)

★ 锕系

原子序数	符号	名称	价层电子构型	原子量
89	Ac	锕	$6d^17s^2$	227.02775(2)
90	Th	钍	$6d^27s^2$	232.0377(4)
91	Pa	镤	$5f^26d^17s^2$	231.03588(2)
92	U	铀	$5f^36d^17s^2$	238.02891(3)
93	Np	镎	$5f^46d^17s^2$	237.04817(2)
94	Pu	钚	$5f^67s^2$	244.06421(4)
95	Am	镅	$5f^77s^2$	243.06138(2)
96	Cm	锔	$5f^76d^17s^2$	247.07035(3)
97	Bk	锫	$5f^97s^2$	247.07031(4)
98	Cf	锎	$5f^{10}7s^2$	251.07959(3)
99	Es	锿	$5f^{11}7s^2$	252.0830(3)
100	Fm	镄	$5f^{12}7s^2$	257.09511(5)
101	Md	钔	$5f^{13}7s^2$	258.09843(3)
102	No	锘	$5f^{14}7s^2$	259.1010(7)
103	Lr	铹	$5f^{14}6d^17s^2$	262.110(2)